W0174672

Patricia M. Davies

Wieder Aufstehen

Frühbehandlung und Rehabilitation für Patienten mit schweren Hirnschädigungen

Mit einem Geleitwort von David Butler

Mit 286 Abbildungen
in 605 Einzeldarstellungen

Springer

Patricia M. Davies, MSCP., Dip. Phys. Ed.
Schweiz

Fotos: Rainer Gierig, D-82362 Weilheim
Übersetzung: Gisela Rolf, CH-6855 Stabio, Schweiz
Hans Sonderegger, CH-9012 St. Gallen, Schweiz

Titel der englischen Ausgabe:
Starting Again
ISBN 3-540-55934-5 Springer-Verlag
Berlin Heidelberg NewYork London Paris Tokyo Hong Kong Barcelona Budapest

---

ISBN 3-540-58192-8 Springer Verlag Berlin Heidelberg New York

Deutsche Bibliothek – CIP-Einheitsaufnahme
Davies, Patricia M.: Wieder aufstehen : Frühbehandlung und Rehabilitation für Patienten mit schweren Hirnschädigungen / Patricia M. Davies. Mit einem Geleitw. von David Butler. – Berlin ; Heidelberg ; New York ; Barcelona ; Budapest ; Hong Kong ; London ; Mailand ; Paris ; Tokyo : Springer 1995
(Rehabilitation und Prävention ; 30)
Engl. Ausg. u.d.T.: Davies, Patricia M.: Starting again
ISBN 3-540-58192-8
NE: GT

Umschlaggestaltung: H. Lopka, Ilvesheim
Satz: Mitterweger, Plankstadt
SPIN 10557009 21/3111 – 5 4 3 2 1 – Gedruckt auf säurefreiem Papier

Widmung

Dieses Buch ist Evi Schuster gewidmet. Ihr Mut und ihre Entschlossenheit dem eigenen Leiden gegenüber inspirierten mich zu schreiben. Es ist auch William Casey gewidmet, der seine beispiellose Tapferkeit und Freundlichkeit und seinen Humor trotz vieler Rückschläge immer behielt und mich dadurch anspornte, das Manuskript fertigzustellen. Die Widmung schließt auch die Familien von Evi und William ein und die vielen anderen, die genug Kraft hatten, weiterzumachen und nicht aufzugeben, auch wenn der Weg lang und schwer war. Ihre Liebe und Fürsorge ist immer wieder eine Quelle der Inspiration. Für sie alle füge ich die Worte aus dem bewegenden Lied „The Rose“ an:

When the night has been too lonely
And the road has been too long,
And you think that love ist only
For the lucky and the strong;
Just remember in the winter
Far beneath the bitter snows
Lies the seed that with the sun's love
In the spring becomes the rose.

Amanda McBroom 1977*

* Deutsche Fassung: s. folgende Seite

Die Rose
Wenn die Nächte einsam waren
Und der Weg zu steil, zu lang,
Wenn Du meintest, daß die Liebe
Dem Glückskind nur gelang;
Dann bedenke, daß im Winter
Der Schnee bedeckt im Schoß
Was im Kuß der Sommersonne
Erblüht zur schönsten Ros'.

(Deutsche Textfassung aus:
Joan Baez Live, 1980, CBS Inc.)

Geleitwort

Was mag „*Wieder Aufstehen*" wohl für die Menschen, an die sich das Buch wendet, bedeuten? Der Leser fragt sich vielleicht bei diesem positiven Buchtitel, warum eine so erfahrene Physiotherapeutin darüber nachdenkt, „wieder aufzustehen". Vielleicht fordert er Patienten heraus, ihre eigenen Begrenzungen neu zu überprüfen oder Therapeuten, ihre Behandlungsmaßnahmen neu zu überlegen. Weist es auf eine Veränderung im Leben von Patienten mit einem Hirntrauma und ihren Betreuungspersonen hin oder deutet es einen neuen Zugang zu alten Problemen an?

Pat Davies war seit „*Hemiplegie*" und „*Im Mittelpunkt*" nicht untätig. Sie blieb über neue und lohnende Therapieansätze in der Welt informiert und verarbeitete sie mit ihrem eigenen riesigen Fundus an Erfahrungen, sie nahm Ideen, Konzepte und Techniken auf, um deren klinische Validität an ihren Patienten zu prüfen. Deshalb ist dieses Buch nichts Alltägliches, sondern ein Werk voller neuer Ideen, die zur sofortigen Anwendung geeignet sind, und es sollte in sich selbst eine Botschaft der Hoffnung für alle bringen, die mit den Auswirkungen eines Schädel-Hirn-Traumas zu tun haben. Die Zukunft wird immer neue und verbesserte Strategien der Problembewältigung, des Verstehens der Eigenschaften und der Auswirkungen von Hirnverletzungen bringen, und deshalb sollten für das, was Patienten erreichen können, nie Begrenzungen gesetzt werden.

Auf Einfachheit reduziert und in der Sprache modernen Denkens formuliert ist das Nervensystem ein neurales Netzwerk. Es bedarf des Inputs, um Output zu erbringen, aber es besitzt dennoch ein feines, kraftvolles ihm innewohnendes Rückmeldungssystem, so daß es sich selbst optimal antreiben und testen kann, lernen und sich anpassen. Tragischerweise schauen so viele Therapeuten und Ärzte nur auf den Output dieses Systems, vergessen den Input und übersehen die Tatsache, daß das Nervensystem ständig nach Rückmeldung verlangt. Dieser Denkansatz wird in Behandlungen deutlich, deren Hauptanliegen die Verbesserung von motorischer Kontrolle und Beweglichkeit ist, während die Qualität der Bewegung und die individuellen Zielsetzungen vergessen werden, und schlimmstenfalls nur aus einem Management von einer Krise zur anderen bestehen, anstatt die Vorbeugung zu bedenken.

Pat Davies stellt einen ausbalancierten Standpunkt vor. Sie anerkennt und unterrichtet aufgabenspezifische motorische Kontrolle, aber sie stellt auch die Wichtigkeit des Inputs für das Nervensystem in den Brennpunkt, wie z.B. die Qualität der Berührung, Verminderung von Angst, die Aufrechterhaltung der Würde des Patienten während der Behandlung, die Wichtigkeit von Begeisterung und Engagement und die Beseitigung schmerzhafter Stimuli. Folglich berücksichtigt dieses wie auch alle anderen Bücher von Pat Davies die speziellen Umstände des individuellen Patienten.

„Wieder Aufstehen" ist deshalb so erfrischend zu lesen, weil es die Wahrnehmung für die nichtneuralen Gewebe wachruft. Es gibt noch andere Strukturen, die der Behandlung bedürfen, und der Ursprung mancher Symptome und Zeichen liegt eben vielleicht nicht ausschließlich im Kopfbereich. Ein außergewöhnlicher Aspekt der Ausführungen ist die Einbeziehung von Untersuchung und Behandlung abnormaler Mechanik in neuralen Geweben. Die Anwendung dieser Konzepte bei Patienten mit einem Hirn-Trauma ist logisch und klinisch valide, was durch einige ausgezeichnete fotografische Beispiele hervorgehoben wird. Während es die Hauptfunktion des Nervensystems ist, Impulse zu enkodieren, sie zu leiten und zu dekodieren, muß das Nervensystem, um dies zuzulassen, darüber hinaus frei gleiten und sich verlängern können. So ein Beitrag zur Therapie ist nur ein Beispiel dafür, wie Pat Davies in ihren Ausführungen zwischen orthopädisch und neurologisch orientierten Therapeuten Brücken schlägt. Ein anderes Beispiel dafür ist ihr Ratschlag, die Halswirbelsäule beweglich und schmerzfrei zu machen, damit Gesichtsschmerzen abklingen und die orofaziale Rehabilitation verbessert werden kann.

„Wieder Aufstehen" richtet sich auf das Lösen der *alltäglichen Probleme*, und die Skala reicht hier von weniger kostenaufwendigen Möglichkeiten für Schuhanpassungen bis zu Strategien, wie die Behandlung des vernachlässigten Patienten zu beginnen sei, wenn er nach seiner Hirnverletzung immer nur auf dem Rücken gelagert wurde. Der Leser sollte sich die Zeit nehmen, die vielen klaren Fotografien anzusehen, und genau darauf achten, wie der Patient durch die Therapeutin gehandhabt wird. Geschicktes Handhaben und Lagern bedarf nicht besonderer Kraft, vieler Hilfspersonen und jahrelanger Erfahrung, sondern besteht aus einer Kombination von Vorbereitung, Position von Patient und Therapeut, Geduld, Grundkenntnissen über die zugrundeliegenden pathologischen Prozesse, der Fähigkeit zu kommunizieren, und aus dem Wunsch zu helfen. Der Leser muß bei der Ausführung von Techniken keine Pat Davies sein, aber er sollte ihren Erfahrungsreichtum nutzen und ihre Grundprinzipien auskundschaften. Sie nimmt mit Recht die Verantwortung auf sich, ihre Leser mit Informationen, Verständnis und mit Geschick in Handhabung und Lagerung auszustatten, die all den Menschen zur Verfügung gestellt werden sollten, die selbst ein Hirn-Trauma erlitten haben oder die diese Menschen betreuen.

Die wirkliche Stärke des geschriebenen Teils, der Fotografien und der Zusammenstellung liegt in „Wieder Aufstehen“ darin, daß alle daran teilhaben können, die mit Betroffenen nach einer schweren Verletzung des Nervensystems zu tun haben. Der ausdrucksstarke, aber einfache Text überschreitet alle medizinischen Abgrenzungen, er gibt Anstöße für eine verstärkte Teamarbeit, entmystifiziert die Folgen von Hirnverletzungen und gibt allen neue Hoffnung.

Adelaide, 1994 David Butler

Vorwort

Es gehört zu den traurigen, aber unumstößlichen Tatsachen, daß jedes Jahr Tausende junger, aktiver Menschen eine schwere, traumatische Hirnverletzung erleiden und daß viele andere nach vergleichbar schweren nichttraumatischen Hirnläsionen vor große Probleme gestellt werden. Nahezu 150000 Patienten werden jährlich in Großbritannien mit einem Hirn-Trauma in ein Krankenhaus eingewiesen (Jorinet 1976). In den Vereinigten Staaten liegt diese Zahl bei über 400000, was einem Auftreten von jährlich 200 Fällen pro 100000 Personen der Bevölkerung entspricht (Cope u. Hall 1982). Sehr viele dieser Menschen, die der Schicksalsschlag einer erworbenen Hirnschädigung trifft, benötigen eine lange und intensive Rehabilitation, um die Chance zu bekommen, ihr zerschmettertes Leben wieder neu aufzubauen.

Unglücklicherweise ist die Behandlung hirnverletzter Patienten sowohl in der Akutphase als auch später, wenn sie keine intensive Betreuung mehr benötigen, oft bei weitem nicht ideal. Während meiner beruflichen Laufbahn habe ich in den unterschiedlichsten Krankenhäusern und Rehabilitationszentren verschiedener Länder sehr viele Patienten beobachtet. Ich war auch in der privilegierten Lage, viele Patienten zu behandeln, die mich während verschiedener Abschnitte ihrer Rehabilitation wegen spezieller Schwierigkeiten um Hilfe baten, oder ich wurde bei besonderen Problemen um Rat gefragt, mit denen einzelne Patienten und Therapeutinnen konfrontiert wurden. Durch meine Beobachtungen wurde deutlich, daß bestimmte Probleme immer wieder auftreten und die Gründe für diese Schwierigkeiten einander relativ ähnlich sind. Meine Erfahrungen zeigten mir, daß Veränderungen dringend erforderlich sind, nicht nur in Bezug auf die Behandlung als solche, sondern auch im Hinblick auf die Art und Weise, wie die Patienten als Individuen respektiert werden.

In einer Zeit, in der enorme Fortschritte in anderen Bereichen der Medizin und des Gesundheitswesens erzielt werden, scheint es nur fair zu sein, daß auch den Opfern traumatischer und anderer Hirnverletzungen eine erfolgreiche Behandlung zukommt. Eine inadäquate Behandlung in der Frühphase hat nicht nur folgenschwere Auswirkungen auf die spätere Rehabilitation, sondern kann zu sekundären Komplikationen führen, die einen dauerhaften Verlust von Funktionen nach sich ziehen. Das zusätzliche Leid des Patienten, die Kosten für die Überwindung vermeidbarer Komplikationen und die verlängerte Dauer der Gesamtrehabilitation machen einen neuen Ansatz dringend erforderlich. Es darf auch nicht außer acht gelassen werden, daß ein verfrühter Abbruch einer Behandlung, wie gut sie auch gewesen sein mag, bedeutet, daß Ziele, die andernfalls erreicht worden wären, nie erreicht werden können. Mit einer fortgesetzten Behandlung wurden während mehrerer Jahre nach dem Trauma Fortschritte der funktionellen Leistungen festgestellt (Scherzer 1988).

Meine Entschlossenheit, einen besseren Weg für die Behandlung hirnverletzter Patienten zu finden, begann vor vielen Jahren zu wachsen, als ich anfing, in einem Paraplegikerzentrum Patienten mit Rückenmarkverletzungen zu behandeln. Dieser Klinik war eine Abteilung für chronisch kranke Patienten angeschlossen, in der eine große Zahl hirnverletzter Patienten für längere Zeit oder auf Dauer untergebracht waren und nur wenig physiotherapeutische Behandlung erhielten. Als ich den entstellten Körper eines jungen Mannes sah, der sich bei einem Unfall mit Feuerwerkskörpern eine Hirnverletzung zugezogen hatte, mußte ich seinen hoffnungslosen, vernachlässigten Zustand mit dem der rückenmarksverletzten Patienten vergleichen, die intensiv und nach modernsten Gesichtspunkten behandelt wurden. Meine ersten Gedanken waren: „Da muß es einen besseren Weg geben“, aber zu jener Zeit hatte ich nicht die Möglichkeit zu helfen. Auch in der Literatur wurde nirgends erwähnt, wie diese Probleme überwunden oder von vornherein verhindert werden könnten.

Seither hatte ich das beispiellose Glück, im Bereich der Physiotherapie, der Rehabilitation und angrenzender Gebiete so bekannte Experten wie Maggie Knott, Bertie Bobath, Sir Ludwig Gutmann, Dr. Wilhelm Zinn, Geoff Maitland, Susanne Klein-Vogelbach, David Butler, Felicie Affolter, Kay Coombes, Margaret Rood, Susanne Naville, Trudy Schoop, Leo Gold und Samy Molcho nicht nur persönlich kennenzulernen, sondern mit ihnen zusammenzuarbeiten und von ihnen zu lernen. Ich möchte das, was ich von ihnen und von anderen nicht so bekannten Menschen gelernt habe, weitergeben, denn auch sie teilten mit mir ihr Wissen und ihre Sachkenntnisse. Ich habe deshalb dieses Buch in der Hoffnung geschrieben, daß es allen hilfreich ist, die sich mit der Behandlung und Betreuung hirnverletzter Patienten beschäftigen.

In dem begrenzten Rahmen, den ein Buch zwangsläufig setzt, habe ich alle meiner Meinung nach wesentlichen Behandlungsmaßnahmen für Patienten angesprochen, die eine Hirnverletzung mit nachfolgender Bewußtlosigkeit und dem Verlust normaler Funktionen erlitten haben. Ich habe auch beschrieben, wie sekundäre Komplikationen überwunden werden können, so daß sie weiteren Behandlungsfortschritten nicht länger im Wege stehen. Ich habe während der 30 Jahre meiner Arbeit mit neurologisch beeinträchtigten Menschen gelernt, daß nicht nur die in diesem Buch beschriebenen therapeutischen Aktivitäten und Behandlungsansätze, sondern auch andere Faktoren den erfolgreichen Verlauf und Abschluß einer Rehabilitation entscheidend beeinflussen. Einige Gedanken zu diesen Faktoren möchte ich hier anfügen.

Ein wichtiger Faktor ist der *Enthusiasmus des Teams,* vor allem, wenn der Patient nur langsam Fortschritte macht und die Arbeit mit ihm voller frustrierender Schwierigkeiten ist. Vor vielen Jahren stieß ich auf das folgende Zitat, das mich inspirierte und meines Erachtens noch heute gültig ist:

„Du kannst alles tun, wenn Du enthusiastisch bist.
Enthusiasmus ist die Hefe,
die Deine Wünsche zu den Sternen wachsen läßt.
Enthusiasmus ist der Funke in Deinen Augen,
der Schwung in Deinem Gang, der Halt Deiner Hand,
die unwiderstehliche Woge Deines Willens
und Deiner Energie, Deine Ideen auszuführen.
Enthusiasten sind Kämpfer. Sie haben
innere Stärke. Sie haben bleibende Qualitäten.
Enthusiasmus ist die Wurzel allen Fortschritts.
Mit Enthusiasmus werden große Leistungen vollbracht.
Ohne Enthusiasmus gibt es nur Alibis." *Henry Ford*

Solche „Alibis" können in der Tat oft dazu führen, daß ein Patient bei der Behandlung zu kurz kommt. Es kann verführerisch sein zu sagen, er sei zu müde gewesen, um durchzuhalten und zu schwach, um aufzustehen, oder daß wir niemanden gefunden haben, der uns geholfen hätte, ihn aus dem Bett zu bringen, wenn wir uns aus irgendwelchen Gründen zuwenig um ihn bemüht haben.

Eine positive Einstellung von Anfang an kann Wesentliches zum Erfolg der Behandlung beitragen. Wenn ich mit der Behandlung eines Patienten beginne, stelle ich mir immer folgendes Bild vor – auch wenn bei seiner Einweisung zunächst alles hoffnungslos erscheint: Ich sehe ihn, wie er eines Tages ohne Hilfe und schick angezogen die Klinik verläßt und mir zum Abschied zuwinkt. Wenn ein Patient das Trauma nicht überlebt oder betrüblicherweise nie mehr das Bewußtsein erlangt, wurde durch eine aktive Intervention nichts verloren, aber viel gewonnen. Viel zu oft wird mir gesagt, daß sich die Dinge in die falsche Richtung entwickelten, weil jeder glaubte, der Patient werde das Trauma sowieso nicht lange überleben. Auch statistische Prognosen können zu negativen Einstellungen führen, aber die Statistik bezieht sich nicht auf einzelne Menschen und es hat schon viele überraschende Ausnahmen gegeben. Es wurde treffend festgestellt, daß die weitverbreitete Ansicht der Kliniker, die Erholungsphase beschränke sich auf die ersten 6 Monate, eine Art „sich selbst erfüllende Prophezeiung" sei und den Verlauf der Erholung während dieser Zeit tatsächlich entscheidend beeinflusse (Bach-y-Rita 1981).

Der Patient ist eine Person, keine „Hirnverletzung". Er muß mit dem gleichen Respekt behandelt werden, wie er ihm auch vor dem Unfall zukam. Er darf nicht als ein Mensch zweiter Klasse angesehen werden, wie es manchmal geschieht; denn dies hat einen ungünstigen Einfluß auf das Niveau seiner Rehabilitation. Er muß, wie vor seinem Unfall, seiner sozialen Stellung und seinem Alter entsprechend angesprochen werden und darf nicht von jedem automatisch „Hans" oder „Heinz" genannt werden. Auf seine äußere Erscheinung muß sorgfältig geachtet werden. Dies hilft ihm, seine Würde zu bewahren und ermutigt seine Familie und das Team. Wenn seine Haare gewaschen und gekämmt, seine Nägel gesäubert und geschnitten sind, wenn er seine eigene, frisch gewaschene Kleidung trägt und man ihn nicht im rückenfreien Kliniknachthemd irgendwo liegen oder sitzen läßt, fühlt er sich besser und die anderen gehen auch anders mit ihm um.

Eine optimale Behandlung ist nur mit einem *interdisziplinären Team* möglich. Alle Teammitglieder müssen harmonisch zusammenarbeiten und sich über den Behandlungsansatz einig sein. Dies erfordert eine gute Kommunikation innerhalb des Teams, was durch Supervision unterstützt werden muß. „Preaching without the ‚P'" (Gold 1990) – in anderen Worten: „Nicht predigen – sondern den anderen erreichen" – ist der Schlüssel zur Überwindung von Widerständen und Vorurteilen beim Vermitteln von Erkenntnissen und beim Unterrichten neuer Methoden.

Die Hirnschädigung ist eine Familienangelegenheit (Lezac 1988), und die Angehörigen des Patienten müssen daher in einer engen Partnerschaft mit dem Team zusammenarbeiten. Wenn das Team nur schwer vorankommt, können unsere Versäumnisse nur allzuleicht den Angehörigen angelastet werden mit der Begründung, sie seien schwierig und mischten sich in alles ein (Schmidbauer 1978). In Wirklichkeit sind sie nur tief betroffen und wenn sie adäquat angeleitet und ermutigt werden, auf therapeutische Art und Weise mitzuhelfen, können sie einen unschätzbaren Beitrag zur Behandlung leisten. Die Angehörigen dürfen nicht mit der Begründung aus der Therapiesitzung hinausgeschickt werden, der Patient arbeite besser, wenn seine Frau oder seine Mutter nicht anwesend seien; denn wenn der Patient aus der Klinik entlassen wird, sind es seine nächsten Familienangehörigen, die seine weitere Betreuung übernehmen. „Erfolgreiche Arbeit mit dem hirnverletzten Patienten schließt fast automatisch auch eine erfolgreiche Arbeit mit der Familie ein“ (Johnson u. Higgins 1987).

Die richtige Behandlung macht wirklich den Unterschied aus, und es ist unverantwortlich, etwas anderes zu behaupten. Alle, die mit dem Patienten arbeiten, müssen davon überzeugt sein und sich nicht durch skeptische Bemerkungen und widersprüchliche Publikationen entmutigen lassen. Nur wenige prognostische Studien erwähnen die Art der eingesetzten Therapie oder weisen, wenn sie von Resultaten berichten, darauf hin, daß die Therapie positive Auswirkungen auf diese Resultate hatte. In Tierversuchen konnte allerdings überzeugend gezeigt werden, daß intensive Therapie und Stimulation große Veränderungen bewirkt. Travis und Woolsey (1956) berichten, wie wichtig bei hirnverletzten Affen eine physikalische Therapie zur Vermeidung von Kontrakturen war, die eine spontane Erholung überlagert hätten. Diese Tiere zeigten eine bemerkenswerte Wiederkehr von Funktionen nach extensiver neokortikaler Schädigung. Als Resultat dieser Therapie lernte ein total dekortierter Affe, sich aufzurichten, ohne Hilfe aufzustehen, zu sitzen, zu stehen und allein zu gehen. Rehabilitationsstudien an hirngeschädigten Ratten erbrachten deutliche Beweise dafür, daß eine interessanter gestaltete Umgebung, vergleichbar mit einem Rehabilitationsprogramm, die allgemeine Wiederkehr der Funktionen fördert (Schwartz 1964; Rosenzweig 1980). Auch wenn die abwechslungsreicheren Bedingungen nur zwei Stunden pro Tag angeboten wurden, war der gleiche positive Einfluß feststellbar (Rosenzweig et al. 1969). Viele Studien zur Behandlung von Menschen kommen zu der Schlußfolgerung, erst durch kontrollierte Versuchsreihen könne nachgewiesen werden, daß Therapie wirklich einen Unterschied ausmache. Meiner Ansicht nach ist es aber ethisch nicht zulässig, einem Patienten die Therapie so lange vorzuenthalten, bis bestimmte Versuche abgeschlossen sind. Es gibt an vielen Orten bereits viel zu viele Kontrollgruppen unbehandelter oder falsch behandelter Patienten. Kesselring (1992) hat recht, wenn er sagt, daß die Wirksamkeit der Rehabilitation zwar nicht wie bei anderen Therapien in Doppelblindstudien nachgewiesen werden kann, daß uns dies aber nicht davon abbringen sollte, in diesem Bereich weiterzugehen. „Schließlich“, so stellt er nicht ohne Humor fest, „werden wir unseren Kindern ja auch nicht deshalb eine Schulerziehung vorenthalten, weil noch nie in einer Doppelblindstudie nachgewiesen wurde, daß sie auch wirklich nützlich ist!“

Letztendlich „...lautet die Zielsetzung, das beste für den Patienten zu erreichen und nicht, festzustellen, wer im Recht ist“ (Gold 1990).

Dieses Buch ist als praktische Hilfe für das Rehabilitationsteam und für die Angehörigen des Patienten gedacht. Es sind seine Angehörigen, die die Bürde vieler Entscheidungen über seine Zukunft tragen und die zu jeder Behandlungsmaßnahme ihre Zustimmung geben müssen. Daher ist es äußerst wichtig, daß sie gut informiert sind. Ich habe deshalb eine einfache Sprache gewählt und viele Abbildungen verwendet. Diese Abbildungen zeigen junge und alte Patienten in verschiedenen Phasen ihrer Rehabilitation, von der Intensivstation bis hin zum selbständigen Anziehen und Treppensteigen. Um theoretische Hintergrundinformationen anzubieten, habe ich manche Probleme, die in Verbindung mit Hirnverletzungen auftreten, umfassender dargelegt und Bezug auf die neueste Literatur genommen. Es ist mein aufrichtiger Wunsch, daß TherapeutInnen, Ärzte und Schwestern dieses Buch als praktischen Leitfaden bei ihrer klinischen Arbeit benutzen und es für die Behandlung der Patienten hilfreich finden.

Im Text werden die Therapeutin, die Schwester und die Helferin als weiblich und der Patient als männliche Person bezeichnet. In den Abbildungslegenden wird aber jeweils das entsprechend richtige Pronomen verwendet.

Schweiz

Pat Davies

Danksagung

Viele Menschen aus ganz verschiedenen Teilen der Welt haben dazu beigetragen, daß dieses Buch zustandekam. Manchen von ihnen ist vermutlich nicht einmal bewußt, daß sie mir geholfen haben, wenn sie mir von einem Fall erzählten, Argumente darlegten oder sich an der Diskussion beteiligten. So nahmen neue Ideen Gestalt an, und so wurden alternative Behandlungsansätze erprobt. Alle, die meine Kurse, Vorträge und Seminare besuchten, haben sicher auch eine wichtige Rolle gespielt. Ihr Interesse und ihr Enthusiasmus zeigten mir, daß dieses Buch unbedingt geschrieben werden muß. Ich danke allen, die mich wissentlich und unwissentlich dazu anregten, meine Gedanken zu entwickeln und in Worte zu fassen. Mein besonderer Dank gilt all denen, die mir konkret weitergeholfen haben. Ich bitte um Nachsicht, wenn ich vergessen habe, jemanden mit Namen zu erwähnen.

Da es nicht leicht ist, mit jemandem zusammenzuleben, der ein Buch schreibt, weil überall Papier herumliegt und wenig Zeit bleibt, die gemeinsame Hausarbeit zu erledigen, möchte ich mich zuerst vor allem bei meiner Freundin und Partnerin Gisela Rolf für ihre vorbehaltlose Unterstützung während der Jahre, in denen dieses Buch entstand, bedanken. Noch wichtiger als die Unterstützung im täglichen Leben waren mir die anregenden Diskussionen und der Ideenaustausch, was durch ihr fachliches Wissen und ihre klinischen Sachkenntnisse sowie durch die gemeinsamen Patienten und ihre eigenen therapeutischen Entdeckungen möglich wurde.

Meine Dankbarkeit und meine Wertschätzung für Max Schuster kann ich gar nicht in Worten ausdrücken: Er richtete mit unglaublichem Einsatz eine Klinik ein, in der Patienten mit schweren Hirnverletzungen die Chance erhalten, in ein lebenswertes Leben zurückzukehren. Ich danke ihm dafür, daß ich das Behandlungskonzept in diesem Zentrum mitgestalten konnte und so die Möglichkeit erhielt, seine Wirksamkeit in der Praxis zu erproben, bevor es in Buchform veröffentlicht wurde. Max ist eine Inspiration für alle; denn er setzte den bekannten Werbeslogan von Nike, „Just do it“ in die Tat um.

Mein Dank gilt weiter Karen Nielsen vom Therapiezentrum Burgau. Sie gab mir sehr viel von ihrer Zeit, ihrer Energie und ihrem Wissen, um mich beim Schreiben dieses Buches zu unterstützen. Sie verschaffte mir nicht nur die Möglichkeit zum Fotografieren, sondern fand zur Demonstration jeder Aktivität und jedes Problems genau den richtigen Patienten und setzte sich persönlich immer wieder dafür ein, daß alles reibungslos und nach Plan vonstatten gehen konnte. Ich möchte hier auch allen Teammitgliedern des Therapiezentrums Burgau für ihre geschätzte Mitarbeit danken. Mein besonderer Dank gilt Dr. Wolfgang Schlegel, daß ich ihn beim Einlegen einer PEG und beim Anlegen von Seriengipsen fotografieren durfte, und für seine Hilfe im Umgang mit den Patienten, für die Röntgenbilder und für das Einholen der Einverständniserklärungen. Ein weiteres Zentrum, das ich namentlich erwähnen möchte, ist das SUVA Rehabilitationszentrum in Bellikon, wo ich unschätzbare Unterstützung erhielt. Ich bin Violette Meili zu tiefem Dank verpflichtet, die für die Fotos so ausgezeichnete Patienten aussuchte und alle davon überzeugte, der Publikation der Fotos in diesem Buch zuzustimmen. Ihre effiziente Organisationsarbeit bedeutete eine große Hilfe, und viele andere aus dem Team halfen ebenfalls mit Begeisterung mit. Ich bedanke mich bei Dr. Christoph Heinz, dessen Problemlösungsstrategien uns zu einem Raum für die Fotoaufnahmen verhalfen. Seine Liebenswürdigkeit und sein Glauben an meine Arbeit waren für mich während des Schreibens dieses Buchs eine ständige Quelle der Ermutigung, ohne daß er sich dessen bewußt war. Mein Dank gilt weiter Dr. Peter Zangger, der mit der Beteiligung seiner Patienten an dieser Publikation bereitwillig einverstanden war.

Ein großes Dankeschön geht an alle Patienten, die in diesem Buch abgebildet sind. Sie machen es zu einem lebendigen Werk und nicht zu einer theoretischen Dissertation. Ich möchte auch den Angehörigen danken, die für diejenigen Patienten, die selbst noch nicht unterschreiben konnten, die schriftliche Einverständniserklärung gaben. Mein ganz besonderer Dank gilt den drei Patienten Rien Buren, Dr. Andreas Kasiske und Dr. Fritz-Martin Mueller, die mit so großer Entschlossenheit einige Jahre lang mit mir zusammenarbeiteten und dabei Anregungen zu neuen Ideen und zur erfolgreichen Integration dieser neuen Ideen in die verschiedenen Phasen der Behandlung beitrugen. Die Bilder von Patienten in der Frühphase wurden dank Professor Joachim Eckhart möglich. Er erlaubte es, daß die Patienten in seiner äußerst modernen und effizienten Intensivstation während der Behandlung fotografiert werden konnten. Ich danke auch seinem Assistenten, Dr. Neeser, der das erfolgreiche Gelingen des ganzen Unternehmens gewährleistete.

Ich danke Hans Sonderegger für alles, was ich von ihm während unserer langen Zusammenarbeit lernen durfte, vor allem in all den

Kursen, die wir gemeinsam gaben, dafür, daß er sich bei Behandlungseinheiten fotografieren ließ und schließlich dafür, daß er es übernahm, dieses Buch ins Deutsche zu übersetzen. Besonders danke ich auch Dr. Jürgen Kesselring dafür, daß er zur Erweiterung meines theoretischen Wissens beigetragen hat, mich zu neuen Gedanken anregte und für mich die neueste Fachliteratur ausfindig machte. Er war in der Tat die „Quelle meines Wissens". Ich danke ihm für die enthusiastische Unterstützung meines Behandlungsansatzes bei hirnverletzten Patienten und dafür, daß er bereit war, mein Manuskript durchzusehen.

Es war für mich eine Freude, mit Rainer, meinem Fotografen zusammenzuarbeiten. Er war mir in den langen und oft anstrengenden Stunden ein Fels an Kraft und Geduld. Ich danke ihm nicht nur für seine ausgezeichnete berufliche Leistung, sondern auch für seine Liebenswürdigkeit und seine Anteilnahme den Patienten gegenüber. Auch seinen Eltern, Clara und Manfred Gierig, bin ich zu großem Dank verpflichtet, da sie die Fotos schnell und effizient entwickelten und mit großem persönlichen Aufwand die hohe Qualität der Abbildungen sicherstellten.

Ich habe die Hilfe von Inge Schnell sehr geschätzt, die viele Stunden ihrer spärlichen und kostbaren Freizeit bei Fototerminen mit den Patienten verbrachte. Ich danke ihr und den anderen Bobath-Instruktorinnen, Nora Kern, Lone Jorgensen, Karen Nielsen und Violette Meili, die bereit waren, für die Abbildungen die Behandlung mit Patienten zu zeigen.

Vielen Dank, Jonathan und Jane Miall vom Arcade Bookshop in Chandler's Ford, England. Schnell und zuverlässig habt Ihr mir die Bücher, die ich brauchte, kopiert und zugeschickt. Ihr promptes Eintreffen war für mich eine große Hilfe.

Ich fühle mich dem Springer-Verlag zu tiefem Dank verpflichtet. Er unterstützte und ermutigte mich beim Schreiben dieses und der vorhergehenden Bücher. Ich danke Bernhard Lewerich für viele stimulierende Ideen, für den Reichtum seiner Erfahrung, den er mit mir teilte und vor allem für seine Zustimmung zu den vielen Abbildungen, die meines Wissens für die Leser eine große Hilfe darstellen. Ich danke Marga Botsch für ihren persönlichen und beruflichen Einsatz zu meinen Gunsten. Trotz der großen Entfernung blieb sie die ganze Zeit mit mir in Kontakt. Ich danke der Copyeditorin meines Manuskripts, Alison Hepper. Sie gab mir viele ausgezeichnete Anregungen und machte die Korrektur des Manuskripts eher zu einem Vergnügen als zu einer Last. Ich danke auch Jaroslav Sydor für die Herstellung des Buchs mit den zahlreichen Abbildungen sowie allen anderen Mitarbeitern des Verlags, die zum endgültigen Erscheinen des Buchs beigetragen haben.

Schließlich fühle ich mich den Verstorbenen Bertie und Karel Bobath zu tiefem Dank verpflichtet. Sie waren die ersten, die mir die Augen darüber öffneten, daß der Muskeltonus verändert und normales Bewegen facilitiert werden können und daß das Verlorengehen von Funktionen nicht einfach akzeptiert oder kompensiert werden muß. Als vielleicht wichtigsten Teil ihrer Botschaft gaben mir diese beiden wundervollen Pioniere den Gedanken mit auf den Weg, daß wir bei der Weiterentwicklung ihres Konzepts weiterhin nach Antworten suchen müssen und nicht selbstzufrieden stehenbleiben dürfen. So erklärte Bertie in ihrer letzten bekanntgewordenen Publikation, die mir Jos Halfens, der Senior Bobath Instruktor in Holland zusandte, daß ihr Konzept sich im Laufe seiner Entstehungsgeschichte in einer ständigen Entwicklung befand. In einer Übersicht über die Veränderungen ihres Behandlungskonzepts seit 1943 beschreibt sie, wie sie und Karel, obwohl sie die Grundidee ihres Konzepts nie aufgaben, durch die Begründer vieler anderer Methoden und durch das Beobachten eigener Fehler beeinflußt wurden und daraus lernten. Ich bin dem Ehepaar Bobath stets dankbar für ihre konstruktive Reaktion auf meine früheren Bücher und für ihre Ermutigung, mit dem Unterrichten und Weiterentwikkeln ihres Konzepts fortzufahren. Das habe ich nach bestem Wissen und Gewissen zu tun versucht.

Ich danke Dir, David Butler, daß Du mich lehrtest, wie das Nervensystem mobilisiert wird, denn dadurch werden den Patienten völlig neue Bewegungsmöglichkeiten erschlossen.

Und ich danke Dir, daß Du trotz Deiner vielen Verpflichtungen Zeit gefunden hast, das Vorwort für mein Buch zu schreiben.

Inhaltsverzeichnis

2 Lagerung im Bett und im Rollstuhl in der Frühphase 80

1 Wieder in Berührung kommen

Die Bedeutung von *Berühren* wird in dem Wörterbuch *The Shorter Oxford Dictionary* definiert als „jener Sinnesbereich, durch den stofflich-materielle Gegenstände über den Kontakt mit einem Körperteil wahrgenommen werden. Es ist der ureigenste der körperlichen Sinne, in allen Bereichen und Teilen der Haut verteilt und (beim Menschen) am ausgeprägtesten in den Fingerspitzen und in den Lippen entwickelt". In einer bildhaften Erläuterung aus dem Jahr 1599 wird auf poetische Art die Bedeutung dieses Sinnesbereichs hervorgehoben: „Es ist das Berühren, durch das wir die ersten, feinsten Eigenschaften lernen, welche alle Dinge beleben.."

Das Berühren vermittelt von allen Sinnesbereichen die zuverlässigsten Informationen. Es ist nicht mit den anderen Sinnesbereichen zu vergleichen, deren Informationen zeitweise trügerisch sein können, wie z.B. eine optische Illusion. Deshalb ist das Suchen und Gewinnen taktil-kinästhetischer Informationen für die Lern- und Reifungsprozesse sowie für die Erhaltung der Entwicklungsfähigkeit des zentralen Nervensystems unerläßlich. Die anderen Sinnesbereiche sind für die Entwicklung nicht wesentlich, aber sie erleichtern gewisse Leistungen und Lernprozesse und bereichern mit Sicherheit die Qualität des alltäglichen Lebens. Die Fähigkeit blinder und gehörloser Menschen, ein unabhängiges Leben zu führen, beruflich Karriere zu machen, Sport zu treiben, erfolgreich als Musiker und Artist tätig zu sein, unterstreicht deutlich, daß visuelle und auditive Informationen für das Lernen im allgemeinen und für den Erwerb motorischer Fertigkeiten keine Voraussetzungen sind, auch wenn es manchmal so dargestellt wird.

Bei der Behandlung hirngeschädigter Patienten ist der Ausdruck „in Berührung kommen" daher besonders wichtig, und zwar in zweifacher Hinsicht. Zunächst muß das Personal, das den Patienten betreut, mit ihm in Berührung kommen, um Kontakt aufzunehmen, und bereits in der Isolation seines Komas den Dialog anbahnen, um dann später wenn er sein Bewußtsein wiedererlangt hat, mit ihm angemessener kommunizieren zu können. Andererseits muß der Patient wieder mit seiner Umwelt in Berührung kommen, damit Interaktion stattfinden kann und dadurch Lernen und später angepaßtes Verhalten wieder möglich werden.

Gerade weil der Sinnesbereich „Berühren" so diffus und allgegenwärtig eng mit Funktionen verbunden ist, wird er bei jeder Hirnverletzung unweigerlich auf irgendeine Art betroffen oder beeinträchtigt, und dies mit tiefgreifenden

Folgen. Seine weitreichende Verbreitung und seine Vernetzung mit allen Aktivitäten kann aber gerade aus diesem Grund auch wirkungsvoll in der Behandlung eingesetzt werden, um durch angemessene Stimulationen einen sinnvollen Input zu ermöglichen.

Störungen der taktilen Wahrnehmung

Gerade die große Anzahl von Sinnesrezeptoren in der Haut und im darunterliegenden Gewebe, durch die eine solche Mannigfaltigkeit an Informationen ermöglicht wird, führte dazu, daß im klinischen Bereich verschiedene Bezeichnungen benutzt werden, um das Sinnessystem des „Berührens" zu beschreiben. Die Bezeichnungen beinhalten sowohl das breite Spektrum der verschiedenen Empfindungen als auch die verschiedenen Teilbereiche dieses Systems. Die Bezeichnung *taktil-kinästhetisches System* bezieht sich auf Berührung und Bewegung. Die Information über Bewegung wird durch die Muskeln und ihre wechselnde Spannung, durch die Stellung der Gelenke und das Ausstrecken tieferliegender Gewebestrukturen erzeigt. *Oberflächensensibilität* bezieht sich gewöhnlich auf leichte Berührung, Nadelstiche oder Zwei-Punkt-Diskriminierung, während *Tiefensensibilität* das Einschätzen von Druck umfaßt und das Wiedererkennen und Lokalisieren von Vibrationen, was eine Kombination der beiden Bereiche erforderlich macht. *Propriozeption* ist ein weiterer Begriff, mit dem das Einschätzen von Gelenkstellungen und Bewegungen beschrieben wird. Grundsätzlich haben alle diese Empfindungen mit dem Wissen des Organismus über die Beziehung des Körpers und seiner Gliedmaßen zueinander und zum umgebenden Raum zu tun. Dazu benötigt der Organismus Informationen aus Quellen im Organismus selbst und durch den direkten Kontakt mit der Umwelt, d.h. Informationen, die aus Quellen außerhalb des Organismus aufgenommen werden.

Untersuchen der Sensibilität

Verglichen mit der Zeit vor der Verletzung „spürt" jeder Patient nach einer Hirnverletzung anders, aber in manchen Fällen ist diese Differenz ausgeprägter als in anderen, und die daraus folgenden Probleme sind dann auch deutlicher sichtbar. Brodal (1973) weist, gestützt auf Selbstbeobachtungen nach einem Schlaganfall, darauf hin, daß leichte Veränderungen mit den zur Zeit gebräuchlichen standardisierten Testen nicht erfaßt werden können. Die menschliche Wahrnehmung ist so unglaublich komplex strukturiert, daß in der Tat jeder Versuch, ihre völlige Integrität zu prüfen, eigentlich unmöglich ist oder im besten Falle nur äußerst dürftige Informationen über spezifische Qualitäten in einer bestimmten Situation und zu einer bestimmten Zeit liefern kann. Die Sensibilität eines Patienten, der genau angeben kann, wo und wann er berührt worden ist, der auf Schmerzreize reagiert und weiß, ob sein großer Zeh oder eine

Extremität nach oben oder unten bewegt wurde, kann deshalb noch nicht als nicht beeinträchtigt beurteilt werden. Die gleiche Schlußfolgerung darf auch aus verfeinerten Testen nicht ohne weiteres gezogen werden. Allzu oft kann ein Patient, der gerade gute Testleistungen erbracht hat, z.B. indem er ohne visuelles Feedback eine Sicherheitsnadel von einer Büroklammer gleicher Größe nur mit Hilfe seiner Hand erkennt, dabei beobachtet werden, wie er anschließend beim Verlassen des Raums mit der gleichen Hand in die Speichen des Rollstuhls gerät, ohne es zu bemerken. Dennoch ist es, unter Berücksichtigung aller dieser Einschränkungen ratsam, die Sensibilität in regelmäßigen Zeitabständen zu testen und die Resultate genau zu protokollieren. Dies ermöglicht Vergleiche und eine statistische Verifizierung von Fortschritten.

Um für die Behandlung Aufschlüsse darüber zu erhalten, wie der Patient nach taktil-kinästhetischen Informationen sucht und wie er damit umgeht, gibt es für den Therapeuten nur einen Weg: das Beobachten der Verhaltensweisen des Patienten in unterschiedlichen alltäglichen Situationen. Videoaufnahmen seiner Leistungen ermöglichen dem Rehabilitationsteam, sein motorisches Verhalten und seine Lösungsversuche anschließend in kurzen Sequenzen detaillierter zu analysieren. Berichte des Patienten über seine Erfahrungen und Beobachtungen der Angehörigen und des Pflegepersonals auf der Station tragen entscheidend dazu bei, daß die Therapeutin die Wahrnehmungsprobleme des Patienten kennenlernt und versteht. Moore (1980) unterstreicht, wie wichtig es ist, auf Äußerungen des Patienten zu achten, und sie warnt davor, daß entscheidende Informationen für immer verlorengehen können, „wenn die Beschreibungen des Patienten über abweichende Empfindungen oder das Fehlen funktioneller Fähigkeiten nicht mit den Annahmen des Rehabilitationsteams oder des Forschers, darüber wie die Dinge sein müßten, übereinstimmen“. Klinische Interpretation der noch vorhandenen funktionellen Fähigkeiten „können durch Beobachtungen, Befunde und Interpretationen, wie sie sich vielleicht aus einer Vielzahl klinischer Teste ergeben haben, und den Kenntnissen des Untersuchers über das Nervensystem beeinflußt sein“. Wurde der Untersucher, so Moore weiter, dazu ausgebildet, vorwiegend den motorischen Aspekt des Nervensystems zu erfassen und zu testen, ist er auch darauf eingestellt, das zu hören, zu spüren und zu verstehen, was seinem Wissen entspricht, und er wird „mit Vorliebe das übersehen oder nicht beachten, was zu seinem Wissen in Widerspruch steht, ihm seltsam vorkommt oder davon abweicht“.

Andere Störungen der Wahrnehmung

Viele verschiedene Störungen der Wahrnehmung in bezug auf die verschiedenen Modalitäten wurden erfaßt, beschrieben und mit Bezeichnungen versehen wie die Apraxien, die Agnosien, die visuellen und räumlichen Neglekte sowie verschiedene aufmerksamkeits- und gedächtnisspezifische Störungen. Auch Verzerrungen des Körperbildes und Schwierigkeiten bei der räumlichen Orientierung wurde viel Aufmerksamkeit geschenkt. Konkrete Teste wurden erarbeitet, um die Funktionen bei normalen und hirngeschädigten Menschen quantitativ zu erfassen. Dennoch bleibt, gerade im Hinblick auf die Organisation zielgerichteter Bewegungen, noch vieles ungelöst. Jeannerod (1990) gibt in seinem Vorwort offen und ehrlich zu: „Was die Mechanismen der Motorik und ihre Einbettung in zielgerichtete Handlungen angeht, wurden viele Fragen aufgeworfen (und nur sehr wenige beantwortet)".

Umfangreiche Forschungen wurden durchgeführt, um weitergehende Kenntnisse über die visuelle Wahrnehmung zu gewinnen, weil dies vermutlich in einer Laborsituation leichter möglich ist. Als Folge davon wird die Bedeutung der visuellen Wahrnehmung gerade in bezug auf motorisches Lernen unverhältnismäßig stark betont, obwohl es ganz offensichtlich ist, daß das Sehen für motorisches Lernen nicht wesentlich sein kann. Dafür sprechen vor allem die normale motorische Entwicklung blinder Kinder und die Fähigkeit blinder Erwachsener, neue motorische Fertigkeiten zu lernen. Dennet (1991) faßt das Problem in seiner einzigartigen Weise in wenigen Worten zusammen: „Sehen ist der Sinnesbereich, den wir menschlichen Denker immer als die wichtigste Quelle betrachten für über die Wahrnehmung aufgenommenes Wissen, obwohl wir uns immer wieder ohne Zögern auf das Berühren und das Hören stützen, um bestätigt zu bekommen, was uns unser Auge gesagt hat. Diese unsere Gewohnheit, im Geist alles durch die Metapher des Sehens zu sehen (eine Gewohnheit, die dieser Satz gleich zweimal widerspiegelt), ist, wie wir sehen werden, eine der Hauptquellen für Verzerrungen und Verwirrungen. Die Sehkraft beherrscht unseren Intellekt so stark, daß wir große Schwierigkeiten haben, uns eine Alternative dazu vorzustellen."

Menschen können tatsächlich nur auf der Basis vorausgehender taktilkinästhetischer Erfahrungen, die sie während ihrer Entwicklung gesammelt haben, Gegenstände, ihre Formen und Entfernungen erkennen und abschätzen. „Zum Sehen gehört viel mehr, als das, was auf die Netzhaut trifft", wie Sekir (1992) so treffend bemerkt. Er zeigt, daß das Gehirn, will es über das, was sichtbar ist, Kenntnisse gewinnen, nicht nur einfach die Netzhautbilder analysieren kann, sondern daß: „die Interpretation bildet einen ganz wesentlichen Teil des Spürens".

Der Berührungssinn und der Bewegungssinn sind offensichtlich – unabhängig von der primären Modalität – in einer bestimmten Art und in bestimmtem Umfang an allen Formen von Wahrnehmungsprozessen beteiligt, und zwar an der Entwicklung von Prozessen ebenso wie an ihrem optimalen Funktionieren. Selbst bei einem eher einfachen visuellen Test wie dem Verfolgen eines Zielpunkts sind Kopfstellung und Kopfbewegungen wichtig, und die Stellung des Nackens und des Rumpfs haben Auswirkungen auf den Wahrnehmungsvorgang (Jeannerod 1988). Die Informationen aus dem zervikalen Bereich sind unerläßlich, da durch eine Änderung im Muskeltonus und in der Sensibilität auf einer Seite des Nackens ganz deutlich das visuelle Fixieren beeinträchtigt wird. Bei gesunden Testpersonen wurde an den posterioren Nackenmuskeln unilateral eine Vibration gegeben, was die illusorische Verschiebung eines leuchtenden Punkts in einem dunklen Raum bewirkte. Die Testpersonen berichteten meistens über eine Versetzung des fixierten Punkts in horizontaler Richtung und zu der der vibratorischen Stimulation gegenüberliegenden Seite hin. Wurde aber die Position des Vibrators verändert, konnten auch Illusionen von vertikalen und diagonalen Bewegungen hervorgerufen werden (Biguet et al. 1986).

Aus diesen Gründen haben Störungen in der Oberflächensensibilität, in der Tiefensensibilität oder in der Propriozeption für den hirngeschädigten Patienten weitreichende Konsequenzen, und eine erfolgreiche Rehabilitation erfordert die Durchführung gezielter Behandlungsmaßnahmen, um den taktil-kinästhetischen Input zu steigern und zu verbessern. „Wer greifen möchte, muß spüren können" (Von Randow 1991), und die Fähigkeit, die Hand funktionell einzusetzen, ist wesentlich für die Unabhängigkeit eines Menschen.

Nicht nur das Greifen ist ohne zu spüren unmöglich, sondern auch viele andere geschickte Aktivitäten, wie solche, die kontrolliertes durch die Finger gleiten lassen beinhalten. Von Randow bringt das Beispiel eines Roboters, der so hoch entwickelt ist, daß er die Orgel spielen und die Noten mit Videoaugen vom Blatt lesen kann, der aber nicht Seiten umblättern kann, weil dies für seine gefühllosen Hände zu schwierig ist.

Probleme, die mit gestörtem taktil-kinästhetischen Input in Zusammenhang stehen

Unstimmiges Verhalten, unangemessene Bewegungen

Klinische Erfahrungen und Beobachtungen haben gezeigt, daß *jedes Verhalten und jede Bewegung, die bizarr erscheint* oder im Gegensatz zu dem steht, was von einem Patienten erwartet werden kann, Ausdruck irgendeiner Wahrnehmungsstörung ist und entweder direkt oder indirekt in Beziehung zu dem taktil-kinästhetischen System steht.

Weder ein schweres Ausmaß motorischer Lähmungen noch seine Abhängigkeit werden beim Behandlungsteam Antipathien gegenüber einem Patienten auslösen und eine umfassende Versorgung schwierig gestalten. Ein Patient mit einer hohen Halswirbelsäulenläsion, der künstlich beatmet werden muß und nur sein Gesicht bewegen kann, wird in seiner gänzlichen Hilflosigkeit viele Helfer finden, die ihm das Essen geben, ihn im Bett waschen, aufrichten und drehen. Sie alle werden den Patienten für seine Tapferkeit und für sein klagloses Verhalten bewundern. Beim hirngeschädigten Patienten dagegen sind es die Wahrnehmungsstörungen, die den Behandelnden Schwierigkeiten bereiten, die sie irritieren und Abneigung hervorrufen, ihn zu behandeln oder ihm zu helfen (F. Kraus, persönliche Mitteilung).

Wenn sich das Betreuerteam immer wieder beklagt, ein Patient sei „schwierig", „faul", „will nichts für sich tun", „könnte seinen Zustand verbessern, wenn er sich nur anstrengen würde", oder „er erwartet, daß seine Frau alles für ihn tut, dann bedeutet das unmißverständlich, daß er an schweren Störungen der Wahrnehmung leidet. Das gleiche gilt für Patienten, die unmotiviert zu sein scheinen oder ständig zur Toilette gehen wollen, um aus der Behandlung zu entwischen oder auch für solche, die sogar grob oder gewalttätig werden.

Sobald akzeptiert wird, daß solche Verhaltensweisen – obwohl weniger deutlich als die Lähmungen und Spastizität – nur Symptome der Läsion des Patienten sind, wird es für die Therapeutinnen und für das übrige Team leichter, damit zurechtzukommen. Alles, was der Patient mit seinem Verhalten in Wirklichkeit ausdrücken möchte, ist: „Ich kann nicht, ich kann nicht" oder: „Ich weiß nicht, wie", oder letztendlich: „Ich habe solche Angst". Diese Erklärung für abweichendes Verhalten kann in der Theorie sicher schnell akzeptiert und verstanden werden. Aber es ist weit schwieriger, sie in die Praxis umzusetzen; denn schließlich sind die Reaktionen der Teammitglieder normal, wenn sie sich geringschätzig behandelt fühlen oder wenn es scheint, als würden ihre berufliche Fähigkeiten in Frage gestellt. In solchen Situationen ist es klug, sich die Läsion des Patienten stets bewußt vor Augen zu halten und zu überlegen, wie die gleiche Aufgabe in Zukunft anders gestaltet werden könnte, um solche verzweifelten Reaktionen des Patienten zu vermeiden.

Spastizität

In allen Phasen der Rehabilitation eines Patienten kann Spastizität eines der häufigsten und auch eines der störendsten Symptome sein und Schwierigkeiten bereiten. Spastizität erschwert aktive Bewegungen und kann, wenn angemessene therapeutische Maßnahmen zur Verringerung oder Hemmung des Hypertonus nicht durchgeführt werden, zur Entwicklung sekundärer Komplikationen wie Kontrakturen, Dekubitus und heterotope Ossifikationen führen. Mit ihren Variationen in Entwicklung, Ausmaß und klinischen Erscheinungsbildern wird die Spastizität immer noch nicht ganz verstanden. Für gewöhnlich gelten aber Störungen im Bereich von Feedback- und „Feedforward"-Mechanismen als äußerst wichtig. Einer Muskelhypertonie liegt häufig eine abnormale Sensibilität zugrunde.

Auch bei Menschen mit einem intakten Nervensystem kann Hypertonus auftreten, wenn sie aus irgend einem Grund einen Teil ihres Körpers nicht spüren können. Um das Gefühl für den Körperteil zurückzugewinnen, werden sie entweder absichtlich den Tonus erhöhen oder den Körperteil in eine extreme Position bringen. Ein typisches Beispiel dafür ist es, wenn jemand aus tiefem Schlaf erwacht und sein Arm oder seine Hand gefühllos sind. Angestrengt versucht dann diese Person, den als „tot" empfundenen Körperteil wieder zu beleben. Er macht eine Faust, spannt den ganzen Arm an und bewegt ihn heftig auf und ab und in allen möglichen Richtungen. Menschen, deren Bein nach langem Sitzen mit gekreuzten Beinen „eingeschlafen" ist, stampfen auf den Boden, spannen die Beinmuskeln an und strecken und beugen ihr Knie so lange, bis die Empfindung zurückkehrt. Selbst der örtliche Verlust des Gefühls in den Lippen, wie nach einer Injektion beim Zahnarzt, beunruhigt die Betroffenen. Sie spannen ihre Lippen an, pressen sie gegen die Zähne und verziehen sie kraftvoll in alle Richtungen. Wenn der Patient seine Extremitäten nicht wahrnehmen kann oder wenn sie sich fremd anfühlen, wird er sie in ähnlicher Art und Weise gegen harte Oberflächen in seiner unmittelbaren Umgebung pressen, sie ständig bewegen oder einen auffällig erhöhten Tonus aufweisen.

Menschen zeigen auch erhöhten Tonus, wenn der sensorische Input verwirrend oder ungewohnt ist und wenn der Boden unter ihren Füßen nicht mehr fest ist. Solche Beispiele von Hypertonus sind jedem vertraut von „Fahrten" auf der Achterbahn bei der Kirmes, vom Windsurfen- oder Skifahrenlernen oder bei nervösen Passagieren im Flugzeug, wenn es durch eine Schlechtwetterzone fliegt. Sobald das Flugzeug zu schwanken beginnt und von Zeit zu Zeit absackt, Wolkenfetzen am Fenster vorbeiwirbeln und die Triebwerke ihren Klang verändern, preßt der Passagier seine Füße fest auf den Boden, klammert sich an die Armlehnen und drückt „krampfhaft" gegen die Rückenlehne seines Sitzes, um so verläßliche Informationen zu bekommen. Analog dazu wird auch der Patient in bestimmten Situationen noch spastischer, in denen ihm verläßliche Informationen fehlen oder in denen die Informationen, die er über die verschiedenen Sinnesbereiche aufnimmt, ihm fremd erscheinen oder zueinander in Widerspruch stehen.

Allerdings kann starkes Ansteigen von Tonus oder Hypertonus nur dann verhindert oder erfolgreich beeinflußt werden, wenn noch weitere Faktoren berücksichtigt und nach Möglichkeit ausgeschlossen werden. So zeigen alle Menschen, wie der Patient unter bestimmten Bedingungen und in vergleichbaren Situationen Hypertonus. Der Patient aber hat, bedingt durch die zentrale Läsion, die Möglichkeit des Hemmens verloren. Deshalb tritt die Tonuserhöhung bei ihm deutlich übertriebener und in den stereotypischen Mustern der Spastizität auf.

Weitere Faktoren, die zu Tonuserhöhungen beitragen

Erlernen einer neuen motorischen Fertigkeit

Gesunde Personen: Lernt jemand eine neue motorische Aktivität, die schwierig für ihn ist, führt er die erforderlichen Bewegungen mit viel zu viel Aufwand aus, und sein ganzer Körper spannt sich an; wenn z.B. jemand Autofahren lernt, hält er das Steuerrad wie in einem Schraubstock fest und bedient das Gaspedal, die Bremse und die Kupplung mit viel zu kraftvollen und zu wenig koordinierten Fußbewegungen. Der ganze Körper des Lernenden verspannt sich, sogar die Nackenmuskeln sind in einem hypertonen Zustand.

Patient: Wenn der Patient eine Aktivität auszuführen versucht, die für ihn zu schwierig ist, steigt auch der Tonus deutlich an, aber das Problem kann vermieden werden, wenn zuerst einzelne Komponenten der Gesamtaktivität eingeübt werden und mit angemessener Unterstützung schrittweise vorgegangen wird. Treten dennoch assoziierte spastische Reaktionen auf, sind sie für die Therapeutin ein Hinweis darauf, entweder die Aktivität zu wechseln oder mehr Unterstützung zu geben.

Verlust des Gleichgewichts oder Angst hinzufallen

Gesunde Personen: Wenn der Mensch das Gleichgewicht verliert oder Gefahr läuft zu stürzen, steigt sein Muskeltonus äußerst schnell an. Sein Körper streckt sich blitzartig und verspannt sich, seine Arme fliegen nach oben und nach außen. Das wurde von Bobath (1974) als Ausdruck der primitiven „Schreckreaktion" beschrieben, wobei beim Erwachsenen die Ellbogen in der Regel etwas gebeugt bleiben. Diese Reaktion kann z.B. beobachtet werden, wenn jemand auf einer gefrorenen Eisfläche ausrutscht oder hinfällt, oder wenn jemand, der auf einem schmalen Brett hoch über einem Abgrund geht, Angst bekommt hinunterzufallen.

Patient: Weil Menschen eine angeborene Angst in sich haben zu fallen, wird der Patient, der unfähig ist, sein Gleichgewicht zu halten, in aufrechter Stellung, steigende Spastizität zeigen, wenn er nicht angemessen unterstützt wird. Sein Rumpf kann sich strecken, aber als Folge von Angst könnte auch der Flexorhypertonus dominieren und ihn in eine Flexionsstellung mit gebeugten Armen und Rumpf ziehen. Wenn der Patient unglücklicherweise einmal in einer Situation gefallen ist, werden Angst und der daraus folgende Hypertonus noch stärker. Mit angemessener Unterstützung aber durch in der Nähe stehende Möbelstücke oder durch eine Hilfsperson sinkt der Tonus sofort. In dem Maße, wie der Patient wieder Gleichgewichtsreaktionen in der Physiotherapie lernt, wird auch seine Spastizität proportional abnehmen. Solange bis der Patient das Gleichgewicht wieder sicher halten kann, sollte er nie auch nur für einen ganz kurzen Moment beim Sitzen oder Stehen alleine gelassen werden, so daß jede Gefahr eines möglichen Sturzes ausgeschlossen wird.

Schmerz oder die Erwartung von Schmerz

Gesunde Personen: Wenn ein Mensch sich verletzt, z.B. den Finger in einer Autotür einklemmt oder den Ellbogen gegen etwas Hartes schlägt, umklammert er sofort den schmerzenden Teil mit seiner Hand oder drückt ihn mit erhöhtem Flexortonus an seinen Körper. Ähnliches Sich-Beugen kann beobachtet werden, wenn jemand an heftigen Kopfschmerzen oder Magenkrämpfen leidet. Wenn ein scharfer Schmerz erwartet wird, steigt der Tonus auch dramatisch an, eine Erfahrung, die jeder aus der zahnärztlichen Behandlung kennt, wenn der Zahnarzt in einem sensibel versorgten Zahn ein Loch zu finden versucht.

Patient: Wird dem Patienten durch den Therapeuten, den Arzt oder die Schwester bei der Untersuchung oder Behandlung Schmerz zugefügt, steigt sein Tonus in Form eines Schutzspasmus oder eines reflektorischen Zurückziehens, das für manchen Patienten vielleicht die einzig mögliche Vermeidungsreaktion sein kann. Sobald er einmal eine schmerzhafte Maßnahme erfahren hat, wird sein Tonus, weil er den Schmerz erwartet, vor jeder Wiederholung dieser Maßnahme ansteigen.

Neuere Studien über die Behandlung von Säuglingen und Kleinkindern auf Intensivstationen weisen darauf hin, daß eine Vielzahl schmerzhafter Maßnahmen routinemäßig durchgeführt werden, ohne daß irgendein Schmerzmittel verabreicht wird, und ungefähr 50 % der kleinen Patienten zeigen dabei in den Beobachtungsprotokollen der Schwestern ein abwehrendes Verhalten (The Independent, 1993). Zu den schmerzhaften Maßnahmen gehört u.a. das Punktieren der Haut, um Sonden einzusetzen oder herauszunehmen und Katheter einführen. Einer der Säuglinge machte während eines einjährigen Klinikaufenthaltes 159 Eingriffe durch, die wahrscheinlich alle schmerzhaft waren. Der Kinderarzt, der die Untersuchung leitete, weist darauf hin, daß Säuglinge und Kinder unter fünf Jahren nicht wie ältere Kinder und Erwachsene ihren Schmerz zum Ausdruck bringen können, indem sie einfach sagen: „Ich will, daß Sie damit aufhören".

Der komatöse Patient oder der Patient, der gerade wieder an der Schwelle zum Bewußtsein steht, ist jeweils im gleichen Dilemma. Er kann nicht verbal protestieren und sich nicht aktiv bewegen, um dem Schmerz zu entgehen. Und nach einem Schädel-Hirn-Trauma wird er zusätzlich vielen weiteren schmerzvollen Stimuli ausgesetzt sein, so wie jenen, die nach der gebräuchlichen „Glasgow Coma Scale" (Teasdale u. Jeannet 1974) eingesetzt werden, um den Grad des Bewußtseins zu überprüfen. So werden Brust oder Gliedmaßen mit schmerzhaften Stimuli gereizt, um das Öffnen der Augen als Antwort auf den Schmerz zu erfassen, während die motorischen Antworten als Reaktionen auf schmerzhafte Stimuli im Bereich des Nagelbetts oder Bewegungen, mit denen er dem Schmerz auszuweichen versucht, erfaßt werden. Dabei wird zwischen dem Zurückziehen von dem schmerzhaften Stimulus in einem stereotypen Gesamtmuster von Flexion oder eher totaler Extension differenziert. Dadurch wird nicht nur in regelmäßigen Abständen der Tonus durch Schmerz oder das Erwarten von Schmerz kurzfristig erhöht, sondern in schwereren Fällen wird sogar immer wieder Spastizität hervorgerufen und weiter verstärkt. Das gleiche gilt für die „generalisierten Reaktionen" auf schmerzhafte Stimuli, wie sie als Teil der Rancho Los Amigos Scale enthalten sind (Hagen et al. 1972).

Um dem stetigen Ansteigen von Hypertonus vorzubeugen ist es offensichtlich, daß schmerzhafte und unangenehme Stimuli, soweit es im Rahmen der medizinischen Betreuung durchführbar ist, vermieden werden müssen, und sie sollten auf gar keinen Fall wie es etwa von Giles und Clark-Wilson (1993) empfohlen wurde, von Therapeuten als Untersuchungsmittel angewandt werden, was völlig widersinnig wäre: „Antwortet der Patient auf auditive und sanfte taktile Stimulation nicht, so sollte der Therapeut durch intensivere taktile Stimulation motorische Antworten hervorrufen. Jede Extremität soll überprüft werden, um die Fähigkeit des Patienten, schädliche Stimuli zu lokalisieren, bestimmen zu können. Als schmerzhafte Stimuli könnten supraorbitaler Druck, Druck auf das Fingernagelbett (mit dem Radiergummiteil des Bleistifts), Reiben auf dem Brustbein oder Nadelstiche eingesetzt werden".

Da das Ärzteteam diese Teste sicher schon durchgeführt und genau protokolliert hat, wird ein erneutes Testen auf diese Art keine brauchbaren neuen Informationen liefern, sondern nur ein Erhöhen der Spastizität fördern und eine weitere unangenehme Erfahrung für den Patienten bedeuten. Darüber hinaus wird er, falls er in der Lage ist, die Therapeutin, die solche Teste durchführt, zu erkennen, verständlicherweise weniger dazu bereit sein, in der künftigen Therapie mitzuarbeiten. Gerade weil Schmerz erhöhten Tonus nach sich zieht, sind passives Durchbewegen und Umlagern mit größter Vorsicht durchzuführen, damit dem Patienten keine Schmerzen und Verletzungen zugefügt werden, und jeglicher Kraftaufwand oder Dehntechniken sind deshalb kontraindiziert.

Mechanische Gegenspannung im Nervensystem

Gesunde Personen: Um das ungehinderte Leiten von Impulsen in allen Körperstellungen und bei allen Bewegungen oder Kombinationen von Bewegungen zu gewährleisten, hat das Nervensystem als Ganzes die Eigenschaft, sich in seiner Länge jeweils anzupassen (Butler 1994). Nach einer Verletzung neuraler Strukturen entwickelt sich innerhalb des Systems eine Gegenspannung, die die volle Mobilität einschränkt und die Längenanpassung in verschiedenen Teilen des Körpers stört, und zwar nicht nur am Ort der Läsion, sondern überall innerhalb des Kontinuums eng vernetzter Nerven und umgebender Gewebe. Manche Menschen haben eine Prädisposition für erhöhte Gegenspannung. Das Muster ihrer Bewegungseinschränkung ähnelt den Mustern, die durch erhöhte Spannung oder Hypertonus in den Muskeln hervorgerufen werden.

Patient: Der Patient mit einer Hirnschädigung ist besonders empfänglich für eine deutliche Erhöhung der Gegenspannung im Nervensystem. Diese Spannung wird durch die als Folge der Krankheit oder des Unfalls eingetretene Unbeweglichkeit oder eingeschränkte Beweglichkeit zusätzlich vertärkt. Die Extremitäten und der Rumpf des Patienten werden durch die unter Spannung stehenden neuralen Strukturen in Haltungen gezogen und in Stellungen gehalten, die denen der Spaszitität ähneln. Aktive Bewegungen gegen den Widerstand solcher nicht nachgebender Nervenstrukturen werden in Mustern ausgeführt, die mit den beim Hypertonus auftretenden totalen Synergien vergleichbar sind. Die Gegenspannung bewirkt nicht nur eine Einschränkung des Bewegungsausmaßes, sondern scheint auch den Tonus in der Muskulatur zu erhöhen. Die Mobilisation des Nervensystems muß daher von Anfang an, in der Art und Weise angewendet, wie in Kap. 3 und 4 beschrieben, integraler Teil der Behandlung sein mit dem Ziel, Hypertonus zu vermeiden oder zu reduzieren.

Ein plötzliches lautes Geräusch oder eine laute, befehlende Stimme

Gesunde Personen: Eine Tür, die plötzlich ins Schloß knallt, wird jedermann in unmittelbarer Nähe aufschrecken und eine blitzartige Welle von Extensortonus auslösen. Das gleiche ist bei jedem unerwarteten Krach oder Knall zu beobachten, etwa wenn plötzlich ein Feuerwerkskörper explodiert, ein Pistolenschuß abgefeuert wird oder eine Porzellanvase auf dem Boden zerbricht. Wenn eine Person plötzlich mit lauter, befehlender Stimme angesprochen wird, bewirkt dies ebenfalls eine Tonuserhöhung, und ihr Körper verspannt sich unwillkürlich. So wird auf ein lautes Kommando hin, wenn beispielsweise der Feldwebel „Strammstehen" befiehlt, eine angespannte Körperhaltung angenommen. Knott und Voss (1968) nutzten diese Auswirkung von strengen, lauten Befehlen bei der Behandlung um eine Streßsituation zu stimulieren und dabei den Patienten maximal zu stimulieren und durch Aufforderung die Leistung zu erhöhen.

Patient: Es muß darauf geachtet werden, daß der Patient nicht durch plötzliche Geräusche oder dadurch daß jemand an sein Bett stößt erschreckt wird. Beides kann sehr schnell eine spastische Reaktion hervorrufen. Aus dem gleichen Grund sollten die Mitglieder des Betreuerteams nie den Patienten anschreien, um seine Aufmerksamkeit zu gewinnen, falls er andere Stimuli nicht bemerkt, oder auch zu laut mit ihm sprechen, um ihn zu ermutigen, eine Aktivität mit noch mehr Einsatz auszuführen. Der Patient sollte in einer normalen Lautstärke angesprochen werden, denn das Senken der Stimme und ein beruhigender Tonfall könnten sogar dazu beitragen, den Tonus zu senken.

Lange verbale Instruktionen und Erklärungen

Gesunde Personen: Fragt ein Reisender in einer fremden Stadt nach dem Weg, wird er verwirrt und erregt, und sein Tonus steigt, wenn die Person, die ihm den Weg beschreibt, ohne Atempause in langen Sätzen von einem markanten Punkt zum nächsten übergeht. In gleicher Weise steigt der Tonus des Besitzers eines neuen Videorecorders, wenn der Techniker ihm zu lang und detailliert erklärt, wie das Aufnehmen verschiedener Programme zu verschiedenen Zeiten einprogrammiert wird, und ihm dabei keine Zeit gibt Notizen zu machen.

Patient: Therapeuten und Schwestern neigen dazu, dem Patienten lange verbale Erklärungen zu geben, bevor eine bestimmte Maßnahme oder eine bestimmte Aktivität durchgeführt wird, und oft ist er gar nicht in der Lage, selbst einer einfach erscheinenden Anweisung zu folgen. Stattdessen steigt sein Tonus im voraus an, weil er nicht weiß, was von ihm erwartet wird oder was gleich geschehen wird. Verbale Erklärungen sind oftmals nicht erforderlich, denn die Handlung kann auch direkt gemeinsam mit dem Patienten durchgeführt oder in kurze Einheiten unterteilt werden, so daß nur der unmittelbar nächste Schritt der Maßnahme oder der Aktivität erklärt wird.

Der Versuch, etwas in Eile zu tun

Gesunde Personen: Wenn Menschen unter Zeitdruck und in Eile versuchen, eine Aufgabe zu bewältigen, werden sie angespannt und ihre Bewegungen werden ungeschickter, um so mehr, wenn eine andere Person aus Angst, einen Zug zu verpassen oder zu einer Verabredung zu spät zu kommen, noch zur Eile antreibt. Und wenn dann noch zusätzlich verzweifelt nach Haus- oder Autoschlüsseln gesucht wird, beugen sich die Arme in dem Maß wie der Tonus ansteigt.

Patient: Oft wird vom Patienten erwartet, daß er sich beeilt, um sich dem Rhythmus der Klinikroutine anzupassen oder um rechtzeitig zu seinen verschiedenen Therapien zu kommen. Er muß für die Arztvisite angezogen und rasiert sein, er soll sein Frühstück in Eile essen, um pünktlich in der Physiotherapie zu sein. Der Gang zur Toilette führt oft zu einer kleineren Katastrophe, denn die Schwester schaut ständig auf ihre Uhr und fragt den Patienten immer wieder, ob er nun fertig sei. Alle diese Erfahrungen können den Tonus erhöhen, und dies in einem Rehabilitationsprogramm, dessen Ziel es ist, aktives Bewegen zu verbessern und die Unabhängigkeit des Patienten zu fördern. Eine sorgfältige Organisation des Programms des Patienten und eine enge Zusammenarbeit der verschiedenen Mitglieder des Teams kann dazu beitragen, Hast und Eile auszuschalten und so Spastizität beträchtlich zu verringern.

Emotionale Zustände

Gesunde Personen: Starke Emotionen, angenehme ebenso wie unangenehme, erhöhen den Tonus. Dies zeigt sich auch deutlich in Redewendungen wie „vor Freude springen“, „in Gelächter ausbrechen“, „starr vor Schreck“, „vom Schluchzen geschüttelt“, „vor Angst erstarren“ usw. Wut und Frustration sind sehr stark mit erhöhtem Tonus verbunden und es ist zu beobachten, daß jemand seine Faust schüttelt und viel heftiger auf einen Tisch schlägt als er eigentlich wollte, oder er verletzt sich am Fuß, wenn er der Maschine, die nicht funktioniert, einen heftigen Tritt versetzt.

Patient: Da der Patient mit motorischen *und* mit sensorischen Schwierigkeiten zu kämpfen hat, wird er leicht frustriert, wenn selbst die einfachste Aufgabe soviel Zeit und Energie erfordert und so leicht mißlingen kann. Er darf deshalb, wenn er sich bei den alltäglichen Verrichtungen ohne Erfolg abmüht, nicht alleine gelassen werden, in der Annahme, daß er durch seine Fehler lernen werde. Er wird nur zunehmend spastischer werden und aus der Erfahrung lediglich lernen, daß er etwas falsch macht, nicht aber, wie er es besser durchführen kann. Die Angst hinzufallen sollte dadurch vermindert werden, daß stets genügend Unterstützungsmöglichkeiten vorhanden sind. Um zu verhindern, daß der Patient aus dem Bett fällt, sollten solange Seitenwände benutzt werden, bis dieses Risiko wirklich überwunden ist, und dabei darf nicht übersehen werden, daß viele Patienten, die tagsüber schon recht sicher wirken, nachts immer noch desorientiert sein können.

Wenn der Patient herzlich lacht, vor allem wenn er dabei einatmet, wie dies viele Patienten anfangs tun, baut sich als Folge oft ein ausgeprägter Hypertonus im ganzen Körper auf. Das Betreuerteam und die Angehörigen können von diesem Lachen so angetan sein, daß sie den gleichen Witz immer und immer wieder erzählen oder die gleiche lustige Situation wieder inszenieren, nur damit der Patient wieder lachen kann. Es ist aber sorgfältig darauf zu achten, daß sich das Lachen des Patienten in Grenzen hält, als angemessene Antwort auf echten Humor und spontane Geschehnisse. Es sollte nicht durch künstliche Situationen, z.B. durch Kitzeln oder durch Witze über seine Fehler hervorgerufen werden.

Ein weiterer nicht erkannter Grund für erhöhten Tonus kann die ständige Angst vor Verstopfung oder Inkontinenz sein. Beide Probleme müssen mit entsprechenden therapeutischen Maßnahmen gezielt angegangen werden, um diese Sorgen des Patienten zu beenden (s. dieses Kapitel, „Stuhlinkontinenz und/oder Verstopfung").

Neue Begegnungen und Kontakte aufnehmen

Gesunde Personen: Viele Menschen fühlen sich recht „steif", wenn sie jemanden zum ersten Mal treffen, auf ihn zugehen und ihm die Hand schütteln – vor allem, wenn dieses Treffen wichtige Konsequenzen für sie haben könnte. Zum Beispiel wird der Besuch bei einem neuen Arzt, ein Vorstellungsgespräch für eine Anstellung oder die erste Musikstunde mit einem berühmten Lehrer von erhöhtem Tonus begleitet sein. So wie der erste Schultag Hypertonus hervorrief, fühlt sich auch eine Therapeutin, die einen Fortbildungskurs besucht, angespannt, wenn sie den Raum betritt und der Instruktorin vorgestellt wird, wenn sie die anderen Teilnehmerinnen sieht und einen freien Sitzplatz sucht. Mit der Zeit wächst dann das Gefühl, zur Gruppe zu gehören, und der Neuankömmling kann sich entspannen. In beiden Fällen gelingt dies deutlich schneller durch gemeinsame und aufeinander abgestimmte Aktivitäten, etwa wenn das Kind in der Pause mit den anderen spielt oder die Therapeutin mit den anderen Teilnehmerinnen manuelle Techniken übt.

Patient: Der Patient wird zu Beginn von verschiedenen, ständig wechselnden Fachkräften betreut. Jeder einzelne ist ihm fremd, angefangen bei den Mitgliedern des Pflegeteams bis hin zu den verschiedenen medizinischen Spezialisten, den Laborantinnen, den Atemtechnikern, den Therapeutinnen und denen im Bereitschaftsdienst. Jeder einzelne hat eine Aufgabe auszuführen und muß dabei den Patienten in irgendeiner Form berühren. Es ist leicht nachzuvollziehen, daß diese Summation zu einem ständigen Ansteigen des Tonus führt. Nach Möglichkeit und unter Gewährleistung einer optimalen Betreuung sollte der Patient einer Schwester, einem Arzt und einer Therapeutin zugeteilt werden, und die Zahl weiterer Teammitglieder, die ihn versorgen, sollte so klein wie irgend möglich gehalten werden. Es gibt auch bei anderen Routinemaßnahmen ein beträchtliches Ausmaß an Überschneidungen und Redundanz, wie bereits bei den Ausführungen zu wiederholten Testen des Bewußtseingrads mit Hilfe schmerzvoller Stimuli durch verschiedene Fachkräfte ausgeführt wurde – alle neigen dazu Spastizität auszulösen. Ein typisches Beispiel dafür ist die Tatsache, daß jeder untersuchende Arzt immer wieder nach positiven Babinski-Zeichen beim Patienten sucht, obwohl dieses typische Zurückziehen seiner Fußsohle längst präzise notiert worden ist. Dadurch wird nur die Beugerspastizität in den unteren Extremitäten immer wieder verstärkt, denn „ist Hypertonus in Form von Spastizität vorhanden, dann wird Dorsalflexion des gesamten Fußes, begleitet von Knie- und Hüftflexion immer wieder hervorgerufen" (Atkinson 1986).

Sobald der Patient keiner intensiven Pflege mehr bedarf, ist es ratsam, daß er eine Zeitlang, jeden Tag von den gleichen Therapeutinnen behandelt wird, weil dadurch vermieden wird, daß er sich allzu häufig an neue Betreuer gewöhnen und durch mehrfach wiederholte Untersuchungen gehen muß. So wird der

Hypertonus immer weniger zum Problem, und die Therapeutin weiß, welche Aktivitäten gerade bei diesem Patienten am besten dazu beitragen, den Tonus zu normalisieren und Bewegungen zu facilitieren. Auf der anderen Seite ist es äußerst wichtig, daß die Therapeutinnen einander von Zeit zu Zeit ablösen; denn einerseits wird dadurch die Gefahr des Besitzergreifens oder des Abgleitens in bestimmte Behandlungsroutinen vermieden, und andererseits bringt die neue Therapeutin den Vorteil neuer Aspekte und Schwerpunkte in die Behandlung ein, weil sie einen anderen, unvoreingenommenen Blickwinkel für die Schwierigkeiten des Patienten einnimmt und andere Behandlungsstrategien führt.

Fremde Situationen und eigenartige Apparaturen

Gesunde Personen: Es war bereits die Rede von dem nervösen Passagier im Flugzeug, der beim Durchfliegen der Schlechtwetterfront an erhöhtem Tonus leidet. Der Steward bleibt dagegen sicherlich ruhig und entspannt, da diese Situation für ihn nicht fremd ist. Alles, was fremd und unberechenbar ist, ruft ein Gefühl von Unbehagen hervor und ist von einem Tonusanstieg begleitet, z.B. wenn jemand eingeladen wird, um einen Abend mit neuen Freunden zu verbringen, aber bei der Ankunft vor dem fremden Haus ankommt und alles dunkel und niemand zu sehen ist, die Tür aber offen steht. Der Besucher drückt auf den Lichtschalter, aber das Licht geht nicht an. Oder jemand besichtigt ein Kohlebergwerk und fährt mit einem Förderkorb hinunter, der klappert und schwankt und das Gefühl der Unbehaglichkeit sich immer mehr verstärkt, während es durch die feucht tropfenden Tunnel geht und er das Grollen in der Erde hört.

Auch fremde und unvertraute Apparaturen erhöhen den Tonus, nicht nur in Situationen, in denen sie direkt am Körper der Person angewandt werden, wie bei der Kobalt-Therapie, sondern auch wenn jemand versucht, einen komplizierten neuen Apparat oder eine neue Maschine zu benutzen. So kann der Versuch, ein ganz gewöhnliches Essen in einem elektronisch gesteuerten Ofen zu kochen, zu einer nervenaufreibenden Erfahrung werden.

Patient: Für die meisten Patienten sind weder Kliniken im Allgemeinen noch die Intensivstation im Besonderen eine vertraute Umgebung. Beide enthalten eine Vielzahl fremder und eher erschreckender Apparaturen. Ganz hilflos dazuliegen, vor fremden Menschen nackt zu sein und Untersuchungsmaßnahmen über sich ergehen zu lassen, die ebenso unangenehm wie auch befremdlich sind, würde eigentlich genügen, den Tonus zu steigern. Dazu kommen aber noch das eigenartige Aussehen, die Geräuschkulisse und die Vielzahl von Geräten der modernen medizinischen Technologie. Die Therapeutin bringt durch Bewegungen etwas mehr Vertrautes; je mehr sie Aufgaben aus dem alltäglichen Leben darin integriert, desto besser kann sie den Hypertonus verringern und das Wiedergewinnen von aktiven Bewegungen fördern. Selbst in der äußerst eingeschränkten Situation der Intensivstation werden zielorientierte Aktivitäten mit wohlbekannten Gegenständen den Bewußtheitsgrad des Patienten stimulieren, ohne den Tonus zu steigern und ihm helfen besser zu verstehen, was von ihm verlangt wird. Aus gleichen Gründen sollte die Therapeutin den Patienten so bewegen, wie er sich vorher selbst bewegt hätte, um ihn zu ermutigen, normale Bewegungsmuster erneut zu erfahren und wieder zu lernen. Spezielle Methoden der Bewegung entlasten vielleicht das Team, aber sie können auch den Patienten verwirren; er wird sich dann den aufgedrängten Änderungen oder Einschränkungen deutlich widersetzen oder zumindest einen erhöhten Tonus zeigen. Wird ein Kipptisch verwendet, um den Patienten zum Stehen zu bringen, werden seine Füße z.B. so stark in Plantarflexion gebracht, daß es unmöglich ist, seine Fersen auf die Unterlage zu bekommen. Es ist ein sehr eigenartiges Gefühl, von der Rückenlage direkt zum Stehen zu kommen, ohne erst den Rumpf nach vorne zu bringen. Therapeutinnen, die dieses Aufgestellt-Werden mit dem Kipptisch an sich selbst ausprobierten, berichteten darüber, und sie beobachteten auch, wie stark sie ihre Zehen beugten, sobald der Tisch schnell in die vertikale Position bewegt wurde.

Ataxie oder Tremor

Ataxie ist sowohl mit inadäquatem afferentem Feedback als auch mit Hypotonie verbunden. „Hypotonie und Ataxie sind so eng miteinander verbunden, daß sie gemeinsam betrachtet werden können." Laut Atkinson (1986), der neben dem abnormalen Haltungstonus das Problem des inadäquaten Feedback hervorhebt, schreibt: „Zu gering wird die Bedeutung afferenter Informationen eingeschätzt. Wenn die Stellung im Raum nicht richtig beurteilt werden kann, dann kann auch der nächste notwendige Schritt, nämlich sie zu verändern, nicht unternommen werden. Wenn darüber hinaus während der Ausführung der Tätigkeit die Informationen unzureichend sind, kann die Ausführung nur grob und am Ziel vorbeischießend erfolgen, da es zu keinen korrektiven Maßnahmen kommen kann". Es wird immer wieder vorgeschlagen, das Sehen als Kompensation für den Ausfall des Spürens zu nutzen. Dies ist aber nur bei ungenauen und einzelnen Gelenkbewegungen möglich, die keine feineren Kontrollen erfordern. So stellte Jeannerod (1990) in bezug auf die Funktionen der Hand fest, daß der Sinn für die Stellung „ein grundlegender Aspekt visueller, zielorientierter Handlungen ist" und „daß die visuellen Signale hinsichtlich der Form des Objekts, das gegriffen werden soll, nicht genutzt werden können, um motorische Befehle an die Finger zu korrigieren". Es wurde zu Recht darauf hingewiesen, daß visuelle Informationen die kinästhetischen Informationen nicht ersetzen können, obwohl im Normalfall sowohl visuelle als auch kinästhetische Wahrnehmungen für die Kontrolle der Bewegungen zusammenarbeiten, „ganz einfach, weil wir nie auf die Bewegungen unserer Finger geachtet haben..., sondern immer auf das Resultat, das wir damit erreichen wollen. Demnach verfügen wir über keine Assoziationen zwischen der visuellen Wahrnehmung der bewegenden Finger und den eigentlichen Impulsen, um die koordinierten Muskelaktionen in Gang zu setzen" (Woodworth 1899).

Molcho (1983) erläutert, wie mit einer elektronischen Kamera jede Phase der Greifbewegung nach einem Objekt, z.B. einem Glas dokumentiert wurde, und es könnte gezeigt werden, wie die Hand normalerweise auf ihrem Weg ständig durch kleine anpassende Bewegungen ihre Richtung korrigiert, bevor sie das Glas wirklich ergreift. Der Autor ist der Auffassung, daß diese Anpassungen auf der Basis visueller Informationen erfolgen; sie vermitteln der Versuchsperson, daß sie ihre Hand mehr nach links oder nach rechts bewegen muß, um das Ziel zu erreichen. Daraus geht hervor, daß die visuelle Korrektur erst dann erfolgen kann, nachdem die fehlerhafte Bewegung visuell wahrgenommen wurde.

Die abweichenden Bewegungen auf dem Weg zum Greifen werden auch so interpretiert, daß durch Ändern der Spannung oder der Dehnung der Strukturen Informationen erzeugt werden. Der Patient mit eingeschränkter taktil-kinästhetischer Wahrnehmung wird deshalb viel weiter ausholende und deutlichere Korrekturbewegungen machen, was mit den Begriffen Ataxie oder Tremor beschrieben wird. Infolge der Hypotonie und der verminderten Wahrnehmung kann der Patient die Signale der feineren Bewegungen nicht einschätzen. Sobald er versucht, visuelle Informationen zur Steuerung einer Bewegung zu nutzen, kann eine Verzögerung bei der Korrektur beobachtet werden. Der Patient wird Schwierigkeiten haben, die Richtung schnell und geringfügig zu verändern, schießt so am Ziel vorbei und kehrt dann wieder zu ihm zurück, manchmal sogar in mehreren Bewegungen nach vorne und zurück, deren Ausmaß allmählich abnimmt. Dies zeigt sich z.B., wenn er seinen Fuß auf eine Treppenstufe stellen möchte oder auf die Fußstütze des Rollstuhls. Er wird den Fuß viel zu hoch heben, dann den Fehler bemerken und den Fuß wieder nach unten bewegen, bis er schließlich die richtige Höhe erreicht. Auch durch das Strecken des ganzen Körpers oder das Fixieren gewisser Körperteile, etwa durch starkes Anheben des Schultergürtels, versuchen solche Patienten, den Tonus zu erhöhen. Andere pressen sich vielleicht fest gegen eine Fläche oder klammern sich an einen festen Gegenstand, wenn sie versuchen, sich kontrollierter zu bewegen.

Bei einigen Formen taktiler Störung kann beobachtet werden, wie der Patient seine Finger von der harten Unterlage weg bewegt, sie fast nach hinten biegt und in dieser maximal gestreckten Position verharrt. Der gleiche Patient könnte vielleicht auch sein Bein vom Boden abheben, wenn er sitzt, und es vom Bett abheben, wenn er auf dem Rücken liegt. Es scheint, als würde er versuchen, Kontakt, der ihm unangenehm ist und den er als störend empfindet, zu vermeiden und stattdessen die Endstellung seiner Phalangealgelenke benutzen, um mehr Informationen zu erhalten. Gewöhnlich wird dieser Patient auch ataktische oder athetoide Bewegungsmuster zeigen, denn die Glieder können leichter wahrgenommen werden, wenn sie in Bewegung sind, als wenn sie einfach in die Luft gehalten werden.

Zu langsam und mit zuviel Anstrengung ausgeführte Aktivitäten

Während normalerweise Aufgaben mit einem Minimum an notwendigem Aufwand und mit der ökonomischsten Geschwindigkeit ausgeführt werden, bewegt sich der Patient, der nicht adäquat spüren kann, oft langsam und bedächtig und mit viel zuviel Aufwand in Relation zur gestellten Aufgabe. Er hebt jeden Gegenstand, z.B. einen Gymnastikball, auf, als wöge er eine Tonne, und preßt seine Hände und seine Füße oft fest auf jede vorhandene Unterlage, auch wenn die Aufgabe eigentlich relativ leicht ist. Es dauert vielleicht eine Stunde, bis er sich angezogen hat, und er gerät dabei ins Schwitzen. Das Essen wird zu einer „Marathonveranstaltung". Die Auswirkungen einer taktil-kinästhetischen Störung zeigen sich auch deutlich, wenn der Patient spricht. Er redet langsam, und in vielen Teilen seines Körpers kann assoziierte Spannung beobachtet werden. Störungen der Wahrnehmung kommen vor allem deshalb beim Essen und Sprechen deutlich zum Ausdruck, weil beides schnelle, koordinierte Bewegungen und taktiles Feedback erfordern, und auch, weil jegliche Form sensorisches Substitution unmöglich ist.

Schwindel und Übelkeit

Die Fähigkeit, Haltung und Bewegung in Beziehung zur Umgebung zu kontrollieren, wird durch Reflexe und willkürlich gesteuerte Kontrollsysteme erreicht. Die Antworten dieser Systeme beruhen auf sensorischen Informationen, die aus den vestibulären Endoorganen, aus visuellen Afferenzen und aus somatosensorischer Wahrnehmung gewonnen werden. Diese drei Sinnessysteme sind die Grundlage des Gleichgewichtssystems (Pfaltz 1987). Eine Schädigung dieser Systeme durch Verletzung oder Krankheit führt zu widersprüchlichen Informationen und kann Symptome wie Schwindelgefühl, Übelkeit, Erbrechen und Schweißausbrüche auslösen, ähnlich den Symptomen bei der Reisekrankheit, die auch von Reason (1978) als Folge eines „neural mismatch" angesehen wird. „Dennoch ist besonders zu betonen, daß der Konflikt nicht nur aufgrund einer Nichtübereinstimmung der Signale des vestibulären Systems, des visuellen Systems und anderer Rezeptoren, die als Kräfte auf den Körper einwirken, besteht, sondern auch, weil diese Signale von denen, die das zentrale Nervensystem erwartet angesehen wird" (Benson 1984). Wenn der Patient eine Aufgabe in einem abgegrenzten Raum ausführt und nicht während er frei geht oder steht, sind diese Symptome meist viel weniger ausgeprägt.

Anhaltende Inkontinenz

Kontinenz ist eine erlernte und äußerst komplexe Fertigkeit und das gesunde Kind benötigt ungefähr fünf Jahre in denen es immer wieder unterstützt und unterwiesen werden muß, bis es vollständig damit zurechtkommt. Es ist deshalb nicht verwunderlich, daß ein Patient mit Wahrnehmungsstörungen auch beträchtliche Schwierigkeiten haben wird, selbständig all das in den Griff zu bekommen, was Kontinenz physisch und kognitiv beinhaltet. Er muß nicht nur vorausplanen, eine günstige Zeit abwarten, den richtigen Ort finden, das Ausziehen bewältigen und seine Muskeln in einer genauen Sequenz zusammenziehen und hemmen, sondern hat oft noch ein zusätzliches Problem zu lösen, weil er die Hilfe einer anderen Person benötigt. Das Anziehen stellt eine Aufgabe mit ähnlichem Komplexitätsgrad dar, und deshalb wäre es vom Standpunkt der Wahrnehmung aus ungewöhnlich, wenn sich ein Patient, der noch inkontinent ist, ohne jede fremde Hilfe vollständig anziehen könnte.

Gedächtnisstörungen

Der Verlust des Gedächtnisses oder die Unfähigkeit, neu gelernte Informationen zu behalten, ist recht verbreitet und stellt den Patienten in der Rehabilitation vor große Probleme. Er muß lernen oder wieder lernen, wie Aufgaben in einer bestimmten Art und Weise auszuführen sind, damit er nicht nur während der Behandlung, sondern auch nach der Entlassung aus der Klinik oder dem Rehabilitationszentrum sich in seinem Alltag optimal bewegen kann. Es ist sehr demoralisierend für den Patienten, wenn er sich an etwas nicht mehr erinnern kann, und er wird oft frustriert oder sogar aggressiv, wenn er damit konfrontiert wird, etwas vergessen zu haben, während andere diese Tatsache überspielen, indem sie andauernd Witze erzählen, geistreiche Bemerkungen machen oder eigenartige Entschuldigungen und Begründungen für ihre Mißerfolge erfinden. Gedächtnisprobleme sind deshalb schwer zu erklären, weil sie so verschiedenartig sind und sich oft nur auf ganz spezifische Bereiche beziehen. Es ist bei weitem noch nicht klar, wie Informationen gespeichert werden und wie gespeicherte Informationen später wieder abgerufen werden können. Schon lange ist bekannt, daß Lernen und Gedächtnis nicht in spezifischen Bereichen des Gehirns lokalisiert sind, sondern daß sich die Eigenschaften, die für beide Funktionen verantwortlich sind, weit verteilt in verschiedenen Teilen des Gehirns befinden (Franz 1902). Selbst Giles und Glark-Wilson (1993) geben zu, es sei, „..wenn die häufig diffuse Art der Hirnverletzung nach einem Trauma bedacht wird, nicht überraschend, daß die Gedächtnisstörungen eines bestimmten Patienten nicht aufgrund der Art der Verletzung oder des Orts der Hirnschädigung genau vorausgesagt werden kann“.

Für das Team und für die Angehörigen wirkt es oft verwirrend und unverständlich, daß der Patient einerseits gewisse Dinge wie Namen, Telefonnummern oder scheinbar unwichtige Ereignisse behalten kann, während er sich andererseits nicht daran erinnert, daß er am Tage zuvor zum ersten Mal eine Pizza gemacht hat oder auf einem Pferd geritten ist. Werden die Befunde von Damasio (1992) in die Überlegungen einbezogen, ist es leichter, diese Verschiedenartigkeit zu verstehen, und durch die Behandlungen zu beeinflussen: „Was zählt ist, wie das Gehirn Kenntnisse erwirbt. Das Gehirn legt die Kenntnisse in den gleichen Systemen an, die auch an den Interaktionen beteiligt sind“. Er gibt als ein Beispiel dafür an, daß die Kenntnisse über eine Küchenkelle an den Stellen im Gehirn gespeichert, die ursprünglich das Anfühlen der Kelle und die Bewegungen der rührenden Hand verarbeiteten und dadurch Bereiche aktiviert, die Bewegungen und Berührungen steuern.

Ein Patient, der Gegenstände nicht fühlen kann, sie nicht bewegen und nicht damit umgehen kann, wird Schwierigkeiten haben, sich an Ereignisse zu erinnern, die auf taktil-kinästhetischen Erfahrungen beruhen, während er sich an auditive und visuelle Erfahrungen erinnern kann. Eine Verbesserung des Gedächtnisses kann deshalb nicht erreicht werden, indem ein solcher Patient übt, sich an Dinge, die er visuell oder auditiv präsentiert bekommt, zu erinnern, sondern nur, wenn ihm geholfen wird, mehr taktil-kinästhetische Informationen zu suchen und aufzunehmen. „Zusammen mit der inneren Repräsentation des Ziels und den motorischen Programmen, die die neuralen Befehle zu den Muskeln initiieren, wird sich der Lagesinn als Teil eines komplexen mehr proaktiven als retroaktiven Mechanismus erweisen, der nicht nur kurzfristig bei der Steuerung der Bewegungen, sondern auch längerfristig bei Prozessen wie dem motorischen Lernen und dem motorischen Gedächtnis mitwirkt" (Jeannerod 1990).

Verhaltensprobleme

Der Literatur folgend sind von allen Problemen, die aus einer Hirnläsion entstehen, diejenigen, die das soziale Verhalten des Patienten beeinflussen, für die Angehörigen und für das gesamte Rehabilitationsteam am störendsten und am schwersten zu ertragen. Obwohl die Bezugspersonen alles versuchen, ihm zu helfen, lehnt es der Patient ab mitzuarbeiten; er schreit, schleudert ihnen Schimpfworte entgegen, greift sie an und schlägt und beißt sie, zerrt an ihren Haaren und wirft mit Gegenständen nach ihnen. Ebenso störend sind unangemessene sexuelle Annäherungen sowie vulgäre und obszöne Bemerkungen, besonders wenn sie von jemandem kommen, der vorher nie so etwas geäußert hätte. Werden die zugrundeliegenden Wahrnehmungsstörungen nicht erkannt, ist es schwierig die Weigerung des Patienten zu akzeptieren, Aktivitäten des täglichen Lebens selbst auszuführen, die er von seinem körperlichen Zustand her eigentlich ausführen könnte. Viel zu häufig wird in solchen Situationen menschliches Versagen als ein „Ding-an-sich" angesehen, und die Umgebung als eine abstrakte geometrische Zone daneben, beide wie nebeneinandergestellt und ohne sich gegenseitig direkt zu beeinflussen (Kesselring 1993). Der Autor führt weiter aus, daß der Mensch und seine Umgebung ein einheitliches stereodynamisches Informationsvermittlungssystem darstellen, das sich in konstanter Entwicklung befindet, so daß ein Verhalten nur dann wirklich verstanden werden kann, wenn es als Interaktion zwischen Umwelt und Organismus betrachtet wird. Leider wird diese wichtige Rolle der Umwelt oft übersehen, wenn verhaltensmodifizierende Programme eingesetzt werden, um das Verhalten des Patienten und seine Bereitschaft mitzuarbeiten, zu verbessern. So lernt er, gestützt auf Belohnung und Bestrafung nur, was dem Team gefällt oder mißfällt, ohne daß die eigentlichen Gründe für sein unerwünschtes Verhalten gefunden und behoben werden. Deshalb sollten eher die Umstände berücksichtigt und geändert werden, die den Ausbruch des unerwünschten Verhaltens bedingen, als daß versucht wird, das Verhalten des Patienten nach dem Auftreten des Ereignisses zu verändern. Bei stationärer Behandlung erleichtert das „gute" Verhalten des Patienten die Aufgabe für diejenigen, die für seine Behandlung verantwortlich sind. Solange aber die zugrundeliegenden Probleme nicht erkannt und in Angriff genommen werden, wird der Patient nicht fähig sein, mit den stetigen vielen Veränderungen und den komplexen Ansprüchen des Lebens außerhalb der schützenden Grenzen einer Klinik oder eines Rehabilitationszentrums fertig zu werden. Jacobs (1988) bietet einen ernstzunehmenden und herausfordernden Rat an, der offen und sorgfältig bedacht werden sollte, bevor irgendein System von Belohnung und Bestrafung eingeführt wird: „Programme und Maßnahmen müssen immer zum Wohl des Patienten und nicht wegen der Bequemlichkeit des Programms gewählt werden. Es muß immer überlegt werden, ob das Verhalten des Patienten oder der Programmablauf einer Modifikation bedarf. In vielen Fällen können Mehrdeutigkeiten oder Probleme innerhalb des Rehabilitationsprogramms für das festgestellte abweichende Verhalten des Patienten verantwortlich sein. In solchen Situationen ist der Schwerpunkt der Intervention entschieden auf die Modifizierung des Programms und nicht auf das Modifizieren von Patientenverhalten zu legen, was bedeuten würde, daß sein Verhalten mit einem minderwertigen Programm übereinstimmen sollte".

Das unangemessene Verhalten des Patienten ist in den meisten Fällen das Resultat seiner Wahrnehmungsstörungen, die ihn schreckhaft, ängstlich und verwirrt machen. Bannister (1974) beschreibt diesen Zustand als „ die vielleicht am schwerwiegensten verstörende und verwirrende menschliche Erfahrung", denn es ist schon erschreckend genug, in einer unbegreiflichen Welt zu leben; sich selbst gänzlich unbegreiflich zu sein, ist aber wohl noch schrecklicher. Deshalb verhält sich der Patient verständlicherweise oft wie ein Ertrinkender, der seinen Retter angreift. Grosswasser und Stern (1989) beschreiben dies mit eindrücklichen Worten: „Der Patient ist physisch, emotional und kognitiv aus dem Lot. Die einzig mögliche Antwort auf diese Situation ist extreme, offene Aggression, hervorgerufen durch die Angst".

Die Reaktionen des Betreuerteams auf sein Fehlverhalten, das durch die Störungen in seiner Wahrnehmung bedingt ist, beeinflußt sein Verhalten noch zusätzlich ungünstig. So hört er tausendmal am Tag das Wort „nein", als Reaktion auf alles, was er tut, und immer wieder bemerkt er nichtverbale Zeichen des Teams wie Seufzer, heimlich ausgetauschte Blicke und Augenaufschläge zum Himmel. Wenn die Behandlung angemessen ist und der Patient statt wiederholter Fehlhandlungen Fortschritte erlebt, wird sich, gleichzeitig mit seinen anderen Fähigkeiten, sein Verhalten Schritt für Schritt verbessern (s. Kap. 7, Ein Beispiel aus der Praxis).

Aufmerksamkeitsstörungen oder verkürzte Aufmerksamkeitsspanne

Bevor die Aufmerksamkeitsstörungen des Patienten wirklich evaluiert werden können, müssen zwei wichtige Tatsachen in Betracht gezogen werden. Erstens gibt es kein einzelnes „Zentrum" im Gehirn, das für Aufmerksamkeit verantwortlich wäre. Auch kann die Aufmerksamkeit, wie Wall (1987) in seinen Ausführungen über den Schmerz und seine Mechanismen schreibt, nicht als „ein separates, spezielles System betrachtet werden, das von außen an das eigentliche Gehirn angeschraubt ist". sondern sie muß vielmehr „als eingebettet in die Empfindungen und in die gesamte Wahrnehmung" angesehen werden. Zweitens ist die normale Aufmerksamkeit von verschiedenen Faktoren abhängig, ein wichtiger Faktor wäre, welcher Art die Aktivität oder das Material ist auf das die Aufmerksamkeit gerichtet werden soll, und wie günstig die Bedingungen der Umgebung jeweils sind. Teilnehmer an einer politischen Versammlung werden sehr bald miteinander zu sprechen und zu lachen beginnen, wenn der Redner nur allgemeines Gewäsch von sich gibt, das alle schon unzählige Male gehört haben. Ebenso wird eine Gruppe von Hausfrauen bei einer wissenschaftlichen Vorlesung über die Konstruktion einer neuen zweiseitigen, hochverdichteten Mikro-Diskette für Geschäftscomputer nicht lange aufmerksam zuhören, sondern beginnen, sich Notizen darüber zu machen, welche Arbeiten an diesem Tag noch zu erledigen sind.

Im ersten Fall langweilen sich die Zuhörer, denn der Inhalt der Rede ist viel zu vertraut und enthält keine neuen Aspekte; und im zweiten Fall ist die Gruppe durch das Dargebotene überfordert, denn es geht weit über ihren Kenntnisstand hinaus. Das gleiche gilt bei motorischen Aktivitäten. Jedes Kind und jeder Erwachsene wird bald „aufgeben", wenn eine Aufgabe weit über ihren Fähigkeiten ansetzt und keine Aussicht auf eine erfolgreiche Bewältigung bietet. Die Fähigkeit, aufmerksam zu sein, wird durch eine die Aufmerksamkeit nicht fördernde Umgebung ernsthaft beeinträchtigt. Wenn eine der Zuhörerinnen in der Vorlesung über Mikro-Disketten andauernd mit ihrer Nachbarin spricht, wird sie die Aufmerksamkeitsspanne der Person, die vor ihr sitzt, noch mehr verkürzen. Ebenso erschweren laute Nebengeräusche die Konzentration auf eine schwierige Aufgabe ganz beträchtlich. Die meisten Menschen haben schon einmal erfahren wie schwierig es ist, bei heißem Wetter oder, wenn sie Schmerzen haben, aufmerksam zu sein. Und viele Menschen kennen die frustrierende Erfahrung, wenn sie während des Schreibens eines wichtigen Briefs von einem Freund mit der Frage unterbrochen werden, was sie denn gern zum Abendessen hätten.

Gesunde Personen sind meist nicht in der Lage, sich an ihre eigene Telefonnummer oder andere persönliche Informationen zu erinnern, wenn sie in einer Testsituation auf einer unstabilen Unterlage um ihr Gleichgewicht kämpfen müssen. Ein Patient wird länger aufmerksam sein, wenn die Aufgabe für ihn sinnvoll ist und ein gewisser Erfolg im Bereich des Möglichen liegt. Dabei ist stets daran zu denken, daß er für gewöhnlich simultan mit mehreren verschiedenen Problemen zu kämpfen hat. So muß er sich z.B. damit auseinandersetzen, gleichzeitig die aufrechte Haltung beizubehalten, nicht zu stürzen und Körperteile zu benutzen, die von einem Sensibilitätsausfall betroffen sind.

Luria (1978) unterscheidet zwei Formen von Aufmerksamkeit, eine „elementare, unwillkürliche" und eine „höhere, willkürliche" Form. Diese Unterscheidung erleichtert das Verstehen bestimmter allgemeiner Probleme der Patienten. Unwillkürliche Aufmerksamkeit, hervorgerufen durch einen sichtbaren Gegenstand oder einen Ton, kann auf einer sehr frühen Stufe der kindlichen Entwicklung beobachtet werden. Während der ersten Monate dreht der Säugling seine Augen und seinen Kopf zum sichtbaren Gegenstand oder zur Schallquelle und stoppt gleichzeitig andere, dafür nicht notwendige Formen der Aktivität. Erst ab einem Alter von fünf Jahren kann das Kind alle irrelevanten und ablenkenden Faktoren leicht ausschließen, obwohl die Instabilität der höheren Form der Aufmerksamkeit noch beträchtlich länger andauert und z.B. beim Verstehen gesprochener Anweisungen noch lange deutlich zum Ausdruck kommt. Luria wies nach, daß die höhere willkürliche Aufmerksamkeit in einer stabilen und präzisen Form erst etwa im Alter von 12–15 Jahren auftritt, was durch den Nachweis schrittweiser physiologischer Veränderungen gezeigt werden kann. Luria argumentiert weiter, daß in der Tat „die willentliche Aufmerksamkeit in ihrem Ursprung nicht biologischer Art, sondern, im Unterschied zur elementaren Orientierungsreaktion, sozialen Ursprungs ist. Sie entsteht durch die Einführung von Faktoren in die Organisation der komplexen Regulierungen selektiver mentaler Aktivitäten, die nicht das Produkt einer biologischen Reifung des Organismus sind, sondern aus Beziehungen des Kindes zu Erwachsenen entstanden sind".

Eine erlernte Fähigkeit oder ein erlerntes Verhalten, das so komplex ist, daß es Jahre dauert, bis es sich stabilisiert, wird, wie auch viele andere soziale Verhaltensweisen, mit Sicherheit durch Störungen der Wahrnehmung entscheidend beeinträchtigt. Während aber ein Student trotz der Unzulänglichkeiten seines Lehrers und trotz der Unangemessenheit der Aufgabe, die von ihm verlangt wird, weiterhin aufmerksam bleibt und seine Irritation und Frustration unterdrückt, um innerhalb der Gruppe weiterhin sozial akzeptiert zu werden, verfügt der Patient nicht über solche Hemmungen und läßt sich deshalb sehr leicht durch andere Stimuli von der eigentlichen Arbeit ablenken.

Wenn ein Thema für den Studenten faszinierend ist, und wenn er innerhalb des individuellen Rahmes seiner Möglichkeiten lernen kann – das bedeutet, daß das ihm Angebotene weder zu leicht noch zu schwierig für ihn ist – dann wird es ihm, wie bereits angedeutet, keine besondere Anstrengung kosten, aufmerksam zu sein.

Fehlende Motivation

Wie im Fall der Aufmerksamkeit ist das Fehlen von Motivation nicht durch die Schädigung eines hypothetischen Zentrums im Gehirn bedingt, wie es vereinzelt noch postuliert wird. Motivation ist eher ein Produkt der Umgebung des Patienten und der Art und Weise, in der ihm geholfen wird, realistische Ziele zu erreichen. Motivation ist unmittelbar abhängig von dem Ausmaß an Anstrengung, das nötig ist, um ein Ziel zu erreichen, und von der Belohnung oder der Freude, die mit dem Erreichen des Ziels verbunden sind. Einige Beispiele verdeutlichen diesen Punkt. An einem heißen Tag sehnt sich eine Person nach einem Eis; aber der nächste Eisverkäufer ist 5 km entfernt, und es gibt keine Transportmöglichkeiten. Deshalb legt sich diese Person in den Schatten, denn die Mühe, den ganzen Weg in der heißen Sonne zurückzulegen, wird durch die Aussicht auf das kühlende Eis nicht aufgewogen. Eine andere Person hat den brennenden Wunsch, Windsurfen zu lernen. Nachdem sie aber eine Woche lang immer wieder ins Wasser gefallen ist und jedesmal auf das Brett zurückklettern und das schwere Segel wieder hochziehen mußte, wird die „Möchtegernesurferin“ ihr Motivation allmählich verlieren und nach einer Woche frustrierender Versuche dann doch lieber am Strand liegen und lesen.

Aus den gleichen Gründen ist ein Patient mit schweren Störungen der taktil-kinästhetischen Wahrnehmung vielleicht nicht bereit sich anzuziehen, da er dazu statt der üblichen 5 Minuten eine Stunde braucht. Deshalb wird er entweder im Pyjama bleiben wollen oder verlange, daß die Schwester oder die Angehörigen ihn anziehen. Ebenso wird ein Patient, der wegen sensorischer Probleme nur äußerst langsam und mit viel Anstrengung gehen kann, weiterhin seinen Rollstuhl benutzen, um sich zu bewegen. Nur zu leicht kann er beschuldigt werden, er sei nicht motiviert, das Gehen zu erlernen.

Alle Menschen haben eigentlich ein tiefes, inneres Bedürfnis zu lernen und innerhalb ihrer Gruppe mitzuwirken. Dieses Charakteristikum verschwindet nicht plötzlich infolge erschwerter Bedingungen, es kann aber durch ständige Mißerfolge und die daraus entstehende Resignation unterdrückt werden.

So wird jedes vordergründige Fehlen von Motivation bald verschwinden, wenn die Umgebung, in diesem Fall der Behandlungsansatz, geändert wird, so daß der Patient durch erfolgreich ausgeführte Fertigkeiten lernen kann.

Die Lerneffekte des Behandlungsprogramms steigern

Das Hauptziel eines jeden Behandlungsprogramms ist es, dem Patienten ein optimales Lernen zu ermöglichen. Selbstverständlich schließt dies auch sein physisches Wohlbefinden ein. Deshalb sind eine adäquate Ernährung, das Aufrechterhalten der vollen Bewegungsmöglichkeiten, das Vermeiden und Lindern von Schmerzen und die Stimulation motorischer Aktivitäten besonders wichtigen Bereiche in der Gesamtbetreuung des Patienten. In den folgenden Kapiteln werden Behandlungsmaßnahmen beschrieben, die das Erreichen dieser Ziele gewährleisten sollen. Damit das Ergebnis der Rehabilitation aber als Ganzes zufriedenstellend und erfolgreich sein kann, sind Maßnahmen in das Behandlungsprogramm einzubauen, die ganz spezifische Lerneffekte haben.

Um dem Patienten vermehrt Lernmöglichkeiten anbieten zu können, ist es notwendig zu verstehen, wie Menschen während ihrer Entwicklung und später als Erwachsene lernen; nicht nur, weil der Patient Funktionen wieder zurückgewinnen muß, die er lange vorher in einer frühen Entwicklungsphase erworben hat, sondern weil zwischen beiden Lernformen enge Verbindungen zu bestehen scheinen. Moore (1980) hält fest, daß „die Gesundung nach einer Hirnverletzung ein äußerst langwieriger Prozeß sein kann, der irgendwie unserem eigenen Heranwachsen, unserer Entwicklung und unserer Reifung ähnlich ist“. So ist einer der Gründe für das wiedererwachte Interesse am Lernen und am Gedächtnis, daß es „immer mehr Anhaltspunkte dafür gibt, daß die Mechanismen der strukturellen Veränderungen des Nervensystems, die mit dem *Lernen* einhergehen, gewissen Schritten bei der *Entwicklung* des Nervensystems sehr ähnlich sind. Mit anderen Worten, die Art der Einstellung der Synapsen, die für das Lernen verantwortlich ist, entspricht vielleicht genau dem ‚fine-tuning', das während des Reifens des Systems zu seiner einzigartigen hochentwickelten Form auftritt" (Ackermann 1992). Affolter und Stricker (1980) erklären, wie der Mensch, der bei der Geburt die hilfloseste alle Kreaturen ist, als Erwachsener zu solchen komplexen Leistungen fähig ist. Sie legen dar, daß „Erwerb, Lernen und Entwicklung drei Prozesse sind, die sich als Resultat einer kontinuierlichen Interaktion zwischen Umwelt und Individuum selbst hervorbringen". Sie betonen nachdrücklich, daß eine solche Interaktion *Kontakt* erfordert, was wörtlich bedeutet: „mit etwas in Berührung sein" und unmittelbar nur durch das taktil-kinästhetische System realisiert werden kann.

Viele komplexe Faktoren und Einflüsse spielen beim Lernen eine Rolle, aber „das Nervensystem lernt durch Tun", wie Moore ausführt, und sie fährt fort, daß, obwohl Lernen auch durch Beobachten möglich ist, „dies nie so effektiv wie aktives Lernen war. Der Organismus muß sozusagen an einer Handlung teilhaben und erst durch diesen Erfahrungsprozeß werden dauerhafte Engramme angelegt". So dürfte es unmöglich sein, nur durch zuschauen oder nur durch verbale Instruktionen schwimmen, autofahren oder tennisspielen zu lernen. Sehen scheint für das Lernen keine so wichtige Bedingung zu sein, wie oft angenommen wird. Damasio und Damasio (1992) glauben, daß „bildhafte Darstellungen von Gegenständen oder Personen nicht permanent festgehalten werden, wie es üblicherweise angenommen wird. Statt dessen speichert das Gehirn Aufzeichnungen der neuralen Aktivität, die während der Interaktion mit einem bestimmten Gegenstand in den sensorischen und motorischen kortikalen Gebieten stattfand. Diese Aufzeichnungen sind Muster von synaptischen Verbindungen; sie können spezifische Gruppen von Aktivitäten, die einen Gegenstand oder ein Ereignis definieren, wieder hervorbringen. Jede Aufzeichnung kann auch andere mit ihr verwandte stimulieren" und daß „das Gehirn nicht nur Aspekte einer äußeren Wirklichkeit repräsentiert; es zeichnet auch auf, wie der Körper die Welt exploriert und auf sie reagiert".

Wie im Laufe der Entwicklung beobachtet werden kann, lernt ein Kind, indem es Gegenstände berührt, sie festhält und bewegt; und später, „wenn das Kind mit seiner Umwelt interagiert, gewinnt es einen Einblick in Ursachen und Wirkungen, die dann auftreten, wenn das Kind die Beziehungen, die zwischen der Unterlage und den Gegenständen in seiner Umgebung einerseits und den Beziehungen zwischen der gleichen Unterlage und seinem Körper andererseits bestehen, verändert" (Affolter 1991). Motorisches Lernen bei Kindern und Erwachsenen könnte als Resultat eines wachsenden Wissens aufgefaßt werden, über die Umwelt oder über die Bedingungen, unter denen Bewegungen ausgeführt werden. Dabei werden die motorische Darstellungen als Wissenseinheiten „units of knowledge" von Interaktionen zwischen dem Subjekt und der Umwelt im Sinne perzeptueller-motorischer Schemata begriffen (Arbib 1981).

Lernen erfordert auch Wiederholen, und um eine Fertigkeit zu erlernen, muß der Prozeß immer und immer wieder wiederholt werden. Allerdings muß dieses Wiederholen, wie bei dem Kind in der Entwicklung nicht immer in der gleichen Art und Weise ablaufen, sondern stets in jeweils umgewandelter Form und in jeweils wechselnden Situationen. Endloses Wiederholen ist nicht nur zu langweilig, sondern es führt auch dazu, daß eine neuerworbene Fertigkeit zu einer Gewohnheit wird, die für einen funktionellen Gebrauch nicht die notwendige Anpassungsfähigkeit aufweist. Das Nervensystem paßt sich an und gewöhnt sich an das, was gleichbleibend ist und zu oft wiederholt wird. Es beginnt, gleichbleibende, abweichende oder bedeutungslose Stimuli zu ignorieren und zu hemmen“ (Moore 1980). Kesselring (1993), der auf die Behandlung hirnverletzter Patienten Bezug nimmt, beschreibt das Phänomen als „Input-Gewöhnung, da durch die stereotype, wenig variierende Wiederholung der Wahrnehmungsmuster die Aufmerksamkeit unterdrückt und ausgelöscht wird“.

Moore erwähnt zwei weitere wichtige Überlegungen für die Behandlung: „Damit Lernen im Nervensystem stattfindet, muß das, was gelernt werden soll, für den Lernenden Organismus eine bestimmte Bedeutung und eine gewisse Wichtigkeit haben“, und „es ist von geringem Wert, von einem Patienten zu verlangen, daß er immer und immer wieder isolierte Teile seiner Extremität beugt, streckt und rotiert mit dem Ziel, Funktionen wiederzuerlangen, denn das Nervensystem ist nicht auf diese Art organisiert“. Damit Lernen erleichtert wird, muß die Aufgabe ein Ziel oder einen Zweck beinhalten, die vom Patienten in seinem aktuellen Zustand – auch bereits am Anfang der Behandlung – klar erkannt werden muß, denn „es ist offensichtlich, daß selbst der einfachste motorische Vorgang durch spezifische kognitive Zustände wie Erwartung, Ziel oder Kenntnisse über das Resultat beeinflußt (oder bestimmt) wird“ (Jeannerod 1990). Auch im Hinblick auf Vorbeugemaßnahmen gegen Spastizität und zur Erleichterung von Bewegung ist die Wahl einer zielorientierten Aufgabe auf jeder Stufe der Behandlung wichtig.

In elektromyographischen Studien (EMG) konnten plötzliche Ausbrüche antagonister Aktivitäten nachgewiesen werden, die ihre Amplitude und ihre Phase bei verschiedenen willkürlichen Bewegungen änderten. Diese Ergebnisse führten zu der Schlußfolgerung, daß das Auftreten dieser Ausbrüche der Antagonistenaktivitäten nicht Teil einer invariablen motorischen Subroutine sind, sondern von der Aufgabe, die erfüllt werden mußte abhängig sind. (Meinck et al. 1984).

Deshalb müssen Aufgaben aus dem alltäglichen Leben gewählt werden, denn sie enthalten stets Problemlösungen mit einem höheren oder niedrigeren Komplexitätsgrad. Der Tagesablauf einer Person, vom Erwachen bis zum abendlichen Zu-Bett-Gehen kann als ein ständiges Entscheidungen-Fällen und Probleme-Lösen beschrieben werden. Es würde deshalb der Rehabilitation nicht gerecht Patienten diese Probleme abzunehmen, da sie ohnehin ein unbestreitbarer Bestandteil des Lebens in der Alltagswirklichkeit sind.

Die Wahl der therapeutischen Intervention

Wenn alle genannten, für das Lernen wichtige Faktoren als Kriterien in Betracht gezogen werden, ist es klar, daß keine Therapie, die auf Reflexen basiert, einem hirnverletzten Patient helfen kann, im Alltag wieder selbständig und seiner Umwelt angepaßt zu leben; denn keines der wichtigen Lernkriterien wird erfüllt. Auch in der normalen Entwicklung zeigen die Reflexe des ganz jungen Säuglings bereits Akkommodation, d.h. Lernreaktionen, indem sie zunehmend organisierter und zielgerichteter werden. Dies hat Piaget (1969) für die Entwicklung des Saugens vom Saugreflex zur gezielten Saughandlung minutiös nachgewiesen. Deshalb ist die Anwendung von Konzepten wie von Vojta (1992) oder das „sensorimotor patterning“ nach Doman-Delacato (The American Academy of Pediatrics 1983; Maisel 1964) nicht zu empfehlen, da sie keine willkürlichen Handlungen oder aktiven Leistungen einschließen. Gewiß kann bei den Bewegungen, die als Reflexantworten hervorgerufen werden, in gewissen Fällen eine Verbesserung festgestellt werden; dennoch werden die funktionellen Möglichkeiten des Patienten ohne wirkliches Lernen unverändert bleiben. Denn motorische Aktionen sind, wie Searle (1984) ausführt, für gewöhnlich das Resultat von Intentionalität, d.h. eine Bewegung findet statt, weil jemand die Absicht hat, etwas zu tun.

Neuromuskuläre elektrische Stimulation (NEMS) und funktionelle elektrische Stimulation (FES) sind bei der Behandlung hirnverletzter Patienten sehr beliebt geworden. Es konnte gezeigt werden, daß mit Hilfe elektrischer Stimulation bei adäquater Spannung schnelle Muskelfasern in langsame verwandelt oder Muskeln sogar gestärkt werden konnten (Lieber 1992); der Patient lernte aber dadurch nie, wie er diese Muskeln für eine bestimmte funktionelle Aktivität einsetzen sollte. Das Fehlen der Muskelkraft ist jedenfalls selten der eigentliche Grund dafür, daß ein Patient nicht eine Tätigkeit ausführen kann.

Musiktherapie bereitet dem Patienten Freude, schafft auditive Stimulation und ermutigt ihn, aktiv am Geschehen teilzunehmen. Er wird durch diese Art der Therapie aber nicht lernen, Probleme des alltäglichen Lebens zu lösen. Eine Komastimulation, in deren Verlauf den verschiedenen Sinnesbereichen isolierte Stimuli angeboten werden – losgelöst von aktuellen Aufgaben oder einem aktuellen Ereignis – wird auch kaum einen Lerneffekt bewirken, denn gewöhnlich „nehmen wir Ereignisse wahr und nicht ein sukzessiv analysiertes Tröpfeln von wahrnehmbaren Elementen und Eigenschaften“ (Dennet 1991).

In Verbindung mit der Behandlung der physischen Symptome sind spezifische therapeutische Maßnahmen erforderlich, um das Lernen zu intensivieren. Sollen die Kriterien optimalen Lernens erfüllt werden, dann muß ein therapeutisches Verfahren folgende Aspekte sicherstellen:

- Interaktion mit der Umwelt durch Kontakt,
- Hilfestellung in Situationen des Alltags beim Suchen und Organisieren taktil-kinästhetischer Informationen,
- erfolgreiches Bewältigen von Problemlösungsaufgaben,

- Wiederholen mit Variationen,
- sinnvolle, zielorientierte Aktivitäten.

Bei der Behandlung hirnverletzter Kinder und Erwachsener wurden durch das Führen der Hände und des Körpers des Patienten während der Durchführung einer Aufgabe erstaunliche Erfolge erzielt. Diese einzigartige Methode wurde von Affolter entdeckt und im Laufe vieler Jahre entwickelt und beschrieben (Affolter 1981, 1991; Affolter und Bischofsberger 1993; Affolter und Stricker 1980). Dieser Ansatz erweist sich auf jeder Stufe der Behandlung als angemessen, und er befähigt den Patienten, seine physischen und mentalen Fähigkeiten zu verbessern. In Verbindung mit der Behandlung, wie sie in den folgenden Kapiteln zur Darstellung kommt, wird das Affolter-Konzept des therapeutischen Führens den Verlauf der Rehabilitation des Patienten entscheidend verändern, angefangen von der Betreuung auf der Intensivstation bis hin zum Zeitpunkt der Entlassung aus dem Rehabilitationszentrum und wird dazu beitragen, ein positiveres Endresultat zu erreichen.

Das therapeutische Führen

Es ist nicht möglich, eine Apraxie oder eine Agnosie als solche zu behandeln, denn bei beiden handelt es sich jeweils um ein Symptom, und nicht um die Ursache eines Problems. Genauso wie das Massieren der schmerzhaften Stelle am Bein niemanden von wirbelsäulenbedingtem Ischias heilt, wird auch das Gedächtnis des Patienten nicht durch Gedächtnisübungen verbessert, und seine Sensibilität nicht dadurch wiederhergestellt, daß seine Extremitäten distal wiederholt mit isolierten Reizen stimuliert werden. Die Behandlung muß an der Wurzel seiner Schwierigkeiten ansetzen, wenn eine dauerhafte funktionelle Verbesserung erreicht werden soll, und so betrachtet werden, wie Maitland (1986) es auf sein eigenes Konzept bezogen ausdrückt: „Da die gesamte Behandlung auf der Verknüpfung von Ursache und Wirkung basiert, müssen Bedeutung und Auswirkungen der integrierenden Aspekte genau verstanden werden".

Der Patient, der sich nicht normal bewegen kann und der nicht normal spürt, kann nicht in Interaktionen treten und lernen. Deshalb muß die Therapeutin sich bemühen, die notwendige Interaktion zu ermöglichen. Indem sie die Hände und den Körper des Patienten während der Durchführung einer Aufgabe führt, bietet sie dem Patienten taktil-kinästhetischen Input an. Das folgende Beispiel einer geführten Sequenz soll grundlegende Prinzipien und die praktische Anwendung des therapeutischen Führens veranschaulichen.

Orangensaft pressen

- Der Patient sitzt an einem Tisch, auf dem alles steht, was für die Aufgabe benötigt wird. Die Therapeutin steht dicht hinter ihm, so daß sie von einer

Seite auf die andere wechseln kann und ihr Körper mit seinem in Kontakt bleibt.

- Auf dem Tisch sind eine Orange, ein Messer, eine Orangenpresse, ein Glas und ein feuchter Lappen. Diese Gegenstände allein verdeutlichen die Aufgabe auch ohne verbale Anweisungen.
- Die Therapeutin hilft dem Patienten zuerst, verläßliche Informationen zu suchen, bevor sie irgendeine Handbewegung führt. Mit ihrem Körper bewegt sie seinen Rumpf ruhig nach vorne, bis sein Brustkorb den Tisch, der vor ihm steht, berührt. Sie legt ihre Hand auf seine Hand und beginnt, mit ihrer Hand seine Hand von den Fingerspitzen ausgehend so zu formen, als würde sie versuchen, durch seine ganze Hand hindurch den Tisch zu erspüren und die Stabilität dieser Unterlage zu prüfen. Ihr Handgelenk und ihr Unterarm tun nun das gleiche, zuerst auf seinem Handgelenk, dann auf seinem Unterarm. Dabei drückt sie seinen Arm nicht einfach fest auf den Tisch, sondern sichert einen festen, gleichmäßigen Kontakt. Ihr Oberarm liegt auf dem Oberarm des Patienten. Nun bewegt sie mit der Vorderseite ihres Körpers und mit ihren Schultern seinen Rumpf auf die Seite des sicher abgestützten Arms, wobei sie darauf achtet, daß der Kontakt zwischen seinen Brustkorb und der Tischkante bestehen bleibt. Dann bewegt die Therapeutin ihr Bein zur Seite, so daß sie mit der ganzen Seite seines Körpers bis hinunter zu seiner Hüfte in engem Kontakt ist.
- Nun wird die andere Hand des Patienten frei und kann bewegt werden, um die Orange zu ergreifen (Abb. 1.1a). Seine Finger umschließen die Orange und ziehen sie über die Tischoberfläche näher an seinen Körper.
- Der Patient hat die Orange immer noch in der gleichen Hand. Die Therapeutin bewegt sich auf die andere Seite des Patienten und hilft ihm hier, verläßliche Informationen über Stabilität zu suchen, und zwar auf die gleiche Art, wie sie es vorher bei dem anderen Arm getan hat. Sie beginnt wiederum distal und bezieht dann langsam aufwärts seinen Rumpf mit ein.
- Die Therapeutin führt nun die andere Hand des Patienten zur Orange, damit er sie mit allen Fingern auf der Tischfläche umfaßt. Ihre Finger berühren die Orange nicht direkt, sondern liegen auf dem dorsalen Teil seiner Hand und seiner Finger und garantieren so einen festen Kontakt zwischen seinen Fingern und der Orange.
- Erneut wechselt sie auf die andere Seite, um dort von neuem die Suche zu beginnen, so daß nun die andere Hand des Patienten bewegt werden kann, um das Messer zu holen und damit die Orange in zwei Hälften zu schneiden (Abb. 1.1b). Dabei wird die Klinge des Messers nicht durch die Luft zur Orange bewegt, sondern zunächst auf dem Tisch in Berührung mit der Orange gebracht und dann auf der Orange entlang in die richtige Schneideposition bewegt.
- Im weiteren Verlauf wird abwechselnd eine Körperseite zum Erspüren verläßlicher Informationen geführt, während der Arm der anderen Seite bewegt wird, um das Messer abzulegen oder die Orangenpresse näher heranzuziehen und festzuhalten. Die Orangenpresse wird an die Brust des Patienten gedrückt, damit sie sicher gehalten werden kann und nicht rutscht.

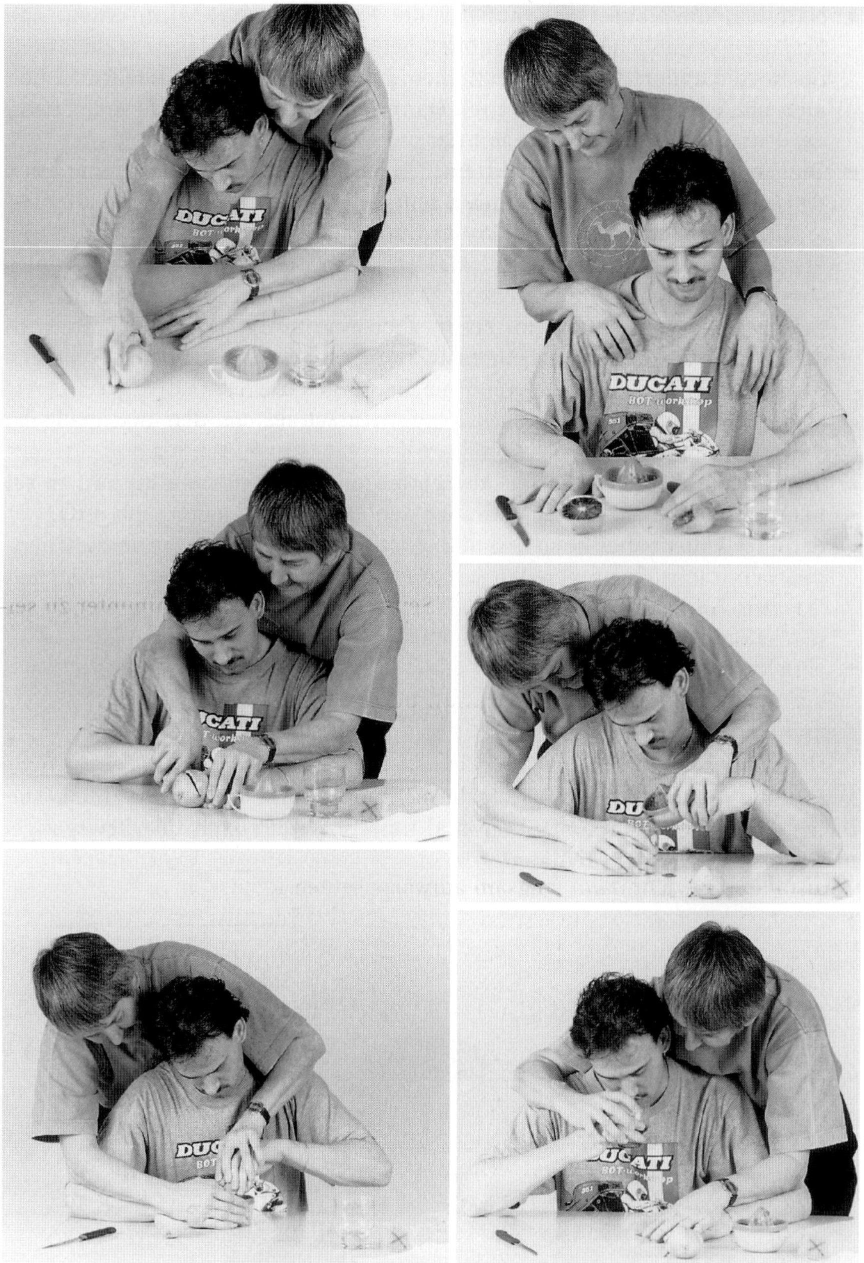

a b c d e f

Abb. 1a–f. Ein Patient mit einer ausgeprägten Ataxie wird beim Auspressen einer Orange geführt. **a** Angemessene taktile Informationen auf seiner linken Seite ermöglichen es ihm, seine rechte Hand frei zu bewegen. **b** Nur die Finger des Patienten sind mit dem Messer und der Orange in Berührung. **c** Die Presse wird an seine Brust gedrückt und festgehalten. **d** Eine Verschnaufpause. **e** Die Presse berührt das Glas. **f** Einen Schluck trinken

- Nachdem die Körperseite, auf der die Presse gehalten wird, erneut zum Erspüren verläßlicher Informationen geführt worden ist, bewegt die Therapeutin die andere Hand des Patienten, um die erste Orangenhälfte zu nehmen und auszupressen (Abb. 1.1c). Dann wechselt sie wieder die Seite, damit der Patient die zweite Hälfte mit der anderen Hand auspressen kann.
- Die Therapeutin sollte, sobald ein Teilziel erreicht worden ist, eine kurze Pause einlegen, da die Bewegungen sehr langsam ausgeführt werden und vor jeder neuen Bewegung erneut nach Informationen gesucht wird. In diesen Pausen kann sie den Patienten loslassen, aufrecht stehen und etwaige eigene Verspannungen in ihrem Rücken lösen. Dabei kann sie eine Bemerkung machen wie beispielsweise: „Das ist aber eine saftige Orange!“ (Abb. 1.1d). Da sie und der Patient sich intensiv konzentriert haben, brauchen sie eine Verschnaufpause, bevor sie weitermachen.
- Nach den gleichen Prinzipien hält nun der Patient das Glas und gießt den Saft aus der Presse hinein (Abb. 1.1e).
- Wenn der Patient keine Schluckbeschwerden hat, kann das Glas nun zu seinem Mund geführt werden, damit er den Saft trinken kann (Abb. 1.1f).
- Falls der Patient aber noch nicht fähig ist, sicher zu trinken, kann die Therapeutin mit ihm zusammen den Saft einer anderen Person anbieten (Abb. 1.2). Das abschließende Trinken des Saftes rundet die ganze Aufgabe ab und macht sie noch sinnvoller.

Aufräumen

Der Patient kann nach jeder Aufgabe beim Aufräumen geführt werden. Dies intensiviert den Bezug zum Alltag und umfaßt weitere sinnvolle Bewegungen und problemlösende Aktivitäten.

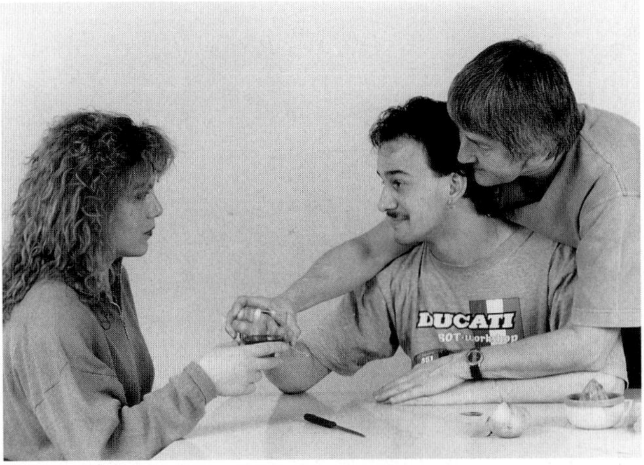

Abb. 1.2. Den Orangensaft einer Freundin anbieten

- Die Therapeutin führt den Patienten, während er die Gegenstände zusammenstellt und den Tisch sauber wischt (Abb. 1.3a, b).
- Die Orangenschalen werden in den Abfallkorb geworfen. Dieser ist zu Beginn der Aufgabe in erreichbare Nähe zu stellen, so daß die Therapeutin ihn nicht erst noch schnell holen muß. Wiederum bewegt die Therapeutin die Hand des Patienten zum Papierkorb hinunter nicht durch den freien Raum. Seine eine Hand bewegt sie tastend das Tisch- oder Stuhlbein entlang nach unten, bis sie an den Rand des Papierkorbs stößt, während sie seiner anderen Hand zu sicherem Kontakt mit der Tischoberfläche verhilft. Die Informationen vom Rand des Papierkorbs und von der Tischoberfläche werden es dem Patienten erleichtern, seine Hand zu öffnen und die Orangenschalen in den Korb fallen zu lassen (Abb. 1.4).

  Wenn der Patient mit Unterstützung gehen kann, kann er geführt werden, um alle benutzten Gegenstände auf ein Tablett zu stellen, dann aufzustehen

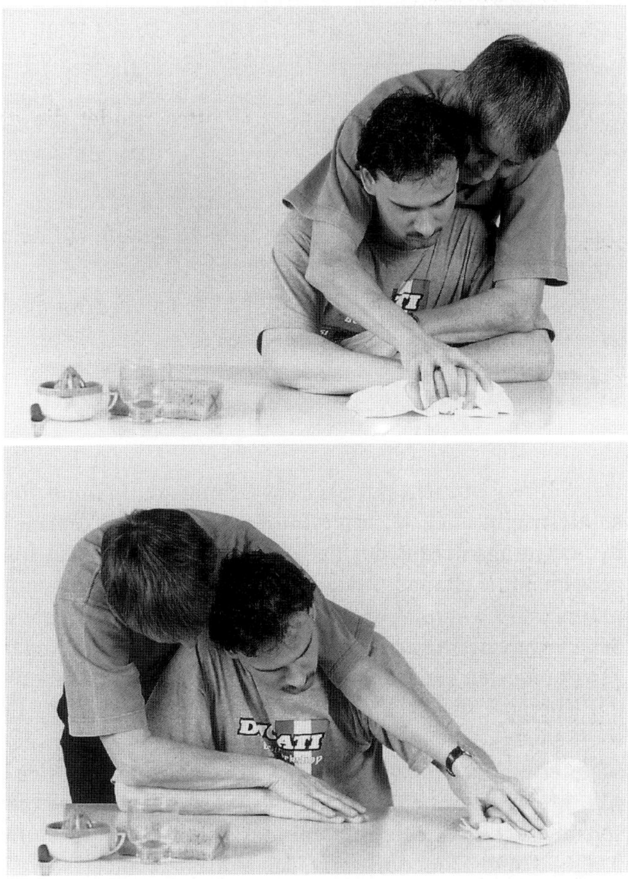

a

b

Abb. 1.3a, b. Beim Abwischen des Tischs wird auf jeder Körperseite abwechselnd nach Informationen gesucht

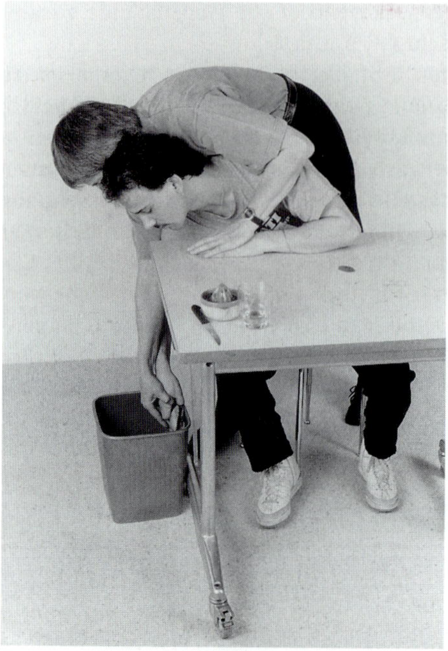

Abb. 1.4. Der Kontakt wird beibehalten, während Patient und Therapeutin sich nach unten bücken und die Schalen in den Abfalleimer werfen

und mit dem Tablett zu einem Wagen zu gehen, auf dem gebrauchtes Geschirr steht, oder zu einem Waschbecken.

Wichtige Überlegungen beim Führen

Das Führen ist nicht nur als Behandlungsmaßnahme von unschätzbarem Wert, sondern gibt auch wichtige Informationen zur kontinuierlichen Einschätzung des Leistungsniveaus des Patienten. Die Therapeutin spürt genau Veränderungen im Muskeltonus, im antizipierenden Verhalten und in der aktiven Teilnahme. Sie kann Verbesserungen beobachten, aber auch noch bestehende Schwierigkeiten feststellen. Für diese detaillierten Analysen ist eine Videoaufzeichnung der ganzen geführten Aktivität von größtem Wert. Diese erlaubt es der Therapeutin, nachträglich herauszufinden, warum der Patient in bestimmten Sequenzen so mühelos folgen konnte, während er in anderen regelrecht scheiterte. Das Analysieren der Aufzeichnung hilft der Therapeutin auch, die Art ihres Führens zu überprüfen. Auf dieser Analyse basierend kann sie einerseits die Art ihres Führens verändern oder verbessern und andererseits auch die Aufgabe selbst oder die Art der Präsentation ändern. Die folgenden Punkte beinhalten wichtige Überlegungen für erfolgreiches Führen.

Stellung von Patient und Therapeutin

Der Patient kann im Liegen, im Sitzen und im Stehen bei vielen verschiedenen Aufgaben geführt werden. Dabei beeinflussen die Art der Aufgabe und die Position des Patienten den taktil-kinästhetischen Input.

Ein solider Tisch, der vor den sitzenden Patienten hingestellt wird, bietet eine stabile Oberfläche und kann als realistischer Ausgangspunkt für eine Vielzahl von Aufgaben dienen. Die Therapeutin kann sich frei von der einen zur anderen Seite bewegen und ihre Hände und ihren Körper optimal einsetzen, ohne daß der Patient Gefahr läuft, sein Gleichgewicht zu verlieren.

Sitzt der Patient in einem Rollstuhl, kann die Therapeutin den Rücken des Patienten nicht berühren und so seinen Oberkörper nicht an den Tisch heranführen. Sie kann auch kaum weit genug nach vorne greifen, um seine Hände zu führen (Abb. 1.5a).

Deshalb ist ein Rollstuhl mit einer schnell zu entfernenden Rückenlehne sehr hilfreich, besonders beim spontanen Führen, wenn der Patient bei den Routinetätigkeiten seines täglichen Lebens Unterstützung benötigt (Abb. 1.5b). Aber auch ohne die Rückenlehne sind die Bewegungen der Therapeutin nach beiden Seiten hin immer noch eingeschränkt, obwohl sie die Hände des Patienten vor sich auf dem Tisch führen kann (Abb. 1.5c).

Wird der Patient aus dem Rollstuhl auf einen gewöhnlichen Stuhl gesetzt, so ermöglicht dies mehr Kontakt zwischen dem Körper der Therapeutin und dem Rumpf des Patienten. Allerdings erschwert die Stuhllehne das Führen nach vorne, und durch die gebeugte Haltung strapaziert die Therapeutin ihren Rücken (Abb. 1.6).

Ideal ist es, wenn der Patient auf einem stabilen Holzhocker sitzt. So kann sich die Therapeutin frei bewegen und gleichzeitig in engen Kontakt mit dem Patienten treten. Hilft sie ihm auf einer Seite bei der Suche nach Informationen, kann sie sich ganz auf diese Seite stellen, so daß ihr Bein an seiner Hüfte und ihr Rumpf an seiner Rumpfseite sind, während ihre Hand und ihr ganzer Arm seine Hand und seinen Arm bedecken (Abb. 1.7a). Wenn die Rolle der beiden Hände wechselt, kann die Therapeutin auf die andere Seite des Patienten gehen, von wo aus sie in einer ausbalancierten Haltung den nächsten Schritt führt (Abb. 1.7b).

Die gleichen Prinzipien gelten auch, wenn in anderen Ausgangsstellungen geführt wird. Die Therapeutin wird aber dann viel größere Schwierigkeiten haben, genügend Kontakt zwischen dem Patienten und seiner Umgebung zu schaffen. Wenn der Patient z.B. steht, hat er vor seinen Beinen einen freien Raum, auch wenn er an einem Tisch steht. Dieser freie Raum ist dann mit einem Brett oder einer anderen festen Fläche auszufüllen. Gute Möglichkeiten für das Führen im Stehen bieten Einbauküchen. Hier können Oberschenkel und Knie des Patienten durch die Therapeutin mit ihren Oberschenkeln und Knien gegen die Küchenunterschränke geführt werden; allerdings können nur die Hände des Patienten, nicht aber seine Arme und sein Rumpf geführt werden, um Informationen zu suchen. Deshalb zieht die Therapeutin es vielleicht vor, mit dem Patienten in einer sitzenden Stellung therapeutisch führend zu arbeiten, auch wenn der Patient schon sicher stehen kann. Vom Standpunkt der Wahrnehmung aus ermöglicht diese Stellung, im Vergleich zum Stehen, einen erhöhten Input,

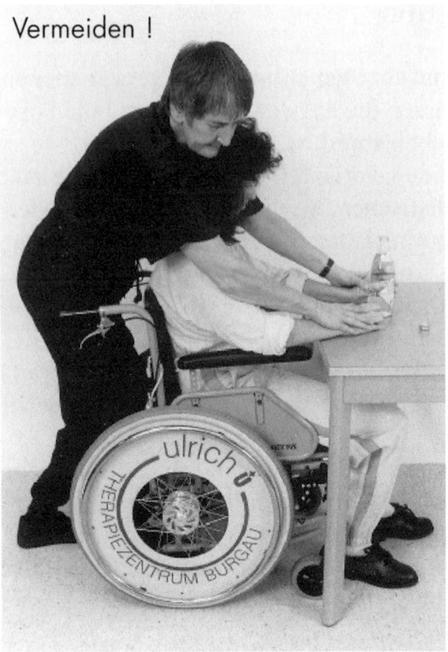

a

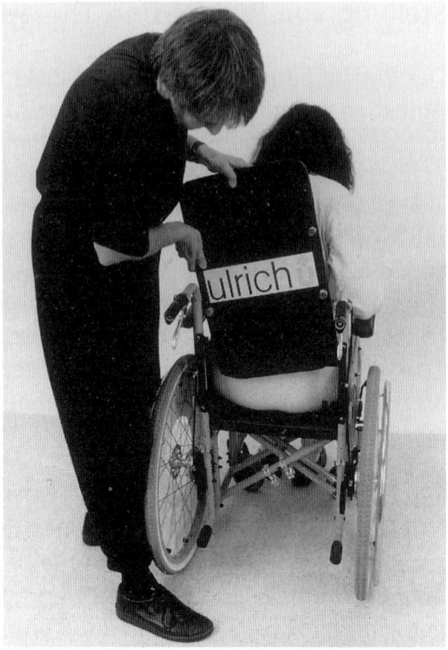

b

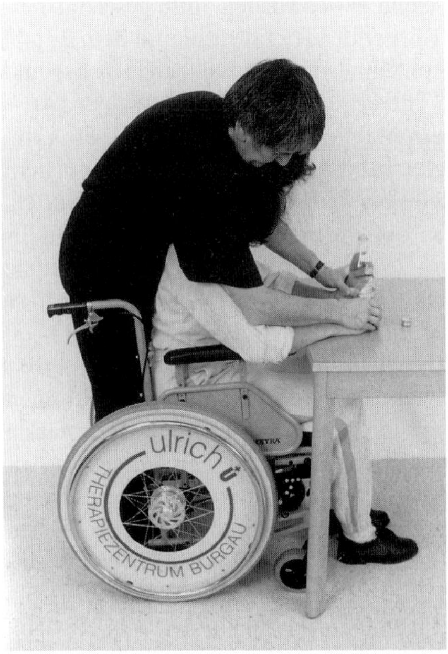

c

Abb. 1.5a–c. Führen des Patienten im Rollstuhl. **a** Die Rückenlehne bereitet Schwierigkeiten. **b** Eine abnehmbare Rückenlehne. **c** Kontakt mit dem Rumpf des Patienten ist möglich

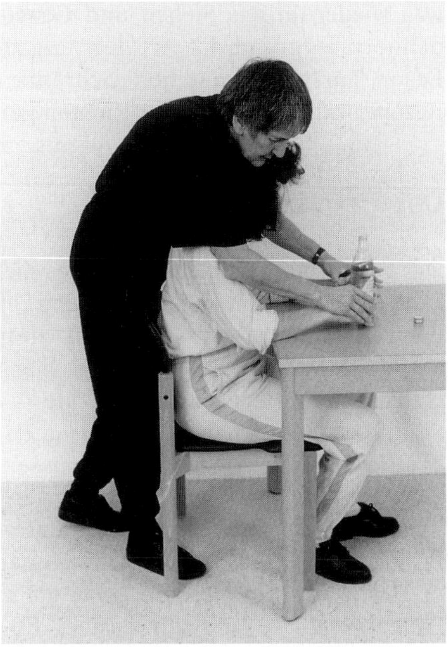

Abb. 1.6. Führen des Patienten, während er auf einem normalen Stuhl sitzt

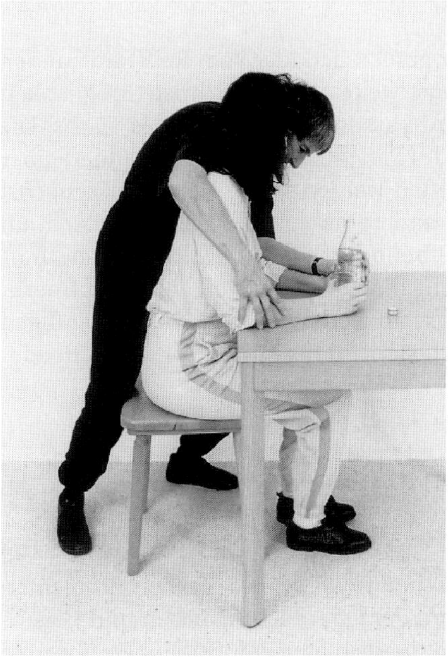

a

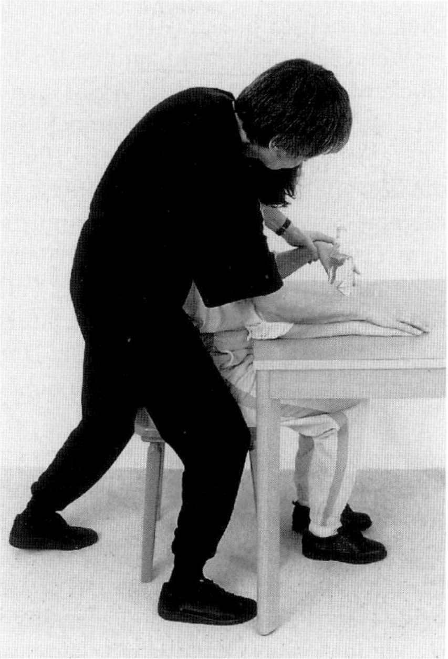

b

Abb. 1.7a,b. Ein Hocker aus Holz ist die ideale Sitzgelegenheit für therapeutisches Führen. **a** Die Therapeutin kann sich leicht von einer Seite zur anderen bewegen. **b** Die Therapeutin kann mit der ganzen Körperseite des Patienten in Kontakt kommen was wiederum das Stehen und Gehen entscheidend beeinflussen wird. Wird dennoch aufgrund der Art der Aufgabe im Stehen gearbeitet, können Wände, Ecken, Türrahmen und hohe Schränke als stabile Kontaktmöglichkeiten für den Rumpf und die Arme des Patienten genutzt werden.

Das Ziel verstehen

Der Patient muß verstehen, welches Ziel durch die Aufgabe erreicht werden soll. Dies erfordert eine Problemstellung, die dem augenblicklichen Leistungsstand des Patienten angemessen ist. Im vorangegangenen Beispiel, in dem Orangensaft gepreßt wurde, ist das Ziel klar aus den Gegenständen auf dem Tisch ersichtlich. Auf einer höheren Stufe kann eine kurze verbale Aufforderung wie: „Kommen Sie, wir trinken zusammen einen Orangensaft" eingesetzt werden. Die notwendigen Gegenstände müssen dann in der Küche zuerst gesucht und zum Tisch gebracht oder die Orangen müssen vielleicht sogar erst eingekauft werden. Zwischen diesen beiden Extremen gibt es viele andere Möglichkeiten Problemlösungsaufgaben mit zunehmenden Schwierigkeitsgraden auszuführen.

Das Ziel muß klar sein, ganz gleichgültig, über welche Möglichkeiten der Patient verfügt. Zu Beginn ist es für gewöhnlich notwendig, alle wichtigen Gegenstände von Anfang an in das Gesichtsfeld des Patienten zu stellen. Das Trainieren motorischer Komponenten durch Ergreifen und Bewegen verschiedener Gegenstände, die keine Beziehung zueinander haben, wird nicht den gleichen Lerneffekt haben (Abb. 1.8a).

Wenn sich der Patient auf den Hocker gesetzt hat oder vom Rollstuhl auf den Hocker transferiert wurde, ergibt sich eine weitere ausgezeichnete Möglichkeit für eine geführte Aktivität, nämlich die Anpassung der Position des Tischs. Die Therapeutin führt zuerst die eine Hand des Patienten und dann die andere über die Tischfläche, bis die Tischkante ergriffen werden kann. Nun wird zunächst die eine Seite des Tischs und dann die andere näher gezogen. Wenn sich auf dem Tisch allerdings keine Gegenstände befinden, die auf die kommende Aufgabe hinweisen könnten, wird der Patient diesem „Manöver" kaum Aufmerksamkeit schenken (Abb. 1.8b). Die Situation ändert sich, sobald die notwendigen Gegenstände auf dem Tisch stehen. Durch sie wird der Grund für das Näherziehen des Tischs ersichtlich (Abb. 1.8c).

Eine Hand liefert stets Informationen über die Stabilität der Unterlage

Die Therapeutin sollte weder bei spastischen noch bei ataktischen Problemen beide Hände des Patienten gleichzeitig von der Oberfläche abheben und Gegenstände in der Luft handhaben. Durch die inadäquaten Informationen über die Beziehungen zur Umgebung werden die spastischen und ataktischen Probleme nur verstärkt. Deshalb führt sie zuerst die eine Körperseite des Patienten, um eine stabile Unterlage zu suchen. Erst danach bewegt sie seine andere Hand, um

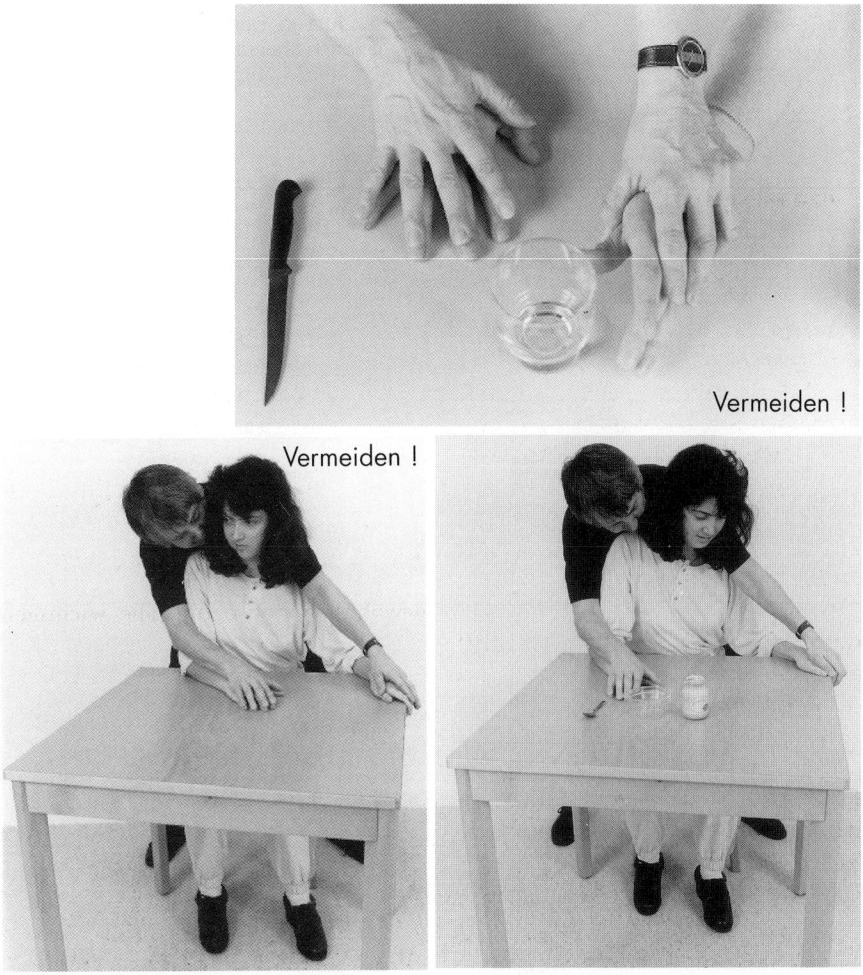

a

b

c

Abb. 1.8a–c. Das Ziel der Aufgabe muß zu Beginn schon klar sein. **a** Zwei Gegenstände, die in keiner Beziehung zur Aufgabe stehen, geben keine Hinweise auf das Ziel. **b** Ohne sinnvoll Aufgabe ist die Patientin unaufmerksam, wenn der Tisch nähergezogen wird. **c** Sobald das Ziel der Aufgabe klar ist, wird die Patientin aufmerksam

einen weiteren Schritt in Richtung auf das Ziel zu unternehmen. Wenn der Patient z.B. ein Joghurtgetränk aus einem Behälter in ein Glas gießen soll, hilft ihm die Therapeutin nicht, indem sie den Joghurt in der einen und das Glas in der anderen Hand in der Luft hält, während sie die Flüssigkeit umgießt (Abb. 1.9a). Vielmehr läßt sie sich Zeit, den Rumpf und einen seiner Arme auf den Tisch zu führen, so daß seine Hand und sein ganzer Unterarm in direktem Kontakt mit der unterstützenden Tischoberfläche sind. Erst dann bewegt sie seine andere Hand, damit er das Joghurtgetränk ergreifen kann (Abb. 1.9b). Erst wenn beide Gegenstände auf diese Art nahe an seinen Körper gebracht worden sind, wird das Getränk umgefüllt. Dabei ist der Unterarm und die Hand, die das

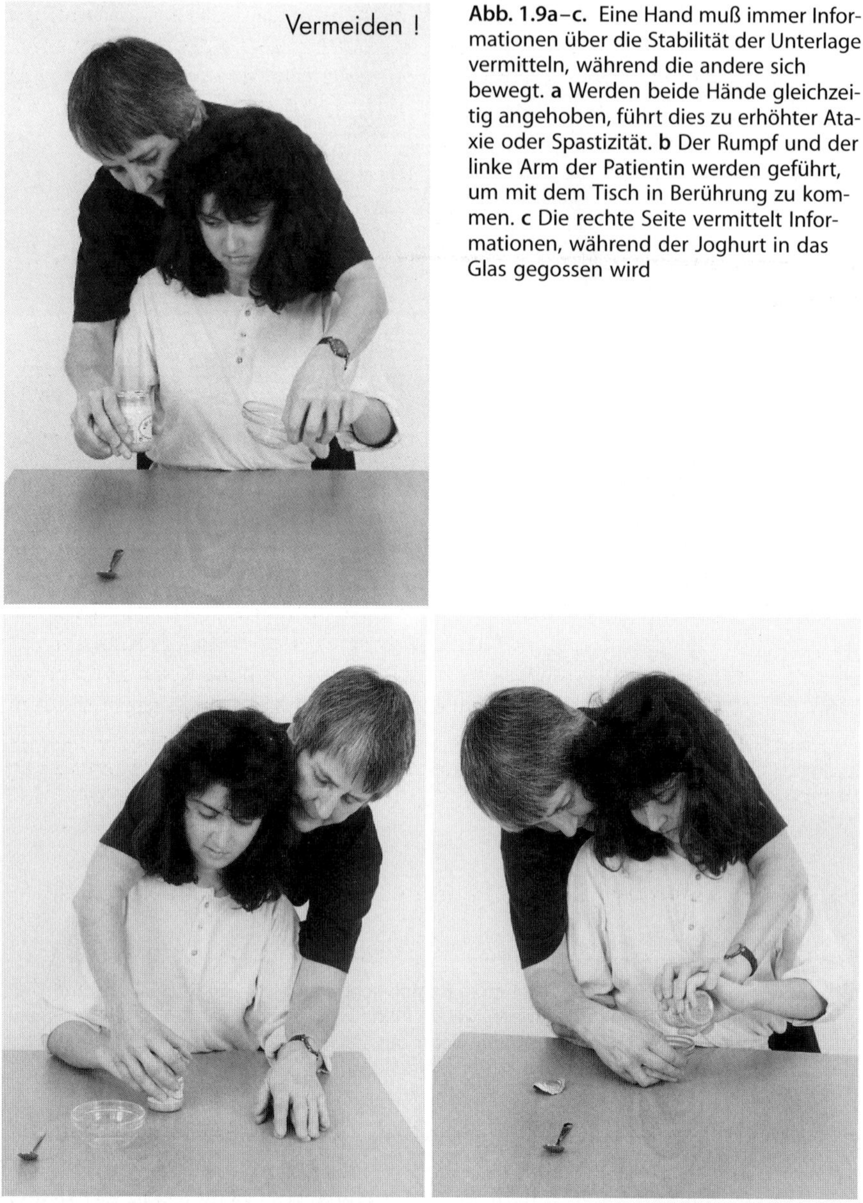

a

b

c

Abb. 1.9a–c. Eine Hand muß immer Informationen über die Stabilität der Unterlage vermitteln, während die andere sich bewegt. **a** Werden beide Hände gleichzeitig angehoben, führt dies zu erhöhter Ataxie oder Spastizität. **b** Der Rumpf und der linke Arm der Patientin werden geführt, um mit dem Tisch in Berührung zu kommen. **c** Die rechte Seite vermittelt Informationen, während der Joghurt in das Glas gegossen wird

Glas hält, ständig in Kontakt mit dem Tisch (Abb. 1.9c). Sonderegger (1993) vergleicht diese Bewegungssequenz mit den Bewegungen eines Bergsteigers, der ohne Seil eine Steilwand durchklettert. Nie wird er eine Hand oder einen Fuß weiterbewegen, wenn er nicht sicher ist, daß sein Halt absolut verläßlich ist. Es muß daran erinnert werden, daß die Hand des Patienten, die in Kontakt mit der Umwelt nach Informationen über die Umwelt und über die Beziehungen zur

Umwelt sucht, wichtiger für seine taktile Wahrnehmung ist als die Hand, die sich frei und ohne Widerstandsveränderungen durch die Luft bewegt, um einen Gegenstand zu greifen oder zu tragen. Oft ist die Therapeutin nämlich so auf das Erreichen des Ziels der Aufgabe konzentriert, daß sie ihre Aufmerksamkeit eher der Hand zuwendet, die sie aktiv bewegt, als der Hand, die mit dem Erspüren der Umwelt und der Beziehung zur Umwelt beschäftigt ist.

Ein Instrument ist erst erforderlich, wenn das Problem erkannt wurde

Die Reihenfolge, in der die Therapeutin den Patienten zum Ergreifen der Gegenstände führt, ist wichtig und ergibt sich nicht nur aus der Tatsache, welcher Gegenstand der Hand gerade am nächsten liegt. So wird in dem Beispiel des Orangen-Pressens das Messer nicht gleich zu Beginn ergriffen, sondern erst dann, wenn es wirklich gebraucht wird (Abb. 1.10). Bevor das Messer ergriffen wird, führt die Therapeutin die Hände des Patienten, um die Orange zu greifen. Die Orange wird dann untersucht, der Patient versucht, sie zu öffnen und zu halbieren, was nicht so leicht gelingt. Dies verdeutlicht die Notwendigkeit, ein scharfes Instrument zu suchen, um die Orange in zwei Hälften zu teilen. Bei jeder Problemlösungsaufgabe ist also das Erkennen oder das Präzisieren des Problems eine wichtige Voraussetzung, um Lösungen überhaupt anstreben zu können. Wird also ein Patient geführt, um die Tür zu öffnen, muß er einen Grund erkennen und eine Absicht haben, um die Tür zu öffnen – etwa um etwas zu holen oder an einen bestimmten Ort zu gehen – damit diese Handlung nicht zu einer bloßen Übung des Tür-Öffnens oder Tür-Schließens wird.

Bis in die Fingerspitzen beider Hände

Da die Fingerspitzen mit Rezeptoren reich versorgt und äußerst sensibel sind, spielen sie beim Berühren eine wichtige Rolle. Daher ist dafür Sorge zu tragen,

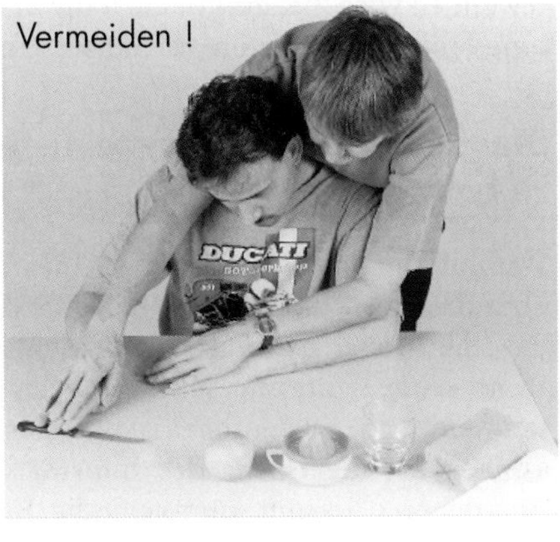

Abb. 1.10. Das Messer sollte erst eingesetzt werden, nachdem die Orange untersucht wurde und diese Untersuchung gezeigt hat, daß ein Messer benötigt wird

a 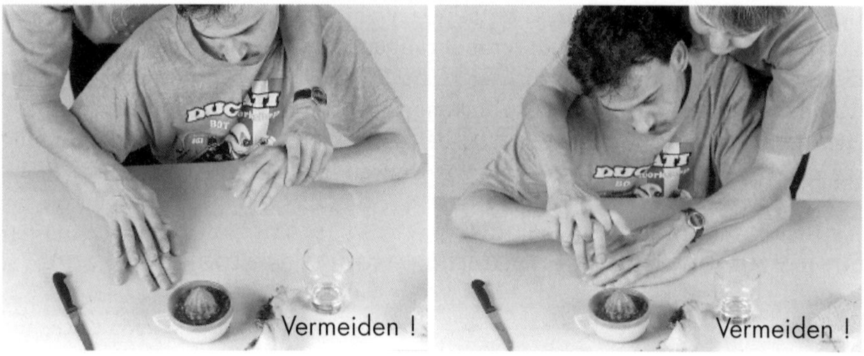 b

Abb. 1.11. **a** Die Therapeutin muß beide Hände des Patienten bis hin zu den Fingerspitzen führen, um Informationen zu suchen oder einen Gegenstand zu ergreifen. **b** Die Therapeutin darf ihre Finger nicht unter den Fingern des Patienten einhaken, um seine Hand zu bewegen

daß sie in jede geführte Aktivität einbezogen werden, um maximalen taktilen Input zu garantieren. Es kann immer wieder beobachtet werden, daß die Finger des Patienten nicht in Kontakt mit der Oberfläche oder mit den Gegenständen geführt werden (Abb. 1.11a); sei es durch mangelnde Betonung oder auf Grund mechanischer Faktoren, bedingt durch die Größe des Patienten und die zu kurze Armlänge der Therapeutin. In vielen Fällen strecken sich die Finger des Patienten oder bewegen sich frei in der Luft, anstatt sich der Form des Gegenstands anzupassen. Die Therapeutin muß die Fingerspitzen des Patienten unbedingt mit ihren bedecken und ihn so auf der Unterlage oder am Gegenstand entlang führen, den es zu halten gilt. Sie darf weder sein Handgelenk halten noch zulassen, daß er selbst in einer unangemessenen Art und Weise greift. Sie sollte Wege finden, jedes mechanische Hindernis zu überwinden. Gewöhnlich gelingt es ihr, wenn sie ihre eigene Position ändert. Ein kurzer, intensiv geführter Abschnitt ist für den Input viel wichtiger als eine ganze fehlerhaft geführte Sequenz.

Für das Führen sind beide Hände gleichermaßen wichtig, denn Informationen werden über beide aufgenommen, und die Störung ist nicht nur auf eine Seite bezogen, wie bei der Muskelaktivität. Eine Information, die auf einer Seite gewonnen wird, beeinflußt auch die andere Seite positiv und hat auf den Berührungssinn des Patienten als Ganzes einen fördernden Einfluß.

Die Hand des Patienten sollte leicht und ohne Anstrengung zu bewegen sein

Wenn das geführte Suchen nach Informationen auf einer Seite adäquat ist und über das Spüren vermittelt, daß die Unterlage stabil ist, kann die Therapeutin die Hand (oder den Fuß) des Patienten auf der anderen Seite leicht bewegen. Wenn seine Hand und sein Arm sich gespannt anfühlen, wenn die Spastizität steigt oder die Bewegungen ataktisch sind, muß die Therapeutin ihre Aufmerksamkeit auf die Quelle der Information lenken, und sollte nicht mit großer Anstrengung darum kämpfen, die Bewegung des Patienten zu kontrollieren oder zu führen. Sie soll nie versuchen, ihre Finger mit seinen zu verschränken und so die Hand gegen einen Widerstand hochzuheben (Abb. 1.11b). So würde sie nur verhindern, daß die Hände und Finger des Patienten weiter in direktem Kontakt mit der Oberfläche des Tischs oder mit dem Gegenstand sind. Die Therapeutin sollte während der geführten Sequenz die Gegenstände nie selbst direkt berühren, sondern sie durch die Finger des Patienten hindurch erspüren. Sobald ein neues und intensives Suchen nach Informationen auf einer Körperseite erfolgreich abgeschlossen wurde, fühlt sich die Hand des Patienten auf der anderen Körperseite leicht an; sie ist bereit für die Bewegung, und die Therapeutin kann sie ohne Schwierigkeiten einsetzen. Die Wahrnehmungen jeder Oberfläche erlischt aber nach kurzer Zeit. Deshalb darf die Therapeutin die eine Hand nicht zu lange bewegen, sonder muß die Seite wechseln und die Position, wenn auch nur geringfügig, ändern, bevor sie fortfährt.

Der von der Therapeutin geführte Patient verrichtet jeden Schritt der Handlung

Wenn während der Durchführung einer Problemlösungsaufgabe Schwierigkeiten auftreten oder ein spezielles Werkzeug gebraucht wird, sollte weder eine dritte Person noch die Therapeutin heimlich die Schwierigkeit aus dem Weg räumen. Sobald während der Lösung unvorhergesehene kleinere Probleme auftauchen, müssen auch sie zusammen mit dem Patienten und nicht „für“ ihn gelöst werden, damit die gesamte Aufgabe sinnvoll beendet werden kann. Es ist für einen hilfsbereiten Zuschauer schwierig, nicht sofort einzugreifen, um einen Gegenstand näher zu schieben, damit er in Griffweite zu liegen kommt, einen Gegenstand, der vom Tisch gefallen ist, aufzuheben oder einen wackligen Gegenstand festzuhalten. Auch die Lösung dieser untergeordneten Probleme ist ein Teil der Aufgabe in ihrer Gesamtheit. Deshalb führt auch hier die Therapeutin den Patienten um alle diese „kleinen“ Probleme, die auftreten können, zu lösen. Wenn z.B. bei der Aufgabe, eine Orange auszupressen die Frucht auf den Boden fällt, wird die Therapeutin den Patienten führen, um die Orange zu suchen und für ihn Wege finden, um sie vom Boden aufzuheben. Steht die Orangenpresse außer Reichweite, muß der Patient sich entweder weit über den Tisch lehnen, den Tisch näher ziehen oder aufstehen, um sie ergreifen zu können.

Die Therapeutin muß der Versuchung widerstehen, dem Patienten beim Handhaben der Gegenstände heimlich zu helfen. Dadurch ändert sie nämlich den Input bezüglich des Gewichts des Gegenstands oder der Art und Weise, wie er zu drehen, zu kippen oder anderweitig zu gebrauchen ist. Ein häufiges Beispiel dafür ist das Eingießen eines Getränks aus einer vollen Flasche. Die Therapeutin greift hier mit ihrem kleinen Finger wie mit einem Haken zusätzlich unter den Boden der Flasche und übernimmt so einen wesentlichen Teil ihres Gewichts, da sie nicht genau weiß, ob sie die Flasche mit ihrer Hand und mit der Hand des Patienten unter ihrer Hand sicher anheben kann. Oder sie fixiert beim Schneiden der Orange mit ihrem Zeigefinger die Orange, da sie fürchtet, der Patient könnte sich schneiden.

Ob nun ein Außenstehender die Tasse oder das Glas näher schiebt, zu Boden gefallene Gegenstände plötzlich wieder auf dem Tisch liegen oder eine schwere Flasche plötzlich leichter wird, alle diese „magischen Vorgänge" werden das Lernen des Patienten behindern, denn sie erzeugen Lücken in der problemlösenden Tätigkeit, weil in seiner gespeicherten Erfahrung (Gedächtnis) der gespürten und ausgeführten Leistung gewisse taktile Verbinden fehlen.

Verbale Hinweise werden bei geführten Aktivitäten vermieden

Wie im täglichen Leben erklären sich viele der Aufgaben, mit denen der Patient konfrontiert wird, auf Grund der Situation und der Zusammenstellung der Gegenstände von selbst. Verlangt aber die Aufgabe, die durchgeführt werden soll, eine verbale Erklärung, sollte die Therapeutin dem Patienten klar und präzise mitteilen, was zu tun ist. Während des Führens aber sollte die Therapeutin nicht sprechen, denn entweder wird der Patient gar nicht zuhören, weil er so von der Problemlösung gefesselt ist, oder er muß die Richtung seiner Aufmerksamkeit ändern, weg von der Aufgabe und hin zu den Wörtern und Sätzen der Therapeutin. Wie die meisten Menschen aus eigener Erfahrung wissen, lenkt es äußerst stark ab, wenn jemand sie gerade dann anspricht, wenn sie eine sehr schwierige Aufgabe zu lösen versuchen, die vollste Konzentration erfordert. In den kurzen Pausen aber, nachdem ein Schritt der Aufgabe ausgeführt und beendet wurde, kann die Therapeutin zur vorangegangenen Erfahrung einen spontanen Kommentar abgeben. Sie schweigt aber wieder, sobald sie mit dem Führen weitermacht.

Die Therapeutin muß aber sprechen, um den Patienten zu beruhigen, wenn er bei der Durchführung der Aufgabe völlig versagt und besonders, wenn er aufgeregt wird oder in Panik gerät. Auch in einer weniger extremen Situation, vielleicht wenn eine geführte Aktivität aus irgendeinem Grund nicht zu Ende gebracht werden kann und sie abbrechen muß, sollte die Therapeutin dem Patienten in angemessenen Worten erklären, warum die Aufgabe unterbrochen wurde. Sie kann z.B. sagen: „Diese Sahne ist nicht mehr frisch und wird nicht mehr steif werden. Wir brauchen einen neuen Becher Sahne", oder: „Wir werden es mit einem elektrischen Rührgerät versuchen. Ich werde morgen meines von zu Hause mitbringen".

Die Therapeutin oder die Helferin müssen entspannt und sicher sein

Die Stimmung der Therapeutin kann das Führen erheblich beeinflussen und deshalb muß sie versuchen, entspannt und ruhig zu sein. Wenn sie sich Sorgen darüber macht, daß die ausgewählte Aufgabe vielleicht nicht richtig gelingen wird, daß die Übung zu lange dauern und sie deshalb zu spät in die Teambesprechung kommen wird, oder wenn sie an diesem Tag einfach sehr müde oder verärgert ist, kann sich dies ungünstig auf den Patienten auswirken. Er wird dann selbst auch Anzeichen von Unruhe zeigen, in Spannung geraten oder nicht in der Lage sein, so gut wie in den vorausgegangenen Behandlungen mitzuarbeiten. Diese Faktoren müssen in Erwägung gezogen werden, wenn der Patient auf Grund seiner Leistungen beurteilt wird oder wenn die Therapeutin die Aufgabe auswählt. Spannungen entstehen oft, wenn die Therapeutin und der Patient die ganze Aufgabe unbedingt „in einem Zug“ lösen möchten, aber beide feststellen müssen, daß sie sich zuviel vorgenommen haben und sie sollten dann beide verstehen, daß es völlig in Ordnung ist, am nächsten Tag weiterzumachen. Es kann z.B. für einen Patienten während einer Therapiestunde völlig genügen, nur nach der Orange zu greifen und verschiedene Möglichkeiten des Öffnens auszuprobieren und erst am folgenden Tag Messer und Presse zu verwenden, denn auf keinen Fall sollte die ganze Aufgabe übereilt ausgeführt werden.

Spüren mit Hilfe eines Werkzeugs oder eines Gegenstands

In einer bestimmten Phase seiner Entwicklung entdeckt der Säugling, daß die Handhabung eines Gegenstands Auswirkungen auf andere Gegenstände haben kann. Diese Entdeckung wendet er in der Folge an und vertieft dadurch seine Kenntnisse über Ursachen und Wirkungen (Affolter und Stricker 1980). Die Fähigkeit, auch bei der Benutzung eines Werkzeugs deutlich zu „spüren“, ermöglicht die Ausführung zahlloser komplexer Aufgaben, vom Essen mit Messer und Gabel bis hin zur komplizierten Gehirnchirurgie. Gibson (1966) erläutert diese bemerkenswerte Tatsache und stellt fest: „Wenn ein Mensch etwas mit einem Stock berührt, dann spürt er dies am Ende des Stocks und nicht in der Hand“. In gleicher Weise bemerkt ein Autofahrer über sein Lenkrad, daß das Rad seines Autos den Bordstein berührt, und der Fußgänger spürt durch die dicke Sohle seiner Schuhe, was unter seinen Füßen ist. Die ungewöhnlichen Qualitäten des taktil-kinästhetischen Systems ermöglichen diese Fähigkeit, die von Dennet (1991) als „Zauberstab“-Phänomen („wand“ phenomenon) und von Affolter als „Stabphänomen“ bezeichnet wird. Die Fähigkeit, über den „Zauberstab“ zu spüren ist so fein ausgebildet, daß beim Schneiden der Bananenschale genau der erforderliche Druck ausgeübt wird, um die Schale zu durchschneiden (Abb. 1.12a). Sobald das weiche Fruchtfleisch durchschnitten wird, paßt sich die Stärke des Drucks unverzüglich an. Der Druck bricht ab, sobald das Messer den Teller berührt, denn dadurch wird die Information vermittelt, daß die Handlung des Durchschneidens beendet ist (Abb. 1.12b).

Das „Zauberstab“-Phänomen ist beim Führen aus verschiedenen Gründen wichtig. Wie in der normalen Entwicklung setzt der Gebrauch eines Werkzeugs eine höhere Stufe voraus als der direkte Kontakt mit den Gegenständen. Die Therapeutin wird deshalb in der Frühphase für den Patienten Aufgaben auswählen, die er mit seinen Händen und seinem Körper direkt bewältigen kann und die nicht die Handhabung eines Gegenstands mit Hilfe eines anderen erfordern. Der Gebrauch eines Messers, einer Gabel oder eines Löffels, das Arbeiten mit Hammer und Zange, und sogar einfachere Handlungen wie das Zusammenstellen von Tasse und Teller oder das Zeichnen eines Kreuzes mit einem Bleistift

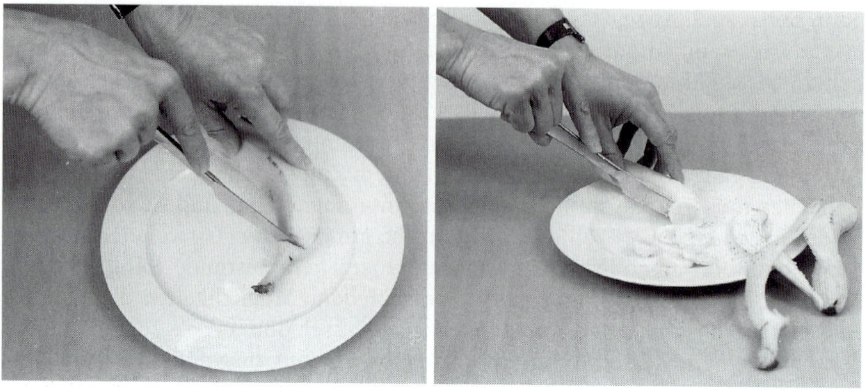

a b

Abb. 1.12a,b. Das „Zauberstab"-Phänomen. **a** Auch mit Hilfe des Messers kann die Festigkeit der Banane eingeschätzt werden. **b** Der Teller bietet einen totalen Widerstand: Das Bananenstück ist abgeschnitten

beruhen auf dem „Zauberstab"-Phänomen. Wegen dieses „Zauberstab"- oder „Stab"-Phänomens kann ein Patient, der beispielsweise zur Stillegung einer Fraktur oder zur Überwindung von Kontrakturen einen Gips trägt, auch geführt werden. Er spürt durch das harte Material hindurch die Widerstandsveränderungen und die Konsistenz der Unterlage und erhält so einen sinnvollen taktil-kinästhetischen Input.

Eine passende Aufgabe auswählen

Da es eine Vielzahl von Aufgaben unterschiedlicher Art und mit verschiedenen Komplexitätsgraden gibt, muß für den einzelnen Patienten, je nach seinem Zustand, sorgfältig eine angemessene Aufgabe ausgewählt werden.

Mechanische Faktoren

Grundsätzliche Faktoren wie die Größe der Gegenstände und ihre Verformbarkeit spielen eine wichtige Rolle. Wenn der Patient sehr spastisch ist und nicht aktiv mitarbeiten kann, ist das Arbeiten mit einer Gurke viel leichter als mit einer Banane. Es wird auch eher gelingen, seine Hände zu führen, um Joghurt aus einem Glas zu nehmen als aus einem weichen Plastikbecher.

Wenn der Patient noch nicht schlucken kann, sind Aufgaben sinnvoller, die Essen und Trinken nicht einbeziehen, es sei denn, es macht ihm Freude, die zubereiteten Speisen jemand anderem anzubieten (s. Abb. 1.2).

Im Stehen kann eine geführte Sequenz sehr gute Resultate zeigen, aber wenn der Patient zum Stehen dorsale Beinschienen benötigt, ist es besser, ihm diese

Schienen anzulegen, bevor mit dem eigentlichen Führen begonnen wird (s. Abb. 4.12). Bei anderen Patienten ergibt sich manchmal aus den Anforderungen der Aufgabe selbst eine sinnvolle Möglichkeit, vom Stuhl aufzustehen.

Komplexitätsgrad

Eine Problemlösungsaufgabe wird komplexer, je nachdem, wieviele Gegenstände und Teilschritte dazugehören, ob sich alle notwendigen Gegenstände im unmittelbaren Gesichtsfeld des Patienten befinden oder nur einige von ihnen oder ob weitere notwendige Dinge sogar erst an anderen Orten gesucht werden müssen. So wäre es beispielsweise auf der untersten Stufe der Komplexitätsskala eine sehr einfache Aufgabe, wenn auf dem Tisch direkt vor dem Patienten ein Glas und eine Flasche Mineralwasser stehen, und am anderen Ende der Skala wäre es eine äußerst komplexe Aufgabe für den Patienten, Freunde zum Essen einzuladen und somit das Planen des Menüs, das Einkaufen der Zutaten, das Kochen, das Decken des Tischs und das Servieren des Essens und Trinkens zu übernehmen beim gemeinsamen Essen mit den Freunden. Lernen und Aufmerksamkeit sind dann optimal, wenn der Lernende an seiner Leistungsgrenze arbeitet und die Aufgabe eine Herausforderung und etwas für ihn Neues beinhaltet (Affolter und Stricker 1980).

Es muß allerdings immer wieder bedacht werden, daß Leistungsfähigkeit niemals stetig gleichbleibend ist; schließlich hat auch ein Wimbledonsieger „gute" und „schlechte" Tage. Die Komplexität einer Aufgabe wird zusätzlich durch äußere Faktoren wie z.B. den Lärm einer nahegelegenen Baustelle oder das Quietschen eines wackligen Stuhls und durch innere Faktoren wie Schlafmangel, Verstopfung oder Schmerz gesteigert. Im Falle des hirnverletzten Patienten wird zuweilen schon die große Anstrengung und Konzentration, die er zur Bewältigung des gewöhnlichen Alltags braucht, seine Leistungsfähigkeit beeinträchtigen.

Die Angemessenheit einer Aufgabe beurteilen

Die Angemessenheit einer Aufgabe kann wirklich nur dadurch beurteilt werden, daß der Patient dabei beobachtet wird, wie er die Aufgabe ausführt, ähnlich wie in jeder Lernsituation erst das Verhalten der Studenten zeigt, ob die Lerninhalte und die Art des Unterrichtes ideal sind. Die Aufmerksamkeit des Lernenden und damit auch das Verstehen der Aufgabe ist eine Voraussetzung für gewinnbringendes Lernen; denn was nicht verstanden wird, kann nicht gelernt und behalten werden (Affolter 1991). Die Aufmerksamkeit des geführten Patienten wird anhand der folgenden Beobachtungen beurteilt:

- Er ist ruhig und spricht nicht.
- Er richtet seinen Blick auf die Aufgabe und schaut nicht nach anderen Personen oder auf andere Gegenstände in seiner Umgebung. Manchmal schaut er vielleicht ins Leere, so als würde er nachdenken oder seine Augen schließen, um den visuellen Input auszuschalten.

- Er beendet irrelevante motorische Aktivitäten und unwillkürliche Bewegungen oder reduziert sie auf ein Minimum.
- Der Tonus normalisiert sich, d.h. der Hypertonus läßt nach, oder eine gewisse Anspannung wird fühlbar, falls Hypotonus vorliegt.
- Die Therapeutin bemerkt antizipatorische Bewegungen in die richtige Richtung oder stellt eine leichte Kopfdrehung des Patienten zu dem Gegenstand hin fest, der im nächsten Teilschritt der Aufgabe benötigt wird.

Wenn die Aufgabe oder ihre Darstellung für den Patienten *zu komplex* ist, zeigt sich dies anhand von bestimmten Verhaltensweisen, die sowohl einzeln als auch in Kombination miteinander auftreten können:

- Der Patient spricht über etwas Nebensächliches oder begründet, warum er die Aufgabe nicht ausführen kann. So wird er z.B., wenn die Aufgabe im Essen-Zubereiten besteht, sagen, seine Frau sei zu Hause für alle Küchenarbeiten verantwortlich und er dürfe die Küche gar nicht betreten.
- Oft beklagt er sich darüber, er sei zu müde, um weiterzuarbeiten.
- Er gibt plötzlich an, auf die Toilette zu müssen.
- Er stößt seinen Stuhl vom Tisch weg und weigert sich, weiter mitzuarbeiten.
- Er reagiert heftig und wirft Gegenstände vom Tisch.
- Er wird aggressiv, schlägt nach der Therapeutin, schreit und flucht.
- Er brüllt und schreit und wird sehr spastisch.

Falls die Aufgabe *zu leicht* und zu vertraut ist, sind eher folgende Verhaltensweisen zu beobachten:

- Der Patient plaudert und erzählt der Therapeutin oder anderen, die gerade anwesend sind, Witze.
- Er schaut ständig umher, begrüßt andere Patienten, die vorbeigehen und ruft ihnen etwas zu.
- Er bewegt sich pausenlos, nestelt an seiner Kleidung oder reibt sein Gesicht.

Wenn die Therapeutin sich darauf vorbereitet, einen Patienten zum ersten mal zu führen, muß sie abschätzen, welche Aufgabe für ihn wohl passend wäre. Basierend auf ihren Beobachtungen während der ersten Sitzung kann sie dann die folgenden Aufgaben entsprechend abändern. Um zu entdecken, wo die Schwierigkeiten des Patienten wirklich liegen, muß die Therapeutin eine Aufgabe auswählen, die an den Grenzen seiner Leistungsfähigkeit liegt. Nur zu schnell werden nämlich seine Fähigkeiten überschätzt, wenn er mit einer eher einfachen Aufgabe leicht zurechtkommt und dadurch seine eigentlichen Probleme nicht erkannt werden.

Das Interpretieren von Verhaltensweisen

Auf der Basis einer einzelnen Beobachtung in einer bestimmten Situation ist keine schlüssige Interpretation möglich. Erst nach vielen Beobachtungen in einer Vielzahl von unterschiedlichen Situationen kann das Verhalten des Patienten interpretiert und können seine aktuellen Schwierigkeiten evaluiert werden. Eine häufige Fehlinterpretation, die auf nur einer Beobachtung beruht, ist die, den Patienten als faul und arbeitsunwillig zu bezeichnen. Ein typisches Beispiel dafür ist der Fall einer jungen Patienten, die sich weigerte, sich selbst anzuziehen und die immer wartete, bis jemand kam, um ihr zu helfen. Bald wurde sie deshalb von allen als faul bezeichnet. Die Patientin war aber vor ihrer Hirnverletzung eine Goldmedaillen-Athletin. Es erscheint somit sehr unwahrscheinlich, daß sie von Natur aus faul war. Erst später wurde eine viel stimmigere Erklärung für ihre Verweigerung gefunden: Obwohl ihre motorischen Funktionen ausreichend zu sein schienen, war sie von der Wahrnehmung her nicht in der Lage, die schwierige Aufgabe des Anziehens allein zu bewältigen. Ein anderer, häufiger Interpretationsfehler führt zu der Beurteilung, daß der Patient eine gewisse Aktivität nicht gerne ausführt. Auch diese Beurteilung basiert fast immer auf einer einzelnen Beobachtung oder auf Beobachtungen in gleichen Situationen. Weitere Untersuchungen werden aber stets ergeben, daß sein fehlendes Entgegenkommen immer einen wirklichen Grund hat.

Zwischen Interpretation und Beobachtung muß sorgfältig unterschieden werden. Nur so ist die genaue Beurteilung des Patienten und damit eine angemessene Behandlung möglich. „Der Patient ist nicht glücklich" ist eine Interpretation. „Der Patient sitzt in einer gebeugten Haltung, mit gesenktem Kopf und unbewegtem Gesicht im Rollstuhl" ist die tatsächliche Beobachtung. Bei vielen Aphasiepatienten wird interpretiert, daß sie lesen können, nur weil sie jeden Morgen in die Zeitung gucken und von Zeit zu Zeit eine Seite umblättern.

Verschiedene Möglichkeiten des Führens

Das therapeutische Führen

Für den Patienten wird eine spezifische Aufgabe ausgewählt, sorgfältig vorbereitet und in der Therapie therapeutisch geführt. Je nach dem Zustand des Patienten kann er auf der Intensivstation, auf der Station oder in der ergotherapeutischen oder physiotherapeutischen Abteilung geführt werden. So oft wie möglich sollte die Aufgabe am richtigen Ort und zum richtigen Zeitpunkt durchgeführt werden, damit die Situation möglichst realistisch ist. So wird z.B. ein Salat in der Stationsküche oder in der Küche der Ergotherapie-Abteilung zubereitet und nicht, mitten im Turnsaal, wo der Patient an einer Behandlungsbank sitzt. Wurde ihm kurz zuvor geholfen, seine Kleider anzuziehen, wird es für ihn befremdend wirken, wenn er von der Ergotherapeutin erneut zum Aus- und Anziehen geführt wird. Ihre Therapieeinheit sollte dann sinnvollerweise so geplant werden, daß sie mit seinem Aufstehen oder seinem Zu-Bett-Gehen zusammenfällt. Aus dem gleichen Grund ist es wenig sinnvoll, gemeinsam mit dem Patienten kurz nach dem Essen ein Schinkensandwich zu machen.

Das spontane helfende Führen

Im täglichen Leben des Patienten im Krankenhaus und in der Rehabilitationsklinik gibt es viele Momente, in denen er bei bestimmten Aufgaben Hilfe braucht. Jeder, der zu diesem Zeitpunkt gerade bei ihm oder in seiner Nähe ist, kann ihn *führen,* anstatt die Aufgabe für ihn zu erledigen. Am häufigsten wird der Patient beim Transfer vom Rollstuhl auf einen Stuhl, bei der Körperpflege, beim Essen und Trinken und beim Herumgehen im Krankenhaus etwas Hilfe benötigen.

Alle diese Situationen bieten ideale Möglichkeiten zum Führen. Diese Ausweitung der Therapie auf wirkliche Lebenssituationen, in denen der Patient auf natürliche Art mit der Lösung von Problemen konfrontiert wird, ist von großem Nutzen und wird die Übertragung der Aktivitäten aus der Therapiestunde in das alltägliche Leben fördern. Alle Mitglieder des Teams und auch die Angehörigen sollten nach solchen Möglichkeiten Ausschau halten und in der Lage sein, einzugreifen und ihn spontan zu führen, z.B. wenn der Patient vergeblich versucht, den Liftknopf zu drücken. Spontan kann hier jemand, der gerade in seiner Nähe ist, seine Hände nehmen, die Wände und den Türrahmen als Informationsquelle benutzen und die Handlung des Patienten zu einem erfolgreichen Ende führen; oder die Hilfsperson kann ihn, wenn ihm beim Essen seine Serviette auf den Boden fällt, kurz führen, um sie wieder aufzuheben; oder die Pflegerin führt ihn beim Zähneputzen, um noch etwas mehr Zahnpasta auf die Bürste zu drücken. Sie nimmt dem Patienten so die Aufgabe nicht ab, sondern führt ihn durch die kurze Sequenz, wobei die Wand, das Waschbecken und das Schränkchen über dem Waschbecken viele Informationen über stabile Oberflächen beisteuern.

Die Angehörigen zum Führen anleiten

Alle Mitglieder des Team sollten mit dem Konzept des Führens vertraut und nach theoretischer und praktischer Einführung in der Lage sein, die Prinzipien in ihre Arbeit mit dem Patienten einzubeziehen. Es ist ebenso wichtig, daß auch die Familie und die Freunde zum Führen des Patienten angeleitet werden, weil sie mit ihm eine beträchtliche Zeit verbringen. Dadurch können sie ihm helfen und gleichzeitig mit ihm auf eine viel sinnvollere und therapeutisch nützlichere Art kommunizieren. Sie werden durch das Führen auch ein besseres Verständnis für seine Schwierigkeiten gewinnen und für die nicht sichtbaren Probleme, die diese Schwierigkeiten bedingen. Dazu ist aber eine sorgfältige Einführung notwendig, die unbedingt auch praktische Erfahrungen beinhalten muß. Es ist nicht möglich, das Führen lediglich durch Zuschauen oder über verbalen Unterricht zu lernen:

- Die Therapeutin führt den Angehörigen genau so, wie sie den Patienten führen würde, so daß die Person, die unterrichtet wird, an sich selbst die Geschwindigkeit der Bewegungen, das Ausmaß an Kontakt mit den verschiedenen Oberflächen und die ständige Nähe der Therapeutin spüren kann

(Abb. 1.13a). Verschiedene Aufgaben sollten auf diese Art und Weise durchgeführt werden, damit die Person, die das Führen lernt, selbst erfahren kann, wie der Input sich ändert, wenn verschiedene Gegenstände auf verschiedene Arten gehandhabt werden.

- Nun führt der Angehörige den Patienten bei genau der gleichen Aufgabe, die er gerade selbst erfahren hat. Die Therapeutin kann hierbei ihre Hand auf die Hand des Angehörigen legen und das Ausmaß an Kontakt, an Druck und

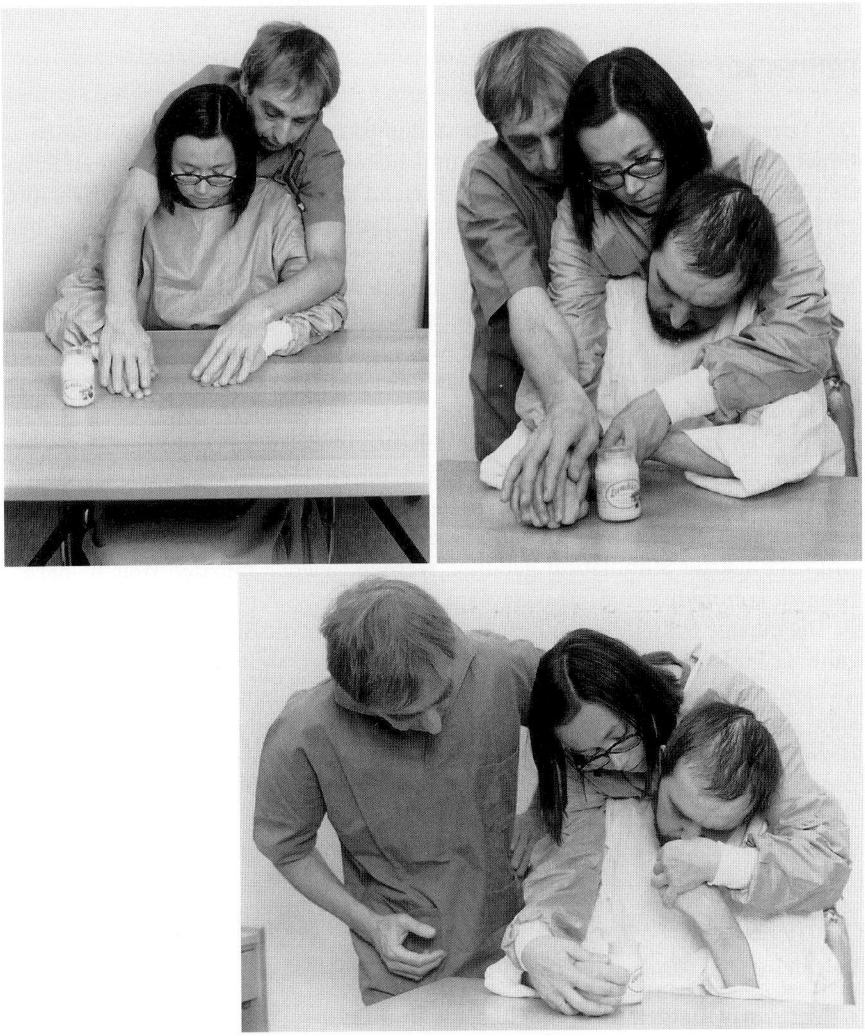

a b c

Abb. 1.13a–c. Ein Familienmitglied zum Führen anleiten. **a** Der Therapeut führt die Frau eines Patienten, um ihr die Prinzipien des Führens nahezubringen. **b** Der bewußtlose Patient wird von seiner Frau geführt. Der Therapeut gibt taktile Hilfestellungen. **c** Die Frau des Patienten führt ihn allein weiter, der Therapeut ist bereit, bei Bedarf mitzuhelfen

an Bewegung während des Führens anpassen, ohne daß die Aktivität durch ablenkende verbale Anweisung unterbrochen werden muß. So wird Lernen durch Spüren ermöglicht (Abb. 1.13b).
- Der Angehörige fährt nun selbständig mit dem Führen fort; die Therapeutin steht daneben und greift nur noch ein, wenn es nötig ist (Abb. 1.13c).

Führen in verschiedenen Kliniksituationen

Führen auf der Intensivstation

Die Therapeutin wird ihre ganze Vorstellungskraft benötigen, um Aufgaben zu finden, die in der eher unwirklichen und sicherlich äußerst unvertrauten Situation der Intensivstation sinnvoll und passend sind. Spontane, aus der Situation entstehende Aktivitäten wie Haare bürsten, das Gesicht mit Creme einreiben, sich waschen oder mit einem Tuch den Schweiß abwischen bieten Möglichkeiten zum Führen. Es können auch spezifische Aufgaben ausgewählt werden, die mehr Widerstandsveränderungen und somit einfacher zu ertastende Spürinformationen beinhalten. Auch wenn die Aufgabe ganz einfach ist, muß sie doch die Kriterien wie Zielorientiertheit, Problemlösungscharakter und taktil-kinästhetischer Input im Rahmen eines wirklichen Geschehens erfüllen.

Auch der bewußtlose Patient oder der Patient, der erste schwache Anzeichen dafür zeigt, daß er sein Bewußtsein wiedererlangt, kann während der Durchführung von Aufgaben geführt werden, selbst wenn er noch im Bett liegt oder zum ersten Mal für eine ganz kurze Zeit im Rollstuhl sitzt. So kann ihm durch sinnvolle taktile Stimulation geholfen werden, wieder mit der Welt in Berührung zu kommen.

Die einzige Schwierigkeit besteht darin, eine für die Situation passende Aufgabe zu finden. Wenn der Patient einen Gips trägt, sollte das die Therapeutin nicht vom Führen abhalten, denn, wie bereits ausgeführt, ist dank des „Zauberstab"-Phänomens taktiler Input auch durch den Gips hindurch möglich. Es gibt Hinweise darauf, daß Patienten ihr Bewußtsein schneller wiedererlangen und ganz sicher weniger spastisch sind, wenn sie bereits in der Frühphase bei sinnvollen Aufgaben geführt wurden. Anhand der folgenden geführten Aufgaben sollen verschiedene Möglichkeiten illustriert werden:

Der Patient liegt noch im Bett

Beispiel 1: Der Patient stellt das Radio an.

- Vor den Patienten, der in Seitenlage im Bett liegt, wird ein tragbares Radio hingestellt.
- Die Therapeutin legt ihren Arm unter den Nacken des Patienten, um seine Suche nach Informationen auf der unteren Seite zu führen, während ihre andere Hand frei bleibt, um seine Hand zu bewegen.

- Die Hand des Patienten wird nun geführt, um das Radio zu ergreifen und ganz nah an seinen Körper zu ziehen (Abb. 1.14a).
- Nach einem geeigneten Wechsel zwischen der Bewegungs- und der Informationsseite während der Aktivität, bewegt die Therapeutin die Hand des Patienten auf der Oberseite des Radios entlang, um den Einschaltknopf zu finden (Abb. 1.14b).
- Sobald der Finger des Patienten auf der richtigen Taste liegt, wird diese gedrückt und das Radio eingeschaltet. Während dieser Zeit hält der andere Arm des Patienten das Radio in festem Kontakt mit dem Körper (Abb. 1.14c).
- Die Musik erklingt und die Aufgabe ist erfolgreich gelöst. Auf dieser Stufe zeigt der Patient nicht selten einige Reaktionen, die als Wiedererkennen oder

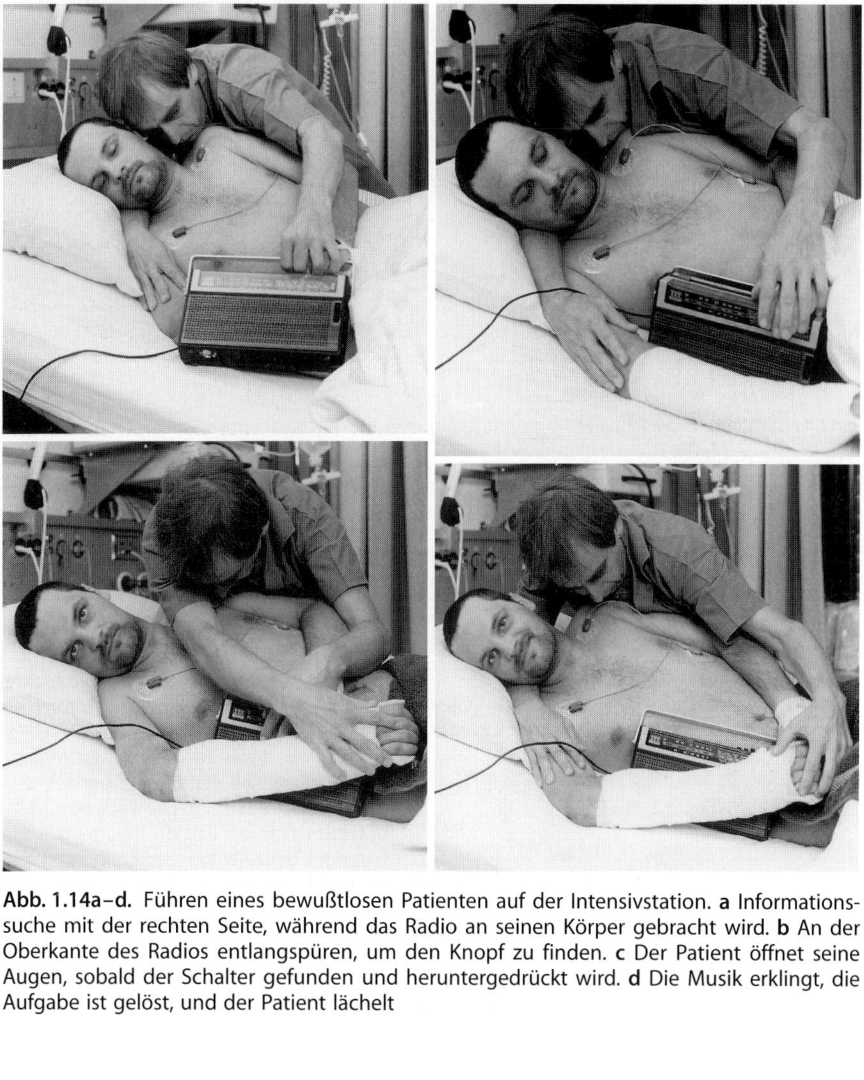

a b c d

Abb. 1.14a–d. Führen eines bewußtlosen Patienten auf der Intensivstation. **a** Informationssuche mit der rechten Seite, während das Radio an seinen Körper gebracht wird. **b** An der Oberkante des Radios entlangspüren, um den Knopf zu finden. **c** Der Patient öffnet seine Augen, sobald der Schalter gefunden und heruntergedrückt wird. **d** Die Musik erklingt, die Aufgabe ist gelöst, und der Patient lächelt

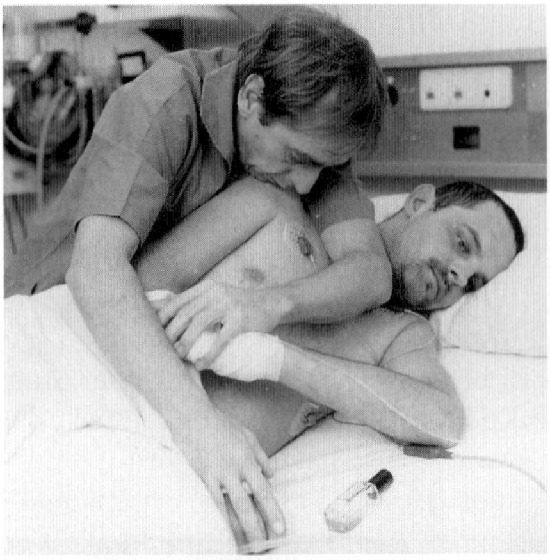
a

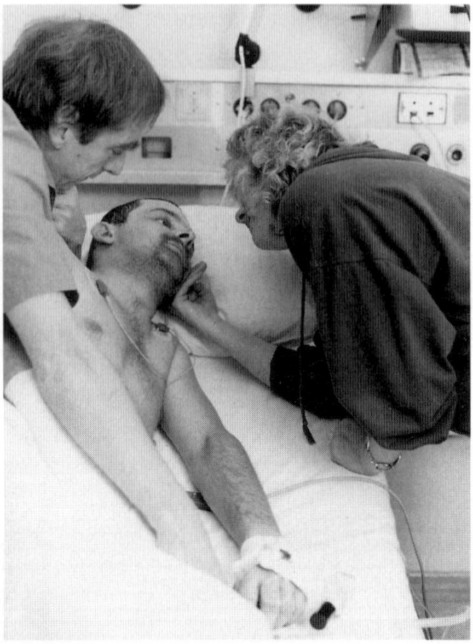
d

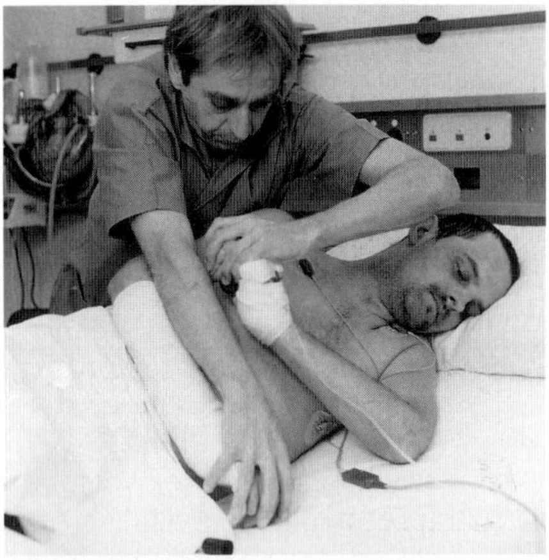
b

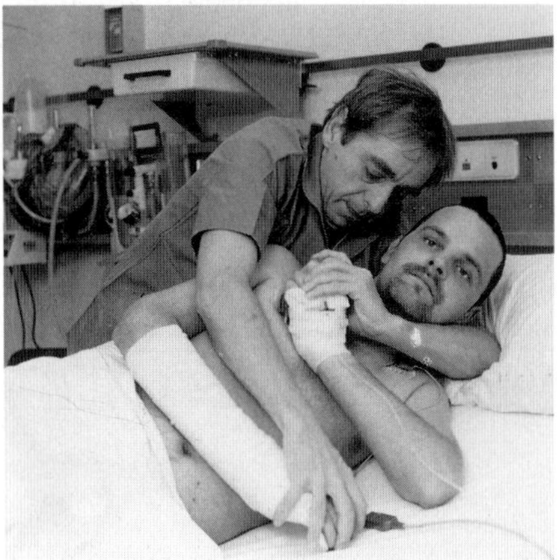
c

Abb. 1.15a–d. Eine weitere geführte Aufgabe auf der Intensivstation. **a** Die rechte Hand des Patienten sucht nach Informationen, mit der linken greift er nach dem Eau de Toilette. **b** Das Fläschchen wird festgehalten und der Zeigefinger sucht den Zerstäuberkopf. **c** Der Patient besprüht sich mit Eau de Toilette. **d** Seine Freundin begrüßt ihn, das Ereignis ist zu einem Erfolg gekommen als Zufriedenheit gedeutet werden können. Er öffnet beispielsweise seine Augen oder ändert seinen Gesichtsausdruck, oder vielleicht ändert sich nur sein Atemrhythmus oder seine Herzfrequenz (Abb. 1.14d).

Beispiel 2: Der Patient trägt Eau de Toilette auf, bevor seine Freundin kommt.

- Während der Patient in Seitenlage liegt, wird das Fläschchen mit dem Eau de Toilette in seine Reichweite auf das Bett gelegt. Die Therapeutin führt den Arm des Patienten, der oben liegt, um Informationen zu suchen. Sie drückt dabei seinen Arm an seinen Körper und bringt seine Hand in Kontakt mit der Oberfläche des Betts (Abb. 1.15a).
- Die Therapeutin bewegt die andere Hand des Patienten, um das Fläschchen zu ergreifen und in Richtung des Nackens zu bewegen (Abb. 1.15b).
- Die Therapeutin plaziert nun den Zeigefinger des Patienten, damit dieser den Sprühknopf bedienen kann, und sie hilft ihm, die Hand in die richtige Stellung zu bringen, bevor er das Eau de Toilette an den Nacken und hinter die Ohren sprüht (Abb. 1.15c).
- Sobald die Hände des Patienten wieder auf dem Bett liegen und er das Fläschchen losgelassen hat, kommt, wie zuvor verabredet, seine Freundin und begrüßt ihn. Damit wurde die Aufgabe zufriedenstellend beendet (Abb. 1.14d).

Der Patient sitzt für kurze Zeit außerhalb des Betts

Beispiel: Der Patient wäscht sein Gesicht und seine Hände an einem Waschbecken.

- Der Patient, der im Rollstuhl sitzt, wird so nahe wie möglich zum Waschbekken in der Nähe des Betts gebracht. Die Therapeutin führt eine seiner Hände, um den Rand des Waschbeckens auf Stabilität hin zu überprüfen. Sie bewegt die andere Hand über die Oberfläche des Waschbeckens hin zum Wasserhahn (Abb. 1.16a). Der Patient dreht den Wasserhahn auf.
- Abschließend wird dem Patienten geholfen, nach seinem Handtuch zu greifen, mit dem er sich abtrocknet (Abb. 1.16b). Zuvor hat er, von der Therapeutin geführt, das Waschbecken mit Wasser gefüllt, die Wassertemperatur überprüft und sich gewaschen.

Führen zur Überwindung von Schwierigkeiten bei der Sitzhaltung

Viele Patienten werden zunächst Schwierigkeiten haben, aufrecht im Rollstuhl zu sitzen. Sie werden zu einer zu stark gebeugten oder zu stark extendierten Haltung neigen. Möglichkeiten, wie der Rollstuhl angepaßt oder der Patient dabei unterstützt werden kann, eine bessere Sitzhaltung einzunehmen, werden in Kap. 2 beschrieben. Es ist nutzlos zu versuchen, den Patienten auf irgendeine Art in einer korrekten Haltung zu fixieren, da jede mechanische Fixierung für

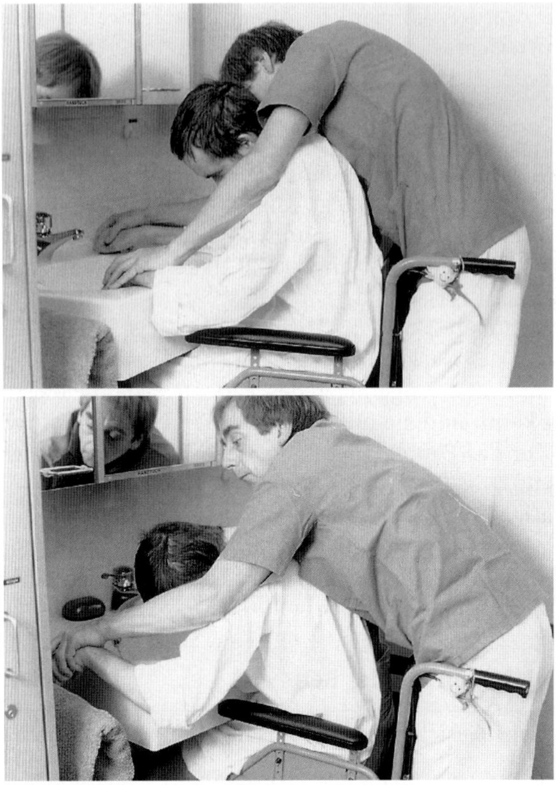

a

b

Abb. 1.16a,b. Führen eines bewußtlosen Patienten im Rollstuhl. **a** Das Waschbekken dient als Quelle für taktile Informationen, während die Hand des Patienten in Richtung des Wasserhahns bewegt wird. **b** Das Handtuch holen, um Gesicht und Hände abzutrocknen

gewöhnlich die Situation nur verschlimmert. Sind sein Kopf und sein Rumpf zu stark flektiert, wird ein Riemen, der um seinen Kopf gelegt wird, um diesen oben zu halten, dem Patienten nur einen Widerstand bieten, gegen den er seinen Kopf noch sehr viel stärker drückt. Und wenn er im Sitzen in die Extension schießt, wird er seinen Kopf immer und immer wieder nach hinten gegen eine am Rollstuhl befestige Kopfstütze drücken. Beide Haltungen deuten darauf hin, daß der Patient durch die extreme Stellung seines Nackens und seines Rumpfs verzweifelt versucht, mehr Informationen darüber zu gewinnen, in welcher aktuellen Beziehung zu seiner Umgebung er sich gerade befindet. Hier kann das Führen helfen, das zugrundeliegende Problem zu lösen. Für den Patienten, der nach hinten in Extension drückt, werden Aufgaben gesucht, bei denen er nach vorne kommen muß. Für den Patienten, der ständig in Flexion sitzt, werden Aufgaben ausgewählt, bei denen er aufschauen und die Streckung des Rumpfs brauchen muß. Vermeiden unkorrekter Haltungen hat bei der Behandlung Priorität und ist viel leichter und weniger beunruhigend für alle Beteiligten als die anstrengende Aufgabe, sie später, wenn sie erst einmal ausgeprägt vorhanden sind, wieder zu korrigieren. Es muß daran erinnert werden, daß diese Probleme bei Patienten selten auftreten, wenn sie bereits in der Frühphase nach der traumatisch oder anderweitig bedingten Hirnläsion richtig bewegt und außerhalb

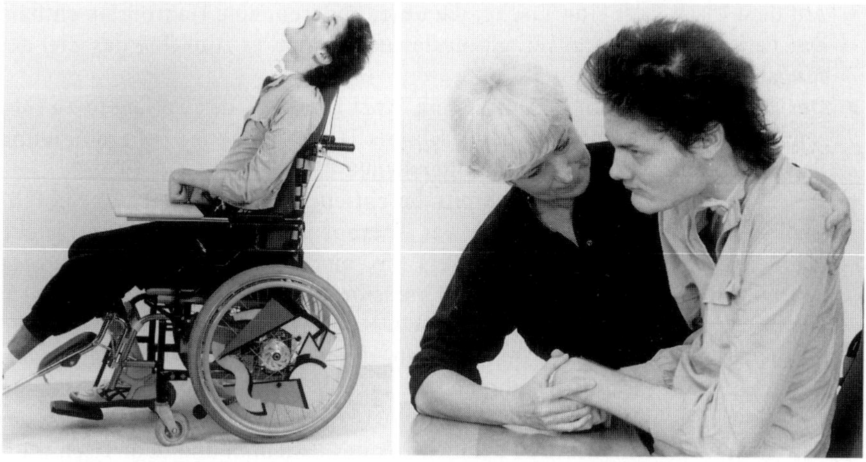

a b

Abb. 1.17a,b. Hyperextension im Rumpf und in der Halswirbelsäule. a Anormale Sitzhaltung. b Die Therapeutin kann die Sitzhaltung des Patienten nicht manuell korrigieren

des Betts zum Sitzen und mit Unterstützung zum Stehen gebracht werden. Das folgende Beispiel zeigt, wie bei extremer Extension das Problem überwunden werden kann:

- Ein Patient, der über Monate in Rückenlage im Bett lag, kann weder seinen Nacken noch seinen Rumpf aktiv beugen, und eine passive Beugung ist bei ihm ebenfalls nicht möglich. Er verfügt über eine so geringe Flexion der Halswirbelsäule, daß die Schwester seinen Kopf im Bett nicht genügend anheben kann, um ein Kissen darunterzulegen. Therapeutische und funktionelle Aktivitäten können nicht durchgeführt werden, weil er nicht in der Lage ist, sich nach vorn zu beugen, um seine Hände auf einem Tisch, der vor ihm steht, zu gebrauchen (Abb. 1.17a). In Verbindung mit der extremen Halswirbelsäulenextension steht der Mund des Patienten weit offen, und er kann folglich nicht essen.
- Trotz seines kooperativen Verhaltens gelingt es nicht, den Rumpf des Patienten nach vorn an den Tisch zu bringen, der vor ihm steht. Wenn die Therapeutin versucht, den gewaltigen Widerstand zu überwinden, drückt der Patient noch viel stärker in die Extension (Abb. 1.17b).
- Ein weiteres Problem dieses Patienten ohne Nacken- und Rumpfflexion ist seine Körpergröße von mehr als 2 m.

Der Einfluß einer geführten Aufgabe auf die Sitzhaltung des Patienten

Beispiel: Der Patient bürstet seine Haare.

- Der Patient wird vom Rollstuhl auf einen Hocker transferiert. Vor ihm steht ein Tisch. Die Therapeutin steht dicht hinter ihm, um ihn in dieser Haltung zu stützen.

- Auf dem Tisch liegt eine Tasche, die unter anderem eine Haarbürste enthält. Der Patient erhält keine verbale Erklärung, so daß er zunächst das Ziel der Aufgabe nicht erkennt.
- Der Therapeut beginnt nun, ohne ein Wort zu sagen, den Patienten zu führen, den einen Arm, um mit der Tischoberfläche Kontakt zu bekommen und den anderen, um die Tasche zu untersuchen (Abb. 1.18a).
- Unter Berücksichtigung der bereits beschriebenen Prinzipien des Führens sucht der Patient nun mit Hilfe der Therapeutin abwechselnd mit seinen Händen Informationen oder bewegt sie, bis die Tasche geöffnet werden kann. Zu diesem Zeitpunkt ist die Extension in seinem Nacken und seinem Rumpf bereits weniger extrem, und sein Mund ist geschlossen (Abb. 1.18b).
- Die Therapeutin führt die Bewegungen, die notwendig sind, um die Haarbürste aus der Tasche zu nehmen. Sie bewegt den Patienten langsam und behutsam und hält den engen Kontakt zwischen ihrem Körper und dem des Patienten und auch zwischen dem Körper des Patienten und dem Tisch während der gesamten Aktivität aufrecht (Abb. 1.18c).
- Unter der Führung der Therapeutin bürstet der Patient seine Haare und der Extensortonus verringert sich noch weiter (Abb. 1.18d).
- Der Patient wird danach wieder in den Rollstuhl gesetzt. Seine Sitzhaltung hat sich deutlich verbessert, und sein Rumpf und sein Hals wirken viel entspannter (Abb. 1.19).

Führen in Verbindung mit Gehen

In Kap. 4 werden Möglichkeiten aufgezeigt, wie der Patient in der Frühphase im Stehen geführt werden kann. Das Ziel dabei ist, daß der Patient aufrechter und über einen längeren Zeitraum stehen kann, als wenn das Stehen nur als Aktivität an sich geübt wird. Für viele Patienten kann Gehen eine sehr erschreckende Erfahrung sein, da dabei über den Kontakt mit der Umwelt nur sehr wenig Informationen oder stabile Unterlagen angeboten werden, und über die verschiedenen Sinnessysteme können widersprüchliche Informationen aufgenommen werden. Da er nur mit einem Fuß Kontakt zum Boden hat, ist der Patient, was den übrigen Körper betrifft, völlig abhängig von Informationsquellen innerhalb seines Körpers, und diese sind oft gestört oder arbeiten nicht in Einklang miteinander. Was der Patient visuell wahrnimmt, wenn er sich bewegt, kann zu dem, was er spürt, wenn sein Fuß den Boden berührt, in Widerspruch stehen. Der Patient wirkt stark verunsichert und erinnert an jemanden, der wie torkelnd auf ganz dünnem Eis geht und schreckliche Angst hat, daß es unter seinen Füßen einbricht (Abb. 1.20a, b). Die Tatsache, daß die Therapeutin ihn wirksam unterstützt und ihn ständig verbal beruhigt, vermindert seine Furcht in keinster Weise. Sobald er geht, weil es Teil einer tatsächlichen Aufgabe ist und die Therapeutin seine Bewegungen führt, wird er nicht so schnell Angst empfinden oder in Panik geraten, und das Gangbild selbst wird immer normaler und entspannter.

Eine Aufgabe, die die Notwendigkeit des Gehens einschließt, könnte z.B. darin bestehen, einen Getränkewagen mit kühlen Getränken und Gläsern zu

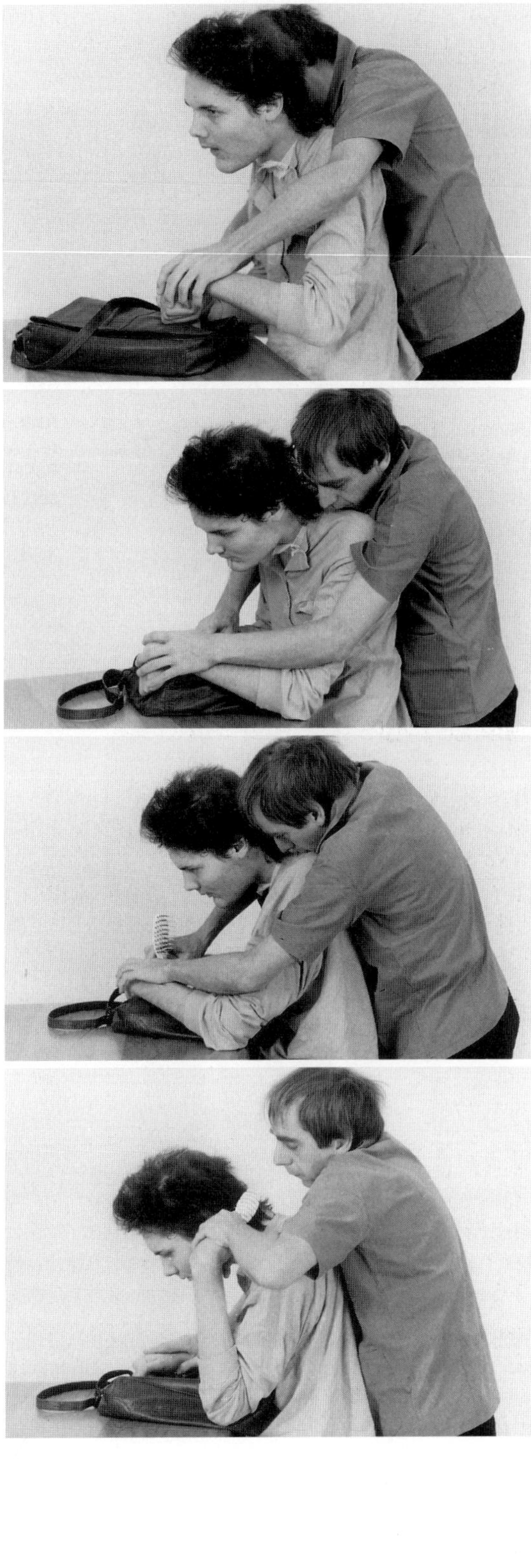

a b c d

Abb. 1.18a–d. Korrigieren der Sitzhaltung durch eine geführte Aufgabe. **a** Führen eines 2m großen Mannes, um eine Handtasche zu untersuchen. **b** Entdecken, wie die Handtasche geöffnet werden kann. **c** Eine Haarbürste finden und herausnehmen. **d** Wenn der Patient seine Haare bürstet, werden Rumpf- und Nackenflexion erreicht

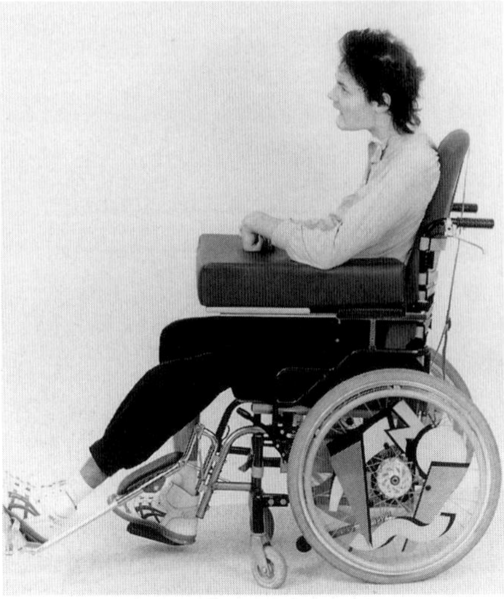

Abb. 1.19. Unmittelbar nach der geführten Aktivität ist die Sitzhaltung des Patienten im Rollstuhl wesentlich verbessert (vergl. mit Abb. 1.17a)

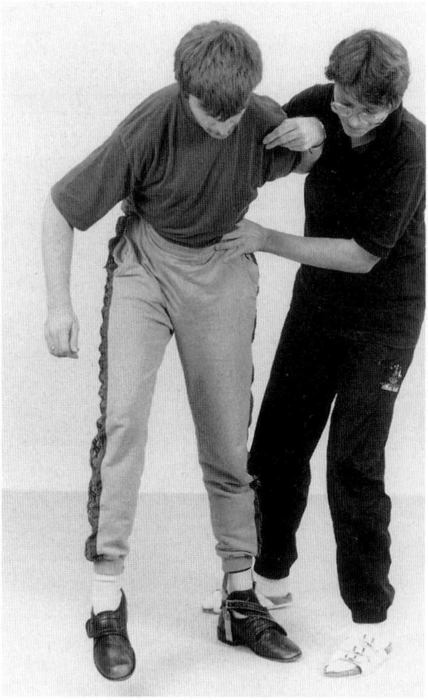

a

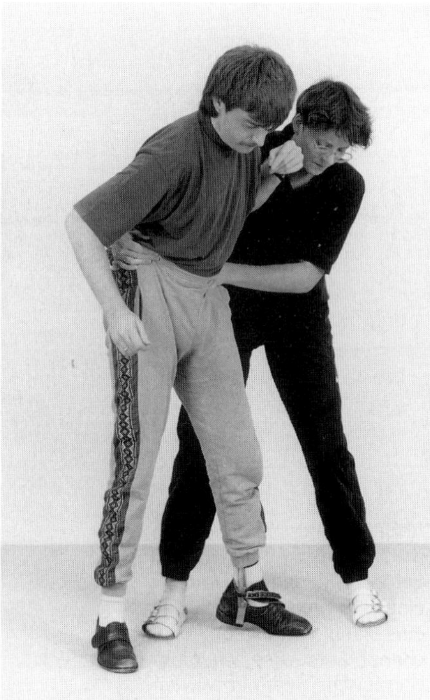

b

Abb. 1.20a,b. M.C., ein Patient mit ausgeprägter taktiler Wahrnehmungsstörung, hat Angst vor dem Gehen. **a** Er macht einen Schritt mit seinem rechten Fuß. Die Therapeutin kann ihn kaum stützen. **b** Er versucht, seinen linken Fuß zu bewegen (s. „Ein Beispiel aus der Praxis" in Kap. 7)

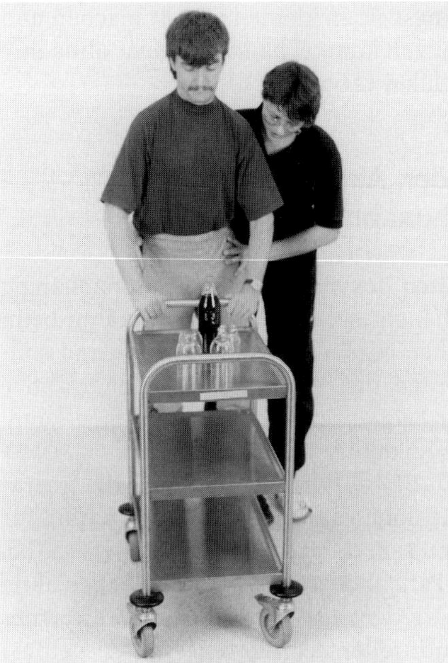

a

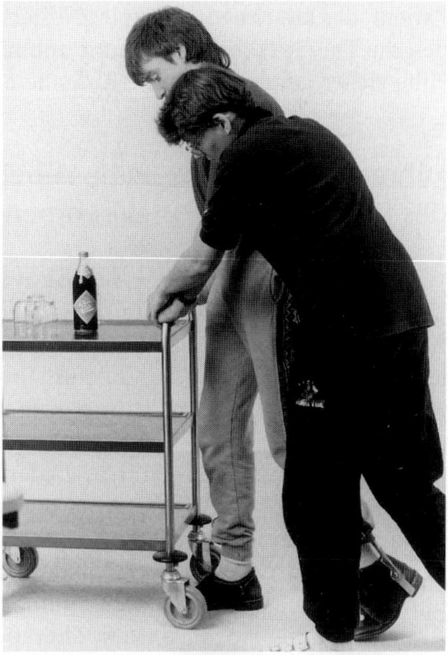

b

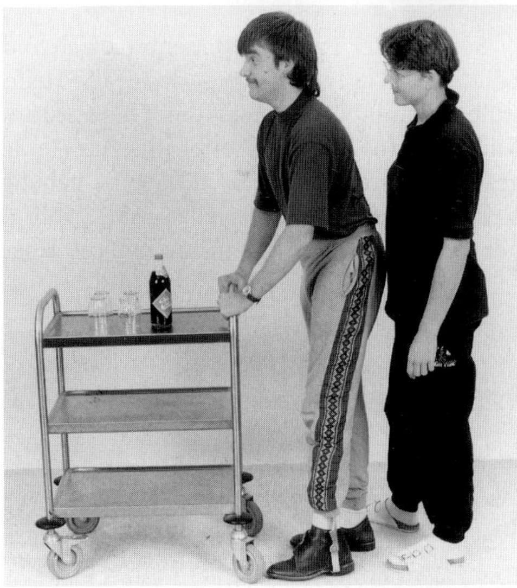

c

Abb. 1.21 a–c. Patient M.C. geht während er eine konkrete Aufgabe ausführt. **a** Er schiebt einen Getränkewagen, um Getränke zu servieren. **b** Die Therapeutin, die engen Körperkontakt hält, facilitiert das Gehen. **c** Der Patient geht allein weiter und zeigt keine Anzeichen von Angst

beladen, um die Getränke anderen zu servieren. Um die Getränke den anderen zu bringen, muß der Patient aufstehen und den Getränkewagen zu ihnen hinfahren (Abb. 1.21a). Da der Patient ein Ziel verfolgen und den Getränkewagen vor sich herschieben kann, ist er fähig, mit sehr wenig Unterstützung der Therapeutin sicher zu gehen. Sie braucht ihm höchstens dabei zu helfen, daß er den Wagen mit seinen Händen an der richtigen Stelle hält (Abb. 1.21b). Der gleiche

Patient, der kurz zuvor nur mit größter Angst einen kleinen Schritt machen und den die Therapeutin dabei kaum unterstützen konnte, kann vielleicht ohne ihre Hilfe sicher gehen und seine Aufgabe erfüllen (Abb. 1.21c).

Führen, während der Patient bei den Aktivitäten des täglichen Lebens zunehmend unabhängiger wird

Wie schnell der Patient bei den Aktivitäten des täglichen Lebens unabhängig wird, ist zu einem großen Teil davon abhängig, welche Art der Hilfe ihm beim Anziehen, Duschen, Rasieren oder Waschen gegeben wird. Von Anbeginn sollten diese Aktivitäten so durchgeführt werden, daß er durch zunehmende aktive Mitarbeit Schritt für Schritt immer mehr Sequenzen selbst übernehmen kann, und dadurch nicht einen gänzlich neuen Ablauf lernen muß.

Bevor der Patient allmählich wieder zu Bewußtsein kommt, muß die Therapeutin oder der jeweilige Betreuer die Aufgaben von Anfang bis zum Schluß für ihn durchführen. Doch schon hier ergeben sich Gelegenheiten, ihn, wie in Abb. 1.16 gezeigt wurde, zu führen. Sobald der Patient bei gewissen Bewegungen aktiv mithelfen kann, sollte er dazu ermuntert werden, auch wenn der größte Teil der Aktivität immer noch von der Therapeutin oder der Pflegeperson ausgeführt wird.

So kann der Patient z.B. beim Anziehen der Hosen aufgefordert werden, sein Bein in die Luft zu strecken, damit die Helferin das Hosenbein über seinen Fuß stülpen kann. Dann stellt die Therapeutin seine beiden Füße mit gebeugten Knien auf das Bett und bittet ihn, das Gesäß anzuheben, damit die Hose hochgezogen werden kann. Sie hält seine gebeugten Beine gegen ihren Körper und zieht nun die Hose über sein Gesäß (Abb. 1.22). Wenn der Patient seine Hände benutzen kann, sollte er mithelfen, die Hose hochzuziehen.

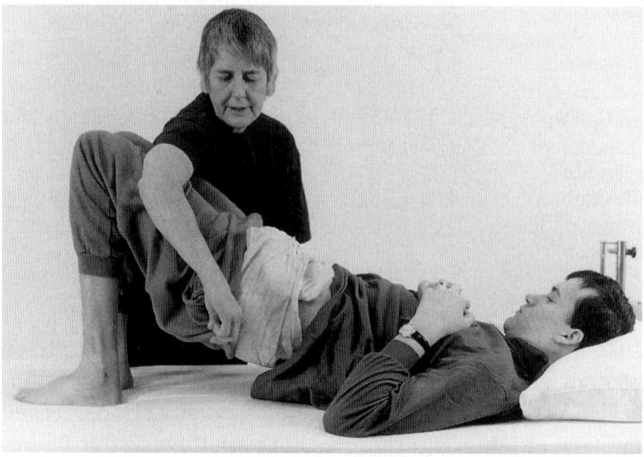

Abb. 1.22. Ein Patient mit einer ausgeprägten Ataxie hebt im Bett sein Becken an, damit seine Hose über das Gesäß gezogen werden kann

Führen beim Anziehen

Die Therapeutin kann den Patienten während einzelner Abschnitte der Aktivität, soweit dies von körperlichen Gesichtspunkten her durchführbar ist und die notwendige Zeit dafür zur Verfügung steht, bereits in der Frühphase führen, obwohl sie ihn zum größten Teil noch selbst anziehen muß.

- Beispiel 1: *Socken und Schuhe anziehen.* Wenn der Patient noch nicht in der Lage ist, aufrecht zu sitzen – auch nicht mit Hilfe der Unterstützung, die ihm sein Rollstuhl bietet – bringt ihn die Therapeutin im Bett zum Sitzen. Sie hilft ihm, auf der einen Seite eine stabile, stützende Unterlage zu finden, stützt seinen Rumpf durch einen engen Kontakt zwischen ihrem und seinem Körper und führt dann seine Hände, um die Socken anzuziehen (Abb. 1.23a).
- Beispiel 2: *Eine Trainingsjacke anziehen.* Der Patient wird in seinen Rollstuhl transferiert, und die Therapeutin legt die Jacke seines Trainingsanzugs vor ihm auf den Tisch. Die Armlehnen des Rollstuhls und der Tisch bieten feste

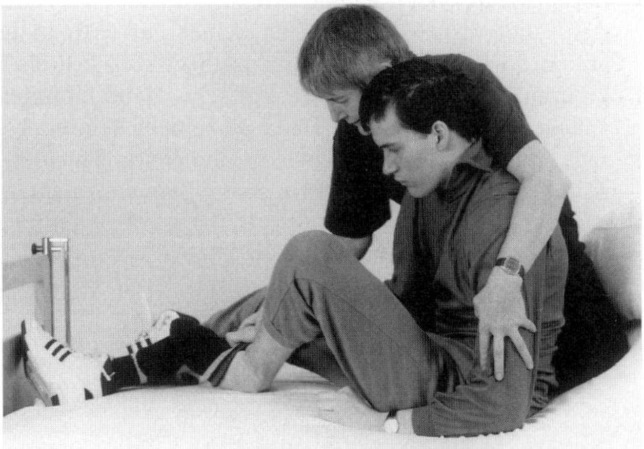

a

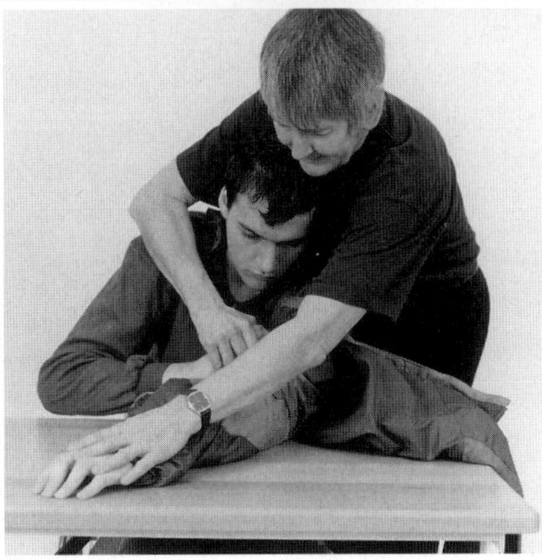

b

Abb. 1.23. a Die Therapeutin führt den Patienten und hilft ihm, sich die Socken anzuziehen. **b** Er sitzt in seinem Rollstuhl. Die Therapeutin führt ihn therapeutisch beim Anziehen seiner Trainingsjacke

Unterstützungsflächen an und die Therapeutin kann den Patienten beim Anziehen seiner Jacke führen (Abb. 1.23b).

Wenn sich das Gleichgewicht des Patienten verbessert und er in seinem Rollstuhl sicher sitzen kann, sollte der Schwierigkeitsgrad der Aufgabe gesteigert werden. Er kann sich im Sitzen, und auch im Stehen anziehen, was mehr verschiedene Bewegungen einschließt. Er sollte auch geführt werden, um seine Kleider auszuwählen, aus dem Schrank zu nehmen und auf einen Tisch in der Nähe zu legen, bevor er sich anzieht.

- Beispiel 1: *Stehen, um die Hose hochzuziehen.* Zuerst wird dem Patienten geholfen, seine Füße in die Hosenbeine zu stecken, während er noch im Rollstuhl sitzt, und danach kann er mit Hilfe der Therapeutin aufstehen, um die Hose über sein Gesäß zu ziehen. Der vor ihm stehende Tisch wird ihm das Aufstehen aus dem Stuhl erleichtern und kann ihm als Referenzpunkt dienen, wenn er, um die Aufgabe auszuführen, im Stehen sein Gleichgewicht halten muß (Abb. 1.24). Um sicher zu sein, daß er mit beiden Beinen Gewicht übernimmt, verändert und paßt die Therapeutin ihre Unterstützung an.
- Beispiel 2: *Im Sitzen Schuhe und Socken anziehen.* Da der Patient in den meisten Fällen nicht in der Lage ist, seinen Fuß aktiv in der Luft zu halten, muß er, um Socken und Schuhe anzuziehen, zunächst ein Bein über das andere kreuzen. Die Therapeutin bewegt seine Hand hinunter, um seine Socke aufzuheben, wobei sie seine Hand an seinem Bein oder entlang des Rollstuhlrads hinunter zum Boden bewegt und es so vermeidet, sie frei durch die Luft zu führen. Sie hilft ihm, eines seiner Beine anzuheben und über das andere

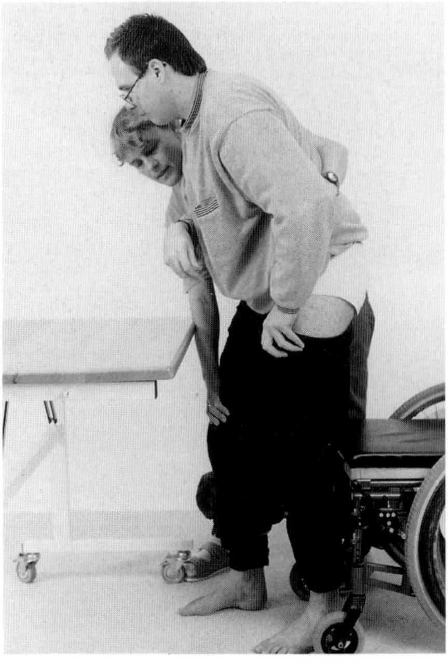

Abb. 1.24. Ein Patient mit rechtsseitiger Hemiplegie steht und zieht mit Hilfe der Therapeutin die Hose hoch. Ein Tisch vor ihm erleichtert es ihm, das Gleichgewicht aufrechtzuerhalten

zu legen, steht dann ganze nah neben ihm, zieht seinen Rumpf zu sich, so daß der Patient sein Gewicht auf dieser Seite hat, und führt dann seine Hände, um die Socke anzuziehen (Abb. 1.25a).

- Beispiel 3: *Schuhe binden.* Die Therapeutin steht ganz nah beim Rollstuhl und schiebt die Hand des Patienten langsam und Stück für Stück an seinem Bein entlang gleitend nach unten, bis er den Fuß erreicht. Während sie seine eine Hand gegen sein Bein hält, bewegt sie die andere, um das Band zu ergreifen und fest auf die Haftfläche zu drücken (Abb. 1.25).

Schuhe zu binden ist eine sehr komplexe Aufgabe. Das gesunde Kind bewältigt sie erst mit etwa sechs Jahren. Es ist für die Therapeutin fast unmöglich, das Binden des Knotens und der Schlaufe zu führen, und für den Patienten bedeuten die vielen ergebnislosen Versuche nur Frustration. Klettverschlüsse oder ein Band mit einer Schnalle sind leichter zu handhaben, um die Schuhe zu schließen, und die Therapeutin kann dabei, wenn nötig, die Bewegungen der Hände führen. Klettverschlüsse können ohne weiteres an jeden Schuh mit Schnürsenkeln angenäht werden, so daß es nicht nötig ist, ein neues Paar Schuhe mit Klettverschlüssen zu kaufen.

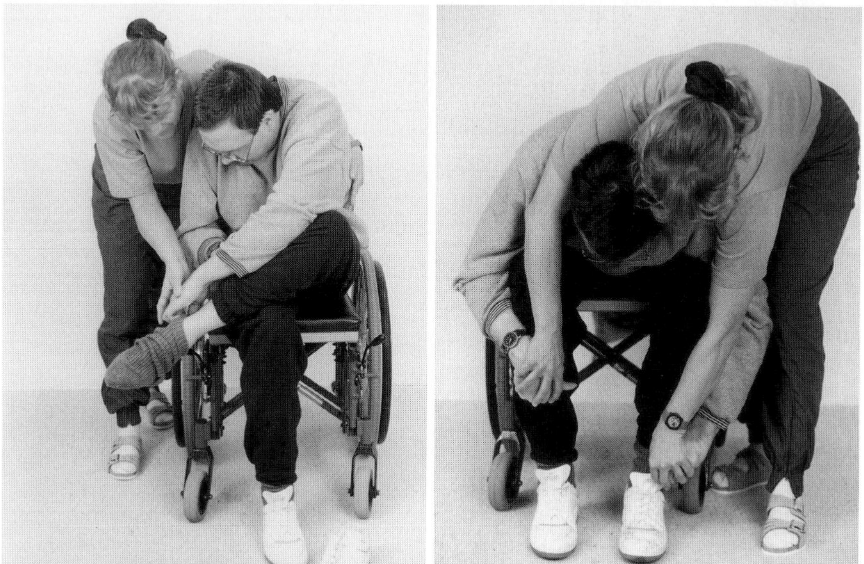

a b

Abb. 1.25a,b. Im Sitzen Socken und Schuhe anziehen. **a** Mit übereinandergeschlagenen Beinen eine Socke anziehen. **b** Die Hände des Patienten gleiten an seinen Beinen entlang nach unten, wenn er sich nach vorne beugt, um den Schuh zu schließen

Verbessern der taktilen Informationen, um eine Lagerung im Liegen beizubehalten

Patienten, deren sensorischer Input sehr gestört ist, werden meist ruhelos im Bett liegen, denn sie suchen verzweifelt nach stabilen Flächen, um sich in ihrer unerklärlichen Welt, der fremden und erschreckenden Welt einer gestörten und

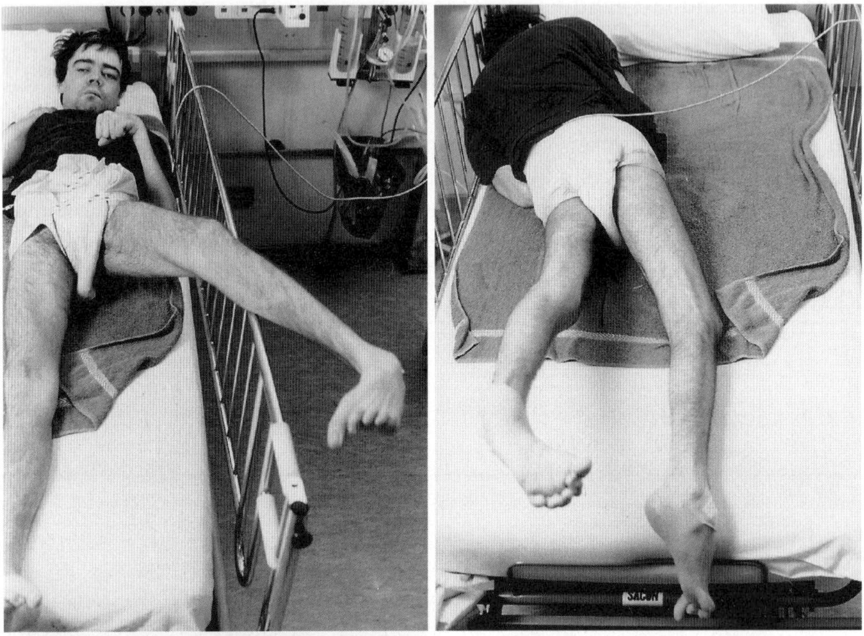

a b

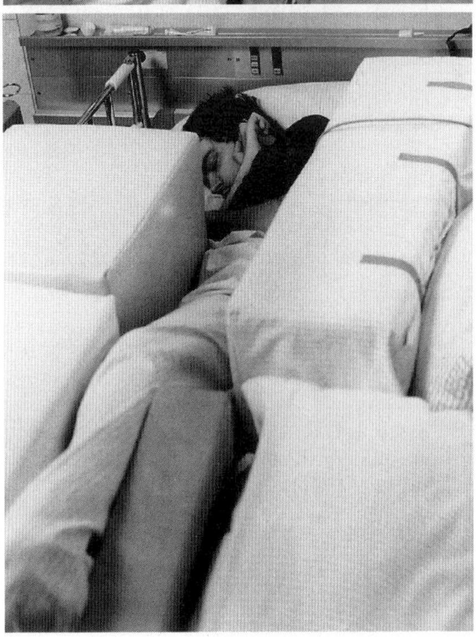

c

Abb. 1.26a–c. Einen unruhigen Patienten im Bett lagern. **a** Der Patient mit gestörter taktiler Wahrnehmung ist ständig in Bewegung, um Informationen zu suchen. Er bringt seine Gelenke in Endstellungen. **b** Er stößt sich selbst in Bauchlage. **c** Eine Nische aus festem Schaumstoffpolster beruhigt ihn sofort, nachdem sein Bein noch kurz die Öffnung untersucht hat fehlenden Wahrnehmung, in der sie sich befinden, zumindest etwas Orientierung zu verschaffen (Abb. 1.26a). Viele Menschen, die schlafwandeln und dabei in der Dunkelheit nicht in ihrem Bett, sondern anderswo aufwachen, zeigen in dieser beunruhigenden Situation, in der sie nicht wissen, wo sie sind und warum, ein ähnliches Verhalten. Auch sie bewegen instinktiv ihre Arme und Beine ziemlich unkontrolliert bei dem Versuch, mit Gegenständen in ihrer Umgebung in Kontakt zu kommen, die ihnen, wenn sie ihnen vertraut sind, Hinweise geben, wo genau sie gerade sind oder wo sich der nächste Lichtschalter befindet.

Der Patient „lebt in einem chaotischen Zustand, in dem alles ineinander übergeht, ohne erkennbare Ordnung und ohne eine erkennbare Logik. Er fühlt sich seiner Umgebung ausgeliefert und ungeschützt in einer herzlosen Welt“ (Grosswasser u. Stern 1989). So ist es leicht zu verstehen, warum manche Patienten, wenn sie auf der scheinbar enorm weiten Fläche ihres Betts auf einer weichen Matratze liegen, nicht immer ruhig in der Stellung bleiben, in der sie von dem Pflegepersonal behutsam gelagert wurden, sondern sich ruhelos bewegen (Abb. 1.26b). Es kann für das Team schwierig sein, mit einem solchen Patienten umzugehen, da er Gefahr läuft, aus dem Bett zu fallen oder sich bei seinen unkontrollierten Bewegungen zu verletzen. Er sollte nicht am Bett festgebunden werden, denn das Anbinden wird ihn nur noch ruheloser machen, und er wird versuchen, gegen die beengenden Fesseln zu kämpfen. Der Patient wird sich aber für gewöhnlich beruhigen und einschlafen, wenn er mit festen Polstern umgeben wird, so daß er dann in einer „Nische“, wie Affolter (1987) es nennt liegt. Dadurch entsteht ein unmittelbarer Kontakt zwischen ihm und seiner Umwelt und er muß nicht länger durch Bewegungen nach Informationen suchen (Abb. 1.26c). Eine ähnliche Wirkung kann auch erzielt werden, wenn die Seitengitter des Betts durch Holzbretter ersetzt werden. Allerdings muß dann darauf geachtet werden, daß der Patient nicht mit zu wenig Stimulation im Bett liegen gelassen wird. Es bedeutet für das ganze Team eine große Erleichterung daß er ruhig in der gelagerten Position bleibt, und die Betreuer könnten es vorziehen, ihn gar nicht mehr zu stören.

Das Problem der Inkontinenz

Die willkürliche Kontrolle von Blase und Darm ist ein äußerst komplexes Geschehen und wird immer noch nicht ganz verstanden. In vielen Lehrbüchern wurden die Segmente des Rückenmarks und die peripheren Nerven, die für die Blasenentleerung verantwortlich sind, lokalisiert und beschrieben, ungewiß geblieben ist bisher, welche Bereiche des Gehirns die Kontinenz als ganzes steuern. In Diagrammen werden lediglich afferente und efferente Signale zu und von nicht spezifizierten „höheren Zentren“ angegeben. In Wirklichkeit scheint es, als sei das gesamte Gehirn einbezogen, wenn, einem Autor zufolge, diese „höheren Zentren im zerebralen Kortex, in den Basalganglien, im Hypothalamus, im Mittelhirn, in der Brücke und im Kleinhirn" zu finden sind, entweder in hemmender oder in facilitierender Art wirksam. Ruch und Patton (1970) vermitteln eine Vorstellung von der Komplexität, wenn sie feststellen, daß „der Miktionsreflex von mindestens drei Ebenen des Hirnstamms tonisch beeinflußt wird, und hintereinander folgende Ebenen abwechselnd inhibitorisch und facilitierend sind. Der Reflex wird auch durch zwei suprasegmentale Strukturen – die Kleinhirn- und die Großhirnhemisphären – beeinflußt". Auf der physischen Ebene bedeutet kontinent sein, den M. detrusor zu hemmen und den Sphinkter zu aktivieren, um die Ausscheidung so lange zu verhindern, bis Ort und Zeit angemessen sind und dann in einer auf feinste koordinierten Weise den Sphinkter zu entspannen und die Kontraktion der für die Blasen- und Darmentleerung relevanten Muskeln zuzulassen. Zusätzlich zum motorischen Vorgang sind noch einige recht komplexe kognitive Leistungen erforderlich. So muß jemand, der urinkontinent ist, folgende Leistungen erbringen können:

- Im voraus daran denken, daß die Blase bald entleert werden muß;
- den passenden Moment wählen und darauf warten;
- zur Toilette gehen und sie erst finden, wenn die Umgebung nicht vertraut ist;
- die Tür öffnen, in die Toilette gehen, die Tür schließen und verriegeln;
- die notwendigen Kleidungsstücke ausziehen;
- die Position anpassen, damit der Urin in das richtige Gefäß kommt und das Gleichgewicht halten;
- die übereinstimmende motorische Aktivität des Urinierens durchführen;
- sich mit Toilettenpapier reinigen;
- die Kleider wieder richten;
- die Toilettenspülung betätigen;
- die Hände waschen;
- die Tür entriegeln, öffnen und nach dem Hinausgehen wieder schließen.

Es ist wichtig, daran zu erinnern, daß die Kontinenz eine gelernte Verhaltensweise ist. Das gesunde Kind braucht ungefähr fünf Jahre, bis es sie sicher beherrscht. Kontinenz wird darüber hinaus durch viele psychosozialen Faktoren beeinflußt. „Die Erniedrigung einer unwillkürlichen oder vorzeitigen Ausscheidung ist uns während eines jahrelangen, intensiven Toilettentrainings so sehr eingehämmert worden, daß wir, um sie zu vermeiden, uns eine absolute, eiserne Kontrolle angeeignet haben, eine so eiserne Kontrolle, daß selbst, wenn wir schlafen, unsere Blase und unser Sphinkter es nicht wagen, loszulassen" (Friday 1981). Da die Kontinenz eine so komplexe Leistung ist, ist es leicht zu verstehen, daß hirnverletzte Patienten besonders in der Frühphase der Rehabilitation inkontinent sind. Selbständiges Anziehen ist von vergleichbarer Komplexität. So wird ein Patient, der ohne jede Hilfe seine Kleider selbst auswählen und anziehen kann, in der Regel auch die willkürliche Kontrolle über Harn und Stuhl haben.

Fortdauernde Inkontinenz kann auf den Patienten demoralisierend wirken und den Angehörigen große Sorgen bereiten. Das Ausscheiden von Urin und Stuhl zu unpassenden Zeiten kann auch zu Hautschäden und Infektionen beitragen, und wenn der Patient häufig gereinigt und neu angezogen werden muß, geht viel Behandlungszeit verloren. Deshalb ist die richtige Handhabung dieses Problems von Anfang an entscheidend.

Urininkontinenz

Da das Urinieren innerhalb von 24 h weit häufiger notwendig ist als die Defäkation, ist der Verlust der Blasenkontrolle das weitaus größere Problem. Die Blasenprobleme werden noch durch die Tatsache verschlimmert, daß dem Patienten während des Komas ein Katheter zur Urindrainage gesetzt wurde, um die Flüssigkeitsaufnahme und -abgabe genau zu messen. Sobald er das Bewußtsein wiedererlangt, hat er deshalb wahrscheinlich bereits kleine Infektionen und feine Gewebeirritationen und beides beschleunigt die Miktion.

Überlegungen zur Behandlung

1. Der Patient hat keine neurogene Blase, wie nach einer Verletzung des Rückenmarks, sondern sie ist mit den Problemen eines Kindes vergleichbar, das in seiner Entwicklung noch nicht gelernt hat, das spontane Entleeren der Blase zu kontrollieren oder zu unterdrücken. So wie der Säugling auf Grund irgendeines Reizes zu jedem Zeitpunkt Wasser läßt, ohne daß seine Blase voll ist, uriniert auch der Patient in unregelmäßigen Zeitabständen als Reaktion auf eine Vielzahl von Stimuli wie Druck und Bewegung, Anspannung oder Entspannung. Da die Inkontinenz des Patienten mit Störungen und einer Desorganisation seiner Wahrnehmung zusammenhängt, wird eine Behandlung, die auf die Überwindung der Wahrnehmungsstörungen abzielt, auch die Fähigkeit verbessern, seine Blase zu kontrollieren. Damit Frustrationen vermieden werden, muß das Konzept des Führens in vielen verschiedenen Situationen angewendet werden und darf sich nicht nur auf das Auf-die-Toilette-Gehen beschränken. Auf keinen Fall sollte der Patient zurechtgewiesen werden, wenn „Unfälle“ passieren, genauso wie auch der Säugling nie bestraft wird, wenn er die Windeln einnäßt. Der Patient sollte auch nie als „unartig“ oder als rücksichtslos hingestellt werden; denn seine Inkontinenz ist keineswegs eine Form von Unachtsamkeit, Ungehorsam oder willentlicher Vergeltungsmaßnahme, sondern, wie seine Spastizität oder die Lähmung seines Arms, ein Symptom seiner Hirnschädigung. Er hat die hohe Ebene kognitiver Leistungen, die für die Kontinenz erforderlich sind, noch nicht wiedererreicht, und eine genaue Analyse wird zeigen, daß er auch bei anderen Aufgaben von vergleichbarer Komplexität scheitert.
2. Sobald der Patient das Bewußtsein wiedererlangt hat und keiner intensiven Pflege mehr bedarf, sollte der Katheter entfernt und nicht bloß als Mittel, um ihn trocken zu halten, belassen werden. Das Messen der Flüssigkeitsbalance im Akutstadium und das Entleeren der Blase im falle des akuten Zurückhaltens, was nach einer Schädel-Hirn-Verletzung höchst selten zu einem Problem wird (Schlegel 1993), sind die einzigen Gründe für eine kontinuierliche Katheterdrainage. Während der Patient im Bett liegt, kann eine Flasche hin-

gelegt werden, die den Urin auffängt, und tagsüber können Wegwerfwindeln verwendet werden, die regelmäßig gewechselt werden sollten, sobald sie naß sind. Ein Urinkondom in Verbindung mit einem Beinbeutel, wie es für Paraplegiker empfohlen wird (Bromley 1976), sollte nur getragen werden, wenn der Patient keine Versuche macht, es immer wieder wegzureißen. Im übrigen sollte er aber eher ermutigt werden, in regelmäßigen Zeitabständen Wasser zu lassen, statt daß ihm durch das Gerät ein Gefühl von Sicherheit suggeriert wird. Für Patientinnen gibt es keine Alternative zu absorbierenden Binden, bevor sie nicht das notwendige Maß an Kontrolle wiedererlangt haben.

3. Die Komplexität der Aufgabe wird verringert, wenn dem Patienten die Urinflasche gereicht wird, oder wenn er in regelmäßigen Abständen, etwa alle 2–3 h zur Toilette gebracht wird und ihm beim Ausziehen und beim Transfer geholfen wird. Es ist interessant zu beobachten, daß Patienten zuhause oft kontinent sind: denn ihre nächsten Angehörigen bemerken jedes Zeichen, das auf die Notwendigkeit des Wasserlassens hinweist und gehen sofort darauf ein, während der gleiche Patient, wenn er zu einem späteren Zeitpunkt wieder im Krankenhaus ist, von neuem inkontinent wird. Das Schwesternteam, das mehrere abhängige Patienten pflegen muß, kann ihm nicht soviel Aufmerksamkeit schenken, wie es zu hause möglich war.
4. Was die psychologischen Faktoren anbelangt, ist ein Patient eher kontinent, wenn er seine eigene Kleidung tragen kann, und nicht im Nachthemd des Krankenhauses herumsitzt. Auch die Art und Weise, wie ihm geholfen wird, bewirkt, wie gezeigt werden konnte, einen großen Unterschied. Deshalb sollten alle, die mit ihm arbeiten, trotz ihrer Arbeitsbelastung und trotz des Zeitdrucks, bereit sein, ihm sofort in einer freundlichen und ermutigenden Art und Weise beizustehen.
5. Um peinliche Zwischenfälle zu vermeiden, sollte der Patient zur Toilette gehen oder die Flasche benutzen, bevor er zur Therapie geht. Wenn er während der Therapie das Bedürfnis, Wasser zu lassen äußert, darf dies nicht als störende Unterbrechung angesehen werden. Vielmehr sollte es als eine Gelegenheit genutzt werden, ihn therapeutisch zu führen. Es geht weniger Zeit verloren, wenn in den Therapieabteilungen ein Vorrat an sauberen Windeln vorhanden ist, so daß die Windel dort gewechselt werden kann und er nicht zurück auf die Station oder in sein Zimmer gehen muß. Neigt der Patient dazu, naß zu werden, wenn er in einer der verschiedenen Abteilungen ist, sollte er in seinem Rollstuhl ein zusätzliches Paar saubere Hosen bei sich haben.
6. Ein Blasentraining, wie es bei Patienten mit Rückenmarkverletzungen eingesetzt wird, bei dem die Blase in regelmäßigen Abständen durch Zusammenpressen oder durch Reizen ein reflexartiges Entleeren ausgelöst wird, ist für Patienten mit Hirnverletzungen ungeeignet. Im Unterschied zu dem Patienten mit einer Rückenmarkverletzung hat der hirnverletzte Patient ein intaktes Rückenmark, und daher stehen seine Probleme nicht in Zusammenhang mit Veränderungen der Aktivität und des Tonus der Blasenmuskulatur und des Schließmuskels oder mit einem Verlust an Empfinden, sondern mit einem Verlust kognitiver Leistungen. Deshalb muß der Patient entspannt

sein und darf nicht unter Zeitdruck stehen, denn das erleichtert ihm das Entleeren der Blase. Auch beruhigende Geräusche, etwa fließendes Wasser, werden ihm eher helfen, mit dem Urinieren zu beginnen, als ein direktes Manipulieren der Blase durch die Unterleibswand oder ein Stimulieren der umgebenden Regionen.

7. Jede Infektion des Urintrakts muß folglich behandelt werden, um häufiges Wasserlassen, das mit infiziertem Urin einhergeht, zu eliminieren. Hat der Patient neurogene Schluckstörungen und dadurch Schwierigkeiten, genügend zu trinken, können leicht immer wiederkehrende Infektionen auftreten. Deshalb sollte die Behandlung der sensomotorischen Probleme seines Gesichts und seines Mundes in einer frühen Phase beginnen, wobei ein besonderer Schwerpunkt auf selektive Bewegungen seiner Zunge gelegt wird. Die Behandlung sollte solange fortgesetzt werden, bis der Patient wieder ohne Schwierigkeiten Flüssigkeiten schlucken kann (s. Kap. 5). Im Idealfall sollte er etwa 2 l am Tag trinken, und wenn er keine supportive Sonderernährung bekommt, liegt es am Team, ihn tagsüber zu ermuntern und ihm zu helfen, in regelmäßigen Abständen kleine Mengen Flüssigkeit zu sich zu nehmen, so daß eine ausreichende Flüssigkeitszufuhr gewährleistet ist. Leider wird manchmal fälschlicherweise angenommen, der Patient solle nicht soviel trinken, damit er nicht so häufig Wasser lassen müsse. Die Gefahr, die hinter diesem Trugschluß steckt, muß allen, die mit ihm arbeiten, genau erklärt werden. Dadurch würde nämlich nicht nur die Gefahr wiederholter Harninfekte zunehmen, sondern auch seine Nieren könnten geschädigt werden.

Stuhlinkontinenz und/oder Verstopfung

Vorzeitige Darmentleerung kann für den Patienten und für das Team sehr unangenehm sein. Glücklicherweise kann aber ein Rhythmus aufgebaut werden, nach dem sein Darm jeden Tag oder jeden zweiten Tag zu einem festgesetzten Zeitpunkt entleert wird, so daß die Gefahr peinlicher Zwischenfälle ausgeschaltet werden kann. Auf Grund der Immobilität, des Mangels an Ballaststoffen in ihrer Nahrung und der Schwierigkeiten beim Schlucken von Flüssigkeiten werden fast alle Patienten unter Verstopfung leiden. Auch psychologische Faktoren spielen bei dem Auftreten von Verstopfung eine wichtige Rolle und deshalb leiden auch viele Menschen ohne neurologische Beeinträchtigungen unter dem gleichen Problem. Als mögliche psychologische Faktoren sind zu nennen:

- eine unvertraute Toilette, besonders wenn die Türe nicht verriegelt werden kann;
- ein Wechsel des Zeitpunkts von Aufstehen und Frühstücken;
- eine andere Art Frühstück, ohne genügend Tee oder Kaffee oder ohne den gewohnten Fruchtsaft;
- die Anwesenheit einer anderen Person;
- der Versuch, im Bett liegend nach einer Operation eine Bettschüssel zu benutzen.

Aufgrund seiner Schluckschwierigkeiten, seines mangelnden Gleichgewichts und der Klinikroutine muß sich der Patient mit einem oder mehreren dieser Faktoren abfinden, bis er genügend Fortschritte gemacht hat, um alles alleine zu bewältigen. Da die Gefahr besteht, daß er hinfallen und sich verletzen könnte, wird er auf der Toilette nicht alleine gelassen und darf die Tür nicht abschließen.

Verstopfung muß unter allen Umständen vermieden werden, weil sonst nicht nur das Wiedererlangen der Kontinenz verzögert wird, sondern auch weil folgende nachteilige Nebenwirkungen in Gang gesetzt werden können:

- Besonders in der Frühphase, aber auch im späteren Verlauf der Rehabilitation könnte dem Patienten übel werden, er könnte erbrechen oder sogar an einem Darmverschluß leiden, was ernsthafte Konsequenzen nach sich ziehen würde.
- Das durch einen überladenen Darm verursachte Unbehagen und Druck führen zu erhöhter Spastizität.
- Eine Verstopfung kann zu schlechtem Mundgeruch führen, was für die Familie in der ohnehin schon schwierigen Situation eine zusätzliche Belastung sein kann.
- Das Entleeren der Blase über einen Urinkatheter kann behindert werden.
- Der Patient ohne Katheter muß häufiger Wasser lassen, da der volle Darm die Kapazität der Blase verkleinert. Er kann Schwierigkeiten haben, mit dem Wasserlösen zu beginnen.
- Da der Patient sich über seine Verstopfung Sorgen macht, kann er sich während der Therapie weniger konzentrieren. Er wird immer wieder darum bitten, auf die Toilette gebracht zu werden, und wenn er dann dort für längere Zeit erfolglos sitzt, kann das für ihn sehr deprimierend sein.
- Es kann ein scheinbarer Durchfall auftreten, in dem flüssiger Stuhl neben dem verhärteten Stuhl im Darm vorbeifließt, was immer wieder zur Verschmutzung der Wäsche und der Kleider führt. Da der Patient deshalb immer wieder gewaschen und seine Kleider gewechselt werden müssen, wird wertvolle Therapiezeit verschwendet. Wird die Ursache dieses Durchfalls nicht erkannt, kann die Situation durch das Verabreichen von Medikamenten gegen Durchfall noch verschlimmert werden.
- Werden in unregelmäßigen Abständen in verschieden hohen Dosen Abführmittel gegeben, kann es vorkommen, daß der Patient den ganzen Tag in seinem Zimmer bleiben muß, weil die Wirkung des Medikaments so heftig ist, daß er pausenlos flüssigen Stuhl verliert. Wurde ihm andererseits eine zu geringe Dosis eingegeben, wird er sich kaum ganz auf die Therapie konzentrieren können, da er Angst hat, daß sich jeden Moment sein Darm entleeren könnte.

Überlegungen zur Behandlung

1. Verstopfung vorbeugen:
   - Noch während der Patient ohne Bewußtsein ist, muß das Problem der Verstopfung vorausgesehen werden, und es müssen entsprechende Maßnahmen ergriffen werden. Sobald festgestellt wird, daß kein Stuhlgang

erfolgt, wird ein nichtchemisches Abführmittel verabreicht. Zwölf Stunden später werden abdominale Kompression, unterstütze Ausatmung und passive Rumpfbewegungen eingesetzt, um den Stuhlgang zu fördern. Wenn diese Maßnahmen zu keinem Ergebnis führen, wird eine manuelle Entleerung durchgeführt, und die Dosis des Abführmittels wird für den nächsten Versuch erhöht. Das Abführmittel sollte am Abend verabreicht werden, und die Darmtätigkeit sollte am frühen Morgen einsetzen, um so für die Zukunft, wenn der Patient das Bewußtsein wiedererlangt hat und an einem aktiven Rehabilitationsprogramm teilnimmt, eine Routine zu erstellen.

- Sobald der Patient außerhalb des Betts sitzen kann, sollte er auf einen Nachtstuhl transferiert werden, und es sollte ihm geholfen werden, jeden Morgen eine Darmentleerung zu haben, nachdem er gegessen hat oder über eine Sonde ernährt worden ist. Die Schwester oder die Therapeutin beugt seinen Rumpf nach vorne und verhilft ihm zu einem tiefen Ausatmen, indem sie seinen Brustkorb nach unten zusammenpreßt. Wenn der Patient mitarbeiten kann, wird er ermutigt, aktiv zu drücken. War der Versuch erfolglos, hilft oft ein Glycerinzäpfchen, die Stuhlentleerung einzuleiten. Wenn auch das nicht hilft, sollte entweder eine manuelle Entleerung durchgeführt oder aber ein Klistier benutzt werden. Die Dosis des Abführmittels sollte nicht täglich erhöht werden, ohne daß der Darm entleert wurde. Es muß aber unbedingt bedacht werden, daß beim nächsten Versuch eine höhere Dosis notwendig sein wird. Nach einigen Versuchen wird es dann gelingen, die Dosis zu finden, die für einen weichen, wohlgeformten Stuhl während eines Toilettenganges erforderlich ist, und diese kann dann immer wieder eingesetzt werden.
- Die Physiotherapeutin sollte mit dem Patienten die einfachste Methode, um von seinem Bett zu seinem Rollstuhl zu transferieren, einüben und den Schwestern zeigen, wie auch sie dem Patienten auf diese Art helfen können. Sobald der Patient auf eine normale Toilette transferiert werden kann, wird es einfacher für ihn sein, eine spontane Darmentleerung zu haben. Dennoch muß aus Sicherheitsgründen immer jemand bei ihm bleiben. Die Helferin muß genügend Zeit haben und den Patienten nicht unter Zeitdruck setzen, indem sie immer wieder auf ihre Uhr schaut und den Patienten ständig fragt, ob er nun endlich fertig sei. Alles das übt sicherlich einen äußerst hemmenden Einfluß auf ihn aus.
- Das Wiedererlernen des Gleichgewichts in der Therapie wird dem Patienten ein Stück Intimsphäre auf der Toilette zurückgeben, auch wenn die Tür nicht verriegelt werden darf; denn er braucht nun nicht länger jemanden, der die ganze Zeit neben ihm steht.
- Wie zuvor erwähnt ist die Behandlung des Gesichts und des Munds sehr wichtig; denn wenn der Patient wieder kauen, feste Nahrung zu sich nehmen und Flüssigkeiten leicht schlucken kann, nimmt die Tendenz zur Verstopfung ab.
- Je mehr sich der Patient bewegt und steht, desto weniger wird er an Verstopfung durch Immobilität leiden.

- Sobald der Patient essen und trinken, stehen und mit Unterstützung gehen kann und in der Lage ist, während des Stuhlgangs aktiv zu drükken, wird die Dosis des Abführmittels langsam reduziert bis das Abführmittel schließlich ganz abgesetzt werden kann. Dennoch ist ein weiteres genaues Überwachen notwendig, weil bei jeder Veränderung in der täglichen Routine des Patienten, wie dem Umstellen von der Ernährung durch die Sonde, bei einer Verlegung auf eine andere Station oder ins Rehabilitationszentrum, das Problem von neuem auftreten und unbemerkt bleiben kann.

2. Eine schon vorhandene Verstopfung überwinden
Ein Patient könnte zu einem späteren Zeitpunkt in ein Rehabilitationszentrum eintreten und bereits seit längerer Zeit an Verstopfung leiden, weil er nicht adäquat behandelt wurde. Außerdem haben manche Patienten selbst sowie ihre Angehörigen oder das Team unvernünftigerweise eine Routine eingeführt, wonach der Patient nur einmal pro Woche, üblicherweise jeden Samstag, und nur mit Hilfe eines Einlaufs oder einer manuellen Entleerung Stuhlgang hat und die übrige Zeit verstopft bleibt, um zu vermeiden, daß er seine Kleidung wiederholt verschmutzt. So schnell wie möglich muß wieder eine normale Routine eingeführt werden, damit keine unerwünschten Nebeneffekte auftreten. Bevor aber Maßnahmen ergriffen werden, damit der Patient wieder regelmäßig und jeweils zu einem bestimmten Zeitpunkt Stuhlgang hat, ist es wichtig, daß sein Darm entweder manuell oder mit einem Einlauf vollständig entleert wird.
- Am Abend nach der gewohnten Entleerung wird dem Patienten eine Dosis eines pflanzlichen Abführmittels gegeben. Die Höhe der Dosis wird danach eingeschätzt, wie lange er verstopft war, wie hart sein Stuhl für gewöhnlich ist und welche Medikamente er vorher eingenommen hat.
- Am folgenden Morgen wird der Patient nach einem warmen Getränk oder nach der Sondenernährung, falls er noch nicht schlucken kann, auf eine normale Toilette transferiert und sicher gestützt.
- Er wird ermutigt, ganz tief zu atmen, wenn nötig mit Unterstützung, und runterzudrücken. Vielleicht wird zuerst ein Zäpfchen benötigt, um den Stuhlgang auszulösen.
- Da der erforderliche Zeitaufwand infolge der Ungewißheit bezüglich der richtigen Dosis nicht abgesehen werden kann, sollten an diesem Tag die Therapien im voraus gestrichen werden, oder der Patient sollte auf der Station behandelt werden. Hat er keinen Stuhlgang, ist eine manuelle Evakuation oder ein Klistier erforderlich. Dann wird ihm eine höhere Dosis des Abführmittels verabreicht, und die Maßnahme wird an den nächsten Tagen fortgesetzt, bis er ohne die zusätzliche notwendigen Maßnahmen einen weichen, gut geformten Stuhl entleeren kann.
- War die verabreichte Dosis zu hoch, wird der Patient an diesem Tag auf der Station bleiben müssen, und das Pflegeteam wird mit den häufigen Darmentleerungen umgehen müssen.
- Die Unannehmlichkeiten eines Durchfalls und seine Folgen sind für den Patienten äußerst frustrierend. Er wird viel Ermutigung und einfühlendes

Verständnis von seiten des Teams brauchen, wenn er weitermachen und nicht aufgeben soll, bis die richtige Dosis gefunden wird. Der Patient, seine Familie und das Team müssen davon überzeugt sein, daß die bisherige Routine geändert werden muß, und sie müssen darüber hinaus verstehen, warum die Änderung erforderlich ist.

- Die Ernährung des Patienten spielt für einen regelmäßigen Stuhlgang eine wichtige Rolle. Wiederum sollte die Behandlung von Gesicht und Mund intensiviert werden, wenn Schluckstörungen ein Problem und einer der Gründe für die Verstopfung sind. Sollte häufiger Durchfall Probleme bereiten, ist eine Ernährungsberatung sinnvoll. Ein Patient, der über eine Sonde ernährt wird, leidet häufiger an Durchfall und benötigt möglicherweise eine medikamentöse Unterstützung dagegen, um Kontinenz zu erreichen. Durch intensive orofaziale Behandlung sollte ihm geholfen werden, damit er so bald wie möglich die Nahrung über den Mund aufnehmen kann und so kann seine Ernährung normalisiert und das Problem überwunden werden.

Die negative Einstellung zur posttraumatischen Epilepsie vermeiden

Unglücklicherweise haben manche Patienten mit der zusätzlichen Komplikation einer Epilepsie infolge einer traumatischen Hirnverletzung oder anderer Arten von Hirnläsionen zu kämpfen. Die Anfälle entwickeln sich am ehesten innerhalb der ersten 12 Monate nach der Hirnverletzung, oft schon in der ersten Woche. Diese epileptischen Anfälle, die als posttraumatische Epilepsie (PTE) bezeichnet werden, sind für den Patienten äußerst beunruhigend und fügen den Schwierigkeiten, mit denen er ohnehin schon konfrontiert ist, noch weiterreichende und darüber hinausgehende Probleme hinzu. Für eine erfolgreiche Rehabilitation und eine spätere Wiedereingliederung in das Leben außerhalb der geschützten Umgebung der Klinik ist es von äußerster Wichtigkeit, daß die PTE auf bestmögliche Weise behandelt und bewältigt wird.

Die Anzahl der Patienten, die eine PTE entwickeln werden, ist umstritten, und die Gründe für ihr Auftreten sind unklar. So haben einige Studien gezeigt, daß bei 5 % der Patienten, die nach einer Hirnverletzung in eine Klinik eingewiesen werden, eine Frühepilepsie auftritt und daß bei 25 % dieser Fälle die Anfälle andauern, wobei Epilepsie eher nach einem offenen als nach einem gedeckten Schädel-Hirn-Trauma auftritt (Shorvon 1988). Über gleiche Befunde berichtete schon Jennet (1979). Dagegen stellten Armstrong et al. (1990) fest, daß 37 % ihrer Patienten eine PTE entwickelten. Ihre Studie schließt eine große Zahl von Patienten mit einem gedeckten Schädel-Hirn-Trauma ein, die zur Rehabilitation in eine Abteilung für Erwachsene mit Schädeltrauma eingewiesen wurden. Der höhere Prozentsatz ist mit größter Wahrscheinlichkeit dadurch bedingt, daß „der untersuchte Personenkreis dieser Studie aus Patienten mit schwereren Hirnverletzungen bestand und somit ein höherer Anteil von Risikofaktoren für eine PTE bestand".

Einige Faktoren, die das Risiko einer PTE erhöhen, sind identifiziert worden. So scheinen die Art der Läsion und ihre Lokalisation eine bedeutende Rolle zu spielen (Karbowski 1985). „Ein Hirnabszeß könnte ungefähr bei drei Viertel der überlebenden Patienten eine Epilepsie verursachen" (Shorvon 1988). Als weitere Risikofaktoren gelten eine posttraumatische Amnesie, die länger als 24 Stunden dauerte, Schädelfrakturen, intrakranielle Hämorrhagien, tiefe offene Verletzungen und ein bilateraler Schaden.

Manchmal werden den Patienten im ersten Jahr nach der Hirnverletzung routinemäßig prophylaktische Medikamente verabreicht wobei aber ihr präventiver Nutzen wurde noch nicht nachgewiesen wurde. Trotz Medikamenten scheint das Vorkommen der PTE unverändert zu bleiben.

Probleme in Zusammenhang mit PTE

Weil die Entwicklung einer PTE noch nicht verhindert werden kann, ist es um so wichtiger, daß die mit einer PTE verbundenen Probleme auf wirksame Art und Weise vermieden oder so gering wie möglich gehalten werden. Wenn die Behandlung des Leidens nicht optimal ist, wird der Patient, der wegen seiner Hirnschädigung schon Schwierigkeiten hat, nicht ausreichend mit den Problemen, die mit den Anfällen selbst, mit den antikonvulsiven Medikamenten und mit der Einstellung anderer ihm gegenüber verbunden sind, fertig zu werden.

Die Anfälle an sich

Die Epilepsie als solche mit ihren vereinzelten Anfällen scheint bei der Mehrzahl der Patienten keine Verschlechterung der kognitiven Fähigkeiten zu bewirken. Bourgeois et al. (1983) stellten bei einer großen Gruppe Kindern mit Epilepsie keine Verringerung des Intelligenzquotienten (IQ) fest, außer bei denen, deren Anfälle schlecht kontrolliert waren. Ein stabiler oder erhöhter Intelligenzquotient wurde bei Patienten in der Remission festgestellt, deren Anfälle unter Kontrolle waren, aber ein herabgesetzter Intelligenzquotient bei den Patienten, deren Epilepsie nicht adäquat kontrolliert wurde (Rodin et al., 1986). Es ist wahrscheinlich, daß die Häufigkeit der Anfälle auch eine direkte und indirekte Rolle auf Gedächtnisstörungen spielt: „Direkt, weil Anfälle, die mit Bewußtlosigkeit einhergehen, mentale Prozesse verzerren, und zwar nicht nur während des Anfalls selbst, sondern auch danach, manchmal sogar für einige Tage. Wird direkt nach einem Anfall ein Test durchgeführt, liegen die erzielten Punktwerte unter denen, die lange nach dem Anfall erreicht werden. Treten die Anfälle aber häufig auf, ist lange danach eigentlich nie sehr lang" (Loiseau et al. 1988).

Indirekt könnten häufige epileptische Anfälle eine Schädigung des Gehirns bewirken, was zu beeinträchtigten Leistungen führen kann. Mouritzen Dam

(1980) beschreibt beispielsweise den Verlust von Zellen im Hippokampus, einer Struktur, die eng mit Gedächtnisprozessen verbunden ist. Epileptische Anfälle können auch auf einen Patienten, der gerade Schritt für Schritt seine Unabhängigkeit wieder zurückgewinnt, sehr demoralisierend wirken. Das plötzliche Auftreten der Anfälle, in deren Verlauf er völlig unerwartet hilflos am Boden liegt, kann dazu führen, daß er sich nur noch sehr ungern in eine ihm nicht vertraute Umgebung wagt, besonders wenn er während eines Anfalls inkontinent war. Später, wenn die PTE nicht adäquat kontrolliert ist, wird sein Potential für Unabhängigkeit eingeschränkt und dadurch, daß er nicht Autofahren darf, und die begleitenden Gefahren, wenn er beispielsweise ein Bad nehmen möchte oder alleine wohnt, erlegen ihm noch stärkere Begrenzungen auf.

Die antikonvulsive, medikamentöse Therapie

Eine medikamentöse Therapie wird notwendig, um die Komplikationen durch wiederholte epileptische Anfälle zu verhindern. Die Schwierigkeit dabei ist nur, daß nach der Einnahme der meisten der üblicherweise verabreichten Medikamente neurologisch bedingte Folgeerscheinungen in bezug auf das Verhalten und ein schädlicher Einfluß auf kognitive Prozesse einschließlich des Gedächtnisses nachgewiesen werden konnten. Loiseau (1988) berichtet, daß sedativ wirkende Antiepileptika einen nachteiligen Einfluß auf das Gedächtnis haben, und er erklärt, daß die hauptsächlich verwendeten Antiepileptika tatsächlich Sedativa sind. Bei gesunden Testpersonen, die freiwillig bestimmte Medikamente einnahmen, wurden verlängerte Reaktionszeiten gemessen (Idestrom et al. 1972, Mac Phee 1984), und sie beurteilten sich selbst als schläfriger und weniger konzentrationsfähig. In anderen Studien schätzen sich die Versuchspersonen als müder, ängstlicher und depressiver ein, und in bezug auf die Müdigkeit zu einem signifikanten Grad (Trimble 1988).

Müller, der selbst Neurologe ist, nahm nach einer Hirnverletzung mit daraus resultierender Hemiplegie ein Jahr lang prophylaktisch antikonvulsive Medikamente ein. Dabei machte er bezüglich der Müdigkeit, die er an sich selbst erfahren konnte, eine aufschlußreiche Beobachtung. Er berichtet, daß er sich trotz seiner Kenntnisse der möglichen Nebenwirkungen nicht wirklich bewußt wurde, daß er müde war, bis das Medikament abgesetzt wurde. Erst dann wurde ihm, im Vergleich mit der Zeit davor, bewußt, wie müde er in Wirklichkeit gewesen war (F. M. Mueller, persönliche Mitteilung). Diese Beobachtung zeigt, daß die Antwort der Patienten, er sei nicht müde, nicht notwendigerweise ein Beweis dafür ist, daß er nicht unter dieser Nebenwirkung leidet, die seine Rehabilitation ungünstig beeinflussen kann.

Manche Patienten werden mit einer Kombination von Medikamenten behandelt. Trimble (1988) weist darauf hin, daß „obwohl einzelne Medikamente die kognitiven Prozesse vielleicht unterschiedlich beeinflussen können, eine Kombinationstherapie als solche eine wichtige Variable sein könnte". Shorvon und Reynolds (1979) fanden bei Patienten mit chronischer Epilepsie eine Verbesserung des mentalen Zustands, nachdem die Kombinationstherapie zugunsten einer Monotherapie aufgegeben worden war. Die Veränderungen schlossen vor allem den Wachheitsgrad, die Konzentration, den Antrieb, die Stimmung und die soziale Umgänglichkeit mit ein. Symptome wie Nystagmus, Ataxie und Artikulationsstörungen können sehr wohl Ausdruck einer Medikamentenvergiftung sein. Sie erfordern eine Verringerung der Dosis oder einen Wechsel des Medikaments (Karbowski 1985).

Da die verschiedenen Medikamente unterschiedliche Auswirkungen haben und einzelne Patienten auf ein spezifisches antikonvulsives Medikament unterschiedlich reagieren, kann die Wahl des Medikaments in der Rehabilitation eine wichtige Rolle spielen. Wiederholte Untersuchungen und Beobachtungen aller Mitglieder des Teams geben dem verantwortlichen Arzt wertvolle Hinweise. Da drei Viertel der Patienten nach einer gewissen Zeit keine Anfälle mehr haben (Shorvon 1988), sollte eine allmähliche Reduzierung der Medikamente angestrebt werden, allerdings frühestens nach einer 6monatigen Therapie überlegt werden, ob ein schrittweises Absetzen gerechtfertigt ist (Schlaegel 1993).

Die Einstellung anderer gegenüber Patienten mit PTE

Einige Studien haben angedeutet, daß das Ergebnis der Rehabilitation bei Patienten mit PTE weniger erfolgreich ist als bei Patienten ohne PTE (Armstrong et al. 1990, Dikmen und Reitan 1978). Leider neigen diese Resultate zu einer sich selbsterfüllenden Prophezeiung, weil die Mitarbeiter des Rehabilitationsteams gegenüber den Patienten, die in der Frühphase Anfälle bekommen, eine weniger positive Einstellung zu haben scheinen. Long und Moore (1979) stellten z.B. fest, daß die Eltern epileptischer Kinder bezüglich der akademischen Leistungen ihrer Kinder geringere Erwartungen hatten, so daß „die Verringerung des IQ nicht unbedingt in kausalem Zusammenhang mit der Epilepsie stehen müßte, sondern mit den psychosozialen Konsequenzen der Krankheit“ (Ossetin 1988).

Es ist äußerst wichtig, daß sich alle, die an der Betreuung des Patienten beteiligt sind, auf seine Möglichkeiten zur Verbesserung konzentrieren und nicht auf die Schwierigkeiten, die aus einer PTE entstehen könnten. Zum einen muß daran erinnert werden, daß Testreihen für kognitive Prozesse oft keinerlei Bezug zu tatsächlichen funktionalen Tätigkeiten im täglichen Leben haben und daß sich zum anderen Statistiken nicht auf Individuen beziehen, so daß viele Patienten mit PTE erstaunlich gute Resultate erzielen werden. Trotz der tendenziell negativen statistischen Resultate der Armstrong-Studie, weisen die Autoren darauf hin, daß die Patienten in beiden Gruppen (mit und ohne PTE) „nach Physiotherapie, Ergotherapie, Sprachtherapie, Psychologie, Rekreationstherapie und Pflege signifikante Behandlungsfortschritte zeigten“, und sie betonen, „daß beide Gruppen in der Lage waren, am Rehabilitationsprogramm teilzunehmen und signifikante funktionale Fortschritte machten, so daß sie bei ihrer Entlassung deutlich selbständiger waren“ (Armstrong et al. 1990).

Der Patient mit PTE verdient die gleiche Chance für ein erfolgreiches Ergebnis seiner Rehabilitation wie der Patient ohne PTE und ist deshalb in der gleichen Art und Weise zu behandeln. Die Art, wie der Patient während und nach einem Anfall betreut wird, kann ihm helfen, die Erfahrung weniger traumatisch und die Nachwirkungen als weniger entmutigend zu empfinden.

Während eines Anfalls

Therapeutin, Schwester und die Angehörigen des Patienten sind genau zu instruieren, wie sie sich während eines Anfalls verhalten sollten. Es kann für jemanden, der bei dem Patienten ist wie die Therapeutin, sehr beunruhigend, oder sogar erschreckend sein, während der Behandlung mit einem schweren Anfall ihres Patienten konfrontiert zu werden – es sei denn, sie ist darauf vorbereitet und weiß genau, was sie zu tun hat. Sie sollte den Patienten auf den Boden legen, da er sonst vom Behandlungstisch fallen und sich verletzen könnte. Nachdem sie Kissen so verteilt hat, daß er sich weder am Boden noch an in der Nähe befindlichen Möbelstücken verletzen kann, muß sie dafür sorgen, daß der verantwortliche Arzt gerufen wird.

Sind andere Patienten in unmittelbarer Nähe, sollte eine Trennwand aufgestellt werden, um den Patient vor ihren Blicken zu schützen, und dadurch zu verhindern, daß sie sich gestört fühlen und nach dem Ereignis ganz anders auf ihn zugehen. Die Therapeutinnen, die bei den anderen Patienten sind, sollten diesen in aller Ruhe erklären, daß nichts Ernsthaftes passiert ist, daß nach kurzer Zeit alles wieder in Ordnung sein wird und daß ihr Mitpatient nur einen leichten epileptischen Anfall gehabt hat. Die Therapeutin bleibt nahe beim Patienten, wenn möglich sogar in direktem Kontakt mit ihm. Während er wieder zu sich kommt, spricht sie mit normaler Stimme ruhig und vertrauensvoll mit ihm, erklärt ihm, was passiert ist und versichert ihm, daß er wieder ganz in Ordnung sei.

Wenn der Patient nicht sofort nach dem Abklingen des Anfalls das Bewußtsein wiedererlangt, muß er auf die Seite gelagert werden, um die Gefahr einer Aspiration zu verhindern. Sobald der Anfall vorbei ist und nachdem ihn der Arzt untersucht hat, ist es nicht ratsam, ihn auf einer Notfallbahre auf die Station zurückzubringen, denn es ist wichtig, daß der Patient nicht in Alarmstimmung versetzt wird und denkt, etwas Ernsthaftes sei geschehen, weil er sonst nur Angst vor einem weiteren Anfall bekommt.

Nach dem Anfall

Nach einem starken Anfall fühlt sich der Patient oft müde und eher desorientiert, und es sollte darauf geachtet werden, daß gewisse kognitive Leistungen wie Gedächtnis und Aufmerksamkeit für einige Zeit herabgesetzt sein könnten. Die Therapeutin sollte daher die Aufgaben für den Patienten ändern und so anpassen, daß er nicht über seine Leistung enttäuscht oder frustriert ist, weil er eine Aufgabe, die er am Tage zuvor mit Erfolg ausführen konnte, nicht mehr bewältigen kann.

Überlegungen

Wahrnehmungsstörungen sind eng verbunden mit den vielen verschiedenen Problemen, die nach einer wie auch immer verursachten Hirnschädigung auftreten können. Wahrnehmungsstörungen scheinen in der Tat die Wurzel aller Probleme, auch des Verlusts der motorischen Fähigkeiten, zu sein. Obwohl das Wiedererlernen des Gehens immer eines der Hauptziele der Rehabilitation ist, darf nicht vergessen werden, daß diese Fähigkeit für den Patienten wenig Bedeutung haben wird, wenn er, am Ziel angekommen, seine Wünsche nicht mitteilen oder die Aufgabe, um derentwillen er eigentlich einen bestimmten Ort aufsuchte, nicht ausführen kann. Gewiß ist es für diejenigen, die den Patienten betreuen, am schwierigsten, mit seiner gestörten Wahrnehmung und den daraus resultierenden Symptomen umzugehen und sie zu akzeptieren; denn für sie sieht es so aus, als habe sich seine Gesinnung und damit seine Persönlichkeit verändert. Der Patient ist aber immer noch die gleiche Person mit den gleichen gespeicherten Erfahrungen und den gleichen Charakterzügen. Er versucht nur jetzt verzweifelt, mit einer „unerklärlichen Welt“ und seiner Stellung in ihr fertigzuwerden, ohne daß er über die dazu notwendigen Möglichkeiten der Exploration, der Adaptation und der Organisation verfügt.

Da das Gehirn als ein Ganzes funktioniert und nicht als ein Mosaik, zusammengesetzt aus abgetrennten Teilen, die völlig isoliert voneinander arbeiten, beeinflußt die Schädigung eines Bereichs das feine, effiziente Arbeiten der anderen Bereiche zu einem größeren oder kleineren Ausmaß. Deshalb hat der Patient auch nicht nur mit einer Aufgabe Schwierigkeiten, sondern hat vielmehr bei allen Aufgaben, die vom Komplexitätsgrad her vergleichbar sind, ähnliche Probleme. In gleicher Weise beeinflußt eine Behandlung, die auf die Verbesserung einer bestimmten Funktion abzielt, auch andere Funktionen. So scheint ein Input durch die Hände, während der Patient am Tisch sitzt, nicht nur das Gleichgewicht im Stehen zu verbessern, sondern auch eine klarere und deutlichere Sprechlautbildung zu bewirken.

Es gibt eine Fülle von Behandlungsmöglichkeiten, und gewiß ist jede Stimulation immer noch besser als gar keine, aber je unmittelbarer der Input, desto erfolgreicher sind die Behandlungsergebnisse. Keine andere Sinneswahrnehmung ist so unmittelbar wie das Berühren, und sie ist der einzige Sinnesbereich, der direkt zugänglich ist. Die Therapeutin kann die Augen des Patienten nicht so bewegen, daß dies visuellen Input sichern würde, noch weiß sie sicher, ob er Töne und Geräusche hört, wenn sie seinen Kopf so dreht, daß seine Ohren auf die Schallquellen gerichtet sind. Wenn sie aber seine Hände und seinen Körper in unmittelbaren Kontakt mit seiner Umgebung und mit wirklichen Gegenständen bringt, ist ein gewisser taktiler Input gesichert.

Vor allem aber bleibt der Patient ein Mensch, ob er noch im Koma liegt oder bereits einfache oder sogar schon komplexere alltägliche Verrichtungen ausführen kann, und zwar unabhängig davon, wie hilflos oder fremdartig er gerade wirkt. Er muß deshalb zu jeder Zeit wohlwollend und mit Güte entgegenkommend und mit tiefem Respekt behandelt werden. Die Worte von Bentham (1789) gelten auch für alle Patienten mit einer Hirnschädigung: „Die Frage lautet nicht: Können sie denken? Sie lautet auch nicht: Können sie sprechen? Die Frage lautet: Können sie leiden?“

2 Lagerung im Bett und im Rollstuhl in der Frühphase

Es ist für einen Patienten, der noch nicht bei Bewußtsein ist oder sich noch nicht selbst aktiv bewegen kann, äußerst wichtig, daß er stets richtig gelagert und seine Lagerung in regelmäßigen Zeitabständen geändert wird. Routinemäßig sollte er in der Frühphase alle 2–3 Stunden umgelagert werden, wie es Bromley (1991) für die Behandlung von spinal bedingter Paraplegie und Tetraplegie empfiehlt. Dieses routinemäßige Umlagern muß solange fortgesetzt werden, bis der Patient sein Bewußtsein wiedererlangt hat und fähig ist, sich selbst umzudrehen.

Umdrehen und Lagern im Bett

Die Rückenlage

Wann immer möglich, sollte die Rückenlage vermieden werden, denn sie birgt vom ersten Moment an viele Gefahren für den Patienten in sich. Mit Nackenextension kann sich der Extensortonus im ganzen Körper erhöhen, obwohl die Arme des Patienten häufig in die Beugung ziehen werden. Wird der Patient nur in Rückenlage gepflegt und betreut, besteht die Gefahr, daß sich seine Halswirbelsäule versteift und überhaupt keine Flexion mehr möglich ist, während er in seinen Armen ausgeprägte Beugekontrakturen bekommt (Abb. 2.1) Darüber ist das Risiko einer Aspirationspneumonie deutlich größer, wenn der Patient in Rückenlage erbricht, und darüber hinaus können sich an seinen Fersen und über dem Knochen des Sakrum leicht Druckgeschwüre entwickeln. Anhaltende Nackenextension kann auch starke Kopf- und Gesichtsschmerzen hervorrufen, besonders wenn der Patient einen traumatischen Hirnschaden erlitten hat, da in solchen Fällen, bedingt durch die Kräfte, die auf den Schädel einwirkten, auch die Halswirbelsäule mit verletzt wird (Schultz u. Semmes 1950). Ein Nacken, der in einer extendierten Stellung fixiert wird, ist stets verbunden mit Schwierigkeiten beim Schließen des Munds, beim Essen, Trinken, Atmen, Sprechen und beim Sitzen im Rollstuhl (Abb. 2.2) sowie mit Gleichgewichtsproblemen in allen Stellungen.

Durch sehr langes bewegungsloses Liegen in Rückenlage versteift sich die Brustwirbelsäule des Patienten in Extension. Darüber hinaus kann es zu Verfor-

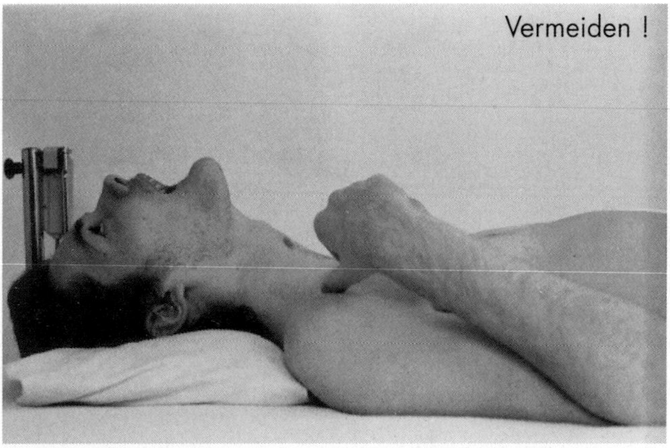

Abb. 2.1. Ein Patient, der ausnahmslos in Rückenlage und nur mit einem kleinen Kissen unter dem Kopf gepflegt wurde, weist eine steife Hyperextension in der Halswirbelsäule und im Rumpf auf sowie Flexionskontrakturen in seinen Ellbogen

mungen des Brustkorbs kommen, der von anterior nach posterior zunehmend flacher wird, was die Funktion der Atmung einschränkt. Begleiterscheinungen wie die Retraktion des Schlüsselbeins und der Verlust an oberer Rumpfrotation sind später sehr schwer zu überwinden, und sie können den vollen funktionellen Gebrauch der Hände vor dem Körper verzögern (Abb. 2.3).

Gewiß erfordern es pflegerische und medizinische Maßnahmen, daß der Patient zu bestimmten Zeiten auf dem Rücken liegt; aber diese Zeiträume können so kurz wie möglich gehalten werden und sobald die erforderlichen Maß-

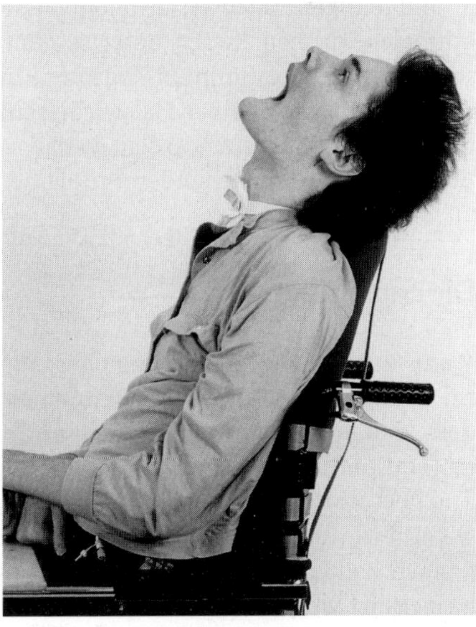

Abb. 2.2. Die Hyperextension von Nacken und Rumpf verursacht Probleme beim Sitzen und erschwert das Schließen des Munds, das Schlucken und das Sprechen

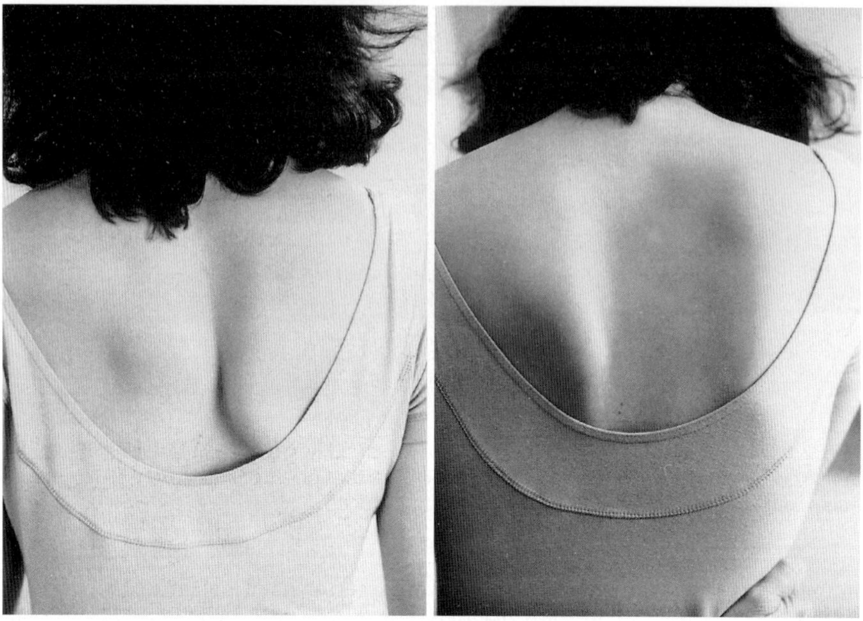

a b

Abb. 2.3a,b. In Extension fixierte Brustwirbelsäule mit retrahiertem Schulterblatt nach langer Immobilisation in Rückenlage. **a** Die Schulterblätter überkreuzen sich bei aufrechter Haltung. **b** Eine ausgeprägte Einschränkung der Protraktion der Schulterblätter ist drei Jahre nach der Hirnverletzung immer noch ein Problem

nahmen durchgeführt worden sind, sollte der Patient wieder auf eine Seite gedreht werden.

Auf einigen Intensivstationen passiert es, daß der Patient nur mit einem schmalen, flachen Kissen unter seinem Kopf gepflegt wird (Abb. 2.4a). Muß er während eines bestimmten Zeitraums auf dem Rücken liegen, sollte die Position seines Kopfes und seiner Halswirbelsäule optimal korrigiert und mit einem großen Kissen unterstützt werden, so daß sein Nacken nicht länger in Extension liegt und die daraus entstehenden Probleme vermieden werden können (Abb. 2.4b).

Die Seitenlage

Wenn der Patient in Seitenlage liegt wird die Spastizität verringert und gleichzeitig kein Druck auf sein Sakrum ausgeübt. Wird nun die Lagerung so verändert, daß er zuerst auf der einen und dann auf der anderen Seite liegt, unterstützt dies die Drainage von Sekreten aus der Lunge, was für den Patienten mit Tracheotomie oder den Patienten, der nicht richtig abhusten kann, besonders wichtig ist. Bevor der Patient auf die andere Seite gedreht wird und unmittelbar danach sollten physiotherapeutische Maßnahmen zum Entfernen der Sekrete ausgeführt werden.

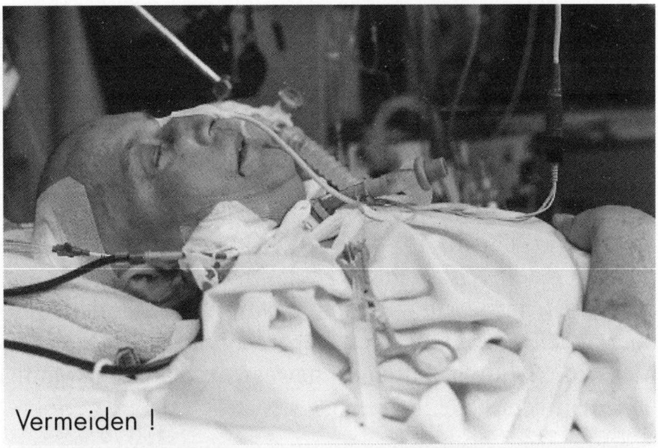

a

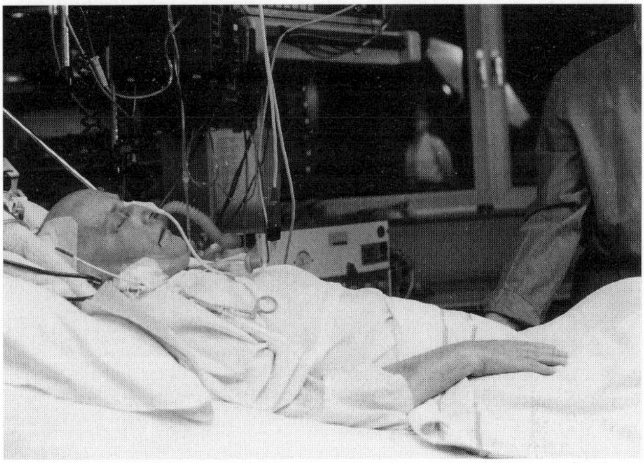

b

Abb. 2.4. a Der Nacken der Patientin ist hyperextendiert, da nur ein kleines Kissen unter ihrem Kopf liegt. **b** Ein großes Kissen korrigiert die Stellung

Den Patienten auf die Seite drehen

Der völlig bewußtlose Patient muß zunächst passiv von zwei Helferinnen aus dem Schwesternteam oder von einer Schwester und einer Therapeutin gedreht werden. Sobald er auf Stimulierung reagiert - ganz gleich wie gering seine Reaktion auch sein mag - schafft die Therapeutin Gelegenheiten, damit er in irgendeiner Art aktiv mitarbeiten kann. Das Ausmaß der aktiven Mitarbeit wird schrittweise erhöht, bis der Patient sich allein und mit einem normalen Bewegungsmuster umdrehen kann.

Sich zur Seite und wieder zurückzurollen ist auch deshalb eine wichtige Aktivität für den Patienten, weil sie viele der für das Gehen und für das Gleichgewicht bedeutsamen aktiven Bewegungen beinhaltet. Auf die Entwicklungsstadien bezogen, ist dies die erste selbständige Form der Lokomotion des kleinen

Kindes, durch die es sich auf einen Gegenstand zubewegen kann, um diesen zu greifen, und sie bildet die Basis für das spätere Gehen. Das Rollen ist für den Patienten eine eher einfache Bewegungsabfolge. Wird es ihm von Anfang an richtig beigebracht, erleichtert es viele andere funktionelle Aktivitäten, wie das Drehen im Bett, das Sich-Aufsetzen aus dem Liegen heraus und das Gehen.

Den bewußtlosen Patienten drehen

Zuerst wird der Kopf des Patienten zu der Seite gedreht, auf der er liegen soll, und mit einem Kissen gestützt, dann werden seine Knie gebeugt und eine Hilfsperson dreht sie auf die Seite, während die andere seine Schultern und den oberen Teil seines Rumpfes dreht (Abb. 2.5). Schließlich wird der Patient rückwärts in Richtung Bettkante bewegt, und die notwendigen Kissen werden an den richtigen Stellen plaziert.

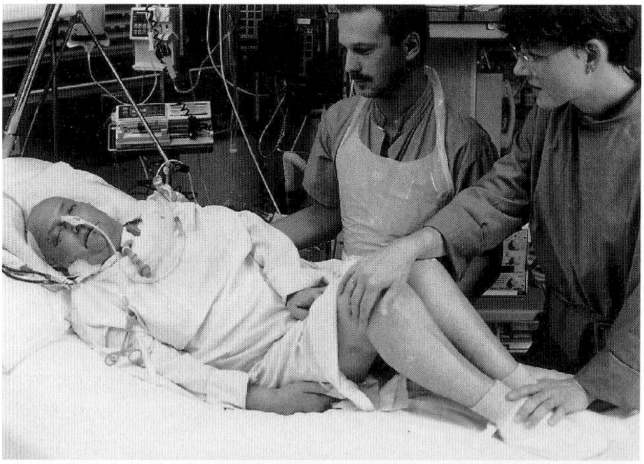

a

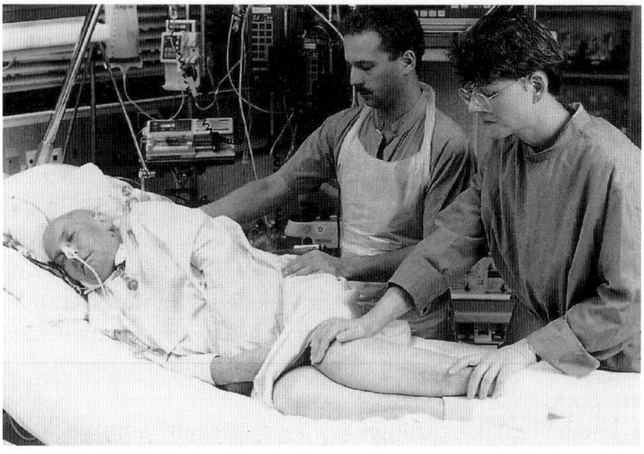

b

Abb. 2.5a,b. Eine bewußtlose Patientin auf die Seite drehen. **a** Beide Knie sind in Flexion, der Kopf wurde vorbereitend gedreht. **b** Zwei Helfer werden benötigt, einer für die unteren Extremitäten, einer für die Schultern

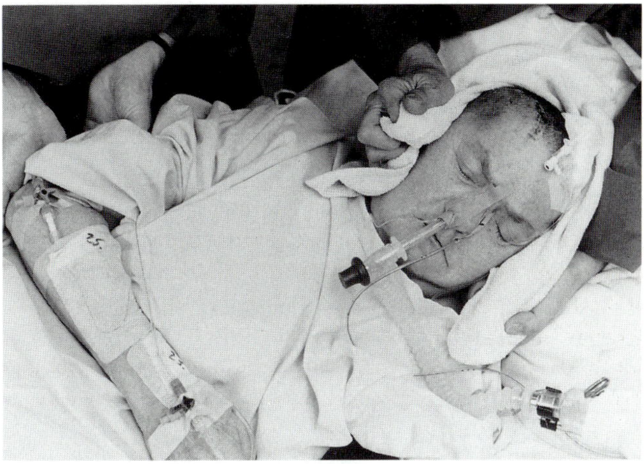

Abb. 2.6. Den verwundeten Kopf der Patientin mit einem Tuch drehen

Ist es auf Grund von Schädelfrakturen, offenen Wunden, Operationsnähten oder der operativen Entfernung eines Knochenstücks schwierig, den Kopf des Patienten zu halten, kann ein Tuch unter seinen Kopf gelegt werden. Die Betreuerin kann dann die beiden Tuchenden halten – eines auf jeder Seite des Kopfs – und das Tuch wie eine Schlinge benutzen, um den Kopf auf die Seite zu drehen (Abb. 2.6).

Stimulieren der frühen, aktiven Teilnahme des Patienten

Sobald Anzeichen festzustellen sind, daß der Patient sein Bewußtsein wiedererlangt – auch wenn er z.B. nur seine Augen öffnen oder eines seiner Extremitäten bewegen kann – versucht die Therapeutin wenn sie ihn auf die Seite dreht, aktive Bewegung zu stimulieren. Nachdem sie offensichtlich bestehenden Hypertonus reduziert hat, bringt sie seine Beine in eine optimale Position, um die Bewegung zu facilitieren (Abb. 2.7a). Sie hält seine Beine so, daß diese die Bewegung des Drehens nicht behindern und führt dann den oben liegenden Arm nach vorne, während sie den Patienten dreht (Abb. 2.7b, c). Der Kopf des Patienten wird sich vielleicht nicht sofort mitdrehen, aber wenn die Therapeutin ihm etwas Zeit lassen kann und wartet, wird der Patient schließlich seinen Kopf aktiv drehen.

Es soll daran erinnert werden, wenn eine Lagerung eben schnell ausgeführt wird, kann dies für die Betreuer zwar leichter sein, aber es ist dabei zu bedenken, daß der Patient dabei keine Gelegenheit bekommt, aktiv mitzuarbeiten.

Drehen mit aktiverer Mitarbeit des Patienten

Die Therapeutin kann den Patienten ermutigen, seinen Kopf und seine Schultern aktiv zu einer Seite hin zu rotieren, so als wolle er anfangen, sich zu drehen. Sie unterstützt die Bewegung, indem sie einen ihrer Arme hinter den oberen Teil des Rumpfs und des Kopfs des Patienten legt und so die Flexion mit

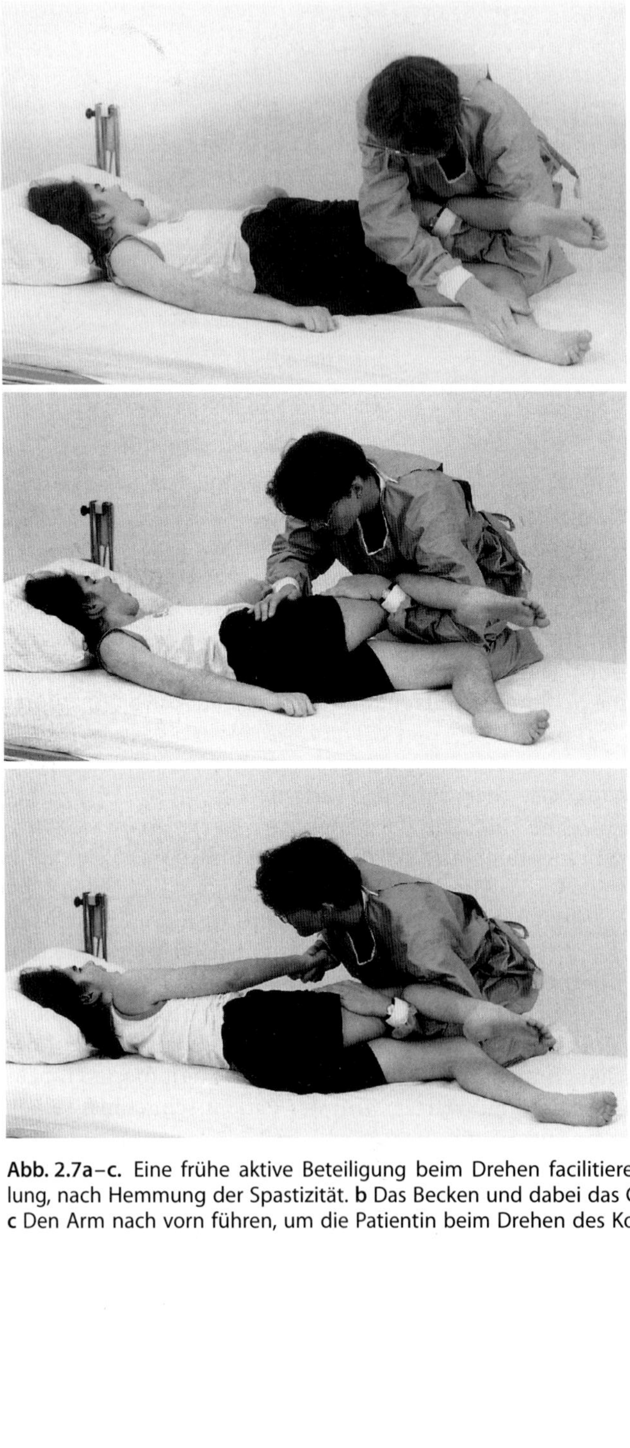

a

b

c

Abb. 2.7a–c. Eine frühe aktive Beteiligung beim Drehen facilitieren. **a** Beine in Schrittstellung, nach Hemmung der Spastizität. **b** Das Becken und dabei das Gewicht des Beins halten. **c** Den Arm nach vorn führen, um die Patientin beim Drehen des Kopfs zu unterstützen

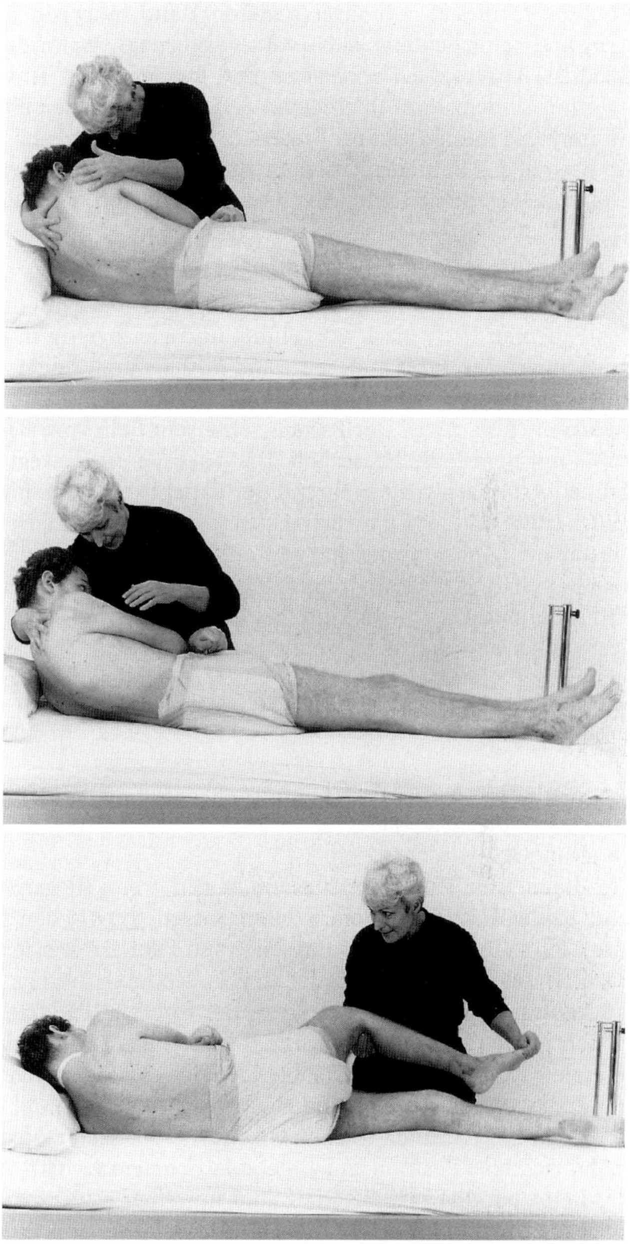

a

b

c

Abb. 2.8a–c. Vermehrt Aktivitäten während des Drehens stimulieren. **a** Dem Patienten helfen, seinen oberen Rumpfbereich zu rotieren. **b** Ihn auffordern, die Stellung beizubehalten. **c** Die Vorwärtsbewegung des oben liegenden Beins unterstützen

Rotation facilitiert. Mit ihrer anderen Hand führt sie seinen oben liegenden Arm und seine Schulter nach vorn (Abb. 2.8a). Wenn die Drehbewegung fließend ist, fordert die Therapeutin den Patienten auf, zu versuchen in der Stellung mit seinem Kopf und seinen Schultern auf eine Seite gedreht zu bleiben, während sie immer weniger Unterstützung anbietet (Abb. 2.8b). Die Therapeutin bewegt das Bein des Patienten nach vorne und fordert ihn auf, seinen Kopf und seine Schulter dabei aktiv mitzudrehen (Abb. 2.8c).

Aktives Drehen mit einem normalen Muster

Die Therapeutin facilitiert die Bewegung, indem sie mit ihren Fingern den Kopf des Patienten leicht nach vorn führt und gleichzeitig in die notwendige Richtung rotiert. Mit ihrer anderen Hand hilft sie ihm, seinen unten liegenden Arm entspannt und in einem rechten Winkel zu seinem Rumpf auf dem Bett liegen zu lassen (Abb. 2.9a). Der Patient sollte sein Bein vom Bett abheben, ohne sich dabei mit dem Fuß abzustoßen. Die Therapeutin bewegt nun seinen oben liegenden Arm nach vorn, während der Patient sein Bein mit nur geringer Flexion in der Hüfte und im Knie vorwärts bewegt und es vor sich auf dem Bett kontrolliert ablegt (Abb. 2.9b). Kehrt er in die Rückenlage zurück, hebt er von neuem sein Bein in die Luft und dreht sich gleichzeitig mit dem Rumpf auf den Rücken. Er hält seinen Kopf in Flexion, bis er sein Bein langsam auf das Bett hinunter gesenkt hat und es schließlich ausgestreckt daliegt. Nun legt er seinen Kopf entspannt ins Kissen zurück (Abb. 2.9c). Anschließend wiederholt er die Bewegung, diesmal aber ohne Hilfe der Therapeutin.

Den Patienten auf der Seite lagern

Lagerung A

Für die meisten Patienten ist es am besten, wenn sie ganz auf einer Seite liegen und beide Knie mit einem großen Kissen dazwischen gebeugt haben (Abb. 2.10). Sind Hüfte und Knie des Patienten flektiert, werden seine Beine weniger dazu tendieren in Extension zu stoßen, wodurch er sonst häufig wieder in die Rückenlage zurückgeschoben wird. Der Kopf des Patienten wird auf ein großes Kissen gelagert, damit er etwas höher liegt als sein Rumpf. Dadurch wird die laterale Flexion des Nackens zu beiden Seiten hin aufrecht erhalten, eine Bewegung, die andernfalls leicht eingeschränkt werden kann.

Direkt hinter seinen Rücken wird fest ein Kissen gesteckt, um seinen Rumpf in der richtigen Position zu halten, d.h. in einem rechten Winkel zur Liegefläche des Betts, parallel zum Bettrand und mit einer weder zu stark flektierten noch zu sehr extendierten Wirbelsäule.

Zwischen seine Knie werden ein oder zwei Kissen gelegt, um Druckstellen an den medialen knöchernen Teile zu vermeiden und ein gewisses Maß an Hüftabduktion zu erhalten, was einer Erhöhung von Extensortonus in seinen Beinen vermeiden hilft.

Ein Kissen auf dem Rumpf des Patienten stützt seinen oben liegenden Arm, während sein anderer Arm in leichter Flexion bequem an seiner Seite liegt.

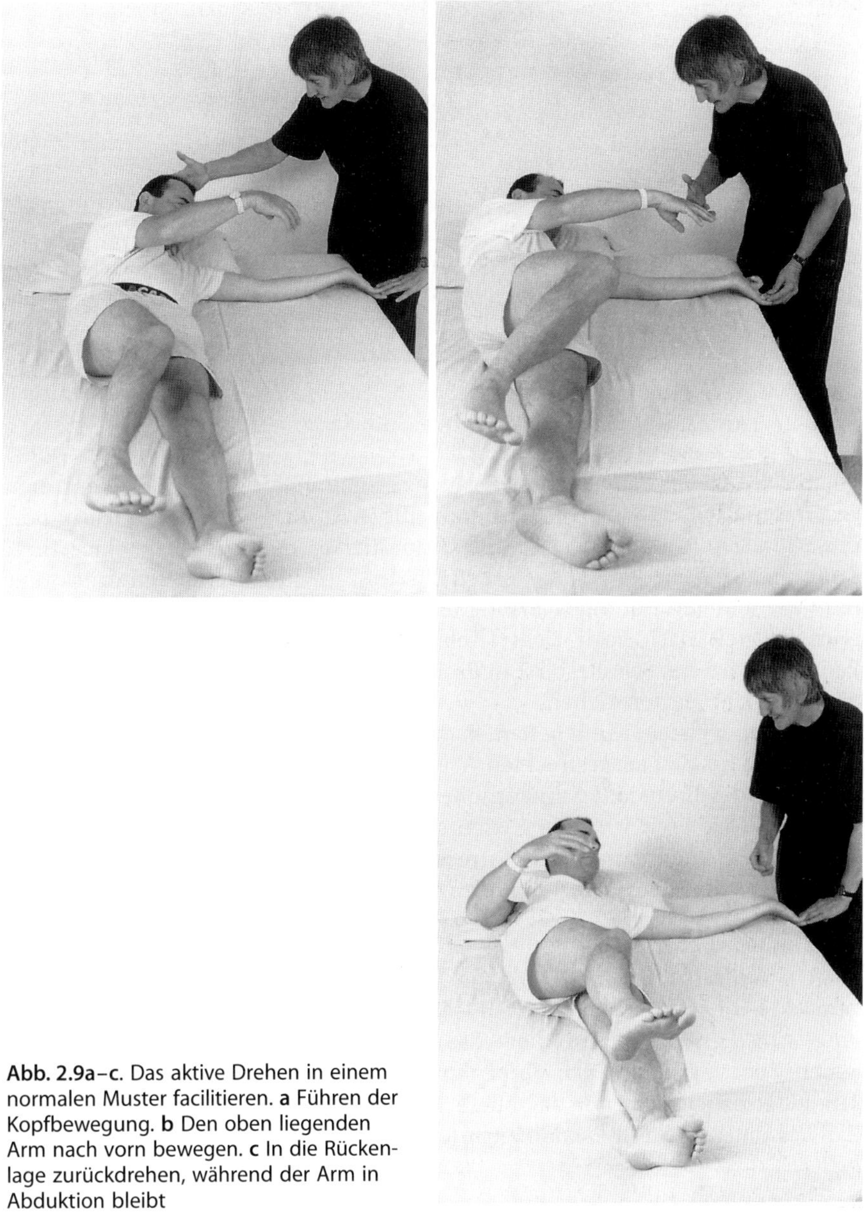

a b c

Abb. 2.9a–c. Das aktive Drehen in einem normalen Muster facilitieren. **a** Führen der Kopfbewegung. **b** Den oben liegenden Arm nach vorn bewegen. **c** In die Rückenlage zurückdrehen, während der Arm in Abduktion bleibt

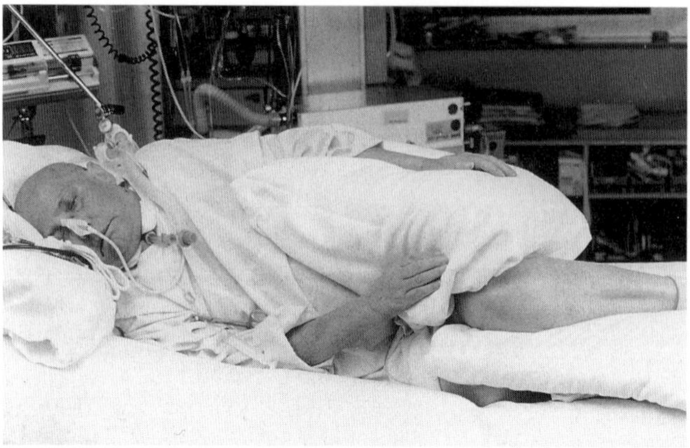

Abb. 2.10. Seitenlage, mit Knien in Flexion und Armen in leichter Flexion. Der Kopf des Patienten liegt auf einem großen Kissen

Lagerung B

Wenn der Arm des Patienten eine Tendenz zeigt in Flexion zu ziehen, kann er so gestützt werden, daß er in Extension bleibt (Abb. 2.11a). Die Therapeutin oder die Schwester löst zunächst die Flexorspastizität, indem sie mit einer Hand sanft, aber entschieden auf das Brustbein des Patienten nach unten drückt und mit ihrer anderen Hand gleichzeitig unter sein Schulterblatt greift, und es ausreichend weit nach vorn zieht (Abb. 2.11b). Durch das Körpergewicht des Patienten wird das Schulterblatt in Protraktion gehalten, und der Ellbogen wird nicht mehr in Flexion ziehen.

Bei den meisten Klinikbetten kann das Fußteil entfernt werden und als Stützfläche für den ausgestreckten Arm benutzt werden. Die Schwester schiebt eine Seite des Bretts auf Schulterhöhe des Patienten unter die Matratze (Abb. 2.12a). Auf das Brett wird ein Kissen so gelegt, daß die Höhe stimmt und der Arm des Patienten danach ausgestreckt, im rechten Winkel zu seinem Rumpf und gut gestützt darauf liegt (Abb. 2.12b, c).

Lagerung C

Liegt – weder gleich zu Beginn noch später, wenn der Patient Fortschritte gemacht hat Extensorspastizität vor – ist eine Lagerung der Beine in Schrittstellung wünschenswert. Dabei liegt das untere Bein in Hüftextension und das andere Bein vorne auf einem Kissen in leichter Hüft- und Knieflexion. Das Kissen stützt dabei nicht nur das obere Bein sondern es verhindert gleichzeitig, daß das untere Bein in Flexion zieht (Abb. 2.13).

Schwierigkeiten überwinden, in einer korrekten Lagerung zu bleiben

Ausgeprägte Extensorspastizität

Erhöhter Tonus in den Extensormuskeln des Rumpfs und der Beine des Patienten wird dem Betreuerteam und der Therapeutin Probleme bereiten, und zwar sowohl beim Lagern des Patienten auf einer Seite als auch bei dem Versuch, die Seitenlage des Patienten beizubehalten. Die Beine des Patienten werden so stark in Extension stoßen, daß er letztlich immer wieder in Rückenlage in totaler

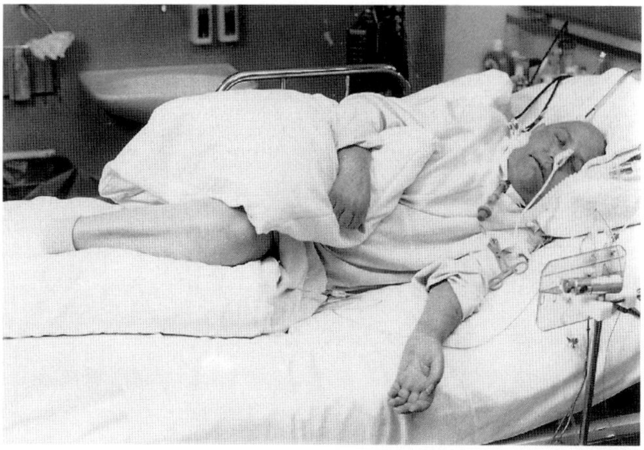

a

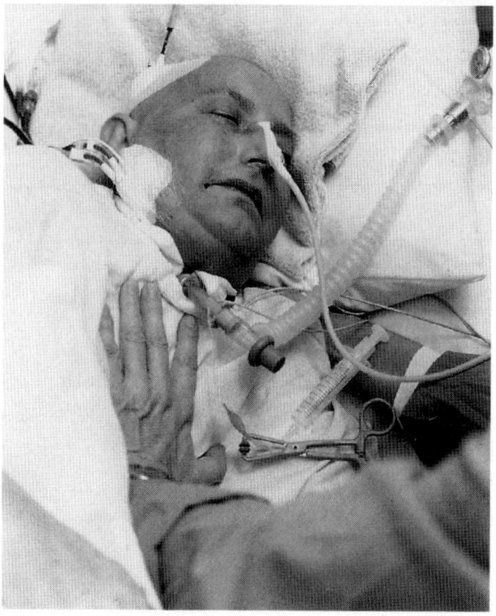

b

Abb. 2.11a,b. Seitenlage, mit einem Arm in Extension. **a** Protraktion des Schulterblatts. Der Arm liegt im rechten Winkel zum Rumpf, das Handgelenk ist über die Bettkante hinausextendiert. **b** Auf das Brustbein drücken, um die Protraktion des Schulterblatts zu facilitieren

Extension landet (Abb. 2.14a–c). Gerade für diese Patienten ist Vermeiden der Rückenlage äußerst wichtig und es müssen Wege gefunden werden, um das Problem zu lösen, da es sich andernfalls immer mehr verstärken wird und zwar insofern, daß der Patient, der bereits einen starken Extensortonus hat und kontinuierlich auf dem Rücken liegt, gerade in einer Lagerung verharrt, die den Extensortonus am stärksten erhöht.

Problemlösung

Wenn der Patient in der Seitenlage liegt, sind sein Kopf und sein Nacken flektiert und seine Arme über seiner Brust verschränkt. Seine Hüftgelenke und seine Knie sind flektiert, und zwischen seine Beine werden zwei oder drei große Kissen gelegt. Durch die breite Abduktionsstellung in den Hüften wird in den unteren Extremitäten Extensorspasmus vermindert (Abb. 2.14b, c). Die volle

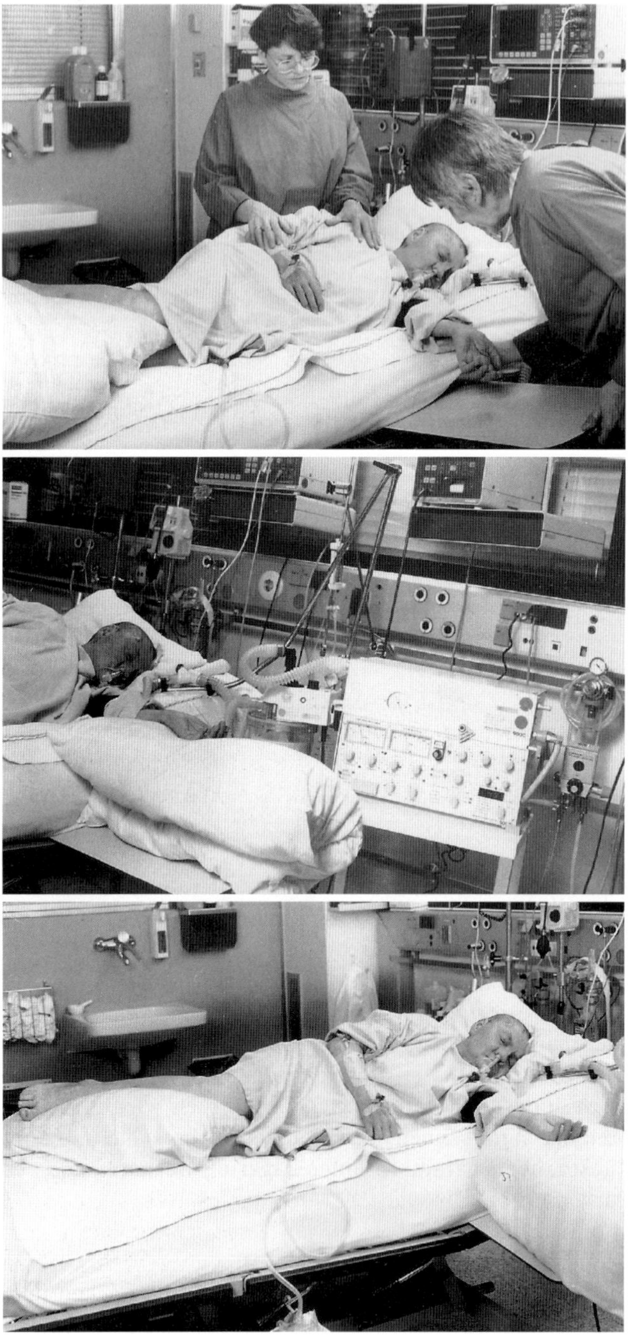

a

b

c

Abb. 2.12a–c. Den extendierten Arm des Patienten in Seitenlage unterstützen. **a** Eine Seite des Fußbretts wird unter die Matratze gelegt. **b** Ein aufgerolltes Kissen stützt den extendierten Arm. **c** Der Arm ist gut unterstützt und liegt in korrekter Stellung

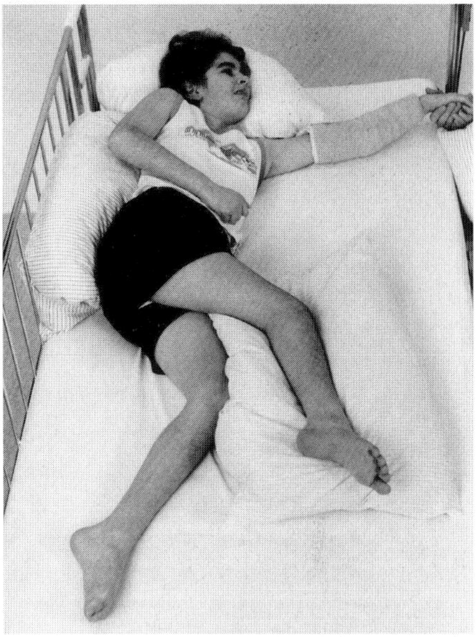

Abb. 2.13. Seitenlage für einen Patienten mit weniger Extensorspastizität. Das eine Bein liegt vor dem anderen

flektierte Position wird leichter erreicht, wenn die Therapeutin zuerst die Spastizität hemmt, indem sie seinen Rumpf und seine Beine mit Rotation flektiert (s. Abb. 3.7 und 3.28). In einigen Fällen wird die Therapeutin den Nacken, den Rumpf und die Beine erst flektieren können, nachdem der Patient auf die Seite gedreht worden ist.

Während der Patient auf die Seite gedreht und dann seine Position korrigiert wird, muß der Vorgang langsam und ruhig durchgeführt werden. Ist der Patient in der richtigen Stellung, bleibt die Therapeutin oder die Schwester weiterhin bei ihm und läßt ihre Hände an seinem Rumpf und erst wenn sie spürt, daß er sich wieder entspannt hat, entfernt sie sich langsam und vorsichtig.

Das Bettzeug muß schon am richtigen Platz sein, bevor sie ihre Hände wegnimmt, wird es im nachhinein plötzlich über den Patienten gezogen, kann dieser Stimulus von neuem eine starke Extensorreaktion auslösen.

Ruhelosigkeit und Hyperaktivität

Der Patient, der sich permanent in seinem Bett bewegt und sich ständig von einer Position in die andere dreht, bedeutet für das Betreuerteam ein großes Problem (Abb. 2.15a–c). Dieses Sich-Bewegen kann als verzweifelte Suche nach Informationen über die Beziehungen zwischen Körper und Umgebung gedeutet werden. Gesunde Menschen, denen die Augen verbunden werden oder die in einem fremden Zimmer plötzlich im Dunkeln stehen, verhalten sich ähnlich. Auch sie drehen sich nach allen Seiten und suchen nach Informationen, indem sie mit ihren Händen und Füßen Gegenstände in der Nähe berühren, um herauszufinden, wo sie sind.

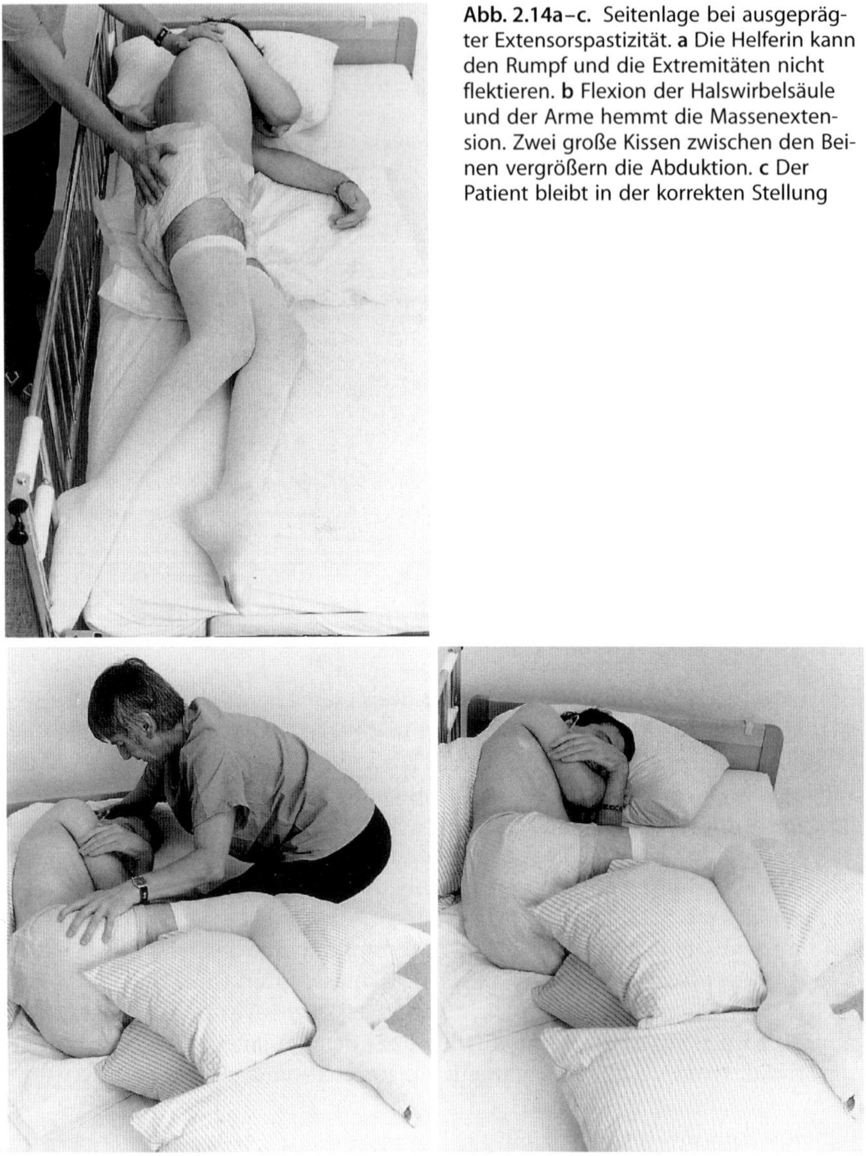

a

b

c

Abb. 2.14a–c. Seitenlage bei ausgeprägter Extensorspastizität. **a** Die Helferin kann den Rumpf und die Extremitäten nicht flektieren. **b** Flexion der Halswirbelsäule und der Arme hemmt die Massenextension. Zwei große Kissen zwischen den Beinen vergrößern die Abduktion. **c** Der Patient bleibt in der korrekten Stellung

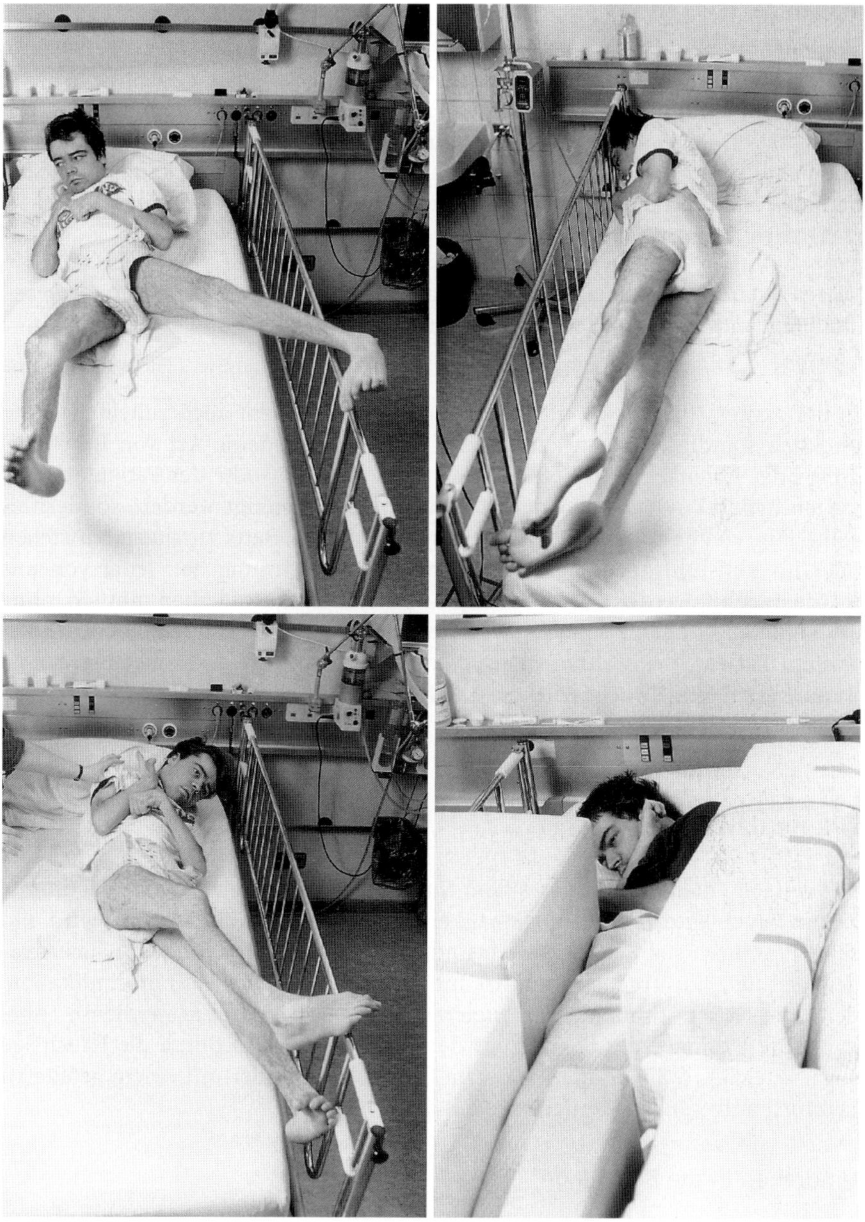

a b c d

Abb. 2.15a–d. Lagern eines sehr unruhigen Patienten. **a** Der Patient bringt seine Beine in Gelenkendstellungen. **b** Er dreht sich ständig. **c** Die Füße werden ständig auf und über die Seitengitter bewegt. **d** Inmitten fester Schaumstoffblöcke wird der Patient ruhig und schläft ein

Problemlösung

Um den offenen Raum des Betts zu verkleinern, können feste, gepolsterte Blöcke um den Patienten herum gelegt werden, so daß er in einer Nische liegt. Der Patient wird dann in den meisten Fällen ruhig liegenbleiben, da er nun mit vielen Teilen seines Körpers Kontakt zu seiner Umwelt hat. Die Blöcke fixieren ihn nicht in einer Position, aber sie beruhigen ihn, da er spüren kann, wo er sich befindet, während die Matratze und der offene Bereich des Betts ihm nicht solche Informationen bieten (Abb. 2.15d).

Der Patient sollte niemals festgebunden werden. Er würde nur gegen die Fesseln ankämpfen und so seine Blutzirkulation behindern und seine Haut aufschürfen.

In der akuten Phase wird oft übersehen, daß ein Patient auch ruhelos werden und sich ständig bewegen kann, wenn er ohne irgendeine Art von Beschäftigung oder Ablenkung im Bett gelassen wird. Deshalb sollte der Patient, der im Liegen hyperaktiv ist, nicht durch Medikamente beruhigt werden, sondern es sollte ihm vielmehr geholfen werden, außerhalb des Betts zu sitzen, zu stehen oder im Rollstuhl herumzufahren, damit er Abwechslung hat. Jeder von uns würde unruhig werden, wenn wir Tag und Nacht im Bett bleiben müßten, ohne etwas tun zu können oder zu dürfen! Es ist sehr beeindruckend zu beobachten, wie ein Patient, der während der Therapiestunden hart gearbeitet hat, sofort wenn er zu Bett gebracht wird einschläft, noch bevor sein Kopf das Kopfkissen berührt hat.

Die Bauchlage

Für den Patienten ist es von größtem Nutzen, wenn er jeden Tag eine bestimmte Zeit in Bauchlage liegen kann. Sobald er nicht mehr künstlich beatmet wird und seine Frakturen stabilisiert worden sind, sollte er sorgfältig auf dem Bauch gelagert werden. Ein Tracheostoma ist für die Bauchlage keine Kontraindikation, denn die Kissen können so arrangiert werden, daß er frei atmen kann (Abb. 2.16). Die Drainage der Sekrete aus den Atemwegen wird durch die Bauchlage sogar erleichtert. Sie können in einem flachen Gefäß oder mit einem gefalteten Leintuch aufgefangen werden.

Umdrehen in die Bauchlage

Wenn der Patient sich noch nicht aktiv bewegen kann, sind beim Umlagern zwei Hilfspersonen notwendig, damit Schultern und Hüftgelenke des Patienten nicht traumatisiert werden. Eine Betreuerin steht am Kopfende des Betts von dem das Bett entfernt wurde. Wird der Patient über seine rechte Seite in die Bauchlage gedreht, rotiert sie seinen Kopf nach rechts und bringt seinen rechten Arm in Elevation. Die andere Betreuerin hält sein linkes Bein am Oberschenkel und unter dem Knie und hebt es an (Abb. 2.17a). Während sie sein Bein nach vorne

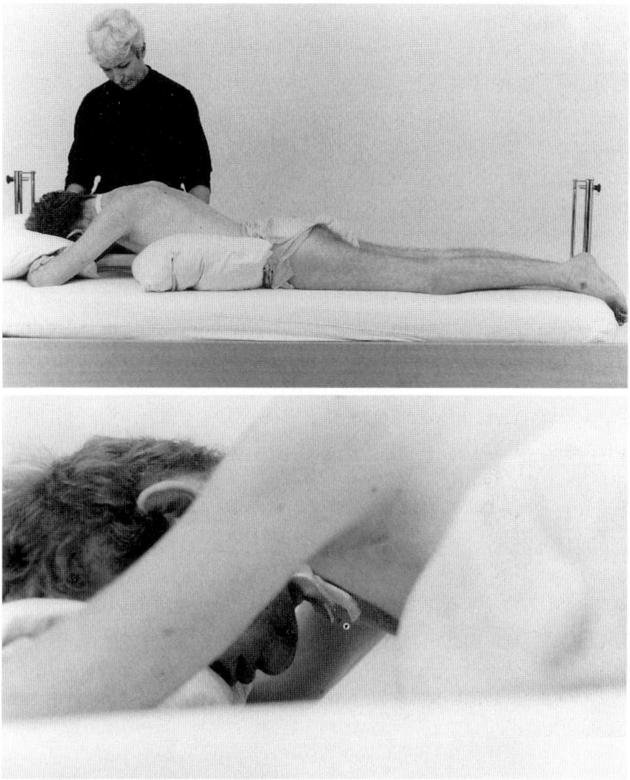

a

b

Abb. 2.16a,b. Bauchlage eines Patienten mit Tracheostoma. a Kissen unter der Brust und unter der Stirn halten die Atemwege frei. b Das Tracheostoma ist frei, und dem eingeschränkten Bewegungsausmaß der Schultern wird Rechnung getragen

bringt, bewegt die erste Betreuerin die linke Schulter des Patienten und seinen Arm vorwärts und bringt vorsichtig den ganzen Arm in Elevation, während der Patient voll in die Bauchlage gedreht wird (Abb. 2.17b). Anschließend passen die Betreuerinnen die Position der Hüfte und der Schultern an, um sicherzugehen, daß diese bequem in einer entspannten Stellung liegen (Abb. 2.17c).

Die korrekte Bauchlagerung

Wenn es keine zusätzlichen Komplikationen gibt, liegt der Patient im Idealfall flach auf seinem Bauch. Hat er einen Katheter, wird ein Kissen unter seinen Rumpf gelegt, damit sein Urin frei fließen kann (Abb. 2.18).

Der Kopf des Patienten kann sowohl nach rechts als auch nach links gedreht werden. aber die Seite, auf die er gedreht wurde, sollte regelmäßig gewechselt werden, um den asymmetrischen Einfluß der tonischen Nackenreflexe und eine fixierte Stellung der Halswirbelsäule zu vermeiden. Wenn der Patient eine Vorliebe für eine Seite zeigt oder der Nacken in einer Richtung steifer erscheint,

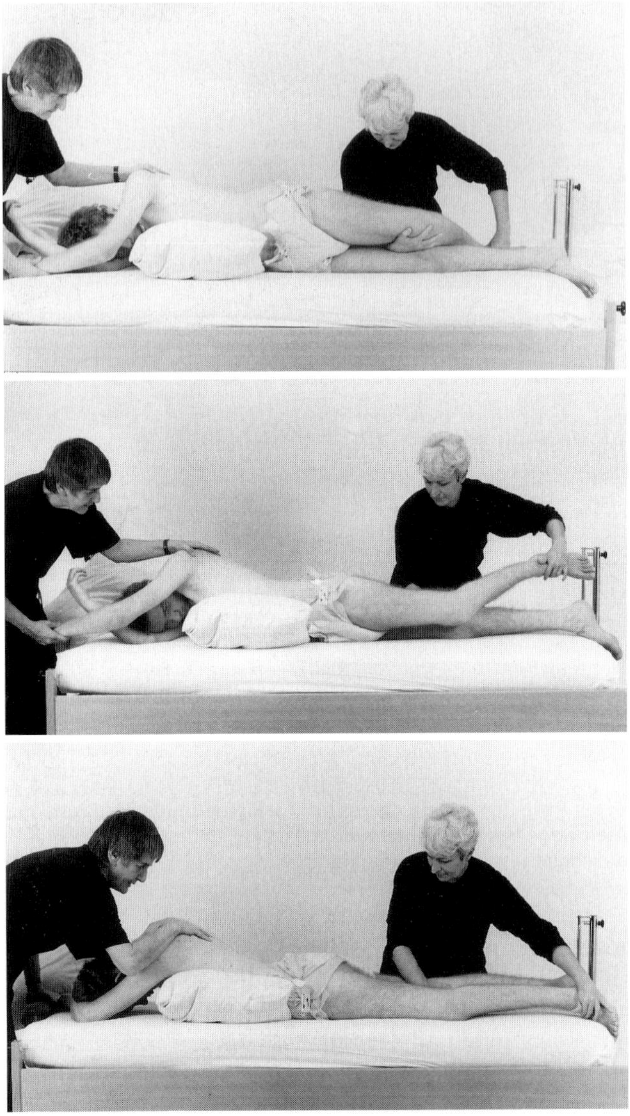

a

b

c

Abb. 2.17a–c. Den Patienten in die Bauchlage drehen. **a** Eine Helferin steht am Kopfende des Betts und bewegt seine Schultern. **b** Die andere Helferin hebt sein Bein hoch und über das andere Bein. **c** Sein Brustkorb und seine Beine werden gedehnt, die Füße ragen über das Ende der Matratze hinaus

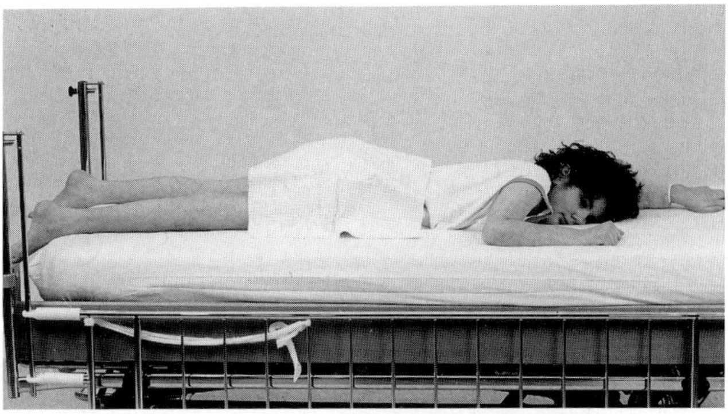

Abb. 2.18. Bauchlagerung mit einem kleinen Kissen unter dem Unterleib, um die Katheter-Drainage zu ermöglichen

sollte der Kopf trotzdem auf dieser Seite gelagert werden, wenn auch anfangs nur für kurze Zeit, bis der Hals entspannt. Ein kleines Kissen unter die Wange gelegt, erlaubt weniger Rotation der Halswirbelsäule auf dieser Seite, bis er ohne Mühe in der korrekten Stellung liegen kann.

Die Arme des Patienten werden mit den Schultern in Flexion und etwas Abduktion gelegt. Sie sollten nicht an den Seiten des Patienten liegen, da diese Lage die mediale Rotation der Schultern und die kyphotische Stellung der Brustwirbelsäule verstärkt. Wirken die Schultern gespannt oder in ihrer Bewegung eingeschränkt, verhelfen dem Patienten ein oder eventuell zwei Kissen unter seinem Rumpf dazu, daß seine Arme mit weniger Elevation entspannt liegen können, bis er das volle Bewegungsausmaß wiedererlangt hat (s. Abb. 2.16a).

Die Beine des Patienten sind mit abduzierten Hüftgelenken extendiert. Seine Füße sind dabei in Dorsalflexion und reichen über das Bett hinaus, weshalb das Fußteil vorher entfernt wurde.

Problemlösung

Auch wenn der Patient in seinen Extremitäten das volle Bewegungsausmaß verloren hat, ist es dennoch äußerst wichtig, daß er in Bauchlage gelagert wird, besonders wenn in Hüft- und Kniegelenken bereits Kontrakturen aufgetreten sind (Abb. 2.19). Anfangs aber sind viele Kissen oder Polster erforderlich und werden so angeordnet, daß die Lagerung möglich wird (Abb. 2.20). Je nach Stärke und Lokalisation der Kontrakturen werden die Therapeutin und die Schwester zu Beginn mit ihrem Einfallsreichtum Möglichkeiten erfinden müssen, um den Patienten in Bauchlage lagern zu können. In dem Maß, in dem er wieder beweglicher wird, entfernen sie die Stützen, bis er schließlich ganz flach auf seinem Bauch im Bett liegen kann. Der Aufwand des Teams lohnt sich auf jeden Fall, denn viele Kontrakturen können in einem erstaunlichen Ausmaß überwunden werden, wenn der Patient jeden Tag auf dem Bauch gelagert und die Dauer der Bauchlagerung allmählich gesteigert wird.

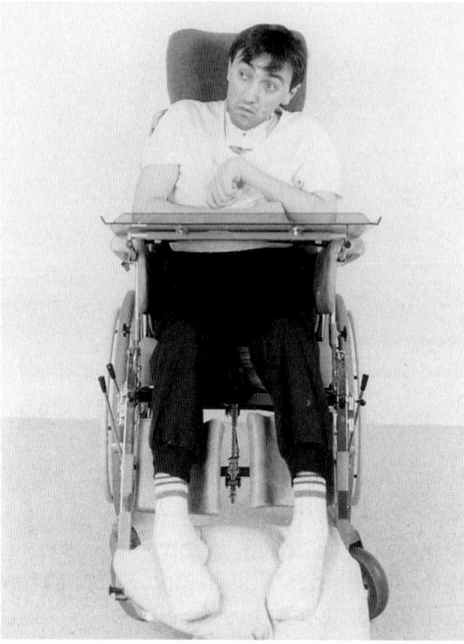

Abb. 2.19. Ein Patient mit schweren Kontrakturen muß außerhalb des Betts zum Sitzen gebracht und in Bauchlage gelagert werden

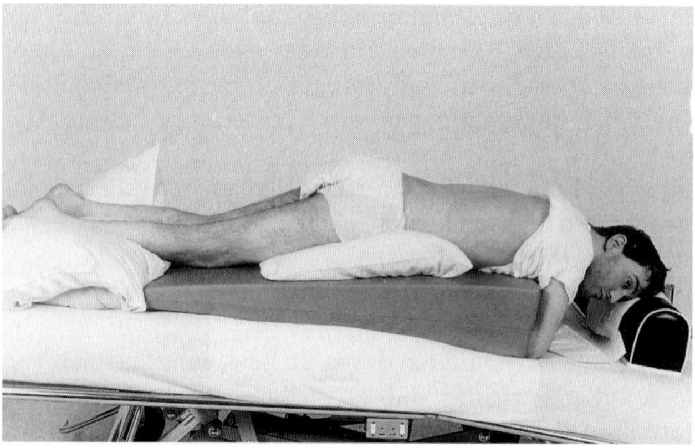

Abb. 2.20. Trotz der schweren Kontrakturen kann der gleiche Patient mit Hilfe verschiedener Unterstützungsmaterialien in Bauchlage gelagert werden

Außerhalb des Betts sitzen

Von Anbeginn der Phase auf der Intensivstation muß der Patient, bis er sich selbständig bewegen kann, jeden Tag außerhalb des Betts sitzen. Es bietet viele Vorteile, wenn er gleich zu Beginn in einen Rollstuhl transferiert wird:

- Der Patient kann vom Bett wegbewegt werden. Dies gibt der Therapeutin und den Angehörigen die Möglichkeit, ihn in vielen verschiedenen Situationen zu führen, und schon allein der Tapetenwechsel schafft weitere Stimulation.
- Im Rollstuhl kann eine bessere Sitzhaltung erreicht werden, denn es gibt die unterschiedlichsten Möglichkeiten, die Höhe und die Neigung der Rückenlehne, der Armlehnen und der Fußstützen anzupassen und die in großer Zahl erhältlichen Zubehörteile, z.B. einen Rollstuhltisch einzusetzen.
- Sobald sich der Patient auf irgendeine Art und Weise aktiv bewegen kann, ermöglicht ihm der Rollstuhl, gewöhnlich lange bevor er selbst ohne Hilfe gehen kann, allein von einem Ort zum anderen zu fahren.

Viele der gravierenden Probleme, die die weiterführende Rehabilitation des Patienten so sehr erschweren, werden dadurch verursacht, daß er zu lange im Bett liegengelassen wird. Er muß aus dem Bett geholt und in den Rollstuhl gesetzt werden, auch wenn er scheinbar das Bewußtsein noch nicht wiedererlangt hat. Nur zu oft wird der Patient wochenlang, ja sogar oft monatelang nach seinem Unfall nur im Bett gepflegt. Diese Immobilität und das Fehlen jeglicher sinnvoller Stimulation führt zu erhöhtem Hypertonus, zu Kontrakturen, zu Druckgeschwüren und sogar zum Auftreten eines Beißreflexes.

Die Kommunikation innerhalb des Teams ist äußerst wichtig, damit eine solche Situation vermieden werden kann und es muß dabei sorgfältig geprüft werden, ob es tatsächlich einen triftigen Grund gibt, warum der Patient nicht außerhalb seines Betts sitzen kann. Ebenso wie Patienten mit anderen schweren Verletzungen oder solche, die lange und schwierige Operationen hinter sich haben, auch bereits zu einem sehr frühen Zeitpunkt aus dem Bett gebracht werden, sollte auch der hirnverletzte Patient mit angemessener Unterstützung bald außerhalb seines Betts hingesetzt werden. Es gibt hier wirklich nur sehr wenige Kontraindikationen. So ist eine Sitzhaltung beispielsweise bei einem alarmierend niedrigen Blutdruck oder einer bilateralen Beckenfraktur nicht möglich, aber als häufigster Grund wird auf Befragen, warum denn der Patient so lange im Bett gelassen wurde, angegeben, daß er bewußtlos oder an einem künstlichen Beatmungsgerät angeschlossen war. Wird der Patient jedoch vorsichtig bewegt und gelagert, dann sind diese beiden Argumente nicht stichhaltig und alle anderen damit verbundenen Schwierigkeiten können mit wenig Anstrengung und Initiative überwunden werden. Die ganze Zukunft des Patienten könnte zu diesem Zeitpunkt von dem Engagement und der Bereitschaft des Teams abhängen.

Den Patienten aus dem Bett in den Rollstuhl transferieren

Vom Liegen zum Sitzen bringen

Ist der Patient noch nicht bei Bewußtsein oder noch nicht fähig, sich zu bewegen, bringt ihn die Therapeutin passiv in eine sitzende Position.

Der Patient wird mit flektierten Hüften und Knien auf die Seite gedreht. Die Therapeutin steht neben dem Bett und umfaßt mit einem Arm seine Knie und legt ihren anderen Arm um seinen Nacken mit ihrer Hand auf seiner Brustwirbelsäule (Abb. 2.21a).

Die Therapeutin bewegt die Beine des Patienten über die Bettkante hinaus und bringt seinen Rumpf in eine aufrechte Haltung, indem sie gleichzeitig ihr eigenes Körpergewicht lateral verlagert (Abb. 2.21b, c).

Sie drückt ihre Beine gegen seine Knie, um zu verhindern, daß er vom Bett nach vorn rutscht. Mit ihrer Schulter stützt sie seinen Kopf, während sie mit ihren Händen von hinten seinen Rumpf aufrecht hält (Abb. 2.21d).

Zum Bettrand hin bewegen

Bevor die Therapeutin den Patienten in den Rollstuhl transferieren kann, muß sie ihn nach vorn zum Bettrand hin bewegen, damit seine Füße flach auf dem Boden stehen. Sie bewegt zuerst eine seiner Gesäßbacken nach vorn und dann die andere, wobei sie jedesmal sein Gewicht auf die gegenüberliegende Seite verlagert.

Die Therapeutin steht vor dem Patienten. Sein Kopf ruht an einer ihrer Schultern. Sie legt einen ihrer Arme über seine Schultern, so daß ihre Hand auf seiner Brustwirbelsäule liegt. Mit diesem Arm stützt sie den Rumpf des Patienten und legt ihre andere Hand unter seinen Trochanter an der gegenüberliegen Seite, um die Gesäßbacken anzuheben und nach vorn zu bewegen (Abb. 2.22a). Dann wechselt sie die Stellung ihrer Hände, um auf die gleiche Art seine andere Gesäßbacke nach vorn zu bewegen, so, als ob der Patient auf seinen Gesäßbacken „gehen" würde (Abb. 2.22b).

Abb. 2.21a–d. Den Patienten aus dem Liegen zum Sitzen bringen. **a** Der eine Arm der Therapeutin ist um seine flektierten Knie gelegt, der andere liegt unter seinem Nacken. **b** Seine Beine sind über der Bettkante. **c** Seinen Rumpf in die Vertikale bringen. **d** Verhindern, daß seine Knie nach vorn rutschen, und gleichzeitig seinen Kopf und seinen Rumpf stützen ▶

Abb. 2.21 a–d

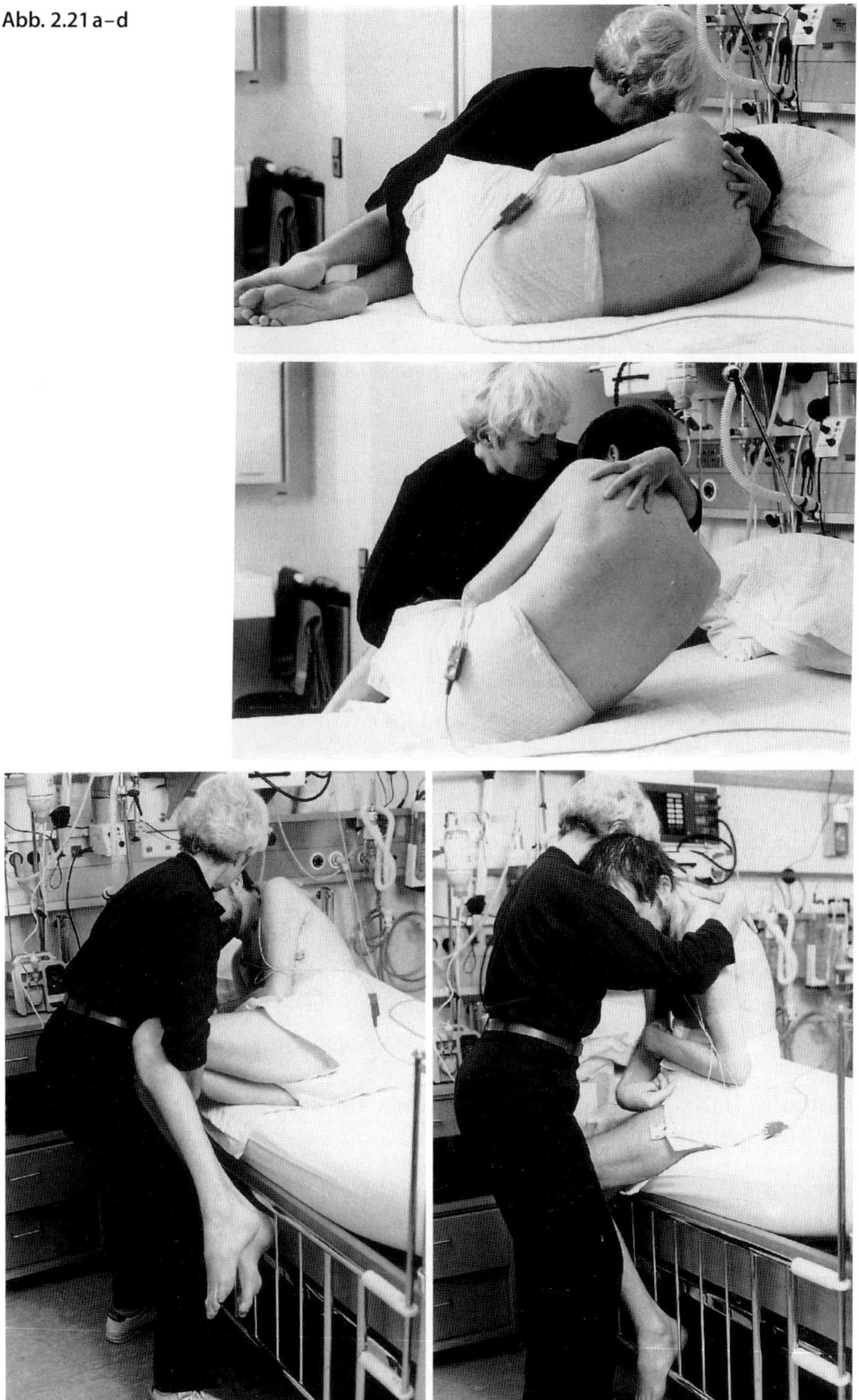

a b c d

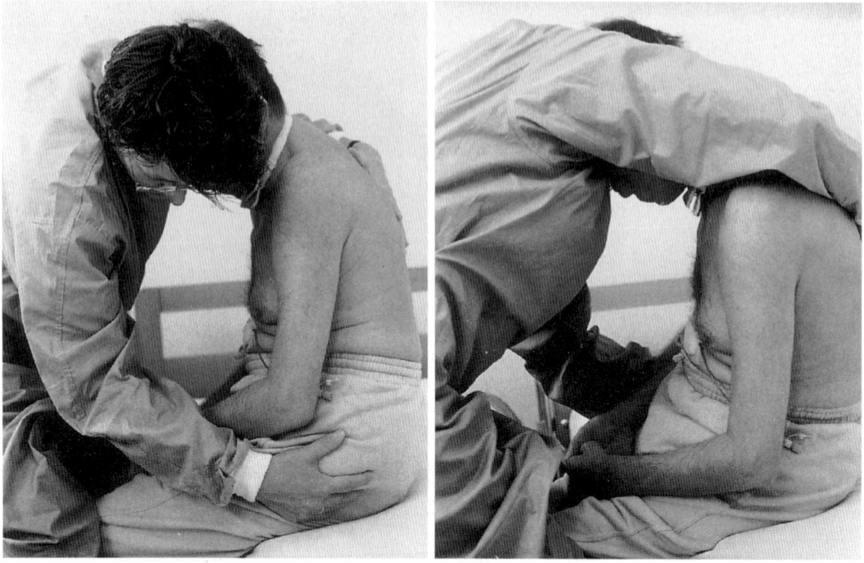

a b

Abb. 2.22a,b. Den Patienten zur Bettkante hinbewegen. **a** Die Therapeutin bewegt eine Gesäßhälfte nach vorn. **b** Ihr Arm über seinen Schultern verhindert übermäßige Gleichgewichtsreaktionen

Empfohlene Transfermöglichkeiten

Der Transfer in den Rollstuhl wird gelassen, ruhig und langsam durchgeführt, damit der Patient nicht ängstlich wird. Einige Helferinnen sagen, sie würden es vorziehen, den Transfer schnell auszuführen, um die Belastung für ihren Rükken geringer zu halten, aber das plötzliche Bewegen im freien Raum kann für den Patienten sehr erschreckend sein. Die Berichte, denen zufolge ein Patient eine Helferin gebissen hat, sind möglicherweise durch sein sprichwörtliches In-der-Luft-Hängen („hanging on by the skin of his teeth“) verursacht worden, da er während er so schnell durch die Luft bewegt wurde große Angst bekam, hinzufallen.

Methode 1: Die Arme des Patienten ruhen auf den Schultern der Therapeutin

Der bewußtlose oder sehr stark gelähmte Patient kann in der Regel durch die Therapeutin allein und ohne allzu große Schwierigkeiten aus dem Bett transferiert werden, ist sie sich aber aus irgendeinem Grund nicht sicher, ob sie den Patienten allein bewegen kann, dann benötigt sie eine Assistentin. Diese steht in dem „V“, das durch den Stuhl und die Bettkante gebildet wird und greift mit ihren Händen jeweils unter einen Trochanter des Patienten.

Der Rollstuhl, an dem die näherliegende Armlehne entfernt wurde, wird so nah wie möglich an den Patienten und das Bett herangestellt. Die Fußstützen

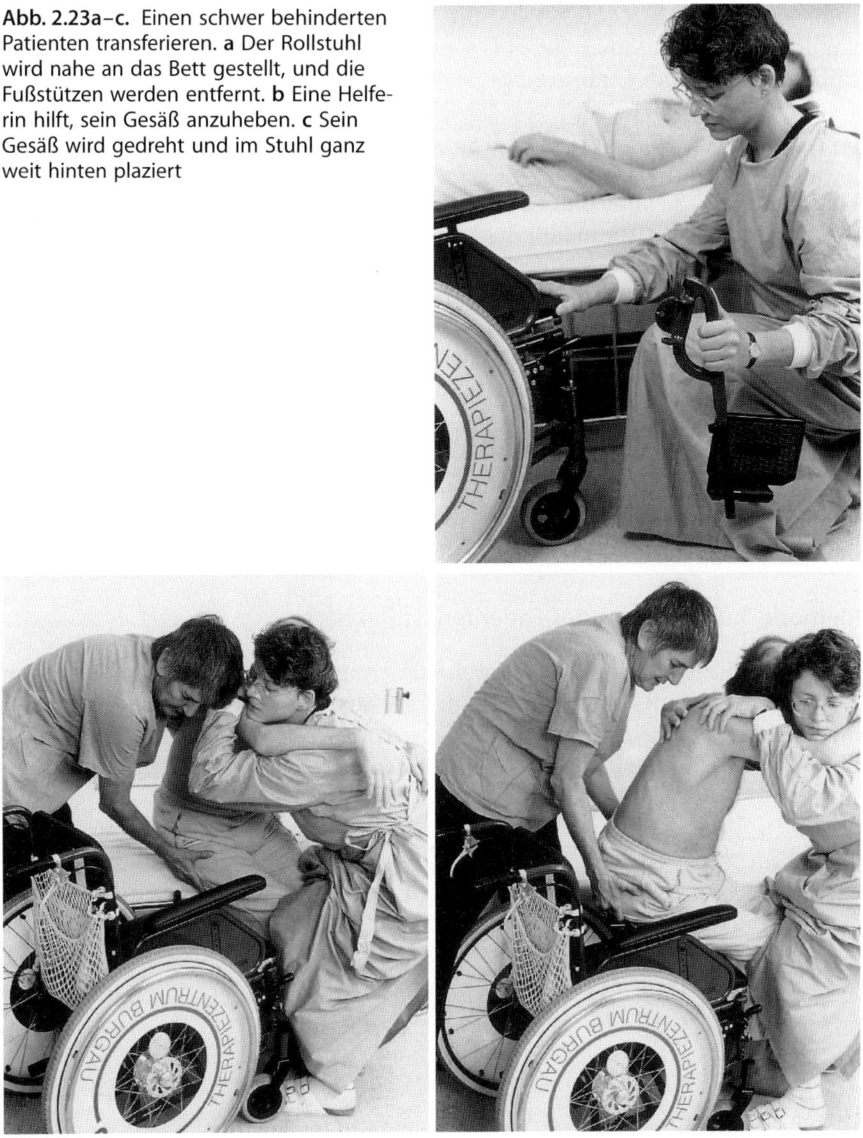

a

b

c

Abb. 2.23a–c. Einen schwer behinderten Patienten transferieren. **a** Der Rollstuhl wird nahe an das Bett gestellt, und die Fußstützen werden entfernt. **b** Eine Helferin hilft, sein Gesäß anzuheben. **c** Sein Gesäß wird gedreht und im Stuhl ganz weit hinten plaziert

werden hochgeklappt oder entfernt, damit sich weder der Patient noch die Helferin an ihnen die Fußgelenke verletzt (Abb. 2.23a).

Mit seinen Armen auf ihren Schultern und indem sie ihre Knie gegen die Knie des Patienten preßt, drückt die Therapeutin die Knie des Patienten fest über seinen Schulterblättern nach unten und benutzt ihre Knie, um so weit zu extendieren, bis sein Gesäß sich vom Bett hebt. Sein Kopf bleibt die ganze Zeit auf einer ihrer Schultern. Während die Therapeutin den Patienten nach vorne bringt, hilft die Assistentin, sein Gesäß vom Bett wegzuheben und zum Rollstuhl hin zu drehen (Abb. 2.23b). Die Therapeutin dreht den Patienten soweit um den Drehpunkt seiner Füße bis sie sein Gesäß ganz nach hinten in den Rollstuhl absetzen kann (Abb. 2.23c).

Methode 2: Die Arme des Patienten hängen vorne herunter

Fühlen sich die Schultern des Patienten steif an oder ist ihr Bewegungsausmaß stark eingeschränkt, dann läßt die Therapeutin seine Arme beim Transferieren vor seinem Körper. Wie vorher beschrieben, bewegt sie ihn nach vorne, indem sie abwechselnd erst den einen und dann den anderen Trochanter anhebt, bis seine Füße flach auf dem Boden stehen (Abb. 2.24). Dann steht sie vor ihm und drückt ihre Knie von vorne etwas seitlich gegen seine Knie. Einer ihrer Arme faßt um ihn herum, so daß ihre Hand auf seiner Brustwirbelsäule liegt (Abb. 2.25a). Mit ihrer anderen Hand preßt sie über sein Schulterblatt nach vorn und nach unten, während sie mit Hilfe ihrer Knie seine Knie streckt, so daß sein Gewicht von seinen Beinen übernommen werden kann (Abb. 2.25b). Wiederum dreht sie ihn, um den Drehpunkt seiner Füße herum und setzt sein Gesäß ganz nach hinten in den Rollstuhl (Abb. 2.25c).

Methode 3: Der Rumpf des Patienten ist flektiert

Es gibt für die Therapeutin einen weiteren brauchbaren und sicheren Weg, den Patienten zu transferieren. Dabei beugt sie ihn weit nach vorn und greift mit ihren Händen an seine Trochanter, um sein Gesäß hochzuheben, während sie ihre Knie gegen die seinen drückt (Abb. 2.26a, b). Während sie den Patienten in

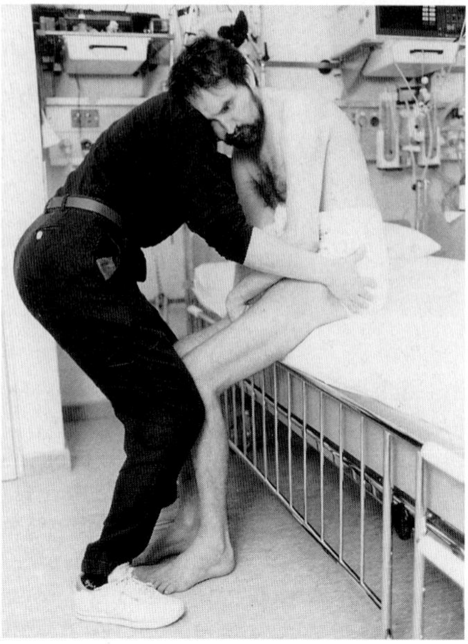

Abb. 2.24. Den Patienten so bewegen, daß seine Füße flach auf dem Boden stehen

Abb. 2.25a–c. Den bewußtlosen Patienten, dessen Schultern sich steif anfühlen, transferieren. **a** Sein Rumpf wird nach vorn bewegt, sein Kopf wird gestützt und seine Arme hängen vor seinem Körper. **b** Die Therapeutin extendiert mit ihren Knien seine Knie und ihre Hand drückt seinen Brustkorb nach vorn. **c** Sein Gesäß wird weit hinten im Rollstuhl plaziert

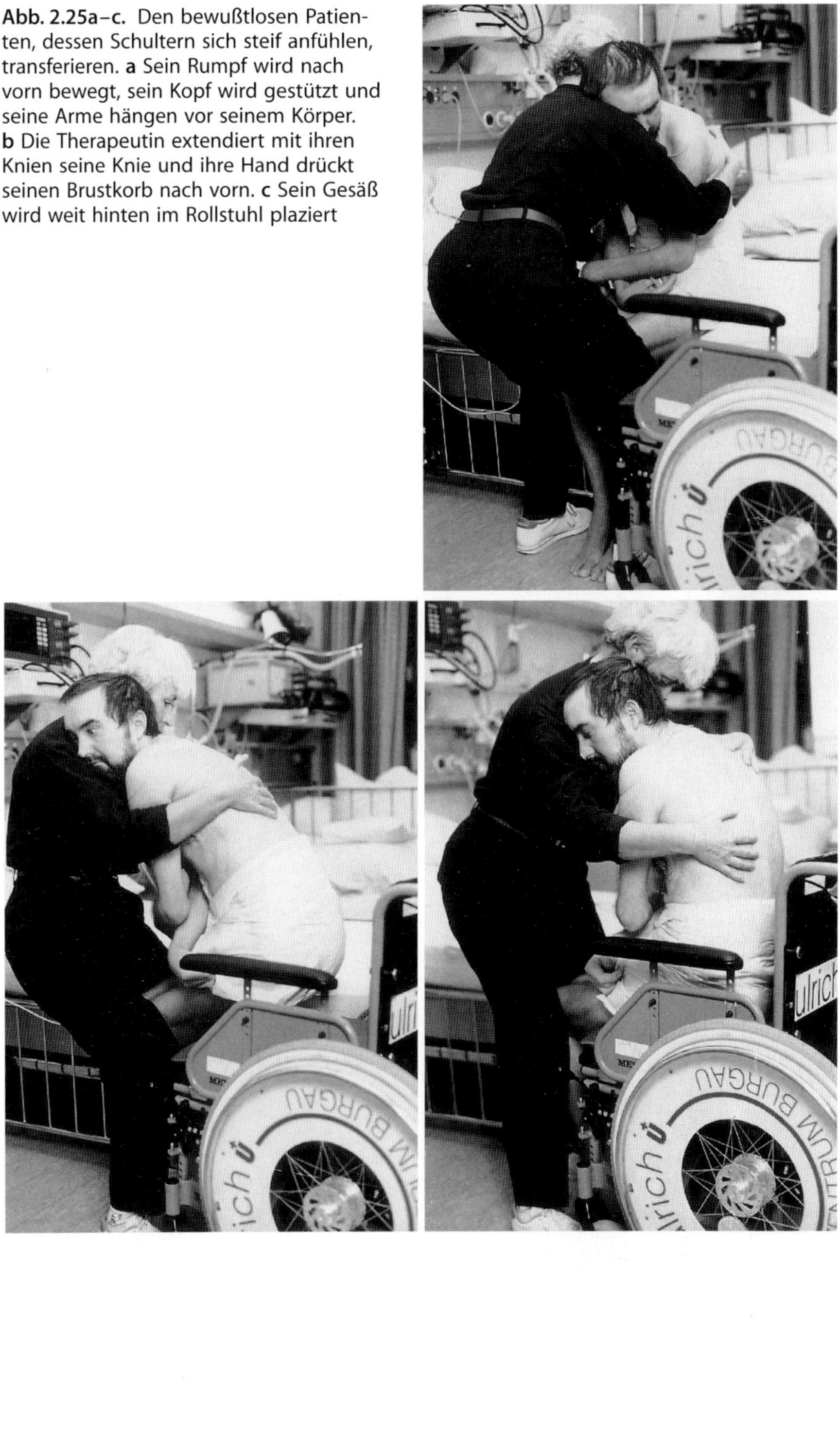

a

b

c

Abb. 2.26a–c. Transferieren des Patienten mit nach vorn flektiertem Rumpf. **a** Die Therapeutin flektiert seinen Rumpf und stützt seinen Kopf mit ihrer Körperseite. **b** Sie legt je eine Hand unter seine Trochanter. **c** Sie drückt ihre Knie gegen seine, hebt sein Gesäß an, dreht ihn und setzt ihn auf das Bett

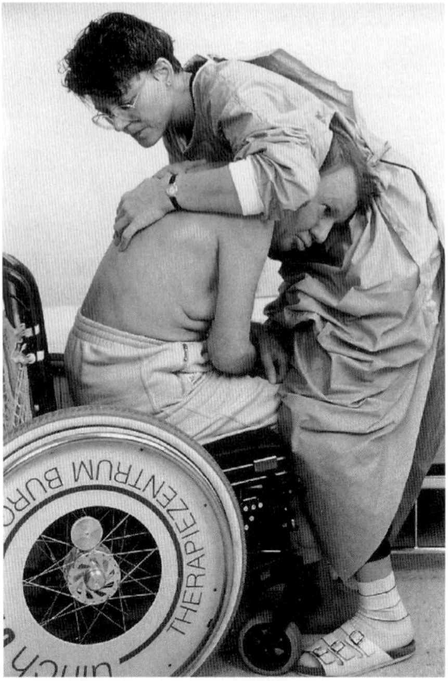

a

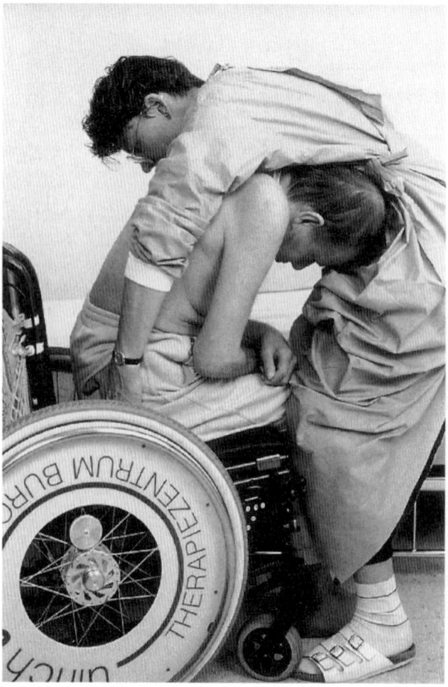

b

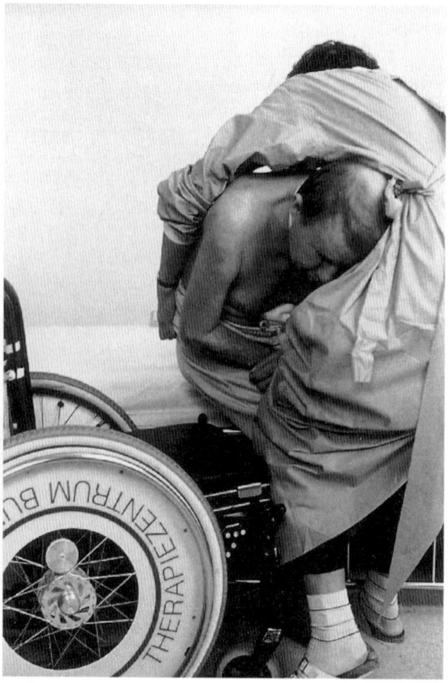

c

Richtung Stuhl oder Bett dreht, wird sein Kopf an ihrem Rumpf und/oder ihrer Hüfte gestützt (Abb. 2.26c).

Methode 4: Benutzen eines Rutschbretts

Ist der Patient körperlich sehr schwer, können die Therapeutin und ihre Helferin ein Rutschbrett aus festem, poliertem Holz benutzen, das das Gewicht des Patienten bei dem Transfer trägt. Das Bett wird dabei auf gleiche Höhe mit dem Stuhl gestellt, und das Rutschbrett wird so gelegt, daß es den Abstand zwischen Bett und Stuhl überbrückt. Das Gesäß des Patienten wird auf das Rutschbrett gebracht, so daß er über das Brett in den Stuhl rutschen kann (Abb. 2.27a). Die Therapeutin steht vor ihm und hält seinen Rumpf nach vorn in Flexion, während sie den Patienten mit ihren Händen über das Brett führt (Abb. 2.27b). Sie drückt ihre Knie gegen seine, um zu verhindern, daß er vom Brett rutscht. Falls erforderlich, kann eine Helferin hinter dem Patienten stehen, um mitzuhelfen, sein Gesäß über das Brett zu schieben oder um zu verhindern, daß sein Rumpf unerwartet in Extension nach hinten drückt.

Es können die gleichen Methoden angewendet werden, wenn der Patient zurück ins Bett gebracht, oder auf eine Toilette, einen anderen Stuhl oder sogar in ein Auto transferiert wird.

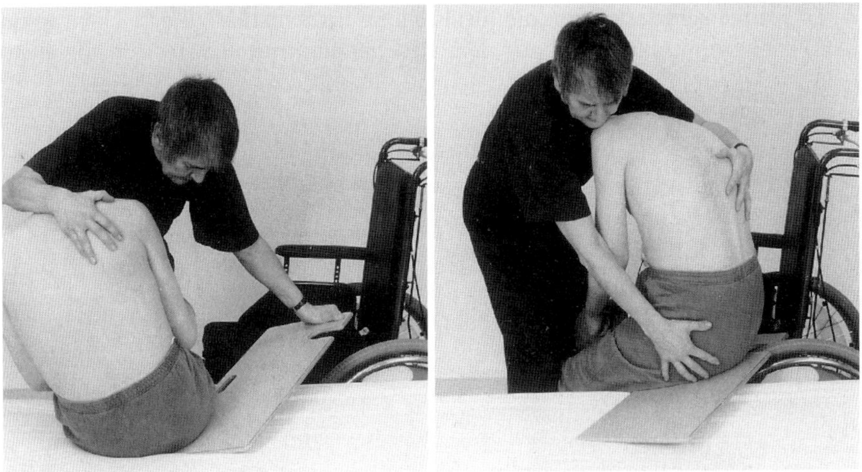

a b

Abb. 2.27a,b. Verwenden eines Rutschbretts. **a** Ein Ende des Bretts wird unter das Gesäß des Patienten gelegt. **b** Über das Rutschbrett gleiten

Die Haltung im Rollstuhl

Der Patient sollte mit seinem Gesäß ganz hinten im Stuhl in aufrechter Haltung sitzen und mit seinen Armen auf einem Tisch vor ihm abgelegt. Der Tisch bildet für den Patienten eine bleibende Information und verringert die Wahrscheinlichkeit, daß er nach vorn aus dem Stuhl rutscht (Abb. 2.28a). Wenn der Patient im Rollstuhl transportiert werden muß, kann ein Rollstuhltisch verwendet werden, der auf die Armlehnen des Stuhls paßt (Abb. 2.28b). Die Haltung des Rumpfs verbessert sich, wenn die Arme auf einem Tisch abgestützt sind. Idealerweise sollte sein Rumpf so aufrecht wie möglich und sein Kopf frei beweglich sein. Die Höhe des Rollstuhltischs muß so eingestellt werden, daß die Arme des Patienten auf dem Tisch liegen, ohne daß der Schultergürtel hochgeschoben wird, und seinen Rumpf gleichzeitig in aufrechter Haltung unterstützt.

Der Patient sitzt so, daß sich seine Hüfte in einem Winkel von etwa 90 ° befindet und seine Oberschenkel in ihrer ganzen Länge durch die Sitzfläche des Rollstuhls gestützt werden. Die Oberschenkel sollten parallel zueinander liegen und weder gegeneinander noch in Abduktion nach außen, gegen die Seiten des Rollstuhls drücken. Die Fußstützen werden so eingestellt, daß seine Knie in einem Winkel von etwa 90 ° oder etwas mehr flektiert sind. Die Füße des Patienten müssen gut auf den Fußstützen mit den Fußgelenken in Dorsalflexion aufliegen.

Es könnte schwierig sein, die Idealstellung im Rollstuhl zu erreichen, wenn der Patient zum ersten Mal aus dem Bett geholt wird; schwieriger vor allem

a
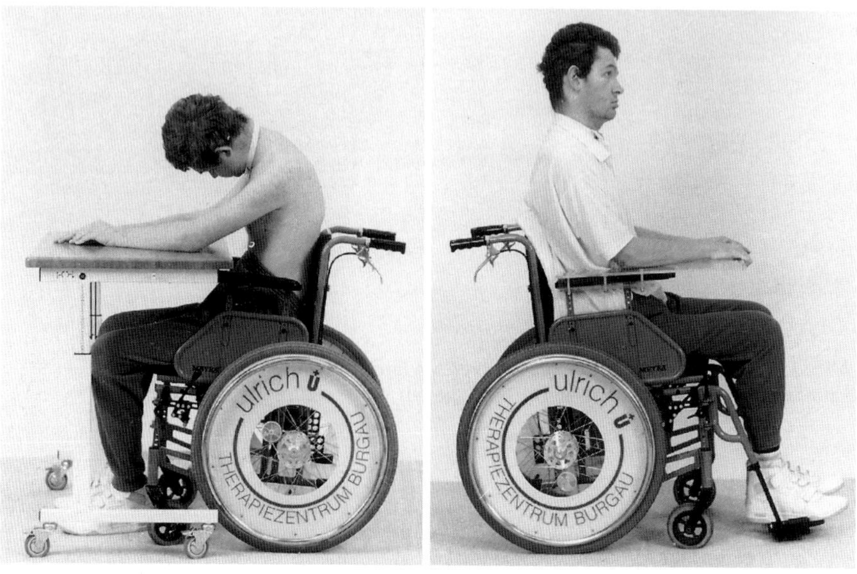

b

Abb. 2.28a,b. Sitzhaltung im Rollstuhl, **a** an einem Tisch, **b** mit einem Rollstuhltisch dann, wenn er lange im Bett gelassen wurde und schon sekundäre Komplikationen aufgetreten sind. Es ist unbedingt notwendig, daß die Schwestern und die Therapeutin sich immer wieder mit Phantasie und Enthusiasmus um das Herausarbeiten der Probleme bemühen und sich dabei durch ihre Beobachtungen des sitzenden Patienten, aber auch durch Ausprobieren leiten lassen.

Falls die Haltung des Patienten sehr abnormal ist, wird jeder Versuch, ihm zu essen zu geben oder Mundhygiene auszuführen zum Scheitern verurteilt sein, ebenso jeder therapeutische Maßnahme sein Artikulieren und Sprechen zu verbessern (Abb. 2.29). Es schadet dem Patienten, wenn er immer wieder für längere Zeit in einer abnormalen Haltung sitzen gelassen wird (Abb. 2.30). Meist sind dann erhöhte Spastizität verbunden mit Kontrakturen in den Armen und Beinen unvermeidbar. Fehlstellungen der Wirbelsäule, die als Folge zu langen Sitzens in einer asymmetrischen oder kyphotischen Haltung auftreten, sind später oft schwer zu korrigieren. Die Dauerstellung des Kopfes mit Nackenflexion, Extension oder lateraler Flexion, kann starke Kopfschmerzen zervikalen Ursprungs oder heftige Schmerzen in den Versorgungsgebieten der Nervenwurzeln hervorrufen, die beide oft fälschlicherweise als Symptome der Hirnläsion selbst angesehen werden.

Es dürfte klar sein, daß der Patient nicht festgebunden oder mit einem festen Keil zwischen seinen Beinen festgeklemmt werden kann, wenn er dazu neigt, aus dem Rollstuhl zu rutschen. Kurzfristige Lösungen dieser Art ziehen nur Verletzungen der Haut oder auch Druckstellen nach sich, und der Patient wird gegen schmerzvolle Einschränkungen dieser Art ankämpfen. Aus gleichen Gründen wird, wenn der Kopf des Patienten stark gebeugt ist, ein fester Kragen das Problem nicht lösen, sondern nur Druckstellen unter seinem Kinn verursa-

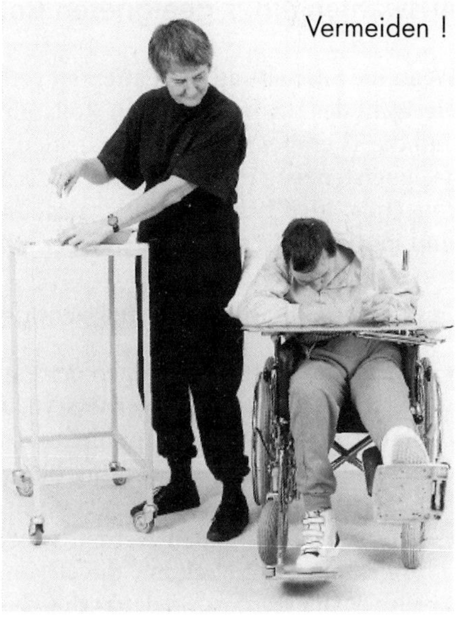

Abb. 2.29. Eine falsche Sitzhaltung behindert die Mundhygiene und die Nahrungsaufnahme

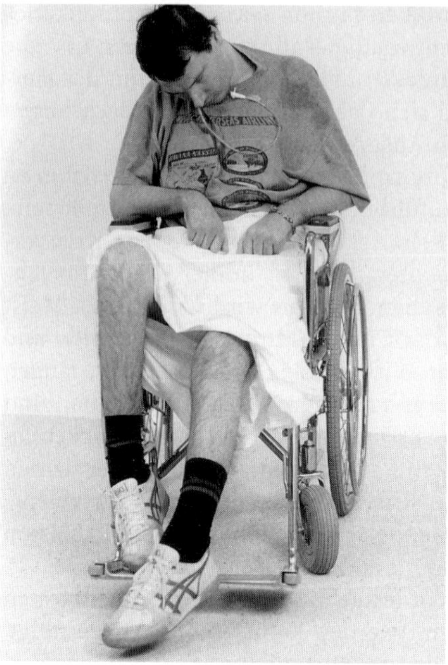

Abb. 2.30. Eine abnormale Haltung im Rollstuhl erhöht die Spastizität und kann zum Entstehen von Kontrakturen führen

chen. Stößt sein Kopf nach hinten, wird eine Kopfstütze das Problem ebenfalls nicht beseitigen, sondern die Extension wird sich im Nacken nur verstärken, da der Patient seinen Kopf immer stärker gegen diese solide Stütze pressen wird.

Auswählen eines geeigneten Rollstuhls

Wenn die Sitzhaltung des Patienten verbessert werden soll, steht an erster Stelle die Wahl des für ihn richtigen Rollstuhls. Es gibt viele Modelle auf dem Markt, und die Therapeutin muß entscheiden, welcher für den jeweiligen Patienten am geeignetsten ist. Es ist wichtig, verschiedene Modelle auszuprobieren, bevor eine endgültige Wahl getroffen wird, und die Herstellerfirma und ihre Vertreter sind in dieser Hinsicht sehr hilfsbereit.

Gesichtspunkte, die zu berücksichtigen sind

- Die motorischen Fähigkeiten des Patienten werden sich im Lauf der Zeit und durch die Behandlung verbessern und deshalb muß sein Rollstuhl, der zu einem bestimmten Zeitpunkt und auf Grund bestimmter Anforderungen ausgewählt wurde, regelmäßig überprüft und, falls erforderlich, abgeändert oder ausgetauscht werden.
- Die meisten Patienten werden wieder gehen lernen und deshalb sollte der Rollstuhl in Hinblick auf die Gegenwart und nicht auf die fernere Zukunft ausgewählt werden. So denkt die Therapeutin vielleicht, daß der Patient zwar

gut in einem bestimmten Rollstuhl sitzt, entscheidet sich aber dagegen, weil das Modell für die Angehörigen beim Verstauen in den Kofferraum viel zu unhandlich wäre. Der Patient ist aber noch gar nicht so weit, daß er einen Ausflug im Auto unternehmen könnte. Als ein Beispiel dazu könnte ein Patient dienen, der monatelang im Bett lag und an seinen oberen und unteren Extremitäten schwere Kontrakturen und Dekubitus entwickelte. Während an der Überwindung dieser Probleme gearbeitet wird, kann die Therapeutin einen speziellen Rollstuhltyp aussuchen, der es dem Patienten ermöglicht, für gewisse Zeit außerhalb des Betts zu sitzen (Abb. 2.31). Später, wenn sein Zustand sich bessert, wird sie den Stuhl gegen ein leichteres, mobileres Modell austauschen, so daß der Patient überall hin mitgenommen werden kann.

- Der Rollstuhl sollte – ohne daß dies auf Kosten der Stabilität geht – so leicht wie möglich sein, so daß der Patient oder andere, die ihm helfen, ihn leicht schieben können.
- Eine Rückenlehne, die nach hinten geneigt werden kann, ist sehr nützlich, besonders, wenn der Patient Schwierigkeiten hat, seinen Kopf aufrecht zu halten. Für einen sehr großen Patienten sollte eine Verlängerung der Rükkenlehne erhältlich sein.
- Um den Patienten beim Essen oder Waschen führen zu können ist es günstig, wenn die Rückenlehne schnell und einfach entfernt werden kann (s. Abb. 1.5b, c).
- Die Seitenlehnen müssen entfernt werden können, so daß der Patient ohne Schwierigkeiten in sein Bett, aus seinem Bett und auf die Toilette transferiert werden kann. Es ist vorteilhaft, wenn auch die Höhe der Seitenlehnen verstellt werden kann. Dadurch können sie für jeden Patienten so eingestellt werden, daß seine Arme mit oder ohne Rollstuhltisch optimal gestützt sind.

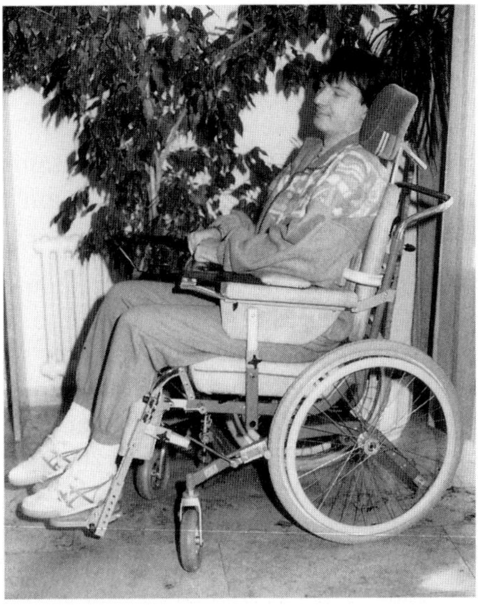

Abb. 2.31. In einem geeigneten Rollstuhl sitzt der gleiche Patient richtig

- Der Rollstuhltisch muß so stabil und groß sein, daß die Arme des Patienten sicher auf dem Tisch liegen, wenn sein Rumpf nach vorn gebeugt wird. Der Tisch muß am Rollstuhl stabil befestigt, aber auch leicht und schnell zu entfernen und wieder zurückzumontieren sein.
- Die Sitzfläche des Rollstuhls muß fest genug sein, so daß sie sich in der Mitte nicht senkt und dadurch auf mechanische Weise die Beine des Patienten in Adduktion bringt. Ein dünnes Holzbrett kann, falls erforderlich, auf die richtige Größe zugeschnitten, mit Schaumstoff bedeckt und über der Sitzfläche befestigt werden.
- Viele Rollstuhlsitzflächen sind zu kurz und stützen deshalb die Oberschenkel des Patienten nicht genug. Die Sitzfläche sollte fast bis unter seine Knie reichen, wenn das Gesäß des Patienten ganz hinten im Rollstuhl ist.
- Die Höhe und der Winkel der Fußstützen muß verstellbar sein, um eine zufriedenstellende Position der Beine des Patienten zu gewährleisten. Oft kann eine gute Stellung seines Rumpfs und seiner Füße dadurch aufrechterhalten werden, daß seine Knie etwas mehr als 90 ° extendiert sind. Für den Patienten, dessen Füße dazu tendieren, sich von den Fußstützen zurück und unter den Stuhl zu ziehen, sind gepolsterte Unterschenkelstützen ein nützliches Zubehör. Die Verwendung eines Bands hinter den Waden ist hier nicht zu empfehlen, da es leicht zu Abschürfungen an den Waden des Patienten führen kann. Fersenstopper an den Fußstützen sind ebenfalls nicht zu empfehlen, da die Füße des Patienten dadurch in Plantarflexion über die Kante der Fußstütze geschoben werden.
- Die kleinen Vorderräder sollten nicht Luftreifen- oder ein Ballonreifentyp sein, da der Rollstuhl dadurch vor allem auf Teppichböden schwer zu schieben und schwieriger zu manövrieren ist. Der einzige Vorteil dieser Räder besteht darin, daß der Rollstuhl draußen auf rauhen Straßenbelägen weicher fährt.

Vorschläge für zusätzliche Unterstützungsmaterialien

Saß der Patient während eines bestimmten Zeitraums in einer korrigierten Sitzhaltung, kann die Therapeutin, wenn nötig, auf Grund ihrer dabei gemachten Beobachtungen, weitere Materialien einsetzen, um ihn zu stützen.

1. Dem Patienten, dessen Rumpf immer zu stark flektiert ist und der dazu tendiert, zu einer Seite zu fallen (Abb. 2.32a) legt die Therapeutin einen großen, festen Schaumgummiblock unter seine Arme auf den Rollstuhltisch. Dieser facilitiert die Rumpfextension und hilft ihm, seinen Kopf zu kontrollieren (Abb. 2.32b). Wenn der Patient sich ausruhen möchte, kann er seinen Kopf auf diesem Block ablegen, zuerst auf die eine, dann auf die andere Seite gedreht (Abb. 2.32c).
2. Dem Patienten, dessen Kopf und Rumpf nach hinten in die Extension stoßen – eine Stellung, die oft mit dem gleichzeitigen Ziehen der Beine unter den Stuhl einhergeht (Abb. 2.33a) – hilft ein fester Schaumstoffkeil, der unter

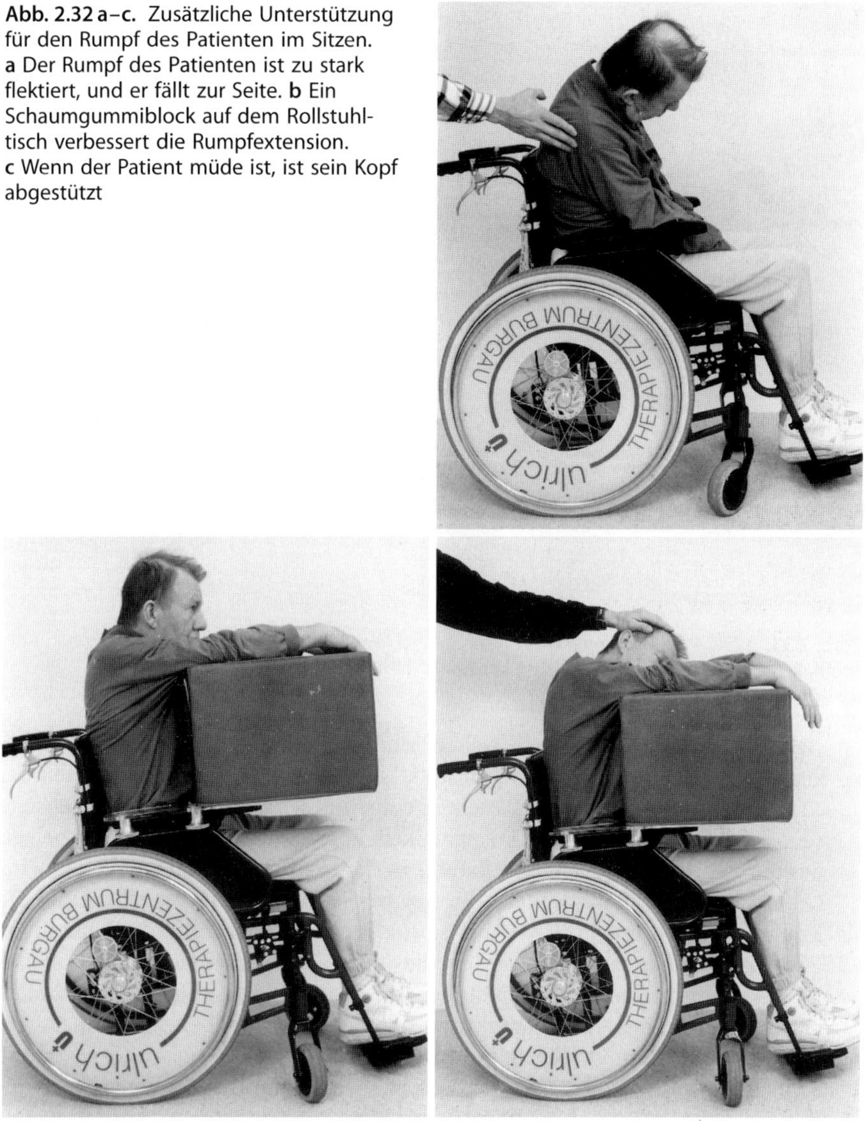

a

b

c

Abb. 2.32 a–c. Zusätzliche Unterstützung für den Rumpf des Patienten im Sitzen. **a** Der Rumpf des Patienten ist zu stark flektiert, und er fällt zur Seite. **b** Ein Schaumgummiblock auf dem Rollstuhltisch verbessert die Rumpfextension. **c** Wenn der Patient müde ist, ist sein Kopf abgestützt

seine Arme und in Kontakt mit seinen Thorax auf den Rollstuhltisch gelegt wird, eine gute Haltung beizubehalten (Abb. 2.33b). Ein gepolstertes Brett an der Rückenlehne des Rollstuhls stabilisiert seinen Rumpf.

3. Bei dem Patienten, dessen Rumpf ständig lateral verlagert und dessen Bekken dadurch, zu der entgegengesetzten Seite hin verschoben ist, wodurch seine Beine zu einer Seite hin in verdrehter Stellung festgehalten werden (Abb. 2.34a), kann aus der übertriebenen „windswept deformity" seines Bekkens und seiner Beine (Goldsmith et al. 1992) eine fixierte Fehlstellung ent-

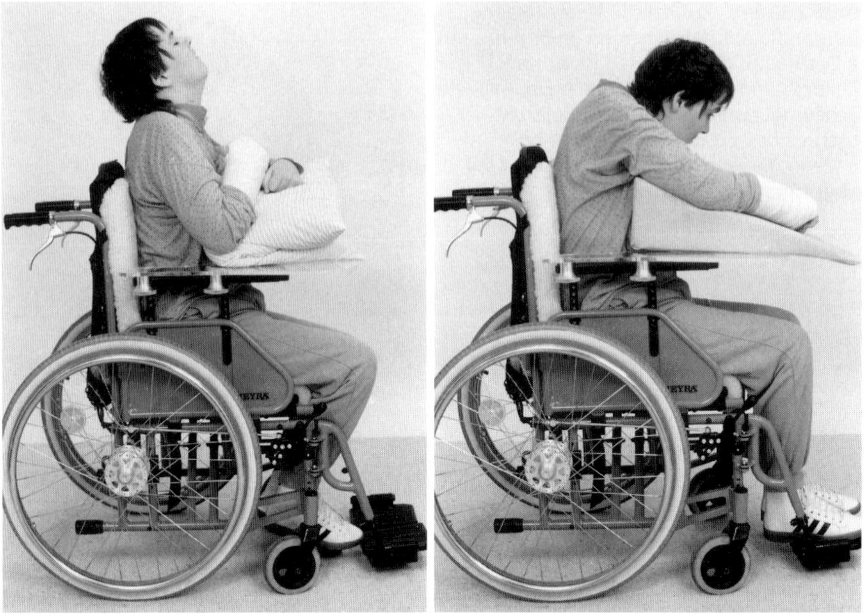

a b

Abb. 2.33. **a** Die Patientin extendiert Nacken und Rumpf und zieht ihre Füße unter den Rollstuhl. **b** Ein fester Keil vor ihrer Brust korrigiert die Probleme

stehen, die für sein späteres Gehen sehr nachteilig sein könnte. Ihm hilft, zusätzlich zum Rollstuhltisch, ein fester gepolsterter Block, der zwischen der Armlehne und der Seite des Patienten eingefügt wird. Entlang der Außenseite seines Gesäßes und seines Oberschenkels wird ein gepolstertes Brett gelegt, das durch die Armlehne des Rollstuhls in der richtigen Position gehalten wird (Abb. 2.34b). Durch ein weiteres Brett wird die Rückenlehne verstärkt und die Rumpfextension unterstützt (Abb. 2.34c). Werden gleichzeitig die Fußstützen etwas nach vorn verstellt, werden die Beine des Patienten weniger in das Muster einer totalen Extension stoßen, da seine Füße von unten sicher unterstützt sind und besseren Kontakt mit den Fußstützen haben.

4. Bei dem Patienten, dessen Beine immer weit abduziert sind und gegen die Seitenwände des Rollstuhls drücken, was eine Supinationsstellung seiner Fußgelenke zur Folge hat (Abb. 2.35a), kann die Haltung mit festen, gepolsterten Brettern, die zwischen die Armlehnen und dem lateralen Bereich der Oberschenkel plaziert werden, zufriedenstellend verbessert werden (Abb. 2.35b). So bleiben nicht nur seine Beine in der richtigen Position, sondern auch sein Becken und dadurch auch sein Rumpf bleiben symmetrischer ausgerichtet.

Die entschlossene Therapeutin wird immer wieder neue Möglichkeiten entdekken, um die Sitzhaltung des jeweiligen Patienten zu verbessern. Sie stützt sich dabei auf ihre Erfindungsgabe, und die Zeit, in der sie nach Lösungen für auftretende Probleme sucht, wird sich sehr lohnen.

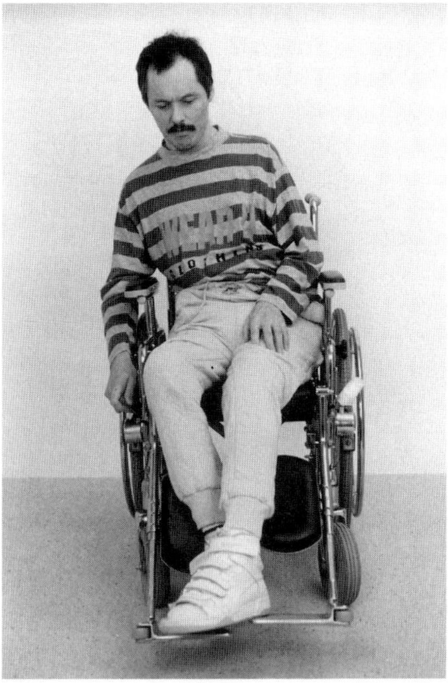

a

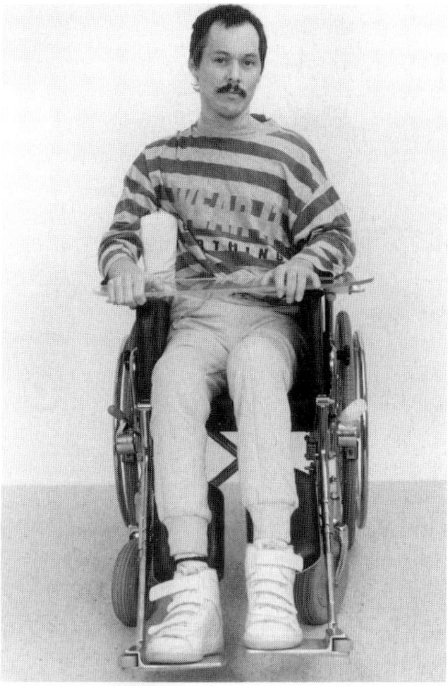

b

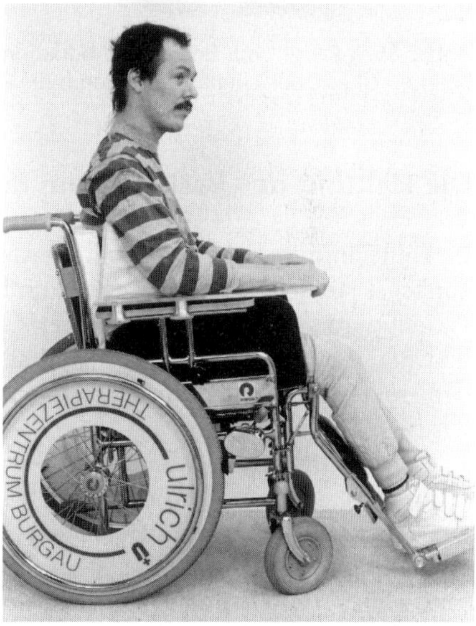

c

Abb. 2.34. a Patient mit lateraler Verlagerung von Rumpf und Becken. **b** Mit Rollstuhltisch, gepolsterten Blöcken und Brettern korrigierte Haltung. **c** Die Rückenlehne und ein seitlicher Block stützen seinen Rumpf

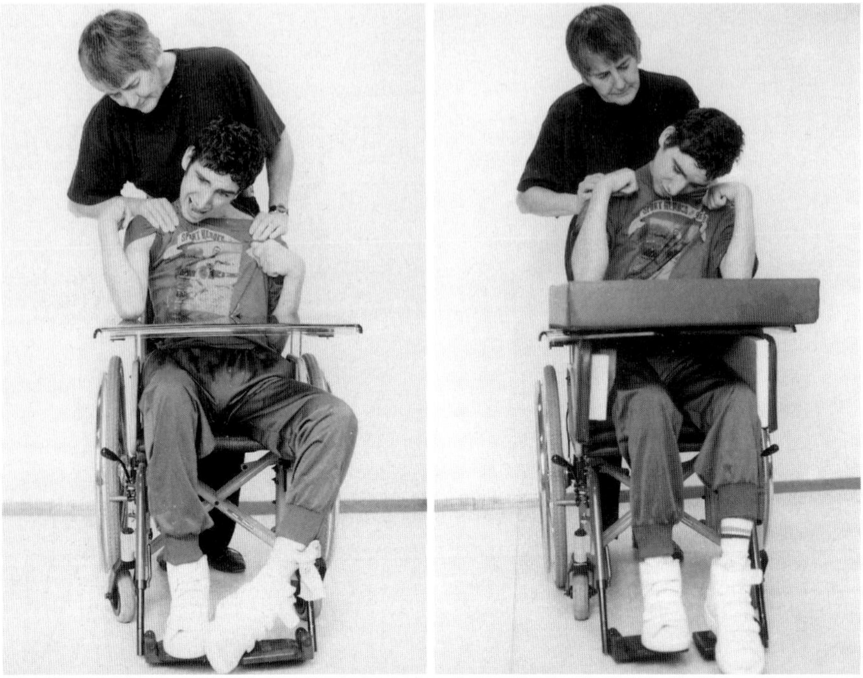

a b

Abb. 2.35. a Patient mit Beinen in Abduktion und Fuß in Supination. b Bretter am lateralen Bereich seiner Oberschenkel korrigieren die Position seiner unteren Extremitäten

Die Haltung des Patienten im Rollstuhl korrigieren

Es sollte immer daran gedacht werden, daß keine Haltung, so gut sie auch zunächst aussehen mag, nicht stundenlang beibehalten werden kann. Der Patient wird sich schon nach kurzer Zeit bewegen, sein Gewicht verlagern oder im Stuhl nach unten rutschen. Deshalb muß ihm immer wieder geholfen werden, seine Sitzstellung zu korrigieren, ohne daß das Team darüber verärgert wird.

Es ist völlig normal, daß Menschen im Sitzen sehr häufig ihre Position wechseln, wenn auch oft nur durch ganz kleine Änderungen der Körperhaltung. Für das Team kann es sehr hilfreich sein, einmal ganz bewußt auf die Anzahl der Sitzhaltungsänderungen zu achten, die jeder selbst und auch dioe anderen während einer Teamsitzung vollziehen, und es wird sofort klar, wie unmöglich es ist, auch nur für einen kurzen Zeitraum ganz bewegungslos zu sitzen.

Wenn der Patient, was häufig passiert, im Stuhl nach unten und mit seinem Gesäß nach vorn gerutscht ist, muß die Therapeutin oder die Schwester seine Haltung sofort korrigieren, um zu verhindern, daß er aus dem Rollstuhl auf den Boden rutscht (Abb. 2.36a).

Die Hilfsperson stellt sich vor den Patienten und drückt ihre Knie gegen seine, um ein Weiterrutschen zu verhindern. Sie beugt seinen Rumpf mit

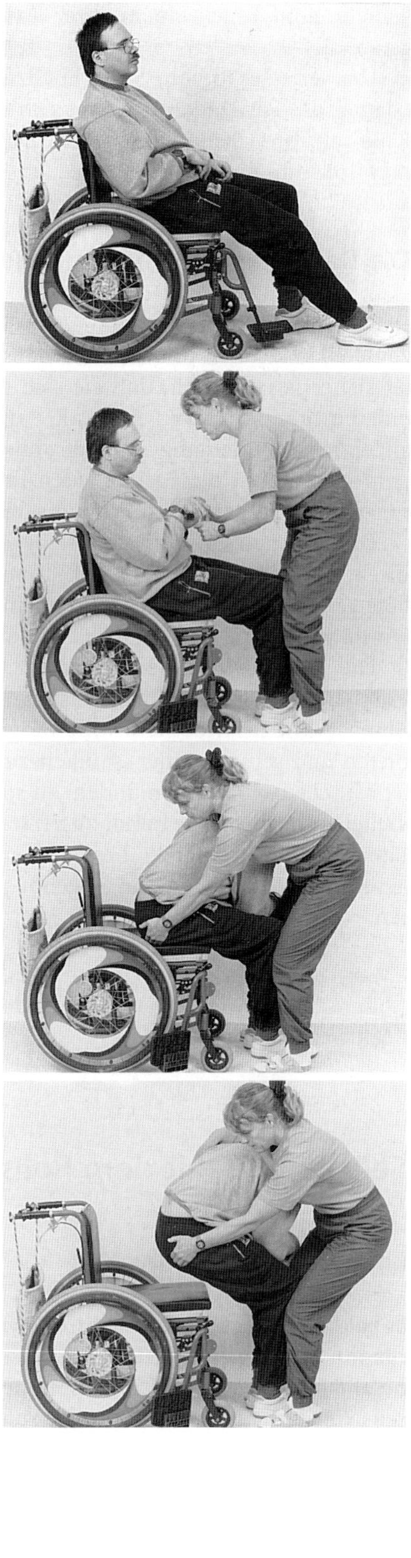

a

b

c

d

Abb. 2.36a–d. Den Patienten in den Rollstuhl zurückheben. **a** Im Rollstuhl nach unten gerutscht. **b** Eine Helferin verhindert mit ihren Knien das Weiterrutschen. **c** Der Rumpf des Patienten wird weit nach vorn flektiert. **d** Anheben seines Gesäßes, um es im Rollstuhl ganz hinten zu plazieren seinem Kopf unter einem ihrer Arme soweit wie möglich nach vorn (Abb. 2.36b, c).

Um sein Gesäß vom Stuhl hochzuheben, legt sie ihre Hände unter die Trochanter des Patienten und lehnt sich nach hinten, während sie gleichzeitig seine Knie mit ihren Knien extendiert. Dann plaziert sie sein Gesäß ganz hinten in den Rollstuhl (Abb. 2.36d).

Die Dauer des Sitzens verlängern

In den ersten Tagen werden die meisten Patienten nur ungefähr eine Stunde sitzenbleiben können und müssen dann wieder ins Bett zurückgelegt werden. Es ist sicher vorzuziehen, daß sie sich eine Weile hinlegen können, nachdem sie eine bestimmte Zeit im Rollstuhl saßen und anschließend wieder im Rollstuhl sitzen, als stundenlang in einer abnormalen Haltung im Rollstuhl zu verbringen. Die Zeit, die der Patient jeden Tag sitzend im Rollstuhl verbringt, sollte seinen Möglichkeiten entsprechend schrittweise verlängert werden.

Die Zeitspanne, während der der Patient im Rollstuhl sitzen kann, ist auch direkt davon abhängig, wieviel Stimulation ihm geboten wird, denn 2 Stunden lang ganz ruhig zu sitzen, allein in einem Zimmer und ohne jede Beschäftigung, würde jedem wie eine Ewigkeit vorkommen.

Die Angehörigen des Patienten können bei sorgfältiger Anleitung einen unschätzbaren Beitrag dazu leisten, ihm angemessene Stimulation anzubieten. Manche finden selbst sinnvolle Möglichkeiten, dem Patienten Anregungen zu bieten und seine Aufmerksamkeit zu wecken, andere brauchen dabei Hilfe. Es ist oft schwierig, mit jemandem zu sprechen, der nicht antworten kann und der vielleicht noch nicht einmal zu verstehen scheint, was ihm gesagt wird. Aktivitäten wie die in Kap. 1 beschriebenen, bei denen die Hände des Patienten geführt werden, bieten den Angehörigen eine sinnvolle Möglichkeit, ihm zu helfen.

Wenn auch nur die geringste Gefahr besteht, daß er aus dem Stuhl fallen oder ohnmächtig werden könnte, darf der Patient keine Sekunde allein gelassen werden.

Selbständig mit dem Rollstuhl fahren

Ein Standardrollstuhl

Sobald der Patient das Bewußtsein wiedererlangt hat und in dem Rollstuhl, der für ihn ausgesucht wurde, aufrecht sitzen kann, sollte die Therapeutin damit beginnen, ihm das Rollstuhlfahren beizubringen. Dabei ist die Technik des Fahrens von den motorischen Möglichkeiten des einzelnen Patienten abhängig, d.h.

davon, welche seiner Extremitäten er am besten aktiv bewegen kann. Selten kann ein Patient seinen Rollstuhl wie ein Patient mit einer spinalen Paraplegie mit beiden Händen in Schwung bringen. Viele Patienten, vor allem die aus der Gruppe mit ataktischen Problemen, werden nicht ihre Hände, sondern ihre Füße benutzen. So werden sie den Rollstuhl mit den Füßen in einer Art von Gehbewegung in alle Richtungen fortbewegen können. Patienten mit einer Hemiplegiesymptomatik können den Rollstuhl mit ihrer weniger betroffenen Hand und dem Bein der gleichen Seite steuern und fortbewegen. Es ist durchaus möglich, daß ein Patient den Rollstuhl nur mit Hilfe eines Beins ausgezeichnet lenken und fortbewegen kann, wenn sein anderes Bein noch zu wenig gezielte, kontrollierbare Aktivität zurückerlangt hat. Die Therapeutin probiert am besten zusammen mit dem Patienten die verschiedenen Möglichkeiten aus. Sie kann dabei die Bewegungen seiner Arme und Beine führen, mit denen er den Rollstuhl fortbewegen und nach allen Richtungen hin drehen kann. Wenn sie bemerkt, daß er die Bewegungen aktiv weiterführt, kann sie ihre Hilfestellungen mehr und mehr beschränken. Die Therapeutin führt den Patienten nicht nur während er das Rollstuhlfahren lernt, sondern auch wenn sie ihm zeigt, wie er die Bremsen anziehen, die Seitenlehnen entfernen und die Fußstützen hochklappen muß, bevor er in sein Bett zurück oder auf die Toilette gelangt.

Für den Patienten bedeutet es einen großen Schritt, wenn er seinen Rollstuhl selbständig manövrieren und allein erste, kleine „Ausflüge" unternehmen kann, auch wenn ihn diese nur durch den Gang der Klinik führen. Der Patient sollte dazu ermuntert werden, mit dem Rollstuhl zu fahren und diesen in vielen Selbsthilfesituationen zu benutzen, denn aller Wahrscheinlichkeit nach wird er mit dem Rollstuhl unabhängig sein, lange bevor er sicher allein gehen kann. Einige Patienten möchten keinen Rollstuhl benutzen, weil sie der Auffassung sind, daß sie sonst nie mehr gehenlernen werden. Diese Auffassung entbehrt jeder Grundlage und ist ganz sicher nicht richtig.

Ein elektrischer Rollstuhl

Wenn der Patient zunächst das Bewußtsein wieder erlangt und bei den alltäglichen Verrichtungen noch Hilfe benötigt, wird er einen elektrischen Rollstuhl kaum ohne Gefahr bedienen können. Ein elektrisch betriebener Rollstuhl sollte aber für den Patienten in Betracht gezogen werden, der sich mit einem Standardrollstuhl nicht fortbewegen kann, und zwar nicht aus Gründen von möglicherweise vorhandener Wahrnehmungsstörungen, sondern wegen starker Kontrakturen in seinen Armen und Beinen. Patienten, die auf Grund einer ausgeprägten Ataxie nicht ohne Unterstützung gehen und keinen Rollstuhl fortbewegen können, andererseits aber komplexe Aufgaben problemlos bewältigen, können von einem elektrischen Rollstuhl ebenfalls profitieren. Sicher werden sie die dadurch wiedergewonnene Freiheit genießen (Abb. 2.37a). Viele verschiedene Antriebsarten sind erhältlich, und auch hier sollte die Wahl im Einklang mit den Bewegungsmöglichkeiten des individuellen Patienten getroffen werden (Abb. 2.37b).

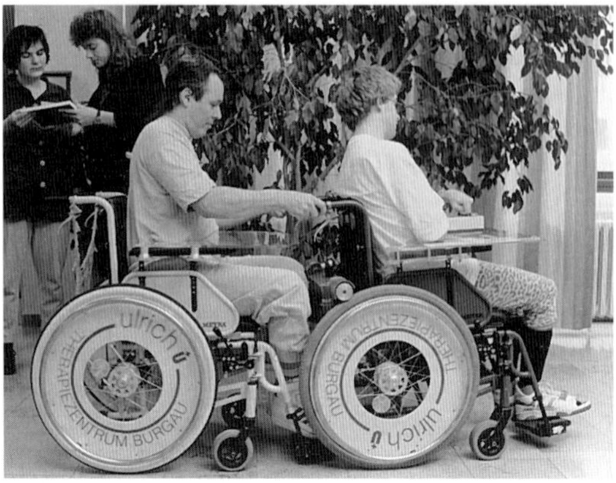

a

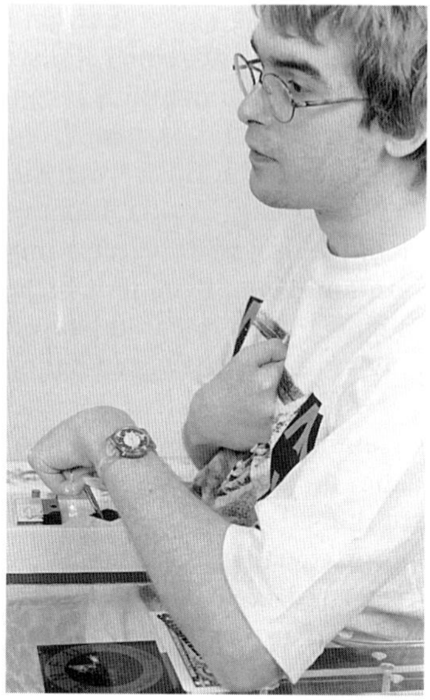

b

Abb. 2.37a,b. Ein elektrischer Rollstuhl. **a** Ein schwer behinderter Patient freut sich, daß er einen Freund abschleppen kann. **b** Trotz schwerer Kontrakturen steuern können

Ein Rollstuhl mit Einhandbedienung

Die Bedienung eines Rollstuhls, bei dem beide Räder durch zwei voneinander getrennte Ringe angetrieben werden, die an derselben Seite befestigt sind, ist für einen Patienten mit einer ausgeprägten Wahrnehmungsstörung sehr schwierig. Die meisten Patienten werden mit dem komplexen Bedienungsmechanismus nicht fertig aber in ganz wenigen Ausnahmefällen könnte der Stuhl eine Hilfe sein. So kann z.B. ein Patient, dessen einer Arm völlig gelähmt ist und der infolge sekundärer Probleme seine beiden Beine zum Steuern auch nicht einsetzen kann, sehr wohl in der Lage sein, die einhändige Bedienung zu bewältigen (Abb. 2.38). Auch wenn er damit keine längeren Distanzen zurücklegen und seinen Weg nicht allein finden kann, sondern nur in seinem Zimmer und der unmittelbaren Nachbarschaft herumfahren oder jemandem, der ihn begleitet folgen kann, sind die Auswirkungen positiv. Es ist auch für die Person, die den Rollstuhl des Patienten schiebt, eine große Hilfe, wenn dieser mit dem Rollstuhl zeitweise selbst fahren kann und sie so ihre Hände für etwas anderes frei hat. Dies kann beispielsweise der Fall sein, wenn ein Patient am Wochenende nach Hause gehen kann und seine Frau seine Sachen trägt und ihm gleichzeitig die Tür aufhält.

Ein Rollstuhl sollte als nützliches Gefährt betrachtet werden, mit dem der Patient leicht selbst oder mit Hilfe anderer von einem Ort zum anderen kommt und er dadurch nicht nur an die unmittelbare Umgebung seines Betts gefesselt ist. Der Rollstuhl ist auch sehr nützlich, weil die Sitzhaltung mit dem vielen vorn in diesem Kapitel beschriebenen Zubehör leicht korrigiert werden kann. Sobald sich aber sein Zustand entsprechend gebessert hat, sollte der Patient

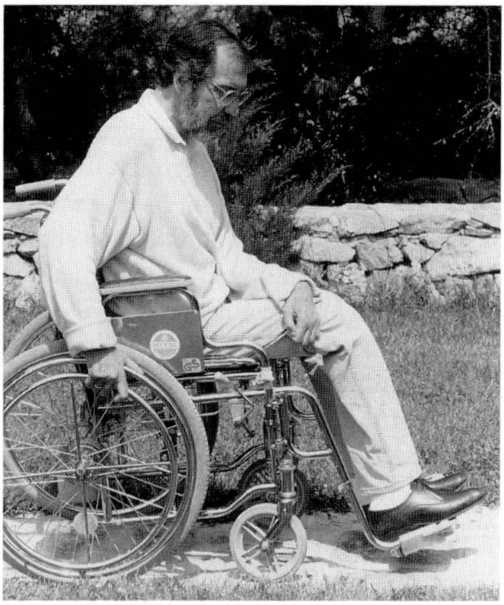

Abb. 2.38. Einen Rollstuhl mit Einhandbedienung fahren – der Patient ist linksseitig gelähmt, und sein rechtes Bein wurde amputiert

beim Essen oder, wenn jemand mit ihm arbeitet, auf einem normalen Stuhl mit einem Tisch davor sitzen. Wenn der Patient ohne allzu große Hilfe gehen kann, sollten Mitglieder des Teams oder seine Angehörigen tagsüber soviel wie möglich mit ihm zusammen stehen und gehen. Die Therapeutin sollte allen, die um den Patienten besorgt sind, zeigen, wie sie ein gutes Gehmuster facilitieren können, wie sie ihm helfen können, von einem Stuhl, dem Bett oder der Toilette aufzustehen und sich wieder richtig hinzusetzen. Sie sollte dies mit allen Beteiligten praktisch üben, bis sie sich dabei sicher fühlen.

In Kap. 7 wird ausführlicher beschrieben, wie dem Patienten beim Gehen geholfen werden kann.

Die Bedeutung des Umdrehens und Lagerns für den Patienten

Die Notwendigkeit, einen bewußtlosen oder gelähmten Patienten tagsüber und nachts in regelmäßigen Abständen zu drehen, wird in den meisten Handbüchern für Krankenpflege und Physiotherapie befürwortet, und sorgfältiges Lagern im Liegen und Sitzen wird empfohlen. Obwohl die Wichtigkeit in der Theorie erkannt wird, kommen diese relativ einfachen Maßnahmen in der Praxis jedoch leider nicht immer zum Tragen. Den Patienten zu drehen und ihn korrekt zu lagern ist ein integraler Bestandteil seiner Behandlung und muß aus den folgenden Gründen äußerst gewissenhaft und verläßlich durchgeführt werden.

Verhindern von Kontrakturen und Deformitäten

Nach einem langen, tiefen Schlaf in gleicher Stellung haben die meisten Menschen schon einmal die Erfahrung gemacht, daß sich ein Gelenk beim Aufwachen steif und etwas schmerzhaft anfühlt. Es bereitet ihnen z.B. dann Schmerzen, ihren Ellbogen, wenn sie zuvor längere Zeit auf dem gebeugten Ellbogen lagen, zu strecken. Nach einigen wenigen, schnellen Bewegungen sind die Symptome aber schnell wieder verschwunden.

Der Patient, der stundenlang in der gleichen Stellung im Bett liegen gelassen wird, kann sich jedoch nicht aktiv bewegen, und die schmerzhafte Versteifung bleibt und bewirkt, daß er in einer fixierten Stellung bleibt. Weil ihm ein bestimmtes Gelenk weh tut, wird er sich allen Versuchen der Schwester oder der Therapeutin widersetzen, das Gelenk passiv zu bewegen. Ein verhängnisvoller Teufelskreis beginnt: Je länger das Gelenk in der gleichen Stellung bleibt, desto mehr wird es schmerzen, wenn es bewegt wird, und die Bewegungseinschränkung wird immer größer. Wird der Patient alle 2–3 Stunden umgelagert, kann diese Gefahr vermieden und das Entstehen von Kontrakturen mit allen ihren einschneidenden Konsequenzen verhindert werden.

Spastizität in stereotype Mustern kann sehr leicht zu einer Verkürzung von Muskeln führen, da die dominanten Muskeln die Extremitäten konstant in der gleichen Position halten. Richtiges Lagern und Umdrehen in verschiedene Stellungen hilft, den Hypertonus zu verringern. Der Patient, dessen Muskeln schlaff sind und wenig Reflexaktivität zeigen, wird in der Stellung fixiert werden, in der er für längere Zeit liegen gelassen wird. Unter Bezugnahme auf Rückenmarkverletzungen betont Hobson (1956) diesen Punkt mit Nachdruck: „Das Beibehalten der richtigen Stellung ist von größter Wichtigkeit, vor allem in der Zeit unmittelbar nach der Schädigung, um Kontrakturen und Dekubitus zu verhindern“.

Vermeiden von Druckgeschwüren

Anhaltender Druck auf die Haut und das darunterliegende Gewebe verursacht ischämische Nekrosen, was zur Entstehung von Druckgeschwüren führt (Abb. 2.39). Jeder Körperteil kann davon betroffen werden, aber ein Dekubitus tritt eher an Körperteilen auf, die wenig oder kaum „gepolstert“ sind. Die am häufigsten betroffenen Stellen sind das Sakrum, die Trochanter, die Knie, die Fibulae, die Malleoli und die Fersen. Der Hinterkopf und der Ellbogen sind weitere gefährdete Stellen, wenn der Patient zu lange in Rückenlage liegt.

Patienten, die schon im Rollstuhl sitzen, bekommen oft über ihrem Tuber ossis ischii Druckstellen, wenn sie ihn nicht regelmäßig entlasten oder über ihren Gesäßbacken, wenn ihre Hüfte beim Sitzen zu sehr extendiert ist. Der Patient, der zu lange in einer halbliegenden Stellung mit angehobenem Kopfteil im Bett bleibt, anstatt in einem Stuhl zu sitzen, wird oftmals eine offene Stelle über dem Steißbeinknochen bekommen, die sehr viel Zeit zum Ausheilen benötigen kann. Es ist interessant, daß im Oxford Dictionary „decubitus“ wie folgt

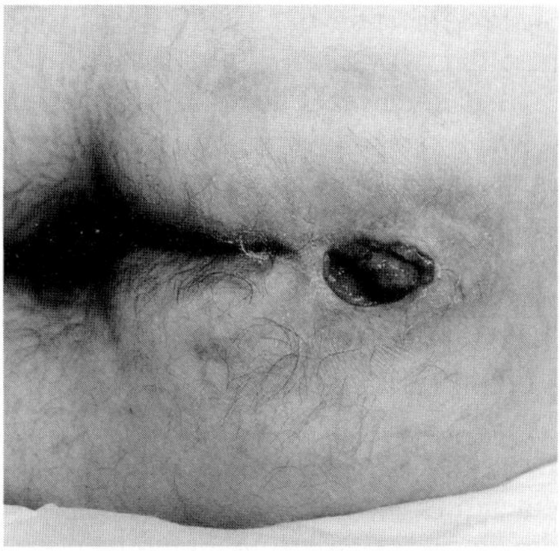

Abb. 2.39. Eine offene Druckstelle über dem Kreuzbein, verursacht durch lange Rückenlagerung, verheilt jetzt durch regelmäßiges Umlagern

definiert wird: „die Art und Weise, im Bett zu liegen oder die Haltung, die dabei eingenommen wird" („The manner or posture of lying in bed") und „decubital" als „gehört dazu oder folgt aus der Art und Weise, im Bett zu liegen oder durch die Haltung, die dabei eingenommen wird" („pertaining to or resulting from the manner or posture of lying in bed").

Druckgeschwüre sind daher nie als direkte und unvermeidbare Folge einer Hirnschädigung zu sehen. Sie sind vielmehr eine Komplikation, die verhindert werden kann: „Es muß mit Nachdruck darauf hingewiesen werden, daß Druckgeschwüre nie auftreten sollten, wenn der Patient in der Phase nach der Schädigung häufig umgelagert wird" (Hobson 1956).

Die Behandlung bereits vorhandener Druckgeschwüre wurde in vielen Veröffentlichungen von Sir Ludwig Guttmann und auch von vielen seiner ehemaligen Schüler beschrieben. „Es spielt keine Rolle, was Sie auf ein Druckgeschwür legen, solange es nicht das eigene Gewicht des Patienten ist" (Guttmann 1962). Der Patient wird sorgfältig so gelagert, daß die betroffene Stelle nicht mit dem Bett in Kontakt kommt. Befindet sich z.B. das Druckgeschwür über dem Sakrum des Patienten, wird nur in Bauch- oder Seitenlage gelagert und in regelmäßigen Abständen umgelagert. Patienten, die schon außerhalb des Betts sitzen, wenn die Druckstelle entsteht, dürfen nicht über einen längeren Zeitraum sitzen. Guttmann selbst (1972) empfiehlt totale Bettruhe, bis der Dekubitus ganz verheilt ist. Da aber das lange Liegen für den Patienten mit einer Hirnschädigung äußerst nachteilige Auswirkungen hat, sollte die Therapeutin das Sitzkissen oder die Rückenlehne so anpassen, daß der Patient für kurze Zeit sitzen kann, ohne daß irgendein Gewicht auf seinem Dekubitus lastet. Neben der Druckentlastung die normalerweise genügt, wenn die Druckstelle noch nicht offen ist, gibt es viele Behandlungsmöglichkeiten, um den Heilungsprozeß zu beschleunigen. Bei einer schweren Infektion muß eine antibiotische Salbe aufgetragen werden. Im übrigen genügt eine nichthaftende Salbe oder eine Lösung und ein Verband. Wichtig ist, daß die offene Wunde peinlich sauber gehalten und daß der Verband häufig gewechselt wird, damit er feucht bleibt. An erster

Stelle aber steht der Grundsatz: „Wird der Druck auf die wunde Stelle nicht beseitigt, wird jede andere Maßnahme erfolglos bleiben" (Bromley 1976).

Bei einem sehr großen und tiefen Druckgeschwür, bei dem viel weiches Gewebe zerstört wurde und der Heilungsprozeß, unterstützt durch konservative Maßnahmen, viel zu lange dauert und zu einer solchen Vernarbung führt, daß immer wieder die Gefahr des Aufbrechens der Haut bestehen würde, könnte plastische Chirurgie erforderlich sein.

Verbessern des Kreislaufs

Das Umlagern des Patienten verbessert seinen Kreislauf im allgemeinen, zum einen durch die dazu erforderlichen Bewegungen und zum anderen, weil durch die Positionsänderung Stauungen verhindert werden, die durch zu langen Druck auf gewichtstragende Bereiche auftreten können. Der Verlust jeglicher Muskelaktivität in den gelähmten Extremitäten und die eingeschränkte Vasokonstriktion der Blutgefäße führt unweigerlich zu einer eingeschränkten Durchblutung. Jede Maßnahme, die die Durchblutung fördert, hilft, das Risiko von Thrombosen, Lungenembolien, Dekubitus oder Ödemen zu verringern und den Heilungsprozeß von offenen Wunden oder Druckstellen zu beschleunigen.

Aufrechterhalten der Wirbelsäulenmobilität

Liegt der Patient auf dem Rücken, ist seine Wirbelsäule extendiert; liegt er auf der Seite, ist sie in leichter Flexion, in Rotation und sogar in lateraler Flexion, so daß der Positionswechsel alleine bereits einige Gelenkbewegungen bewirkt. Während des Drehens bewegt sich auch die Wirbelsäule, wodurch die Gefahr einer Einschränkung ihrer Bewegungsmöglichkeit verringert wird. Wird der Patient bereits in der Anfangsphase nach seiner Verletzung außerhalb des Betts hingesetzt, kann dadurch Beweglichkeit erhalten und ein Flexionsverlust verhindert werden. Wurde ein Patient während eines längeren Zeitraums nur in Rückenlage gepflegt, ist seine Wirbelsäule danach für gewöhnlich aufgrund der Extensionsstellung steif und unbeweglich, folglich entsteht ein Verlust an Rotation (Davies 1990), der in den späteren Phasen der Rehabilitation weitreichende Folgen haben kann. Die extendierte Stellung seiner lumbalen und thorakalen Wirbelsäule bereitet dem Patienten Schwierigkeiten, seine abdominalen Muskeln wieder zu aktivieren, und es kann sogar für das Team recht schwierig werden, den Patienten vom Liegen in eine Sitzposition zu bringen. Sicher werden seine Versuche, sich selbst aufzusetzen, sehr stark beeinträchtigt sein, wenn er seinen Rumpf nicht beugen kann. Wurde er, was häufig vorkommt, in einer halb sitzenden Position im Bett gepflegt, wird durch die fixierte Flexion seines Rumpfs das Aufrichten im Sitzen oder im Stehen erschwert.

Rezeptoren in der Halswirbelsäule spielen beim Halten des Gleichgewichts eine wesentliche Rolle, so daß sogar für Patienten mit orthopädischen Beschwerden, die auf Grund von Schmerzproblemen einen Kragen tragen müssen, ein erhöhtes Risiko besteht, hinzufallen und sich das Handgelenk zu brechen. Wird der Patient korrekt in Seitenlage gelagert, bleibt die Halswirbelsäule beweglich und ermöglicht ihm, das Gleichgewicht, wenn er sich wieder gegen die Schwerkraft zu bewegen beginnt, zu halten. Der Patient aber, der nur in Rückenlage gepflegt wurde, hat oft einen sehr steifen Nacken, was die gleiche Auswirkung wie das Tragen eines Kragen hat, d.h. er wird große Probleme mit dem Gleichgewicht haben, wenn er sich wieder gegen die Schwerkraft zu bewegen beginnt.

Verbessern der Atmungsfunktionen

Mit einer fixierten Rumpfposition beim Patienten geht eine eingeschränkte Beweglichkeit des Brustkorbs einher. Die Brustwand wird mit anteriorer Elevation der Rippen in Einatmungsstellung fixiert als Folge der Extensionsstellung in der Brustwirbelsäule, mit der die Rippen fest verbunden sind, und Verlust an Tonus und Aktivität in der Bauchmuskulatur. Oft kann auch eine andere typische Verformung des Brustkorbs beobachtet werden, nämlich eine Verringerung des anteroposterioren Durchmessers. Dabei ist der Brustkorb flach und erscheint lateral keilförmig, mit Einziehungen anterior auf der Höhe des Brustbeinwinkels. Während der Einatmungsphase wird die Vertiefung noch ausgeprägter, und die unteren Rippen wölben nach außen. Für eine optimale Atmung und für eine wirkungsvolle Aktivität der an der Atmung beteiligten Muskeln, besonders auch des Zwerchfells und der interkostalen Muskeln, müssen die Rippen bei aufrechter, aber nicht hyperextendierter Brustwirbelsäule frei beweglich sein. Durch die abwechselnde Lagerung des Patienten auf beide Seiten werden die Rippen durch das Gewicht seines Körpers abwärts und medial an die untere Seite gepreßt, wodurch ihre intrinsische Flexibilität aufrechterhalten wird. Durch die regelmäßige Änderung ihrer Stellung bleiben die sternokostalen, die kostovertebralen und die kostrotransversen Gelenke beweglicher. Die Hyperextension der Wirbelsäule, die so oft mit der Rückenlage einhergeht, wird durch die Bauch- und Seitenlage verhindert. So behält der Brustkorb seine normale Form und wird nicht verformt.

Eine adäquate Atmung ist eine wesentliche Voraussetzung für das Wiedererlernen des Sprechens, einer Fähigkeit, die für den Patienten und für seine Angehörigen an erster Stelle steht. Das Lagern auf der Seite ist für den Patienten äußerst vorteilhaft, besonders wenn er tracheotomiert ist oder selbst nicht richtig husten kann, weil die Seitenlage die Drainage der Lungensekrete erleichtert.

Vor und nach dem Umdrehen sollte routinemäßig Physiotherapie für die Atemwege mit unterstütztem Abhusten und Absaugen durchgeführt werden. Sobald ein zerebrales Ödem keine Probleme mehr bereitet, kann der Fußteil des Betts etwas angehoben werden, damit die posturale Drainage noch wirkungsvoller ist. Kann der Patient in Bauchlage liegen, ist dies auch eine gute Position für eine posturale Drainage.

Verhindern von zervikal bedingten Schmerzen

Der Patient, der über längere Zeit mit Nackenextensionen auf dem Rücken liegt, läuft Gefahr, im Innervationsbereich der zervikalen Nerven starke Schmerzen zu entwickeln. Die Wahrscheinlichkeit dafür erhöht sich, wenn sein Kopf zusätzlich zur Seite gedreht ist, was bei Patienten, die beatmet werden, häufig der Fall ist. Die dadurch entstehenden heftigen Kopfschmerzen, Schmerzen im Gesichtsbereich oder Schmerzen die bis in den Arm und in die Hand ausstrahlen, werden oft als direkte Folgen der Hirnschädigung fehlinterpretiert. Solche Schmerzen aber treten ähnlich häufig auch bei Patienten ohne Hirnschädigung auf, die orthopädische Probleme im Zusammenhang mit ihrer Halswirbelsäule haben (Maitland 1986; Magarey 1986). Wenn die Mechanismen des ursprünglichen Traumas in Betracht gezogen werden, die eine so weitreichende Verletzung des Schädels hervorrufen konnten, ist es leicht zu verstehen, daß die Halswirbelsäule mit größter Wahrscheinlichkeit bei dem Unfall auch mit einem „Schleudertrauma"-Effekt verletzt wurde (Bower 1986; Jull 1986). Patienten, darunter auch solche mit nicht traumatisch bedingten Läsionen, die sich einer sehr langen Gehirnoperation unterziehen mußten, lagen vielleicht schon zur Zeit der Operation in einer Stellung, die zervikal bedingten Schmerz hervorrufen könnte und zwar in einer Stellung mit extendiertem und zu einer Seite rotiertem Nacken. Durch richtiges Lagern im Bett – sei es in Rückenlage mit einem Kissen, um den Kopf in ein bestimmtes Maß an Beugung zu bringen oder in Seitenlage, wobei der Kopf entsprechend gut unterstützt wird – hilft die Entstehung der Symptome oder Verstärkung zu verhindern. Klagt der Patient über Schmerzen in diesen Bereichen, wenn er wieder zu Bewußtsein kommt, muß eine genaue Untersuchung und eine Befundaufnahme durchgeführt werden, um die erfaßte Störung angemessen zu behandeln (Maitland 1986).

Die Möglichkeit einer zervikalen Fraktur oder einer zervikalen Luxation sollte in Betracht gezogen werden, bevor der Nacken des Patienten in irgendeiner Weise mobilisiert wird.

Hypertonus reduzieren

Die Reflexaktivität, die durch den von Magnus (1926) beschriebenen Einfluß des tonischen Nackenreflexes bedingt wird, scheint bei der Entwicklung der Spastizität eine signifikante Rolle zu spielen. Ihr Einfluß wird verstärkt, wenn der Patient mit extendiertem Nacken in Rückenlage liegt (Bobath 1974). In der Bauchlage senkt der Labyrinthreflex im ganzen Körper den Extensortonus, während der Einfluß des tonischen Nackenreflexes und des Labyrinthreflexes in Seitlage, in der die Halswirbelsäule weniger hyperextendiert und rotiert ist, deutlich geringer ist. Wahrnehmungsstörungen, vor allem die der taktil-kinästhetischen Wahrnehmung, könnten noch einen größeren Einfluß auf den Muskeltonus haben. Der Patient ist ständig in einem Zustand des „Wo bin ich?" weil er durch seine Wahrnehmungsverarbeitung zu wenig oder nur verwirrende

Informationen erhält, in absoluter Desorientierung sucht er mit verschiedenen Möglichkeiten verzweifelt nach mehr Informationen, wie in Kap. 1 beschrieben wurde. Er erhöht den Muskeltonus, nimmt Gelenkendstellungen ein, um nach einem unüberwindbaren Widerstand zu suchen, oder er bewegt sich heftig oder drückt fest auf Gegenstände oder Oberflächen in seiner unmittelbaren Umgebung. Liegt der Patient in Rückenlage oder sitzt er ohne einen Tisch vor sich im Rollstuhl, wird sich sein Extensortonus erhöhen, während er versucht, mehr Kontakt mit seiner Umgebung zu bekommen. Dabei wird er sich gegen das Bett oder gegen die Rückenlehne seines Rollstuhls drücken, da diese für ihn die einzigen spürbaren Oberflächen sind, und sich immer hinter ihm befinden.

Wird der Patient regelmäßig in die Bauchlage und in die Seitenlage umgelagert, kommt er mit verschiedenen Teilen seines Körpers in Kontakt mit seiner Umwelt, und dies verhindert eine Tonuserhöhung in nur eine Richtung. Gleichzeitig erhält er während der Drehbewegungen seines Körpers weitere Informationen.

Das Bett mit einer speziellen Antidekubitusmatratze bietet kaum eine feste Unterlage, gegen die der Patient drücken kann, und deshalb erhöht sich sein Tonus, und sein Rumpf und seine Extremitäten ziehen oder strecken sich so lange, bis am Ende der Bewegungsmöglichkeit ein maximaler Widerstand auftritt. Ein Widerstand dieser Art tritt auf, wenn ein Gelenk entweder maximal extendiert oder flektiert wird, aber auch wenn ein Körperteil mit einem anderen in Kontakt kommt. So können beispielsweise die Beine (oder die Arme) des Patienten völlig extendiert sein, und er wird der Gruppe der Patienten mit „ausgeprägter Extensorspaszizität“ zugeordnet. Das gleiche Phänomen kann im Bereich seines Rumpfs beobachtet werden und umfaßt dann die Gelenke der lumbalen, thorakalen und zervikalen Wirbelsäule.

Werden die Glieder maximal gebeugt, kann ebenfalls eine totale Widerstandsveränderung erzeugt werden. Diese Haltung finden wir bei den Patienten, die der Gruppe von Patienten mit „Flexorspastizität“ zugeordnet werden. In dem Flexionsmuster ist allerdings das Schultergelenk hinsichtlich der Adduktion nicht in seiner Endstellung. Die totale Widerstandsveränderung entsteht dadurch, daß der Oberarm mit dem Rumpf in Kontakt kommt. Im glenohumeralen Gelenk wäre auch mehr mediale Rotation möglich, aber die Hand des Patienten, die gegen seine Brust drückt, verhindert weitere Bewegungen in dieser Richtung. Ohne entsprechende Behandlung führt die „Flexorspastizität“ leicht zu einem Verlust an Schulterelevation, -abduktion und -außenrotation, zu einer Einschränkung der Ellbogenextension und zu einer Beeinträchtigung der Handgelenk- und Fingerextension. Ziehen die unteren Extremitäten des Patienten in Flexion, treten für gewöhnlich Flexionskontrakturen in Hüft- und Kniegelenken auf, falls diesen Auswirkungen nicht durch entsprechende Behandlungsmaßnahmen, beispielsweise durch das Lagern in Bauchlage, gezielt entgegengearbeitet wird. Durch korrektes Lagern kann den Auswirkungen einer Extensor- und einer Flexorsynergie entgegengewirkt werden und wird der Patient routinemäßig umgelagert, sind seine Extremitäten nicht ständig in der gleichen Haltung.

Der Patient, der sich ohne Unterlaß in seinem Bett bewegt, verschafft sich auf diese Weise kinästhetische Informationen. Für gewöhnlich ist sein Hypertonus nicht so ausgeprägt, und er läuft deshalb viel weniger Gefahr, Kontrakturen zu bekommen.

Verhindern von Schädigungen peripherer Nerven

Die Gefahr, periphere Nerven durch längere Kompression zu schädigen, wird dadurch vermieden, daß der Patient in der Frühphase nach seinem Unfall alle 2–3 Stunden umgelagert wird. Liegt der Patient in Rückenlage mit lateral rotierten Beinen, ist der N. popliteus lateralis besonders in dem Bereich, wo er um das Fibulaköpfchen herum verläuft von einer derartigen Schädigung bedroht. Der N. ulnaris könnte seinerseits komprimiert werden, wo er den Ellbogen überquert, wenn die Arme flektiert und innenrotiert sind. Sitzt der Patient längere Zeit unbeobachtet in seinem Rollstuhl, können seine Arme unbemerkt über die Seiten seines Rollstuhls hinaushängen und gegen die Armlehnen drücken, was zu einer Parese des N. radialis führen könnte. Bei Patienten, deren flektierte Ellbogen gegen die Umrandung eines soliden Rollstuhltischs drückten, wobei der Druck durch die flektierte Rumpfposition noch erhöht wurde, wurden Schädigungen am N. ulnaris beschrieben.

Es wäre in der Tat traurig für einen Patienten, der das Bewußtsein wiedererlangt und Funktionen in seinen Extremitäten zurückgewonnen hat, wenn er noch zusätzlich mit den Folgeerscheinungen einer Läsion peripherer Nerven zu kämpfen hätte, die durchaus mit etwas Zeit und etwas Aufwand hätte verhindert werden können.

Den Patienten an das Bewegt-Werden gewöhnen

Wird der Patient schon in den ersten Tagen nach seinem Unfall regelmäßig gedreht, richtig gelagert und außerhalb des Betts aufgesetzt, wird er in den späteren Phasen seiner Rehabilitation wahrscheinlich weniger Angst davor haben, bewegt zu werden oder sich selbst zu bewegen. Patienten, die mehrere Monate im Bett verbracht haben und dabei völlig abgestützt in der gleichen Position lagen, haben oft große Angst davor, sich überhaupt wieder zu bewegen oder aus den Bett geholt zu werden, um zu sitzen und später zu stehen. Diese Angst ist für den Patienten äußerst quälend und extrem schwierig zu überwinden und infolgedessen könnte seine Rehabilitation länger dauern.

Wird in Betracht gezogen, wieviel Zeitaufwand, Anstrengung und Geld darauf verwendet wird, den Patienten nach seiner Hirnschädigung auf der Intensivstation zu pflegen, wäre es nicht logisch, diese doch eigentlich einfachen Verfahren des Lagerns, Drehens und Außerhalb-des-Betts-Sitzens einfach auszulassen. Sie sind äußerst nützlich für den Patienten und bieten die Möglichkeit, viele verheerende zusätzliche Komplikationen zu vermeiden.

Ein Beispiel aus der Praxis

T. B. war 18 Jahre alt, als er auf dem Schulweg, kurz vor seinen Abschlußprüfungen, bei einem Verkehrsunfall ein schweres Schädel-Hirn-Trauma erlitt. Für alle, die diesen gutaussehenden, intelligenten, fleißigen, freundlichen jungen Mann kannten, der kurz vor Beginn einer Karriere stand, war dies ein riesiger Schock. Während er in der Klinik allmählich das Bewußtsein wiedererlangte, wurde es zugelassen, daß sich sein körperlicher Zustand aus unerklärlichen Gründen in einem erschreckenden Ausmaß verschlechterte. Tiefe Druckgeschwüre bildeten sich über seinem Kreuzbein und über seinen beiden Trochantern, seine Hüften und seine Knie entwickelten progressiv Flexionskontrakturen und seine Schultern, Ellbogen und Hände zeigten ausgeprägte Kontrakturen in Flexion (Abb. 2.40a, b). Zusätzlich wurde der Peronaeusnerv durch Kompressionsdruck geschädigt, eine Schädigung, die sich später leider als dauerhaft erwies. Er lag monatelang in seinem Bett, war urin- und stuhlinkontinent und schrie, bei jedem Versuch, ihn zu bewegen jämmerlich und bat die Therapeutinnen, ihn einfach in

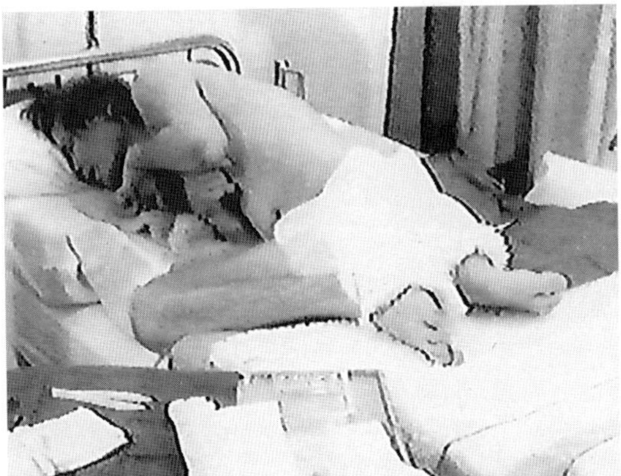
a

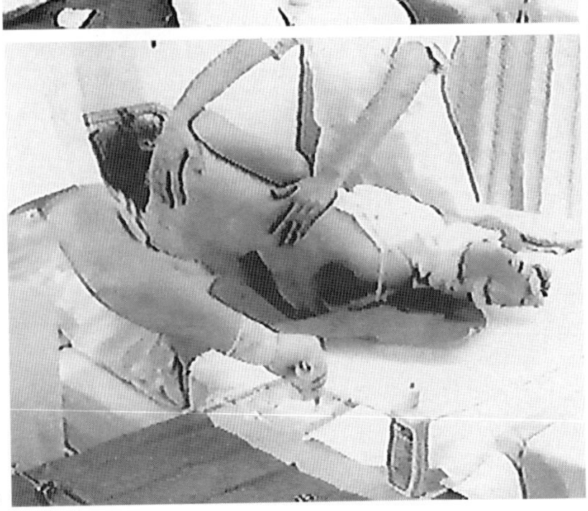
b

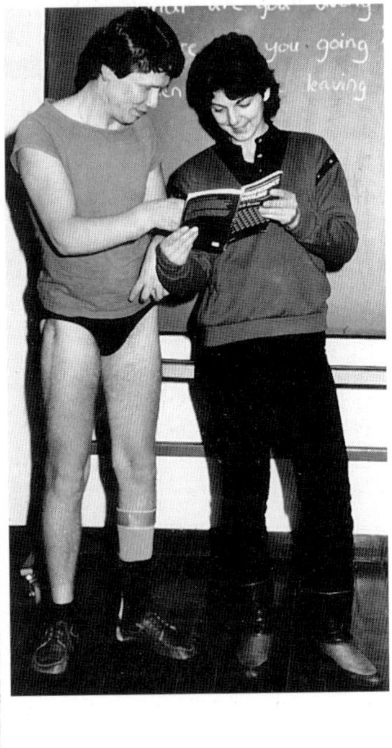

c

Abb. 2.40. **a** T.B. mit kontrakten Extremitäten, 9 Monate nach der Hirnverletzung. **b** Große Druckstellen. **c** T.B. lernt Englisch mit einer hübschen Lehrerin

Ruhe zu lassen. Seine verzweifelten Eltern taten alles, was in ihrer Macht stand, um die Einweisung ihres Sohnes in ein Rehabilitationszentrum zu erreichen und hatten 9 Monate nach dem Unfall schließlich Erfolg. T. B. machte schnelle Fortschritte, als er endlich in die Hände des erfahrenen und enthusiastischen Teams des Zentrums kam. Er wurde außerhalb des Betts hingesetzt, und seine Kontrakturen wurden durch zirkuläres Gipsen und aktive Therapie überwunden (Abb. 2.40c). Der einzige operative Eingriff, der vorgenommen werden mußte, war plastische Chirurgie, weil sich seine Druckgeschwüre zwar stark besserten, aber nicht vollständig heilten und den Rehabilitationsverlauf beeinträchtigten. Zu einem späteren Zeitpunkt mußte T. B. operiert werden, damit Sehnen freigelegt werden konnten, die durch eine schlecht versorgte Unterarmfraktur eingefangen waren. Er war bei seiner Entlassung aus der Klinik selbständig, konnte mit einem Stock längere Strecken gehen und auch die öffentlichen Verkehrsmittel benutzen (s. Abb. 6.63c). Er war leider nicht mehr in der Lage, sein ursprüngliches Berufsziel weiterzuverfolgen, und daher wurde eine Umschulung in die Wege geleitet.

T. B. litt Schmerzen, war demoralisiert und resignierte während der langen Monate im Akutspital. Das alles hätte ihm erspart werden können, wäre er in der Frühphase regelmäßig gedreht, gelagert und verbunden damit, aus dem Bett zum Sitzen und zum Stehen gebracht worden. Sein Rehabilitationsweg war länger, anstrengend und beschwerlicher, da es viele zusätzliche Maßnahmen erforderte, um alle sekundären, vermeidbaren Komplikationen zu überwinden.

3 Im Liegen und im Sitzen bewegen und bewegt werden

„Sich zu bewegen ist alles, was der Mensch tun kann, und die einzig Ausführenden, sei es beim Flüstern einer Silbe oder beim Fällen eines Waldes, sind immer die Muskeln" (Sherrington 1947). In der Tat bewegen wir stets einen Teil oder einige Teile unseres Körpers, wenn wir wach sind, und sogar im Schlaf kontrahieren sich die Muskeln der Respiration und anderer Organe für vitale Funktionen rhythmisch, um uns am Leben zu erhalten. Wenn wir uns für längere Zeit bewegungslos verhalten, fühlen wir uns steif und unbeweglich, so daß wir als erstes nach tiefem Schlaf oder nach einem langen spannenden Fernsehprogramm uns bewegen, recken und dehnen. Der Patient aber, der bewußtlos ist oder sich nicht bewegen kann, braucht jemanden, der ihn bewegt, weil sonst sein Rumpf und seine Extremitäten in fixierten Stellungen versteifen würden und er sich nicht nur unbequem fühlt, sondern auch beim Bewegtwerden Schmerzen empfindet. Wenn er aber nicht völlig frei beweglich bleibt, ist das Wiedererlernen aktiver Bewegungen wenn er sich zu erholen beginnt, für ihn viel schwieriger.

Aktionen, Reaktionen oder eine Interaktion mit der Umwelt ist nur möglich, wenn sich ein Muskel kontrahiert. Kesselring (1992b) schreibt: „Das zentrale Nervensystem setzt Informationen in Aktionen um, die über sehr verschiedene Kanäle aus der Innenwelt selbst und aus der Umwelt einströmen; es gibt aber nur einen Effektor oder Outputsystem: das Muskelsystem mit seiner steuernden Organisation im ZNS."

Es ist, als ob die motorischen Systeme „Diener" für das übrige Nervensystem seien, indem sie nur abhängig von der Integrität der verschiedenen Sinnessysteme und den integrativen Aktivitäten des Systems als Ganzes reagieren und auch nicht reagieren können (Tuchmann-Duplessis et al. 1975).

Voraussetzungen für eine effiziente Muskelaktivität

Damit die Muskeln ihren Aufgaben wirkungsvoll nachkommen können, müssen sie sich in allen möglichen Bewegungsausmaßen gegen minimalen Widerstand verlängern und verkürzen können. Neben den im zentralen Nervensystem vorhandenen genauen Feedback- und Feedforwardschleifen sind derart ökonomische und fein angepaßte Muskelkontraktionen auch noch von folgenden Voraussetzungen abhängig.

1. Elastizität und vollständige Dehnbarkeit der Muskeln. Jede Verkürzung eines Muskels und jede Tonuserhöhung wird das subtile Spiel zwischen Agonist und Antagonist stören, das für eine normale Bewegung erforderlich ist.
2. Volles und schmerzfreies Bewegungsausmaß in den Gelenken, die an der Bewegung beteiligt sind. Ist die Beweglichkeit der Gelenke eingeschränkt oder schmerzhaft, wird sich das Bewegungsmuster ändern, und Schmerzhemmung kann entweder zu einem Verlust der Muskelaktivität oder zu einer Verminderung der Muskelkraft führen. Ein treffendes Beispiel für diese Hemmung ist der Verlust der Aktivität im M. serratus anterior, verbunden mit einer „Flügelstellung" des Schulterblatts, was oft in Verbindung mit einer „frozen shoulder" orthopädischen Ursprungs beobachtet wird, oder auch die Unfähigkeit, nach einer Menisektomie den Quadrizeps zu aktivieren.
3. Ein frei bewegliches und dehnbares Nervensystem. Das sich anpassende Verlängern oder Verkürzen des Nervensystems ist wesentlich, damit sich Körperteile ohne Einschränkung und Widerstand bewegen können. Bis heute lag der Schwerpunkt der meisten Behandlungskonzepte auf dem Normalisieren des Muskeltonus und dem Verhindern von Kontrakturen in Muskeln und Gelenken, Butler und Gifford (1989) und Butler (1991 a, b) aber haben Therapeutinnen darauf aufmerksam gemacht, daß sich auch die Nerven bewegen müssen, wenn sich ein Körperteil bewegt und deshalb ist die Mobilisation des Nervensystems als ein integraler Bestandteil der Behandlung ebenso wichtig. Wird der Verlauf verschiedener peripherer Nerven in Beziehung zur Zugrichtung bestimmter Muskeln in unmittelbarer Nachbarschaft gesehen, dann wird die Notwendigkeit für ein bewegliches Nervensystem offensichtlich. So müssen sich z.B. beim Beugen des Ellbogens der N. ulnaris durch Verlängern und der N. medianus und der N. radialis durch Verkürzen anpassen, und umgekehrt. Das Bett des N. medianus verlängert sich um 20 %, wenn der Ellbogen und das Handgelenk aus flektierter Stellung extendiert (Millesi 1986).

Der „Straight Leg Raise"-Test (SLR, „das gestreckte Bein anheben"), bei dem der Patient in Rückenlage liegt und der Untersucher sein ausgestrecktes Bein anhebt, um festzustellen, bei welchem Ausmaß an Hüftflexion Schmerzen auftreten oder ein Widerstand zu spüren ist, wird schon lange zur Untersuchung und Diagnose von Rückenproblemen eingesetzt. Durch den SRL wird das Nervensystem tatsächlich vom Fuß über den Nervenkanal hinauf bis ins Gehirn bewegt und gespannt (Breig 1978). Es konnte nachgewiesen werden, daß eine Dorsalflexion des Fußgelenks in der SRL-Stellung das Nervensystem bis hinauf zum Kleinhirn in Spannung versetzt (Smith 1956). Früher wurde oft fälschlicherweise angenommen, daß Einschränkungen beim SRL durch eine zu kurze ischiokrurale Muskelgruppe bedingt seien, weil der Untersucher seine Aufmerksamkeit ausschließlich auf die Muskeln richtete. Aber die großen Unterschiede im Bewegungsausmaß, die durch die Dorsalflexion des Fußes hervorgerufen werden, können nicht durch verkürzte Muskeln erklärt werden, da kein Muskel von den Zehen bis zum Becken reicht. Die einzigen Strukturen, die dadurch in mehr Spannung versetzt werden, sind die Nerven und die sie umgebenden Bindegewebe. „Spannungsteste, wie auch viele Körperbewegungen, rufen nicht nur einen Spannungsanstieg im Nerv selbst hervor, sondern sie bewegen den Nerv auch in Beziehung zu den an ihn grenzenden Geweben"(Butler u. Gifford 1989).

Nicht nur periphere Nerven, sondern auch das Rückenmark müssen sich in der Länge anpassen. „Der Spinalkanal muß sich während einer Bewegung erheblichen Längenveränderungen unterziehen", so Breig (1978) und Louis (1981), denn er muß sich zwischen 5 und 9 cm verlängern, wenn die Wirbelsäule aus Extension flektiert wird. Durch Lateraleflexion des Rumpfs von einer Seite zur anderen ändert sich die Länge des Rückenmarkkanals um 15 %. Bei passiver Nackenflexion wurde nachgewiesen, daß das Rückenmark bewegt wird und die Meningen bis hinunter zum Trakt des Ischiasnerv unter Spannung geraten (Breig 1978).

Weil die Hauptaufgabe des Nervensystems die Impulsleitung ist, wird das sich anpassende Verlängern zentral und peripher unerläßlich. Nur so kann sich das Nervensystem im täglichen Leben, der erstaunlichen Vielfalt und dem Ausmaß an Körperbewegungen und Körperhaltungen anpassen, ohne dabei die Leitungsfähigkeit der Nerven zu behindern.

Mögliche Verlängerungsmechanismen des Nervensystems

Die Anpassungsmechanismen an Bewegungen sind komplex, aber Butler (1991b, 1995) postuliert, daß sich das Nervensystem dem Verlängern in folgender Weise anpaßt:

- Die wellenförmig zusammengeschobenen Axone entfalten sich und werden gerader und die Axone rollen sich aus.
- Der Nerv bewegt sich in Beziehung zu den ihn umgebenden Geweben oder zu dem Gewebe innerhalb des Nervs selbst. Neurale Gewebeelemente bewegen sich in Beziehung zum Bindegewebe. So kann z.B. in den peripheren Nerven und in den Nervenwurzeln ein Faszikel in Beziehung zu einem anderen gleiten, oder das Rückenmark bewegt sich in Beziehung zur Dura mater.
- Das Nervensystem kann sich auch durch den Aufbau von Spannung oder durch erhöhten Druck innerhalb des Nervs, innerhalb der duralen Hülle oder tatsächlich innerhalb des ganzen Nervensystems an die Verlängerung anpassen.

Die Bedeutung der Mobilisation des Nervensystems

Aufrechterhalten oder Wiederherstellen der anpassenden Verlängerungsmechanismen des Nervensystems

Nach einer Schädigung des Nervensystems sind die normalen adaptiven Mechanismen oft gestört oder unterbrochen, was für einige der häufig beobachteten

Probleme verantwortlich sein oder aber deren Schweregrad erhöhen könnte. Zu diesen Problemen zählen:

- Muskelverkürzungen oder Kontrakturen,
- abnormaler Muskeltonus einschließlich Spastizität und Klonus,
- Verlust an Gelenkbeweglichkeit,
- Verlust oder Störung der Sensibilität einschließlich Parästhesien oder Anästhesien,
- herabgesetzte Muskelaktivität infolge einer Beeinträchtigung peripherer Nerven,
- Schmerzen, einschließlich Kopfschmerzen und Gesichtsneuralgien,
- Kreislaufstörungen und andere Zeichen des autonomen Nervensystems wie erhöhtes Schwitzen.

Deshalb sollten bei den Behandlungen von Anfang an prophylaktisch Techniken eingesetzt werden, die die Mobilität des Nervensystems aufrechterhalten, und falls die oben angeführten Probleme bereits bestehen, muß die verlorene oder eingeschränkte Mobilität sorgfältig, aber entschieden wiederhergestellt werden.

Die Spannungsteste

Obwohl jeder Test, den Butler (1991b, 1995) empfiehlt, abnormale Spannung anzeigen und ebenfalls als Behandlungstechnik eingesetzt werden kann, hat die Erfahrung gezeigt, daß die folgenden Teste für die Differenzierung und für die Milderung der damit verbundenen Symptome, die häufig nach Schädel-Hirn-Verletzungen auftreten, äußerst hilfreich sind:

Um der Klarheit willen wird bei den Spannungstesten nur die Endposition maximaler Spannung angegeben. Eine sich langsam und vorsichtig aufbauende Progression ist notwendig, bei der einige Komponenten hinzugefügt oder auch weggelassen werden, bevor das volle Bewegungsausmaß für jeden Test erreicht werden kann. Eine ausführliche Beschreibung der Teste für die oberen und unteren Extremitäten mit Sequenzen, um die verschiedenen Komponenten hinzuzufügen sind in Butlers Buch (Butler 1991b, 1995) klar beschrieben. Der Therapeutin wird empfohlen die Teste sorgfältig zu lernen und am gesunden Model zu üben bevor sie diese am Patienten einsetzt.

Spannungstest 1 für die obere Extremität *(„Upper Limb Tension Test 1", ULTT 1).* Depression des Schultergürtels, Arm in Abduktion mit lateraler Rotation und Supination, Ellbogen in Extension, Handgelenk in Extension, Finger in Extension, Daumen in Extension/Abduktion.

Spannungstest 2 für die obere Extremität, N. medianus-betont *(„Upper Limb Tension Test 2 with Median Nerve Bias", ULTT 2).* Depression des Schultergürtels, laterale Rotation und Abduktion der Schulter, Extension des Ellbogens, Unterarm in Supination, Handgelenk und Finger in Dorsalextension, Daumen in Extension/Abduktion.

Spannungstest 2 für die obere Extremität, N. radialis-betont *(„Upper Limb Tension Test 2 with Radial Nerve Bias", ULTT2).* Depression des Schultergürtels, Schulter in medialer Rotation und Abduktion, Ellbogen in Extension, Unterarm in Pronation, Handgelenk in Flexion mit ulnarer Deviation, Finger und Daumen in Flexion.

Spannungstest 3 für die obere Extremität, N. ulnaris-betont *(„Upper Limb Tension Test 3 with Ulnar Nerv Bias", Ultt3).* Depression des Schultergürtels, Schulter in Abduktion mit lateraler Rotation, Ellbogen in Flexion, Unterarm in Supination, Handgelenk, Finger und Daumen in dorsaler Extension. Pronation des Unterarms könnte eine erhöhte Spannung deutlicher machen als Supination und in solchen Fällen sehr hilfreich für die Untersuchung und für die Behandlung sein.

> Wird der Schultergürtel während des ULTT in Depression geführt, dann ist eine volle Abduktion der Schulter mechanisch nicht mehr möglich.
> Die zusätzliche Lateralflexion der Halswirbelsäule zur kontralateralen Seite läßt die Spannung erheblich ansteigen.

Spannungstest für die untere Extremität 1 *(„Lower Limb Tension Test 1", LLTT 1).* Rumpf in Rückenlage, Hüfte in Flexion, Knie in Extension, Fuß in Dorsalflexion. Beim Untersuchen und Behandeln können verschiedene zusätzliche Komponenten und Variationen sehr hilfreich sein, nämlich Hüftgelenkadduktion oder -abduktion, Fuß in Plantarflexion/Inversion oder gleichzeitiges Durchführen des ULTT1.

„Slump"-Test (Slump, Zusammensinken). Frei sitzend, Oberschenkel liegen auf, Knie sind zusammen. Nacken und Rumpf in Flexion, Knie in Extension, Fuß in Dorsalflexion. Bei der Behandlung ist die Abduktion des Hüftgelenks eine hilfreiche Ergänzung.

Knie in Bauchlage gebeugt *(„Prone Knee Bend", PKB).* Bauchlage, Kopf zur Therapeutin hingedreht, Knie in Flexion, eventuell zusätzlich Hüfte in Extension.

> *Warnung:* Der PKB-Test sollte nur durchgeführt werden, wenn der Patient bei Bewußtsein und auch in der Lage ist bei auftretenden Schmerzen laut protestieren zu können.

Die extremen Unterschiede in der normalen Dehnungsmöglichkeit des M. rectus femoris können andernfalls zusammen mit der durch das Beugen des Unterschenkels hervorgerufenen starken Hebelwirkung unbemerkt zu einer Schädigung der Weichteile führen. Damit einher geht die Gefahr der Bildung heteroektoper Ossifikationen (s.Kap.6). Da der Patient in Bauchlage liegt, ist es für die Therapeutin schwierig, die ersten nichtverbalen Anzeichen für Schmerz zu beobachten, und die Lagerung macht es dem Patienten unmöglich, die Testbewegung durch willkürliche Muskelaktivität zu verhindern. Sorgfältig ausgeführt ist der PKB jedoch eine wirksame Behandlungstechnik, vor allem um in den späteren Phasen der Rehabilitation den Extensorhyertonus in den unteren Extremitäten zu überwinden und das Einleiten der Schwungphase beim Gehen zu facilitieren.

Das Nervensystem ist ein Kontinuum

„Das periphere und das zentrale Nervensystem müssen als eine Einheit gesehen werden, weil sie einen kontinuierlichen Gewebetrakt bilden", rät Butler (1991b, 1995) und beschreibt in der Folge das System als ein Kontinuum; einer der Gründe dafür ist daß die Bindegewebe kontinuierlich sind. Es ist dadurch einfacher zu verstehen, warum die Änderung in einem Teil des Systems Rückwirkungen auf das Gesamtsystem haben wird. Das Nervensystem ist wie ein Netzwerk angelegt, ein Netzwerk mit horizontalen Verbindungen, d.h. von einer Seite des Körpers auf die andere und mit vertikalen Verbindungen, d.h. vom Kopf bis zu den Füßen. Wird ein Arm in eine solche Position gebracht daß dadurch die die neuralen Strukturen gespannt werden, führt dies auch zu einer erhöhten Spannung im anderen Arm oder sogar im kontralateralen Bein. Gleichfalls kann der Hirnstamm in der SLR-Position mit Dorsalflexion des Fußes gespannt werden oder die volle Extension des Ellbogens kann bei gleichzeitiger Abduktion des Armes durch Anheben des extendierten Beins verhindert werden (Abb. 3.1).

Die Therapeutin kann infolgedessen nicht nur isoliert einen Körperteil des Patienten behandeln, sondern muß sicherstellen, daß alle Körperteile in das Behandlungsprogramm mit einbezogen werden. Es könnte scheinen, als seien die Beine des Patienten weit weniger betroffen als seine Arme, und sie würden dann wenig Aufmerksamkeit in der Behandlung erhalten, aber eine Überprüfung könnte aber zeigen, daß der SLR des Patienten drastisch herabgesetzt ist und daß diese neurale Gegenspannung das Wiederkehren nützlicher Handfunktionen negativ beeinflußt.

Im Bobath-Konzept ist seit langem der Wert des proximalen Bewegens des Patienten zur Senkung seiner distalen Spastizität bekannt und mit Nachdruck betont worden, weil die Wirksamkeit dieser Strategie so offensichtlich ist, auch wenn die Gründe dafür bisher nie überzeugend dargelegt werden konnten. Nachdem Bertie Bobath 50 Jahre ihres Lebens der Aufgabe gewidmet hatte, das Rätsel der Spastizität zu entwirren und bessere Behandlungswege zu finden, gab sie selbst zu: „Ich weiß immer noch nicht, warum das Rotieren des Rumpfs die Spastizität in den Armen und Beinen hemmt, ich weiß nur, daß es so ist!" (B. Bobath, persönliche Mitteilung). Die Erklärung dafür könnte sein, daß die Rumpfrotation und viele der anderen Möglichkeiten zur Hemmung von Spastizität, die Bertie Bobath entdeckte, tatsächlich mechanische Gegenspannung im Nervensystem mobilisiert. Eine Analyse der erfolgreichen Hemmungsmuster in ihrem Konzept wäre sicherlich mit einer solchen Hypothese vereinbar. Innerhalb des Bobath-Konzepts findet sich bereits eine Fülle von Aktivitäten, die das Nervensystem tatsächlich mobilisieren, und die noch viel wirksamer wären,

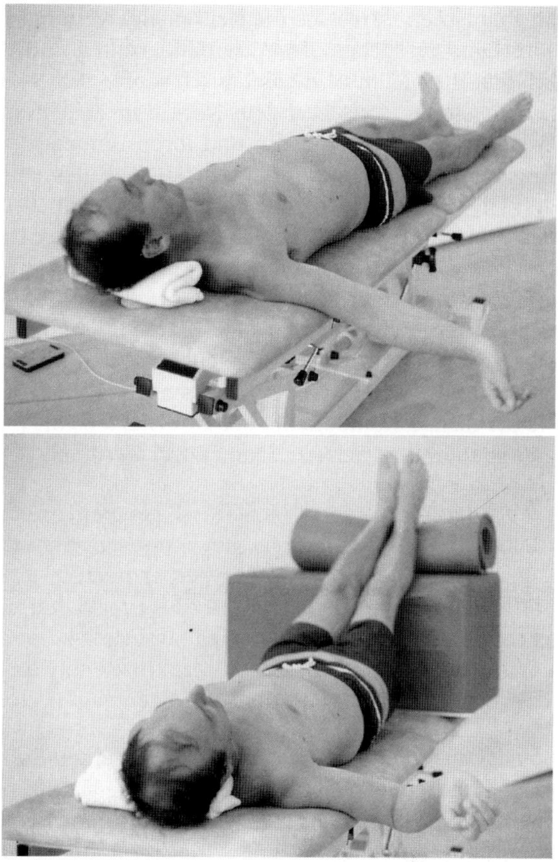
a
b

Abb. 3.1 a,b. Ein Patient mit rechtsseitiger Hemiplegie. **a** Sein abduzierter Arm liegt entspannt in Extension. **b** Wenn das Bein angehoben wird, ist sein Arm in Flexion angespannt

wenn bestimmte Bewegungskomponenten hinzugefügt oder bestimmte Stellungen verändert würden.

Schmerzen auszulösen ist nicht das Ziel

Passives Mobilisieren in Stellungen, die das Nervensystem in erhöhte Spannung versetzen, wird für einen Patienten, der eine deutlich erhöhte neurale Spannung hat, schmerzhaft sein, vor allem dann, wenn „dehnende" Techniken angewendet werden. Butler (1991a) hat vorbehaltlos betont: „Dem Patienten weh zu tun, wissen Sie, kann wirklich nicht der Sinn der Behandlung sein". Auslösen von Schmerzen wirkt sich sogar gegenteilig aus, weil in den Muskeln, die sich einer solchen Bewegung widersetzen, sich reflexartig der Tonus erhöht, und der Patient wird aktiv dagegen Widerstand leisten, – wenn er dazu in der Lage ist. Die Therapeutin sollte Schmerz wann immer möglich vermeiden, indem sie die Strukturen schrittweise in einem schmerzfreien Bewegungsausmaß mobilisieren, anstatt sie in extremen Endstellungen zu dehnen. Dabei sollte sie immer die

Mechanismen durch die die Nerven sich verlängern vor Augen haben und entsprechend versuchen, das Auseinanderfalten und Verlängern der Axone zu facilitieren. Ihr Ziel muß es sein, durch sanfte, sich wiederholende Bewegungen das leichte Gleiten zwischen dem Nerv und dem ihn umgebenden Geweben oder zwischen den Nervenfasern und ihren Bindegeweben wieder herzustellen. Die Angaben des Patienten über das Ausmaß des empfundenen Schmerzes geben der Therapeutin Aufschluß darüber, wie schnell und wie weit sie das passive Bewegungsausmaß vergrößern kann. Sobald der Patient Schmerzen angibt, geht die Therapeutin sofort darauf ein und verringert entweder sogleich das Bewegungsausmaß oder sie läßt im Fall neuraler Gegenspannung eine der Komponenten weg und reduziert dadurch die Spannung. Wenn sie z.B. seinen extendierten Arm mit dem Handgelenk und den Fingern in Dorsalextension abduziert, könnte der Patient Schmerzen im Bereich seiner Schulter angeben. Läßt sie die distale Komponente der Dorsalextension weg, könnte die Bewegung des glenohumeralen Gelenks schmerzfrei werden.

Warnung: Besondere Vorsicht ist geboten, wenn der Patient während der Behandlung weder verbal noch nonverbal mitteilen kann, daß ihm eine Bewegung weh tut, entweder weil er noch bewußtlos ist, künstlich beatmet wird, stark sediert oder weil er zu stark gelähmt ist. Ohne den Schutz der die Schmerzreaktion des Patienten anbietet, könnten leicht die empfindliche Gewebeteile und verletzliche Strukturen um das Gelenk herum geschädigt werden, was ernsthafte Konsequenzen nach sich ziehen kann.

Sobald die Therapeutin beim Bewegen einer Extremität in irgendeiner Form einen deutlichen Widerstand spürt, sollte sie ihn respektieren und nicht versuchen, ihn gewaltsam zu überwinden. Ein plötzliches reflexartiges Zurückziehen eines Körperteils könnte eine Schmerzempfindung andeuten und muß als solche ernst genommen werden. Andere Warnsignale wie Schwankungen des Herzrhythmus, des Atmungsrhythmus oder starke Schweißausbrüche sollten stets sorgfältig beachtet und die Behandlung dann entsprechend abgeändert werden.

Menschen unterscheiden sich bezüglich ihres individuellen mechanischen Bewegungsspielraums in Gelenken und Muskeln und es genügt deshalb nicht, wenn sich die Therapeutin von Durchschnittswerten, wie sie in Lehrbüchern für jeden Körperteil angegeben sind, leiten läßt.

Anhaltender Schmerz mit unklarer Genese

Abnormale Spannung im Nervensystem kann Schmerzen in bizarren Verteilungsmustern verursachen, die mit keiner bekannten Diagnose übereinzustimmen scheinen. Einem Patienten, der sich über hartnäckige Schmerzen in Bereichen beklagt, die mit Gelenkeinschränkungen oder Nervenwurzelsymptomen nicht vereinbar sind, könnte ungerechterweise eine niedrige Schmerztoleranz zugeschrieben werden. Es könnte von ihm gesagt werden, er mache wegen einer Kleinigkeit ein großes Theater. Auf der anderen Seite könnte auch die unangemessene Diagnose „Thalamusschmerz" gestellt werden, ein Begriff, der oft ungenau auf jeden schmerzhaften Zustand, für den das Team keinen offensichtlicher Grund finden kann, angewandt wird. Tatsächlich, „Läsionen des zentralen Nervensystems bewirken bei vorher schmerzfreien Individuen selten Schmerzen" (Fields 1987), und ungefähr die Hälfte der Patienten, bei denen nach einer zerebrovaskulären Läsion Thalamusschmerz diagnostiziert wird, hat gar keine Läsion, die den Thalamus hätte beeinträchtigen können (Boivie und Leijon 1991). Wall (1991), der die Schwierigkeiten einer zufriedenstellenden Erklärung für neuropathische Schmerzen so treffend beschreibt, stellt fest: „Zusätzlich sehen wir uns mit einer ähnlich herausfordernden Tatsache konfrontiert, daß nämlich in 100 % der Fälle mit einer Pathologie, der der Schmerz im allgemeinen zugeordnet wird, nie chronischer Schmerz vorhanden ist". In einer Studie an 27 Patienten mit intermittierenden oder andauernden Schmerzen nach einem Schlaganfall wurden nur bei 3 Patienten Hämorrhagien gefunden, die den Thalamus betrafen (Boivie und Leijon 1990). Gestützt auf ihre Forschungsergebnisse, die Patienten mit einer Thalamusläsion nur in der Minderheit zeigen, folgern die Autoren, daß die Bezeichnung „Thalamusschmerz" in vielen Fällen nicht zutreffend ist. Durch den Nachweis in Computertomogrammen, daß sich die Läsion in sehr vielen Fällen nicht im Bereich des Thalamus manifestiert (Agnew et al. 1983; Bowsher et al. 1984), wird jetzt der Zustand als zentraler Schmerz nach Schlaganfall („central post-stroke pain" (CPSP)) bezeichnet (Bowsher et al. 1991), obwohl er nicht nur nach einem klassischen „Schlaganfall" durch Infarkt oder Hämarrhogie, sondern auch nach einer operativ behandelten Subarachnoidalbutung, nach der Entfernung eines Tumors und sogar nach einer Schädel-Hirn-Verletzung auftreten kann.

Der Begriff „sympathisch aufrechterhaltene Schmerzzustände" („sympathetically maintained pain") scheint am zutreffendsten zu sein (McMahon 1991). „Gewiß ist weder der Kortex noch der Thalamus das Schmerzzentrum. Die Bereiche des Gehirns, die bei Schmerzerfahrung und Schmerzverhalten involviert sind, sind sehr ausgedehnt" (Melzack 1991). In der neueren Literatur finden sich exakt dokumentierte Fallstudien, die zeigen, daß Läsionen in irgendeinem Teil der rostrokaudalen Anteile der Neuraxis CPSP hervorrufen können (Boivie und Leijon 1991).

Störungen der Sensibilität müssen in engem Zusammenhang mit der Entwicklung dieser anhaltenden sympathischen Schmerzen gesehen werden, weil sie bei Patienten häufig unabhängig von anderen neurologischen Symptomen auftreten, mit Ausnahme von sensiblen Abnormalitäten, die immer vorhanden sind, besonders hinsichtlich Schmerzen und Temperatur.

„Charakteristischerweise bezeichnen Patienten mit neuropathischen Schmerzen diese oft als eine nichtvertraute oder seltsame Empfindung" (Fields 1987), und der Schmerz wird immer in einer Körperregion mit sensorischem Defizit gespürt. Die Intensität des Schmerzes schwankt im Laufe des Tages beträchtlich und kann durch verschiedene Faktoren hervorgerufen oder verstärkt werden, wie z.B. durch Bewegung, Gehen oder Berührung, auch sogar durch Emotionen wie plötzliche Furcht oder plötzliche Freude oder durch laute Geräusche (Garcin 1968; Riddoch 1938).

Schwer verstehbar ist vielleicht, daß der Schmerz erstmals in so unterschiedlichen Abständen nach Hirnläsionen auftritt. „Die Zeit vom Schlaganfall bis zum Auftreten des Schmerzes variiert zwischen sofort bis hin zu 34 Monaten" (Boivie und Leijon 1991), wobei der Beginn des Schmerzes mit einer Verbesserung der erfahrenen sensiblen Abnormalitäten zusammenfallen kann. Beide Ergebnisse könnten auch darauf hinweisen, daß diese „fremd anmutenden Empfindungen" intensiver werden, wenn der Patient sich seines Körpers und seiner Glieder wieder bewußter wird; und weil sie so unangenehm sind, interpretiert sie der Patient als „Schmerzen". Basmajian (1980) definierte in der Tat Schmerz einmal als „ein Gefühl von großem Unbehagen, basierend auf individuellen Erfahrungen."

Das unangenehme Gefühl von Schmerzen ist, unabhängig von ihrer Ursache, für den Patienten äußerst störend und verzögert die Fortschritte in allen Bereichen der Rehabilitation. Wann immer möglich, sollte deshalb ihre Entstehung verhindert werden, nicht zuletzt wegen der selbstverstärkenden Wirkung, die durch die wiederholten abnormalen Empfindungen und den wiederholten abnormalen afferenten Input hervorgerufen werden (McMahon 1991). „Die Fähigkeit der nozizeptiven Afferenzen, einen Zustand des zentralen Sensibilisierens hervorrufen zu können, hat für die Behandlung des Schmerzes wichtige Konsequenzen. Es heißt effektiv, daß das Auftreten einer zentralen Sensibilisierung, wenn irgend möglich, verhindert werden muß. Schmerzen werden demnach am besten behandelt, wenn mit der Behandlung noch vor Auftreten von Schmerzen begonnen wird" (Woolf 1991).

Die Entwicklung anhaltender neurogener Schmerzsyndrome kann für gewöhnlich ganz verhindert werden, wenn der Patient vom ersten Tag an so bewegt wird, daß er mehr normalen Input erhält und schmerzhaftes Versteifen oder Überdehnen verhindert werden. Sind aber schon Schmerzen aufgetreten, muß mit einem schrittweisen Aufbauprogramm mit Bewegung und Aktivitäten begonnen werden. „Der Nichtgebrauch und der Verlust der normalen Funktionen scheint bei der Entstehung des klinischen Problems eine wichtige Rolle zu spielen. Daraus folgt, daß die Wiederaufnahme von Aktivitäten wesentlich ist, um Erleichterung zu verschaffen und eine endgültige Lösung zu fördern" (Charlton 1991).

Patienten, bei denen zuvor die Diagnose „Thalamusschmerz", „Thalamussyndrom" oder „CPSP" (Bowsher 1991) gestellt wurde, reagierten tatsächlich besonders gut auf die Mobilisation ihres Nervensystems, wenn sie in Verbindung mit einem aktiven und positiven Behandlungsprogramm eingesetzt wurde, so daß die Symptome sogar gänzlich verschwanden. Es ist auch zu bedenken, daß „Furcht, Angst und Streß zu allen schmerzhaften Erfahrungen beitragen, und daß alles, was diese Erfahrungen mindern kann, Teil eines umfassenden Behandlungsplans sein sollte" (Goldman und Lloyd-Thomas 1991).

Wichtige Bewegungssequenzen

Werden Patienten im Liegen oder im Sitzen behandelt, sollten die im folgenden beschriebenen Bewegungssequenzen immer einbezogen sein. Sie dienen nicht nur dazu, die volle Elastizität und Dehnbarkeit der Muskeln sowie das Ausmaß der Gelenkbewegungen und die adaptierenden Eigenschaften des Nervensystems, sich zu verlängern aufrechtzuerhalten, sondern auch der Verbesserung des Kreislaufs und der Atmung. Die Aktivitäten tragen auch dazu bei, den Patienten in dem bestmöglichen körperlichen Zustand zu erhalten, bis er das Bewußtsein wiedererlangt und in der Lage ist, sich wieder aktiv zu bewegen. Viele der Bewegungen werden bis zu einem bestimmten Grad mithelfen, das Nervensystem zu mobilisieren; es sind aber bestimmte Ergänzungen und Haltungsänderungen erforderlich, um das volle Bewegungsausmaß zu behalten oder wiederzuerlangen, da das Nervensystem ein so dichtes, komplexes Netz bildet, das sich durch den ganzen Körper zieht.

Zusätzlich zu den im folgenden beschriebenen Bewegungen kann die Therapeutin selbstverständlich jede andere Bewegung oder Aktivität einfügen die für einen bestimmten Patienten nutzbringend sind, vorausgesetzt, daß sie folgende Kriterien erfüllen: Aufrechterhalten des Bewegungsausmaßes, Normalisieren des Tonus, Facilitieren von normalen Bewegungen und Verhindern von Schmerzen und möglichen Verletzungen. Alle Spannungsteste können auch in der späteren Rehabilitationsphase als ergänzende Behandlungstechniken eingesetzt werden, um spezifische Restprobleme zu überwinden.

Bewegen des Kopfs

Der Hals spielt durch die Information, die durch die Rezeptoren der Halswirbelsäule vermittelt werden, eine Schlüsselrolle beim Bewahren des Gleichgewichts, und die tonischen Halsreflexe beeinflussen den Muskeltonus im ganzen Körper. „Zusammengefaßt scheint der uervikale Bereich des Körpers der Dreh- und Angelpunkt zu sein, von dem viele der groben und feinen sensomotorischen Funktionen des Menschen abhängen" (Moore 1980). Deshalb ist es von äußerster Wichtigkeit, daß der Hals vom ersten Tag an durch korrektes Lagern und passives Bewegen völlig beweglich gehalten wird. Die Auswirkungen der Gegenspannung im Nervensystem – ob nun direkt durch die Läsion oder durch sekundäre Schädigungen oder Immobilität – können schon in den ersten Tagen beobachtet werden. Oft wird der Kopf zu einer Seite hin gezogen und der Schultergürtel in Elevation, wobei die Distanz zwischen dem Schulterpunkt und dem Nacken deutlich verkürzt ist (Abb. 3.2). Diese straff gespannte Stellung kann sehr wohl bilateral sein, und die Muskeln und Gelenke der oberen Extremitäten fühlen sich steif an.

Der Kopf wird langsam und vorsichtig in alle Richtungen bewegt. Besonders wichtig ist dabei die laterale Flexion des Halses. Die Therapeutin hält den Schultergürtel mit einer Hand unten. Mit der anderen Hand bewegt sie den Kopf zur

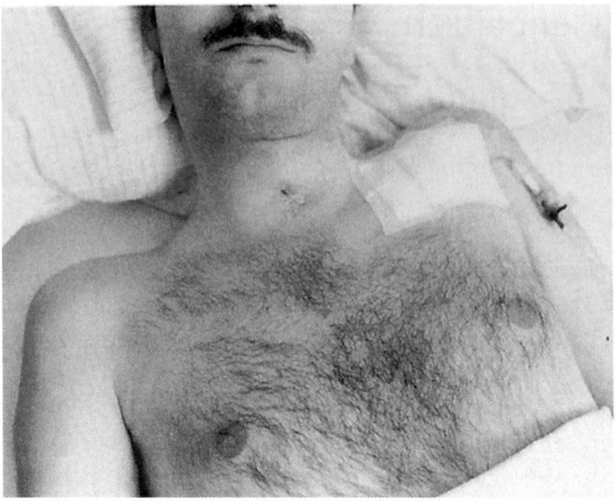

Abb. 3.2. Stellung des Kopfs und des Schultergürtels, verursacht durch Gegenspannung im Nervensystem nach Schädel-Hirn-Trauma

gegenüberliegenden Seite hin. Dann geht sie um das Bett herum und wiederholt diesen Vorgang von der anderen Seite her (Abb. 3.3).

Es ist eindeutig leichter, den Kopf des Patienten zu stützen und seinen Halsbereich zu bewegen, wenn das Kopfbrett entfernt wird und die Therapeutin am Kopfende des Betts steht (Abb. 3.4a). Das Kopfbrett ist eigentlich nicht notwen-

a 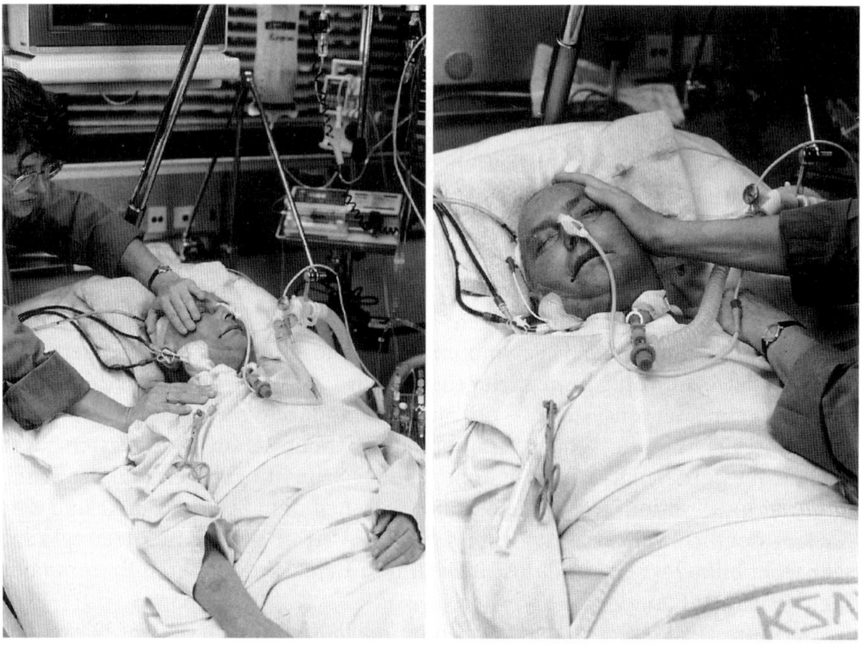 b

Abb. 3.3 a,b. Mobilisieren der Spannung im Halswirbelsäulenbereich bei einem bewußtlosen Patienten. **a** Den Schultergürtel niederdrücken. **b** Die Schulter unten halten und den Kopf bewegen

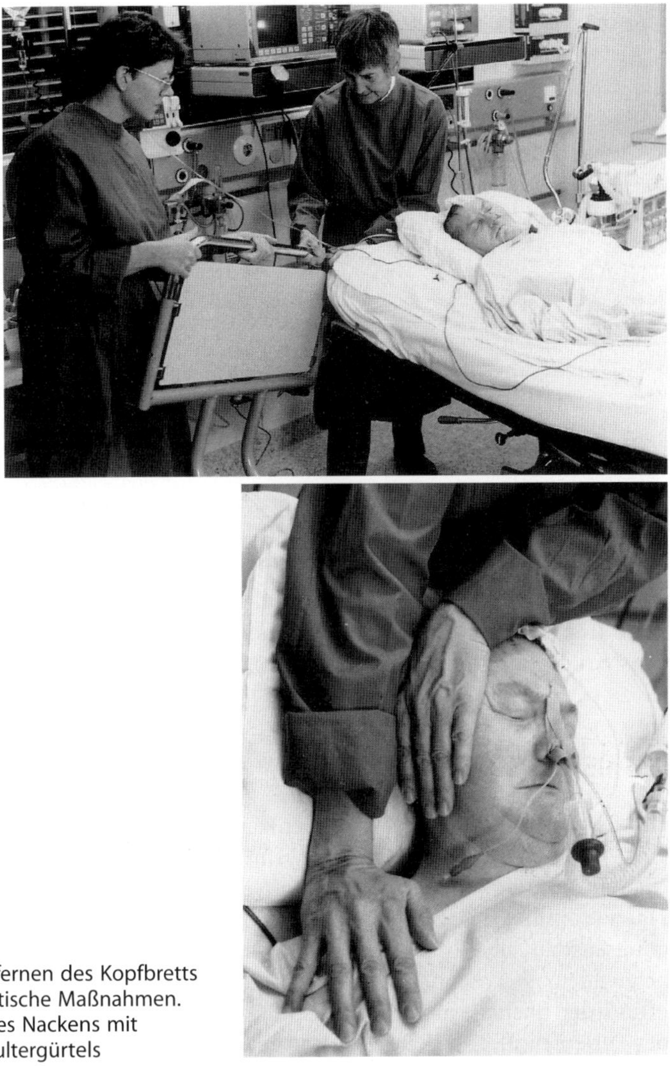

a

b

Abb. 3.4. **a** Das Entfernen des Kopfbretts erleichtert therapeutische Maßnahmen. **b** Laterale Flexion des Nackens mit Depression des Schultergürtels

dig und wird es von Anfang an entfernt, dann sind auch andere Maßnahmen erleichtert.

Wenn die Therapeutin am Kopfende des Betts steht, kann sie die laterale Flexion im Halswirbelsäulenbereich besser mobilisieren, während sie gleichzeitig die Elevation des Schultergürtels des Patienten verhindert (Abb. 3.4b). Als Alternative dazu kann sie die Spannung auch mobilisieren, indem sie ihre Hände an den gleichen Stellen beläßt, dabei aber den Kopf des Patienten stillhält und stattdessen mit sanften rhythmischen Bewegungen den Schultergürtel hinunterführt. Wenn die Therapeutin in der Frühphase auf Grund von Schädelfrakturen, offenen Wunden oder Operationsnarben Schwierigkeiten hat, den Kopf des

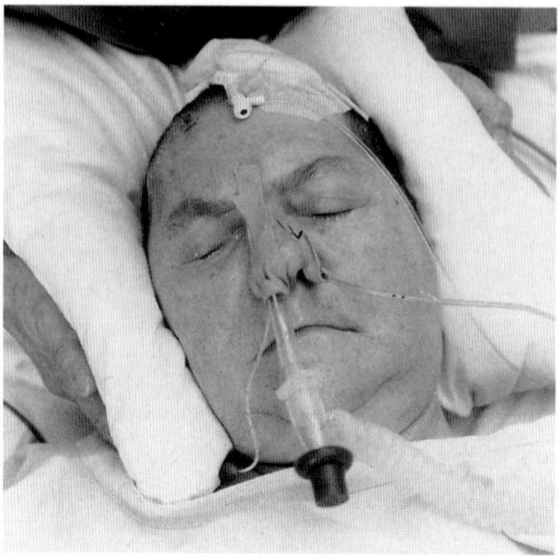

Abb. 3.5. Den Kopf des Patienten auf einem Kissen bewegen

Patienten festzuhalten, kann sie das Kopfkissen, auf dem sein Kopf liegt, anheben und damit seinen Nacken passiv in Flexion, Rotation oder Lateralflexion bewegen (Abb. 3.5).

Es ist besonders darauf zu achten, daß die Flexion der oberen Halswirbelsäule frei bleibt und daß die gesamte Bewegung nicht im Bereich der unteren Halswirbelsäule stattfindet.

Bewegen des Brustkorbs

Die Rippen, mit ihren vielen Gelenken und Muskelansätzen, können leicht in einer fixierten Stellung versteifen, wenn die Brustwand nicht passiv bewegt wird. Nicht nur das Bewegungsausmaß der Gelenke geht verloren, sondern die intrinsische Flexibilität der Rippen selbst wird verringert. Im Normalfall wird das Bewegungsausmaß der Rippen durch die Atmung und durch die vielen alltäglichen beugenden, streckenden und rotierenden Bewegungen aufrechterhalten. Aufgrund der flachen, möglicherweise durch ein Atemgerät unterstützten Atmung des Patienten, der im Bett liegt und infolge der fehlenden oder nur in geringem Ausmaß vorhandenen Rumpfaktivität im Sitzen und Stehen ist es zwingend notwendig, daß die Therapeutin die Mobilität der Rippen erhält. Eine fixierte Stellung der Rippen schränkt die Atmung ein und verursacht später Schwierigkeiten beim Wiedererlangen selektiver Aktivität in den Bauchmuskeln (Davies 1991).

Der Patient liegt in Rückenlage und die Therapeutin legt ihre beiden Hände übereinander auf das Brustbein, direkt unter den sternoklavikularen Gelenken, lehnt sich dann nach vorn und bewegt so das Brustbein mit seinen Rippenverbindungen fest nach unten und in Richtung des Bauchnabels. Sie achtet darauf, daß die Bewegung mit dem Ausatmen des Patienten zusammenfällt (Abb. 3.6a). Während der nächsten Inspirationsphase läßt die Therapeutin eine Elevation der Brustwand zu, bevor sie mit einem angemessenen Druck das Brustbein wieder nach unten bewegt.

Abb. 3.6 a–c. Den Brustkorb mobilisieren. **a** Das Brustbein nach unten und in Richtung Nabel drücken. **b** Die Rippen medial nach unten bewegen. **c** Das Husten unterstützen durch Zusammendrücken des Brustkorbs

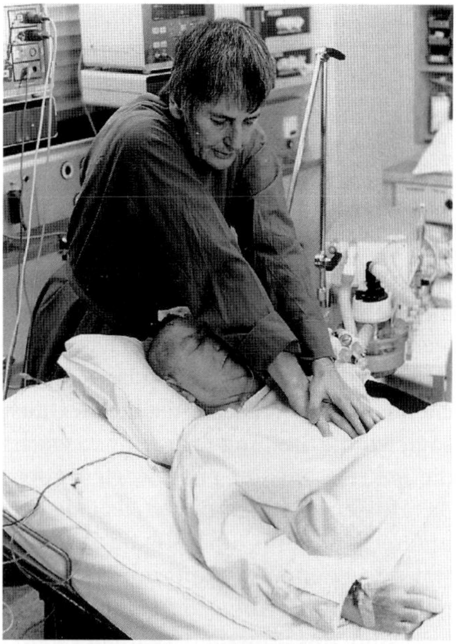

a

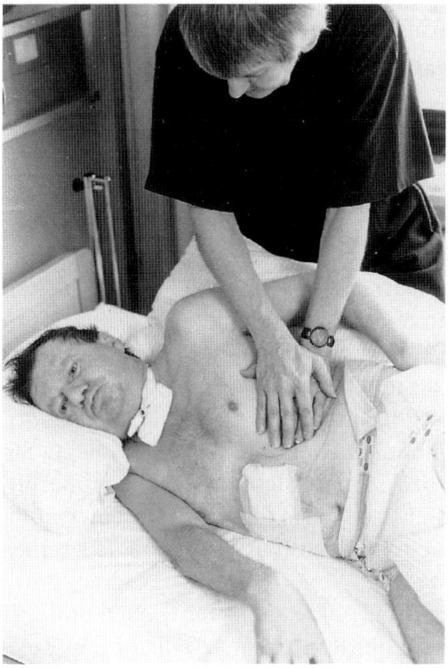

b

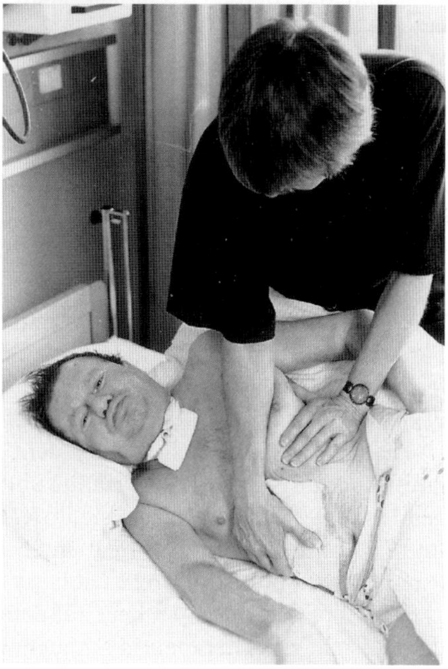

c

Um die lateralen Bewegungen der Brustwand frei beweglich zu erhalten und die Ausatmung des Patienten zu unterstützen, bewegt die Therapeutin, während der Patient auf der Seite liegt, seine Rippen mit Überdruck nach unten und medial. Sie steht hinter ihm auf der Höhe seiner Schultern, legt ihre Hände auf den lateralen Bereich seines Brustkorbs und bewegt die Rippen in die erforderliche Richtung, d.h. zum Nabel hin, indem sie ihr eigenes Gewicht nach vorn verlagert (Abb. 3.6b). Wie zuvor liegen ihre Hände dabei übereinander, und sie führt die Bewegungen gleichmäßig und angenehm aus, indem sie die Bewegung mit ausgestreckten Armen weitergibt. Wenn sie ihre Ellbogen beugt und streckt, um die Rippen oder das Brustbein des Patienten zu bewegen, ist die Bewegung weniger fließend und eher ruckartig, denn sie beginnt und endet abrupt. Die tiefe Ausatmungsbewegung bewegt die Sekrete in den Lungen, und zwar ausreichend, so daß oft ein Hustenreflex ausgelöst wird. Die Therapeutin kann dann sogleich die Stellung ihrer Hände wechseln und das Husten unterstützen, so daß die Sekrete leichter ausgeworfen oder leichter abgesaugt werden können. Um das Husten zu unterstützen, legt sie je eine ihre Hände rechts und links auf seine untere Brustseite, und sobald der Patient zu husten beginnt drückt sie beide stark gegeneinander und imitiert so die Aktivität der Bauchmuskeln beim normalen Husten (Abb. 3.6c). Um die Lunge des Patienten von Sekreten freizuhalten, sind das Bewegen der lateralen Brustwand und das Unterstützen beim Husten von großem Wert. Sie sollten routinemäßig jedesmal vor und nach dem Drehen des Patienten auf die Seite durchgeführt werden.

Rotation des oberen Rumpfes

Die Therapeutin flektiert und rotiert den oberen Rumpfbereich des Patienten, um einen Verlust an Beweglichkeit in der Brustwirbelsäule zu verhindern. Diese Bewegungsmöglichkeit ist später erforderlich, um die Hände auf beiden Seiten der Körpermittellinie zu benutzen und ein normales Gangbild zu gewährleisten. Flexion und Rotation verhindern, daß die Brustwirbelsäule steif wird, wie es so leicht geschieht, wenn der Patient den größten Teil des Tages noch im Bett liegend oder mit gestütztem Rücken unbeweglich im Rollstuhl sitzend verbringt.

Die Therapeutin steht neben dem Patienten, der in Rückenlage liegt. Sie greift über ihn und legt ihre Hände über das Schulterblatt auf der gegenüberliegenden Seite. Dann verlagert sie ihr Gewicht seitwärts in Richtung seiner Füße und bringt die Schulter des Patienten nach vorn, so daß der obere Teil seines Rumpfs sich zu ihr hin dreht (Abb. 3.7).

Der Kopf des Patienten liegt auf dem Kissen, sollte sich aber drehen und mit dem Gesicht zur Therapeutin schauen, wenn der Rumpf rotiert. Bleibt sein Rükken versteift in Extension, nimmt die Therapeutin eine ihrer Hände vom Schulterblatt weg und drückt damit auf den unteren Teil seines Brustbeins, um so die Flexion zu facilitieren.

Die Bewegung wird so lange passiv wiederholt, bis kein Widerstand mehr spürbar ist. Kann der Patient aktiv mithelfen, wird er aufgefordert, in der Position zu bleiben, und die Therapeutin reduziert allmählich das Ausmaß der

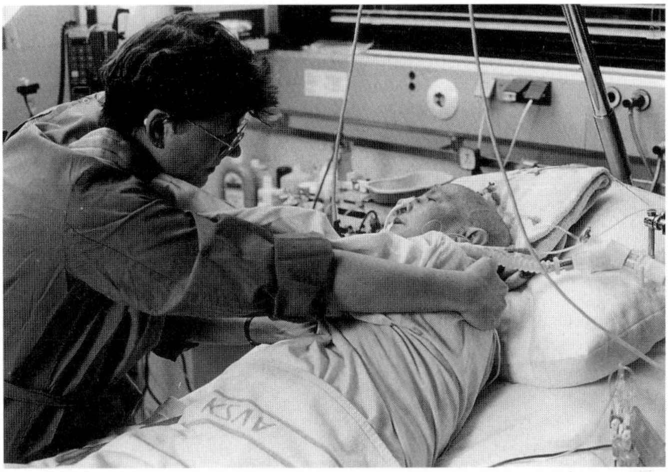

Abb. 3.7. Flexion/Rotation im oberen Rumpfbereich

Unterstützung, das sie ihm mit ihren Händen hinter seinem Schulterblatt gibt. Wenn er die rotierte Position seines Rumpfes aktiv hält und seinen Kopf vom Kopfkissen abhebt, werden seine Bauchmuskeln aktiviert.

Aufrechterhalten eines vollen, schmerzfreien Bewegungsausmaßes in den oberen Extremitäten

Bevor der Patient seine Hände und seine Arme bei Aktivitäten des täglichen Lebens einsetzen kann, muß die Therapeutin seine Arme für ihn so bewegen, daß es zu keinen Einschränkungen in der Beweglichkeit kommt. Schmerzhafte Kontrakturen können sowohl das Wiedergewinnen aktiver Funktionen verzögern oder hemmen als auch unnötigerweise Schmerzen verursachen. Die oberen Extremitäten, die über eine so enorme Vielfalt an Bewegungsmöglichkeiten und großen Bewegungsspielraum verfügen, verlieren schnell an Beweglichkeit, wenn sie nicht sorgfältig in die Behandlung mit einbezogen werden.

In der akuten Phase müssen die Arme des Patienten jeden Tag einmal, wenn nicht sogar zweimal bewegt werden – und dies auch an Sonn- und Feiertagen. Bei Patienten, die nach ihrem Unfall gerade vor einem langen Wochenende oder am Weihnachtsabend in die Klinik eingewiesen werden, besteht z.B. die Gefahr, daß sie schmerzhafte Bewegungseinschränkungen entwickeln, wenn sich der Beginn der Behandlung um 3 – 4 Tage verzögert. Jedem passiven Mobilisieren der Arme sollte aber immer ein Mobilisieren der Halswirbelsäule und des Rumpfs vorausgehen, da die proximalen Bewegungen den distalen Hypertonus vorbereitend hemmen werden.

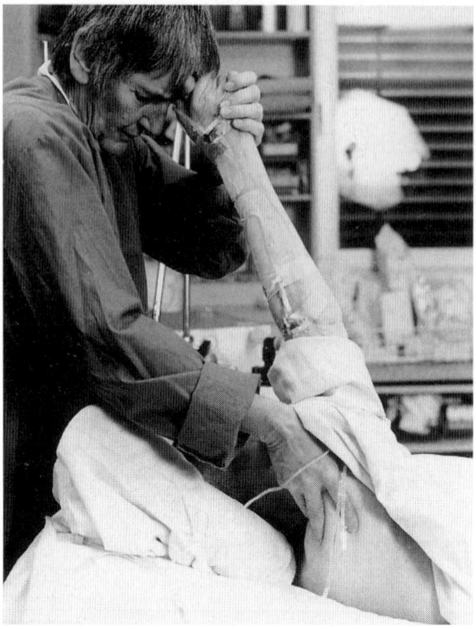

Abb. 3.8. Das Schultergelenk stützen, während der Arm angehoben wird

Elevation der Schulter durch Flexion

Die Therapeutin steht am Kopfende des Betts und hebt die extendierten Arme des Patienten über seinen Kopf, während sie eine ihrer Hände benutzt, um das Schultergelenk in seiner normalen Ausrichtung zu unterstützen (Abb. 3.8). Sie bewegt den Arm allmählich weiter, bis die Elevation der Schulter erreicht ist.

Problemlösung

Eine Infusion im Arm: Eine Infusion sollte die Therapeutin nicht davon abhalten, den Arm des Patienten zu bewegen. Bei modernen Kathetern kann der Arm mit der nötigen Vorsicht, ohne das Tropfen zu gefährden, frei bewegt werden. Zur intravenösen Ernährung ist die subklavikulare Vene zu empfehlen. Dies erleichtert nicht nur die therapeutischen Maßnahmen sondern verhindert auch das allzu häufige Auftreten distaler Ödeme, verursacht durch Flüssigkeit, die in das Gewebe der Hand oder in den Bereich des Ellbogens hinausläuft, was in einzelnen Fällen ernsthafte Nachwirkungen haben kann.

Elevation des Schultergürtels: Infolge einer Unausgeglichenheit von Muskeltonus und Muskelaktivität und/oder infolge von Gegenspannung im Nervensystem könnte der Schultergürtel des Patienten in einer Elevationsstellung stehen, wobei die Distanz zwischen seinem Ohr und der Spitze der Schulter sichtbar verkürzt ist (Abb. 3.9a). Weil der Gelenkkopf so nicht mit der Gelenkpfanne mechanisch stimmig ist, wird jede Flexion der Schulter so lange Schmerzen verursachen, bis die Stellung vor dem Anheben des Arms korrigiert wird. Der

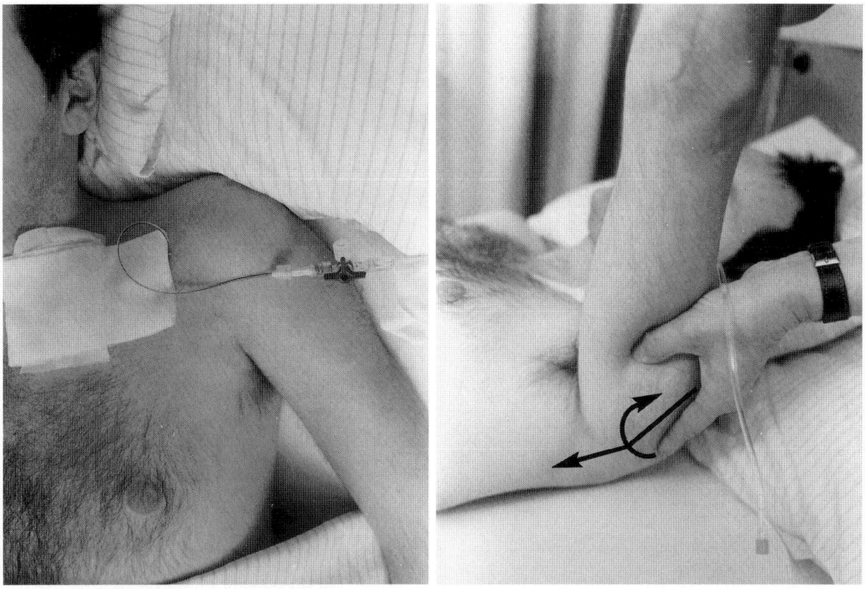

a b

Abb. 3.9a,b. Die Ausrichtung der Schulter während passivem Bewegen korrigieren. **a** Das Schulterblatt wird mit dem Humeruskopf anterior angehoben. **b** Das Schulterblatt und den Humeruskopf in eine normale Position bringen

Schmerz in der unkorrigierten Position rührt daher, daß der Kopf des Humerus gegen das Akromion stößt und dadurch empfindliche Strukturen zwischen den beiden Knochenoberflächen komprimiert. Die Therapeutin nimmt den Kopf des Humerus buchstäblich in ihre Hand, indem sie ihn mit ihren Fingern umschließt und von den Rändern der Gelenkgrube und dem inferioren Anteil des darüber liegenden Akromion löst. Das Schulterblatt wird wie der Humeruskopf posterior und kaudal rotiert, wobei letzterer zusätzlich noch lateral rotiert werden muß, um wieder frei beweglich in die glenoide Gelenkpfanne zurückversetzt zu werden (Abb. 3.9b).

Depression des Schulterblatts mit Subluxation der Schulter: Vor allem in den ersten Monaten nach der Läsion kann das Schulterblatt so gesenkt und rotiert sein, daß die Fossa glenoidea sich nach unten neigt. Dadurch geht der passive Schließmechanismus des Schultergelenks verloren, wie von Basmajian (1979, 1981) beschrieben. Die Integrität des glenohumeralen Gelenks hängt dann fast ausschließlich nur noch von der Rotatorenmanschette ab und ist diese aber hypoton, verschiebt sich der Kopf des Humerus nach unten, wenn der Patient in eine aufrechte Stellung gebracht wird (Abb. 3.10). Die Subluxation an sich ist nicht schmerzhaft, aber die Schulter ist ohne ihren muskulären Schutz sehr verletzlich und kann leicht traumatisiert werden, wenn die Therapeutin den Arm bewegt, ohne vorher die Ausrichtung des Gelenks zu korrigieren (Davies 1985 a, b).

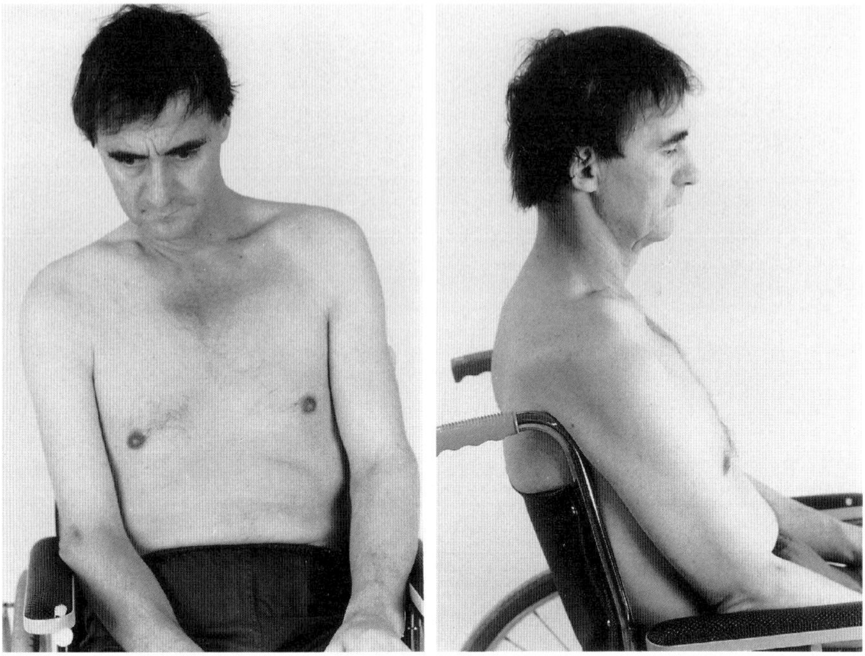

a b

Abb. 3.10 a,b. Subluxation der Schulter. **a** Verlust der passiven Arretierung. **b** Hypotone Muskeln der Rotatorenmanschette

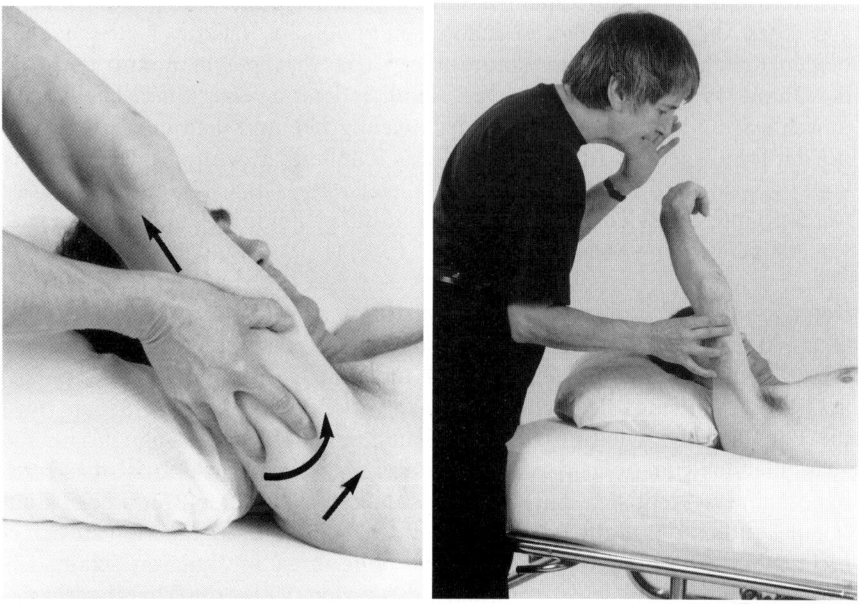

a b

Abb. 3.11 a,b. Die Ausrichtung der Schulter korrigieren. **a** Den Humeruskopf in die glenoide Gelenkgrube zurückplazieren. **b** Muskelaktivität stimulieren

Die Therapeutin korrigiert die Ausrichtung der Schulter, indem sie mit einer Hand den Kopf des Humerus in die Fossa glenoidea zurückplaziert, während sie mit der anderen Hand den Arm des Patienten in die Elevation bewegt. Mit ihren Fingern führt sie sanft den Kopf des Humerus in eine anteriore Richtung, weg vom posterioren Rand der Gelenkpfanne, und unterbindet jeden Kontakt zwischen ihm und dem Akromionfortsatz (Abb. 3.11a). Durch das sanfte Anheben des Humeruskopfs wird gleichzeitig das herabgedrückte Schulterblatt in das richtige Maß an Elevation und Vorwärtsrotation gebracht, um ein freies Bewegen der Schulter zu ermöglichen, und durch laterales Rotieren des Humerus garantiert die Therapeutin, daß die größere Tuberositas nicht verletzend gegen den Processus coracoideus und das Akromion stößt. Kann der Arm bewegt werden, ohne daß irgendein Widerstand zu spüren ist, muß die Therapeutin unbedingt die aktive Kontrolle der Muskeln der oberen Extremitäten aufbauen, besonders die der Muskeln um die Schulter herum. Sie kann z.B. den Patienten auffordern, seine Hand zu heben und ihr Kinn zu berühren, während sie seinen Arm über seinem Kopf stützt (Abb. 3.11b).

Abduktion des Arms unter Einbeziehung des ULTT 1

Die Therapeutin steht neben dem Patienten und bewegt seinen extendierten Arm aus einer 90 °-Flexionsstellung der Schulter heraus allmählich in eine horizontale Abduktion mit lateraler Schulterrotation, mit dem Unterarm in Supination, dem Handgelenk und den Fingern in Dorsalextension und mit extendiertem und abduzierten Daumen (Abb. 3.12a). Dabei ist es sehr wichtig, daß die Therapeutin dem Patienten, soweit erforderlich, einige Kleidungstücke auszieht, da sie sonst eventuell auftretende dem Schmerz ausweichende Stellungen, beispielsweise eine Elevation des Schultergürtels, übersehen und fälschlicherweise annehmen könnte, sie hätte das volle Bewegungsausmaß erreicht.

Wird aber der Schultergürtel in der richtigen Stellung fest unten gehalten, tritt oft ein ausgeprägter Widerstand gegen die Extension im Ellbogen auf, wenn das Handgelenk und die Finger extendiert sind (Abb. 3.12b). Der Therapeutin muß bewußt sein, daß bei neuraler Gegenspannung die Bewegung bei Depression des Schultergürtels plötzlich sehr schmerzhaft werden kann und daß dieser Schmerz nicht nur im Ellbogen gespürt wird, sondern überall im Arm bis hinauf zum Nacken.

Problemlösung

Das Hinzufügen einer weiteren Bewegungskomponente verursacht Schmerzen. Wie im Abschnitt „Mobilisation des Nervensystems“ dargelegt wurde, muß die Therapeutin unverzüglich auf jeden verbalen oder nichtverbalen Hinweis reagieren, mit dem der Patient Schmerzen signalisiert.

Was Butler (1991) als „component thinking“ (Denken in Komponenten) bezeichnet, ist der beste Weg, auf Schmerzprobleme einzugehen, die während der Behandlung zur Verringerung abnomaler Spannung auftreten. Diesem Prin-

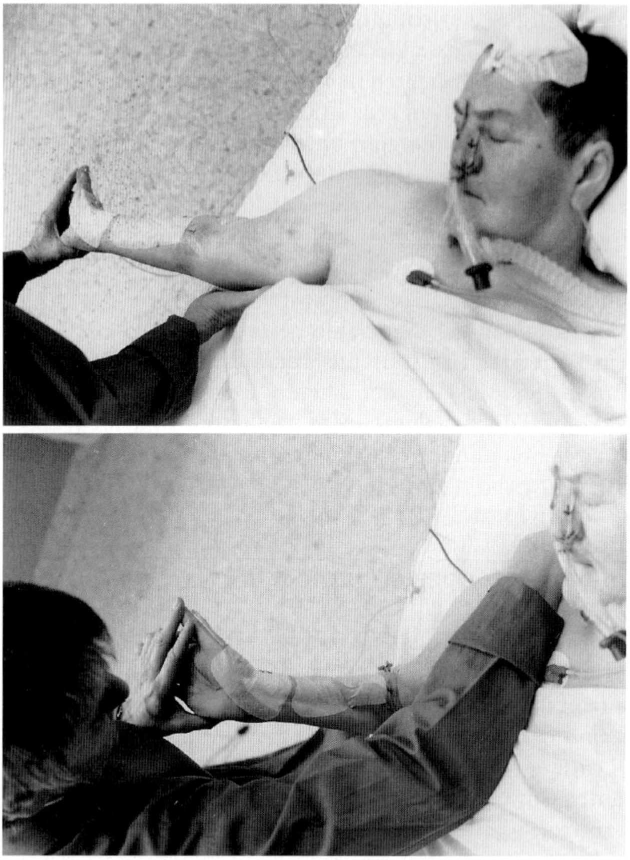

a

b

Abb. 3.12 a,b. ULTT 1 auf der Intensivstation. **a** Abduktion der Schulter mit freier Extension der Hand und des Ellbogens. **b** Depression der Schulter spannt Ellbogen und Handgelenk

zip zufolge betrachtet die Therapeutin die gesamte Extremität, hier z.B. den Arm, nicht als einen langen Hebel, der direkt in die Endstellung bewegt werden muß. Sie überlegt vielmehr, wie sie die verschiedenen Abschnitte am besten einzeln mobilisieren kann, um das gleiche Ziel zu erreichen. Sie könnte vielleicht eher Erfolg haben, wenn sie mit einer vom versteiften und schmerzhaften Abschnitt weit entfernten Komponente beginnt oder wenn sie zunächst einen distalen Teil, beispielsweise das Handgelenk, mobilisiert, anstatt, wie gewöhnlich einen proximalen Bereich.

Das Bewegen des zervikalen Bereichs allein kann bereits die Spannung reduzieren, bevor die Therapeutin damit beginnt, den Arm selbst miteinzubeziehen. Gewiß wird das Mobilisieren des Schultergürtels durch Bewegen zwischen Elevation und Depression in vielen Fällen helfen und den weiteren Weg zur angestrebten Endstellung erleichtern und weniger schmerzvoll gestalten.

Die Prinzipien gelten auch bei der Behandlung eines Beins allein oder in Verbindung mit anderen Extremitäten und/oder mit dem Rumpf und dem Hals; als Grundsatz gilt immer: bewegen, und nicht dehnen.

Bei Elevation und lateraler Verkürzung des Schultergürtels. Wird der Arm in einem Winkel von 90 ° zum Rumpf abduziert, wirkt die Bewegung oft angemessen und schmerzfrei, aber es zeigt sich, daß die Schulter gleichzeitig nach oben und näher zum Kopf des Patienten hingezogen wird (Abb. 3.13a). Die Distanz zwischen seinem Ohr und der Spitze seiner Schulter hat sich signifikant verringert. Dieses Phänomen wird nicht durch einen Muskel verursacht, der sich verkürzt. Die logische Erklärung dafür könnte eher eine erhöhte Spannung innerhalb des Nervensystems sein oder der Verlust an neuralen Verlängerungsmöglichkeiten.

Die Therapeutin läßt den Ellbogen des Patienten in einer flektierten Stellung liegen und drückt ihre Faust so gegen die Oberfläche des Betts oder des Behandlungstischs, daß ihr Unterarm den Schultergürtel des Patienten unten in der richtigen Stellung festhält und jegliche Elevation verhindert. Mit ihrer anderen Hand hält sie sein Handgelenk und seine Finger in Dorsalflexion und seinen extendierten Daumen in Abduktion (Abb. 3.13b). Dann beugt und streckt sie seinen Ellbogen und erhöht schrittweise das Ausmaß der Ellbogenextension, bis das volle Bewegungsausmaß wieder erreicht wird (Abb. 3.13c). Zuerst den Ellbogen bei entspannter Hand zu mobilisieren wäre eine mögliche andere Vorgehensweise der Therapeutin, die daran anschließend langsam die Extension des Handgelenks und der Finger hinzufügen würde. Das Erlangen der vollen Mobilität könnte allerdings Tage, wenn nicht sogar Wochen geduldiger, sorgfältig abgestufter Behandlung erfordern. Es kann nicht erwartet werden, daß Spannung und Unbeweglichkeit innerhalb des Nervensystems, die sich vielleicht über Wochen oder sogar Monate aufgebaut haben, schon nach ein oder zwei Behandlungseinheiten mit der Therapeutin verschwinden.

Der Kopf des Patienten wird nach einer Seite hin gezogen. Ist der Arm des Patienten in voller Abduktion, könnte seine Halswirbelsäule lateral zur Seite ziehen, um das Spannungsausmaß zu verringern. Die Stellung ist besonders offensichtlich, wenn der kontralaterale Arm auch in Abduktion liegt (Abb. 3.14a,b). Die Therapeutin stabilisiert seinen Schultergürtel weiter und verlagert ihren Arm so, daß sie mit ihrem Unterarm gleichzeitig verhindern kann, daß der Kopf des Patienten zur Seite gezogen wird (Abb. 3.14c). Einmal mehr wird sie zuerst in anderen Komponenten Spannung abbauen müssen, um die kompensatorische Lateralflexion der Halswirbelsäule zu eliminieren.

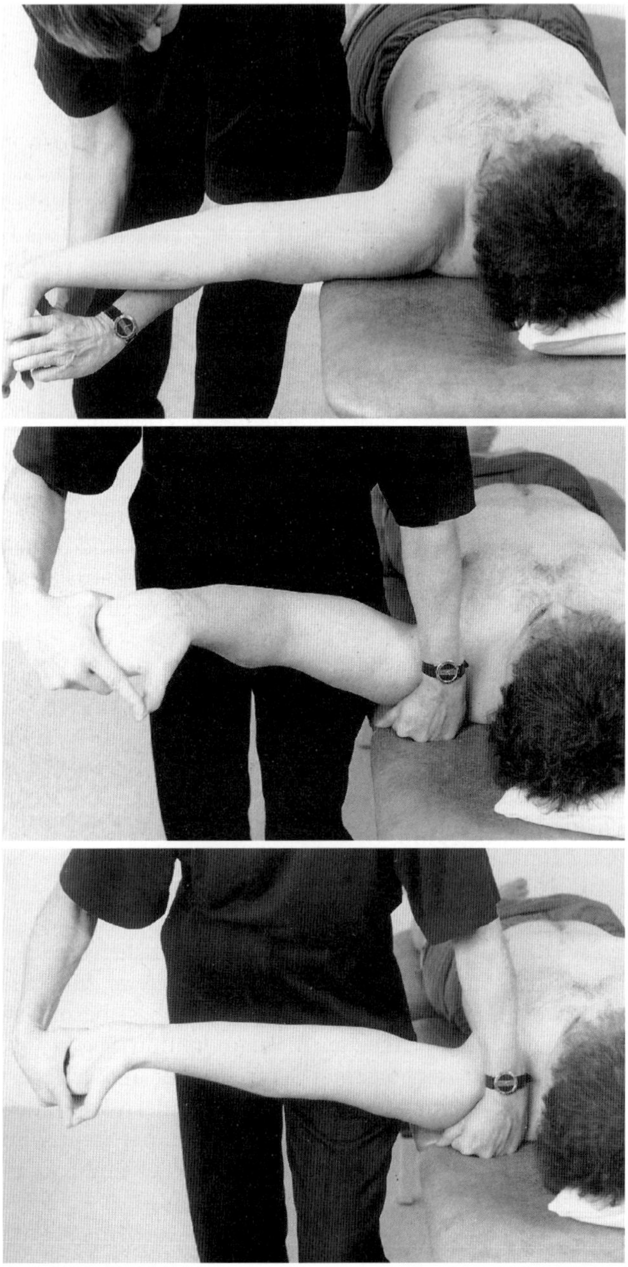

a

b

c

Abb. 3.13. **a** Deutlich verkürzter Abstand zwischen Schulter und Hals. **b** Die Therapeutin hält den Schultergürtel unten und läßt Flexion im Ellbogen zu. **c** Schrittweises Mobilisieren bis zum vollen Bewegungsausmaß

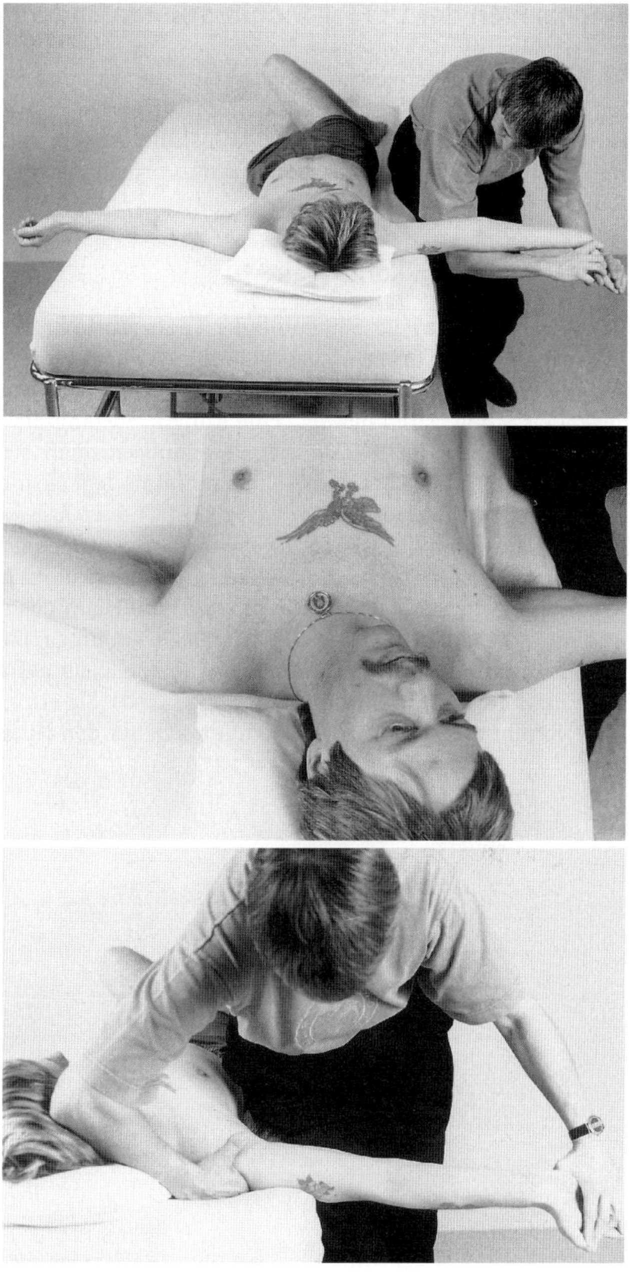

a

b

c

Abb. 3.14. a ULTT 1 mit beiden abduzierten Armen. **b** Der Hals zieht in Lateralflexion. **c** Verhindern seitlicher Flexion der Halswirbelsäule und Elevation des Schultergürtels

Einbeziehen der ULTT 1-Mobilisation in andere Aktivitäten

Manchmal kann es wirkungsvoller sein, die Mobilisation des Nervensystems mit anderen Behandlungsaktivitäten zu verbinden, besonders dann, wenn der Patient die etwas schmerzhafte Maßnahme isoliert nicht aushält. Auch das Hemmen von distalem Hypertonus durch proximales Bewegen kann eine Hilfe sein.

Drehen der oberen Körperhälfte

Der Patient liegt auf der Seite, und die Therapeutin hält seinen unten liegenden Arm gegen ihren Körper und sorgt dafür, daß sein Ellbogen dabei so gerade ist, wie es für ihn bequem möglich ist. Sie legt ihre andere Hand auf die gegenüberliegenden Schulter und bewegt seine Rumpfseite langsam nach hinten und nach vorn, wobei sie schrittweise das Bewegungsausmaß steigert (Abb. 3.15a, b). Sobald sie spürt, daß der Widerstand abnimmt, legt sie mehr Nachdruck auf das Zurückdrehen und kann auch, wenn sein Thorax fast ganz in Rückenlage ist, seine Brustwand mobilisieren, indem sie auf der am weitesten von ihr entfernten Seite sanften Druck auf die oberen Rippen ausübt (Abb. 3.15c). Sobald der Arm ganz locker ist, hält die Therapeutin die Hand des Patienten in Dorsalextension, sorgt dafür, daß sein Schultergürtel unten bleibt und fordert den Patienten auf, sich mit ausgestreckten Beinen flach auf den Rücken zu legen, ohne daß sein Arm in Flexion zieht (Abb. 3.15d). Sie ermuntert ihn, auch seinen Kopf von ihr wegzudrehen, während er sich auf den Rücken dreht.

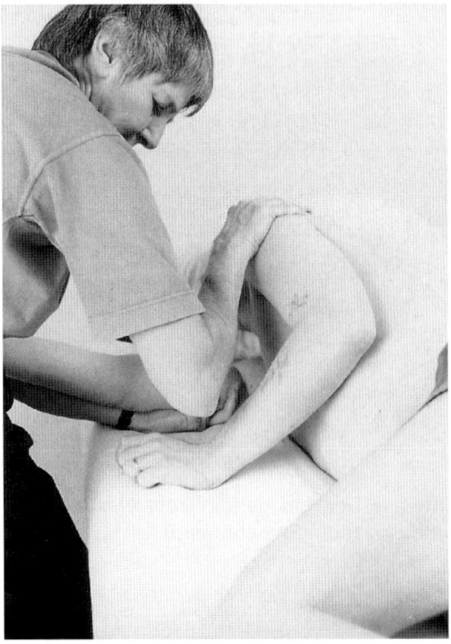

a

Abb. 3.15 a–d. Rumpfbewegung zur Mobilisation der Armabduktion. **a** Seitenlage, das obere Schulterblatt ist nach vorn verlagert. **b** Stützen des unten liegenden Arms mit nach hinten rotiertem Rumpf. **c** Zusammendrücken des Brustkorbs posterior auf der kontralateralen Seite. **d** Vollständiges Ausmaß des ULTT 1 erreicht

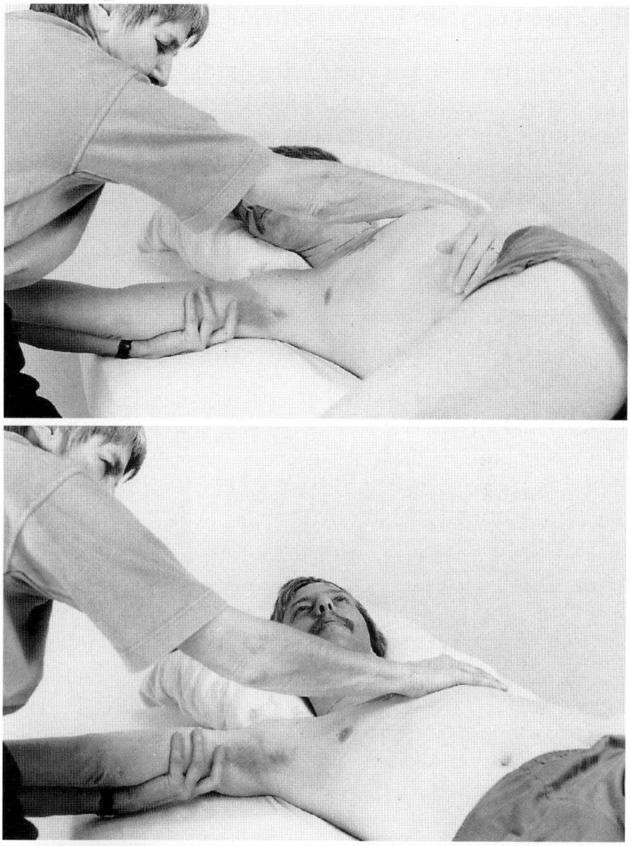

b

c

d

Abb. 3.15 b–d

In einem normalen Muster auf eine Seite und wieder zurück rollen

Zu lernen, im Bett von einer Seite auf die andere zu rollen, schließt viele nützliche, aktive Bewegungen ein. Der Kopf richtet sich auf, der Rumpf rotiert und die Bauchmuskeln werden aktiviert. Wird das unten liegende Bein angehoben und vorwärts bewegt, werden die gleichen Muskeln aktiviert, die später benötigt werden, um einen Schritt zu machen. Ist der Patient fähig, sich im Bett leicht zu drehen, kann er sich auch ohne die Hilfe der Schwestern nachts umlagern.

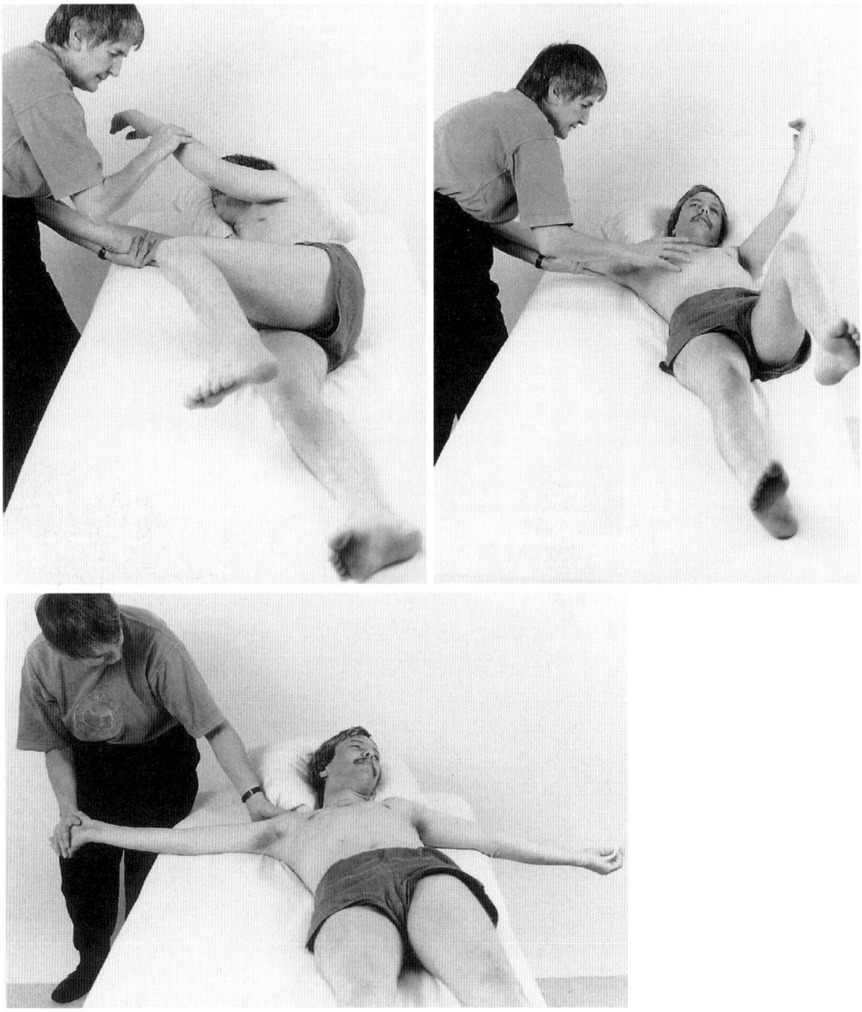

a b c

Abb. 3.16 a–c. Rollen, um Spannung in der oberen Extremität zu mobilisieren. **a** Zum betroffenen Arm hindrehen. **b** Der Arm wird in Abduktion gehalten, während sich der Patient auf den Rücken zurückrollt. **c** Die volle Abduktion beider Arme wird nach wiederholtem Rollen möglich

In Kap. 2 ist die frühe Facilitation des Rollens auf eine Seite beschrieben worden, und der Patient hat gelernt, es in einem normalen Muster zu tun, ohne sich mit einem Fuß abzustoßen oder sich mit der Hand hinüberzuziehen. Ist die Bewegung ohne übermäßige Anstrengung möglich, kann sich der Patient darauf konzentrieren, seinen unten liegenden Arm entspannt auf dem Bett liegen zu lassen, während er sich aus der Rückenlage heraus zur Seite und wieder zurück dreht. Er übt diese Bewegung so lange, bis er den Arm auch liegen lassen kann, wenn er flach auf dem Rücken liegt und sein anderer Arm abduziert und extendiert ist. Sooft es notwendig ist, leistet die Therapeutin Hilfestellung, um die Bewegung zu facilitieren oder zu korrigieren (Abb. 3.16a–c).

Rotieren des Rumpfs im Sitzen mit seitlich aufgestütztem Arm

Der Patient sitzt am Rand seines Betts oder am Rand der Behandlungsbank. Einer seiner Arme ist seitlich extendiert, und die Hand liegt flach auf der Unterstützungsfläche. Die Therapeutin steht hinter ihm und hilft ihm, sein Gleichgewicht und seinen Ellbogen in Extension zu halten, während sie die Rumpfrotation in beiden Richtungen facilitiert (Abb. 3.17). Zuerst bewegt der Patient seine andere Hand zur Stützhand hin und dann weit hinaus auf die andere Seite. Dabei hält er den Arm in einer Abduktion von 90 ° und bewegt ihn so weit wie möglich nach hinten. Durch das Wiederholen der Bewegung wird der Tonus gehemmt, und der Patient kann jedes Mal seinen Arm noch weiter nach hinten

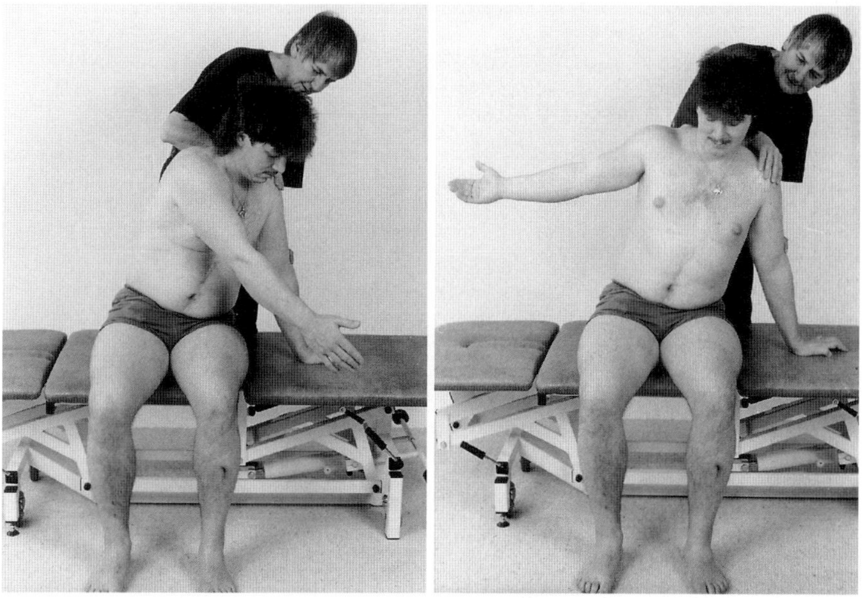

a b

Abb. 3.17 a,b. Hemmen der Spastizität in der unteren Extremität im Sitzen. **a** Den Rumpf mit seitlich aufgestützten Armen nach vorn bewegen. **b** Den Rumpf mit dem kontralateralen Arm in Abduktion zurückrotieren bewegen. Dadurch vergrößert er das Ausmaß der erforderlichen Verlängerung der Nerven, die die oberen Extremitäten versorgen. Er mobilisiert sogar neurale Strukturen des ULTT 1, hemmt gleichzeitig die Flexorspastizität in seinem Arm und lernt, ihn wieder als Stützarm zu benutzen.

Mobilisieren der Abduktion des Arms im Sitzen

Wenn der Patient im Sitzen mit seinen Beinen über der Bettkante das Gleichgewicht sicher hält, kann die Therapeutin seinen Arm in Abduktion und Außenrotation sehr wirkungsvoll mobilisieren. Dadurch wird die Spastizität gehemmt, und alle Komponenten des ULTT 1 können leicht in diese Aktivität eingebaut und kontrolliert werden.

Die Therapeutin steht oder kniet hinter dem Patienten und stützt mit dem Oberschenkel, der ihm am nächsten ist, seinen abduzierten Arm. Ihr Oberschenkel gewährleistet, daß sein Schultergelenk in der normalen Ausrichtung bleibt und während der Aktivität vor jeder Art von Trauma geschützt ist. Sie extendiert seinen Ellbogen, dreht seinen Arm in die Supination und hält seine

a

b

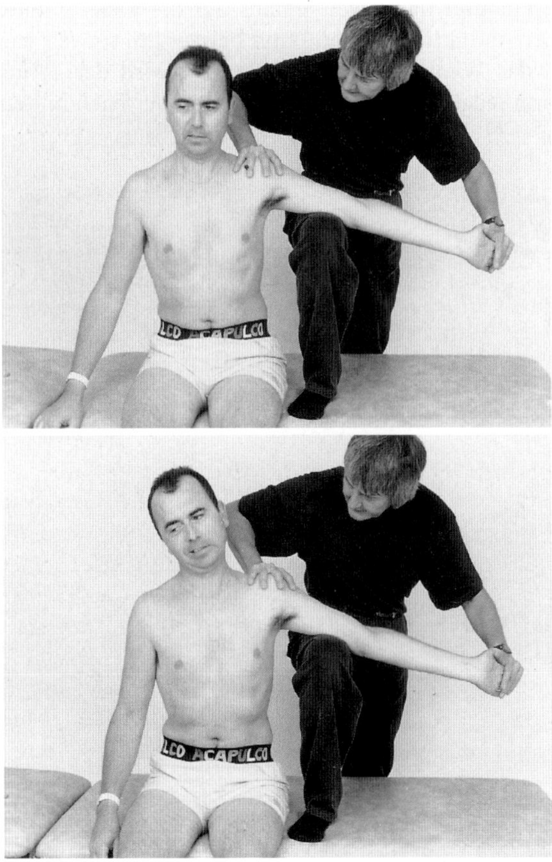

Abb. 3.18 a,b. ULTT 1 im Sitzen. **a** Das Knie der Therapeutin stützt den abduzierten Arm. **b** Seitliche Nackenflexion zur gegenüberliegenden Seite

Hand in voller Dorsalextension (Abb. 3.18a). Während die Therapeutin seinen Arm in dieser Stellung hält, kann der Patient seinen Rumpf durch Flexion oder Extension oder durch laterale Gewichtsverlagerungen bewegen. Es ist auch möglich. daß die Therapeutin ihre Hand auf den oberen Rand seines Schultergürtels legt und diesen vorsichtig und rhythmisch nach unten bewegt, während der Patient seinen Rumpf stabilisiert. Sollte sein Kopf dabei zur Seite gezogen werden, preßt die Therapeutin ihren Unterarm an die Seite seines Kopfs, um so die laterale Flexion der Halswirbelsäule zu verhindern. Wenn die Strukturen mobil genug sind, kann sie das Bewegungsausmaß erhöhen, indem sie seinen Kopf zur gegenüberliegenden Seite neigt, wobei ihr Unterarm die laterale Flexion facilitiert (Abb. 3.18b). Eine weitere Steigerung wird erreicht, wenn der andere Arm des Patienten auch in Abduktion und laterale Rotation und das Handgelenk und die Finger in Extension gehalten werden. Auf Grund der horizontalen Strukturen im Nervensystem wird der Grad der Spannung und das Ausmaß des erforderlichen adaptierenden Verlängerns vergrößert (Abb 3.19a); dies umso mehr, wenn der Patient aufgefordert wird, seinen Kopf zuerst zu der einen und dann zur anderen Seite zu neigen, während die Therapeutin die kompensatorische Elevation des Schultergürtels verhindert (Abb. 3.19b). Steht das Nervensystem unter Spannung und sind die Muskeln vollständig verlängert, muß sorgfältig darauf geachtet werden, daß der Rumpf oder die Extremitäten des Patienten nicht in unerwünschte Haltungen gezogen werden, die der Körper automatisch einnimmt, um der Spannung auszuweichen oder sie zu verringern (Abb. 3.19c). Wenn z.B. der Rumpf seitlich translatiert ist, kann die Therapeutin ihr Knie leicht gegen die Rippen des Patienten pressen, um diese laterale Verlagerung zu verhindern oder zu korrigieren. Werden alle möglichen Ausweichbewegungen verhindert, gibt der Patient oft Schmerzen an und versucht, diese Stellung zu ändern. Die Therapeutin reduziert sofort die Spannung, indem sie eine oder mehrere Komponenten der Bewegung ausläßt. Eine Schlüsselkomponente bildet dabei die Depression des Schultergürtels und wird auch nur ein geringer Grad an Elevation zugelassen, verschwindet der Schmerz meist augenblicklich. Das volle Ausmaß der Schulterdepression muß aber wiedererlangt werden, denn sie ist für den funktionellen Gebrauch unerläßlich. Es könnte sein, daß die Therapeutin den Schultergürtel zuerst isoliert mobilisieren muß, dabei alle anderen Komponenten in einer spannungsarmen Stellung beläßt und erst dann eine Komponente nach der anderen schrittweise einbezieht, wobei sie die Reihenfolge variieren und das Ausmaß steigern kann.

Bei einem Patienten, der bereits selbständig geht, kann die Mobilisation der oberen Extremitäten in Abduktion mit dem Stehen kombiniert werden. Der Patient steht dann mit einem seiner Arme seitwärts ausgestreckt, und seine Handinnenfläche liegt an einer Wand auf. Die Therapeutin steht hinter ihm, hält seine Hand in der richtigen Stellung und hilft ihm gleichzeitig, den Ellbogen in Extension zu halten, während er seine andere Hand in Richtung auf die Mauer streckt und wieder von der Mauer wegdreht. Während er seinen Arm auf Schulterhöhe von der Wand weg in Abduktion bewegt hält der Patient seinen Arm in Extension und lateraler Rotation (Abb. 3.20). Der Effekt kann noch weiter gesteigert werden, wenn der Patient auch seinen Rumpf von der Wand weg-

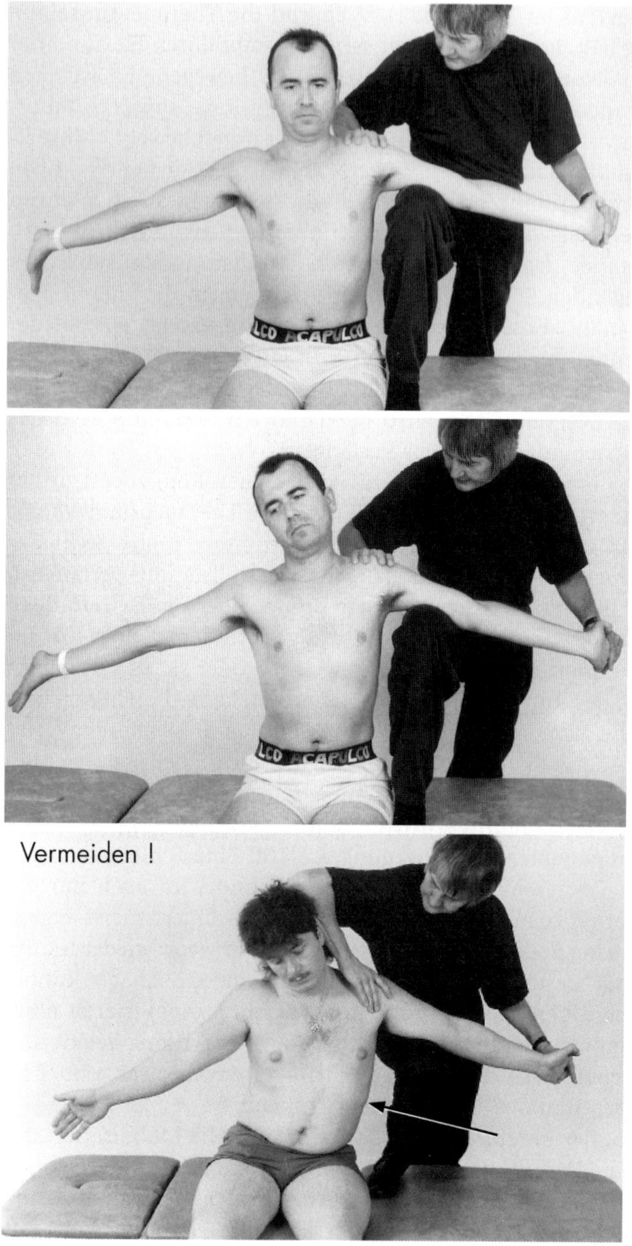

a

b

c

Abb. 3.19 a–c. ULTT 1 mit beiden abduzierten Armen. **a** Der kontralaterale Arm wird aktiv in seiner Position gehalten. **b** Aktive Lateralflexion der Halswirbelsäule. **c** Den Brustkorb lateral verlagern zur Spannungsentlastung

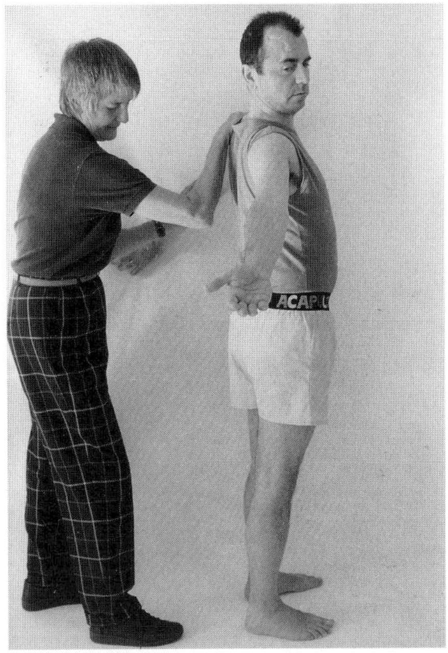

Abb. 3.20. Reduzieren der Spannung in der oberen Extremität im Stehen. Die Therapeutin hält den Arm des Patienten in Position, seine Hand und seine Finger liegen flach an der Wand

dreht. Die Therapeutin muß dafür sorgen, daß eine Elevation des Schultergürtels während der Bewegung verhindert wird.

Einbeziehen des ULTT 2 und des ULTT 3 in die Behandlung

ULTT 2

Obwohl der ULTT 2 nach einer Läsion des zentralen Nervensystems für gewöhnlich nicht so stark durch abnormale Gegenspannung eingeschränkt ist wie der ULTT 1, muß er sorgfältig durchgeführt werden, um jede Form von Einschränkung zu erfassen. Manche Patienten zeigten signifikante Fortschritte, nachdem durch die Mobilisation die im Test gefundene nur leichte abnorme Spannung überwunden worden war.

Der ULTT 2 kann auf zwei verschiedene Arten durchgeführt werden, zum einen mit Betonung des N. medianus, zum anderen mit Betonung des N. radialis (Butler 1994). Der Therapeutin wird empfohlen, die beiden Varianten genau zu studieren und ihre Durchführung an einer gesunden Testperson zu üben, bevor sie sie bei der Behandlung einsetzt.

ULTT 2, N. medianus-betont. Die Therapeutin steht neben dem Patienten mit ihrem Oberschenkel kaudal gegen seine Schulter gelehnt. Sie hält mit der Hand, die ihm am nächsten ist, seinen Ellbogen an der Innenfläche und mit der anderen Hand faßt sie sein Handgelenk von oben. Sie drückt seinen Schultergürtel

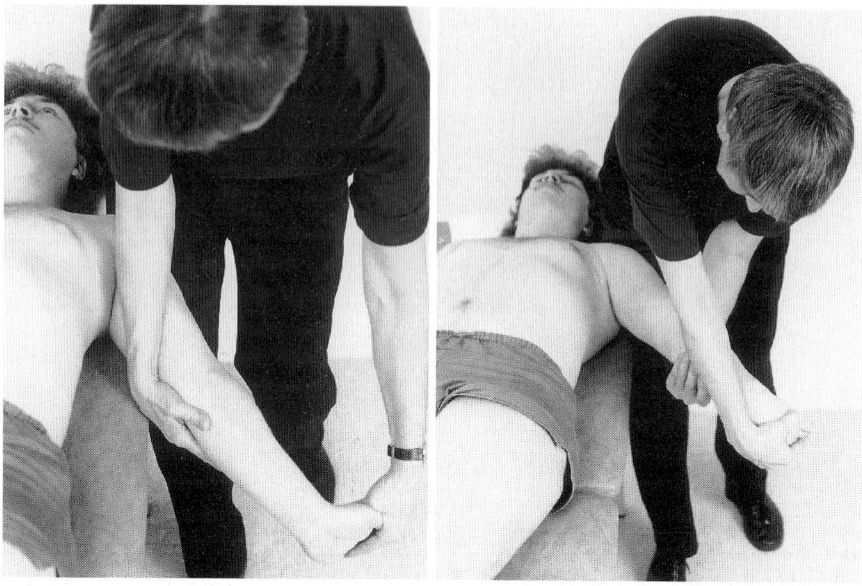

a b

Abb. 3.21 a,b. Im Ultt 2 Mobilisieren. **a** Mit Betonung des N. medianus. **b** Mit Betonung des N. radialis

fest, aber vorsichtig mit ihren Oberschenkeln nach unten und streckt dann seinen Ellbogen. Nachdem sie den Arm lateral rotiert hat, läßt die Therapeutin ihre untere Hand hinuntergleiten, um das Handgelenk und die Finger des Patienten zu extendieren, und seinen Daumen zu abduzieren und zu extendieren (Abb. 3.21a). Während sie nun die Stellung seines Arms und seiner Hand beibehält, bewegt sie seinen Arm durch gleichzeitige langsame Abduktion seiner Schulter von seiner Seite weg. Auch wenn die Therapeutin möglicherweise wenig Widerstand spürt, kann die Abduktion infolge der Spannung recht plötzlich Schmerzen bereiten. Deshalb sollte sie sehr langsam und nur mit einem kleinen Bewegungsradius durchgeführt werden. In Depressionsstellung des Schultergürtels ist die Abduktion im Schultergelenk normalerweise nur bis zu 40 °–50 ° möglich.

ULTT 2, N. radialis-betont. Die Therapeutin beginnt wie gerade zuvor beschrieben, aber diesmal, wenn der Ellbogen des Patienten extendiert ist, rotiert sie seinen Arm nach innen und bringt den Unterarm in Pronation. Sein Handgelenk und seine Finger werden dann flektiert (Abb. 3.21b). Durch die zusätzliche Flexion des Daumens und ulnare Deviation des Handgelenks wird die Sensibilität des Tests noch gesteigert.

ULTT 3, N. ulnaris-betont

Für einen Patienten, dessen Ellbogen gegen passive und aktive Flexion Widerstand bietet und dessen Finger bei extendiertem Handgelenk schwierig zu extensieren sind, kann die Mobilisation mit dem ULTT 3 besonders nützlich sein. Unmittelbar nach der Mobilisation kann es für ihn viel leichter sein, seine Finger aktiv zu strecken.

Mit Supination. Die Therapeutin, die neben dem Patienten steht, stützt mit dem oberen Teil ihrer Oberschenkel seinen flektierten Ellbogen, während sie sein Handgelenk und seine Finger in Extension und seinen Unterarm in Supination bringt (Abb. 3.22a). Während die Therapeutin nun seinen Ellbogen ganz in Flexion bringt, behält sie die Stellungen der übrigen Teile bei; sie drückt mit ihrer Faust auf das Bett, um den Schultergürtel in Depression zu halten und bewegt den Arm des Patienten nach oben in Abduktion und lateraler Rotation der Schulter (Abb. 3.22b). Sie unterstützt seinen Ellbogen weiterhin mit ihrem Oberschenkel und bewegt gleichzeitig seinen Arm weiter, indem sie ihr Gewicht zum Kopfende des Betts hin verlagert, bis seine Hand flach auf seinem Ohr liegt (Abb. 3.22c, d). Die Wirkung der Mobilisation wird noch erhöht, wenn die Therapeutin die laterale Flexion des Nackens mit einbezieht, indem sie das Kopfkissen zur anderen Seite hin bewegt (Abb. 3.22d). Es ist wichtig darauf zu achten, daß die laterale Flexion hauptsächlich in der unteren zervikalen Region auftritt. Die Therapeutin hält die Hand des Patienten mit einer Hand in ihrer Stellung, läßt mit der anderen los und bewegt das Kissen unter seinem Kopf zur gegenüberliegenden Seite (Abb. 3.23a, b). Einmal mehr kann sie die Depression des Schultergürtels einbeziehen, während der Hals des Patienten zur Seite hin flektiert liegen bleibt (Abb. 3.23c).

Mit Pronation. Die Bewegung wird in der gleichen Reihenfolge ausgeführt, aber die Therapeutin bringt zu Beginn den Unterarm des Patienten in Pronation, während sie seinen Ellbogen in Flexion stützt (Abb. 3.24a, b). Am Ende wird die Hand des Patienten wieder auf sein Ohr gelegt, aber diesmal zeigen seine Finger nach unten zum Kinn (Abb. 3.24c). Kann diese Stellung leicht eingenommen werden, mobilisiert die Therapeutin die Spannung noch weiter, indem sie die untere Halswirbelsäule in laterale Flexion bringt. Dazu bewegt sie das Kissen, auf dem der Kopf des Patienten liegt zur kontralateralen Seite hin (Abb. 3.24d).

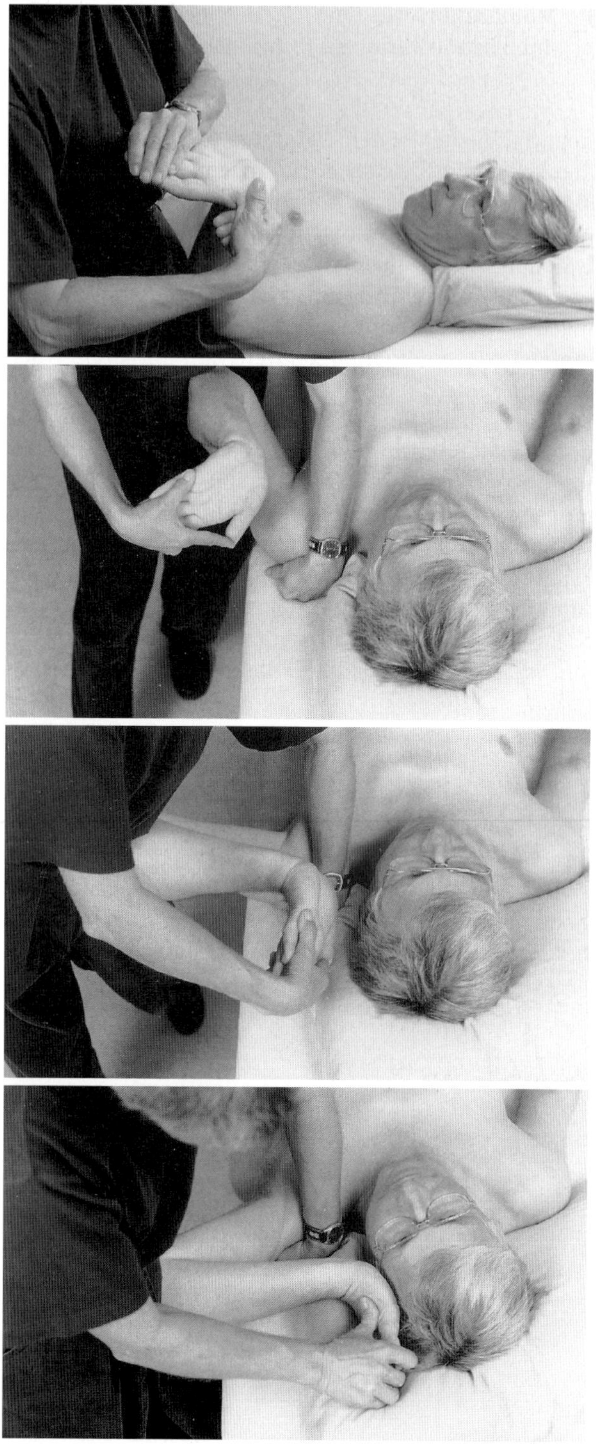

a

b

c

d

Abb. 3.22 a–d. ULTT 3 mit Supination. **a** Handgelenk und Finger in Dorsalflexion. **b** Unterarm in Supination mit untengehaltenen Schultern. **c** Die Therapeutin stützt den Ellbogen des Patienten mit ihrem Oberschenkel und bewegt den Arm in Abduktion. **d** Sie legt die extendierte Hand auf sein Ohr

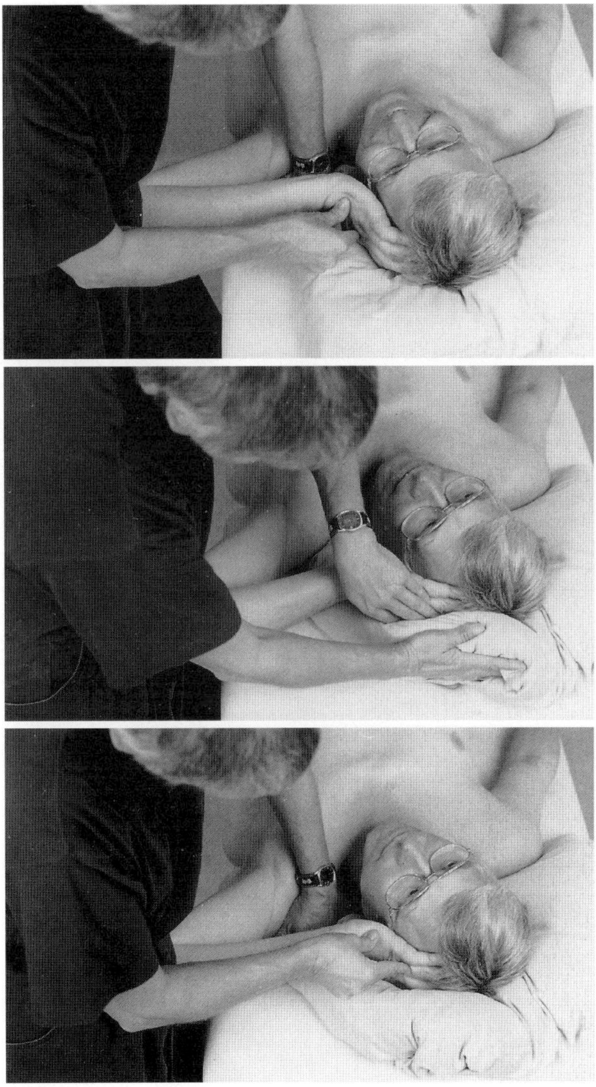

a

b

c

Abb. 3.23 a–c. Die zervikale Komponente hinzufügen. **a** Die Hand in ihrer Position halten. **b** Das Kopfkissen zur Seite bewegen. **c** Den Schultergürtel nach unten drücken

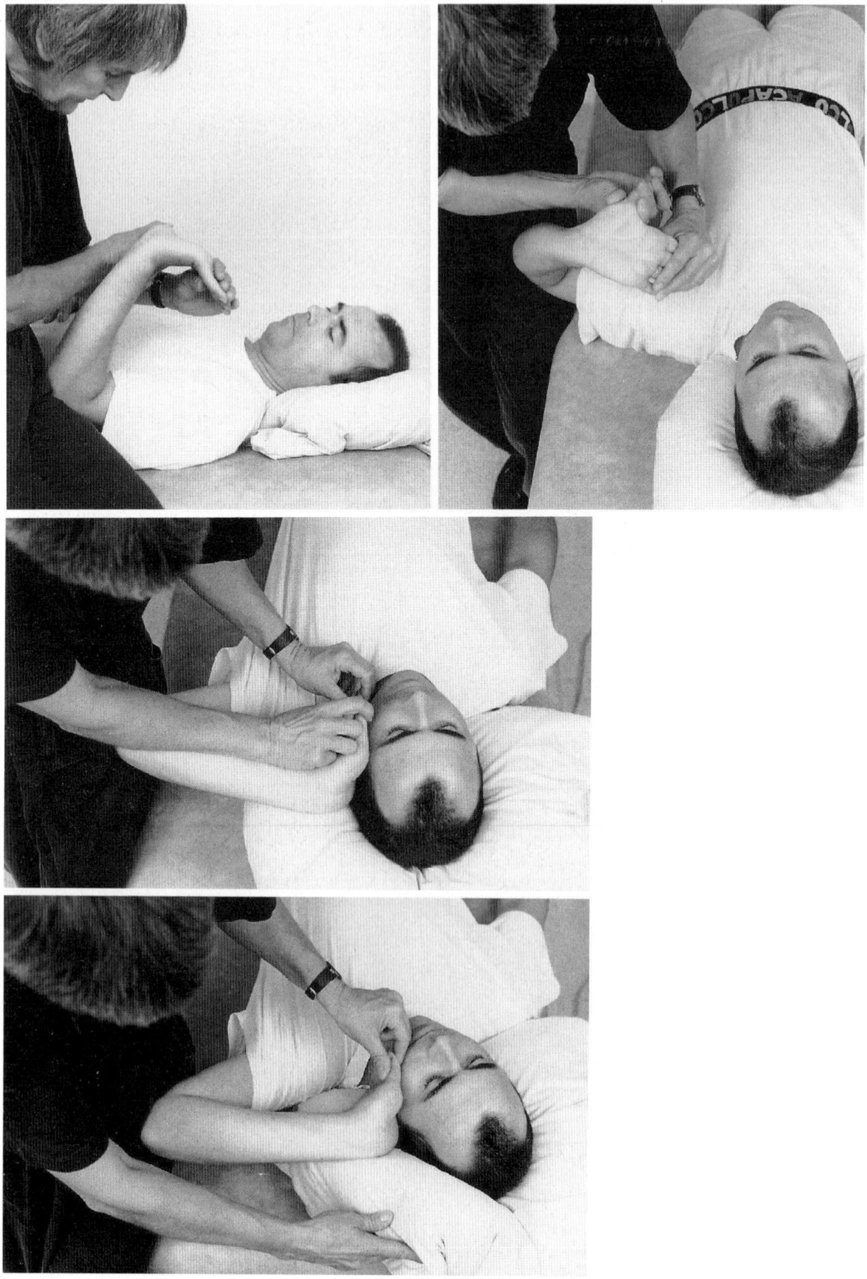

a b c d

Abb. 3.24 a–d. ULTT 3 mit Pronation. **a** Handgelenk und Finger in Extension. **b** Unterarm in Pronation mit gestütztem Ellbogen. **c** Die Hand liegt am Kopf des Patienten an. **d** Lateralflexion der Halswirbelsäule hinzufügen

Wiedererlangen aktiver Armkontrolle

Sobald der Patient sein Bewußtsein wiederzuerlangen beginnt, sollten, nachdem das Mobilisieren des Rumpfs und die ULTTs als Behandlungstechniken eingesetzt wurden, aktive Armbewegungen versucht werden. Es folgen dazu einige Beispiele:

- Der Patient bewegt seine Hand, um die Oberseite seines Kopfs zu berühren und versucht, mit seiner Handfläche und den Fingern mit seinen Haaren in Kontakt zu bleiben. Die Therapeutin facilitiert eine kleine Bewegung, so, als wolle er seinen Kopf reiben (Abb. 3.25a). Sie kann seine Hand auch nach unten bewegen, so daß sie sein Gesicht berührt oder auf seinem Mund liegt.
- Die Therapeutin hat eine weitere gute Möglichkeit, Bewegungen mit dem flektierten Ellbogen des Patienten zu facilitieren. Sie hilft ihm, seine Hand zur gegenüberliegenden Schulter zu bewegen und die Außenseite seines Arms leicht zu massieren, indem er seinen Ellbogen flektiert und extendiert (Abb. 3.25b). In der gleichen Weise kann der Patient mit seiner Hand seine Brust oder seinen Bauch reiben.
- Ein Patient in fortgeschrittener Phase, kann seinen Ellbogen aktiv und selektiv strecken und beugen, während die Therapeutin sein Handgelenk und seine Finger in Extension hält und den Arm allmählich von einer Stellung vertikal über seiner Schulter seitwärts bewegt (Abb. 3.26a, b). Der Patient

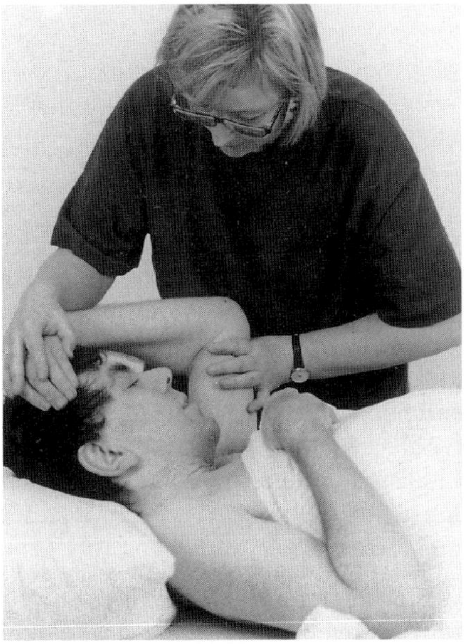
a

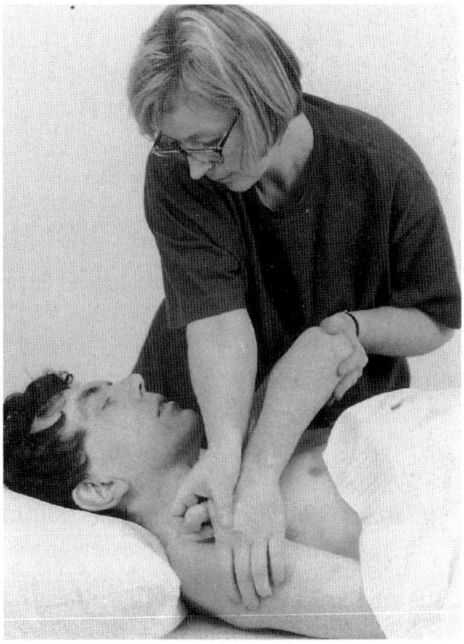
b

Abb. 3.25 a,b. Aktive Bewegungen des Arms einleiten. **a** Die Hand des Patienten bleibt auf seinem Kopf. **b** Der Patient reibt seine gegenüberliegende Schulter

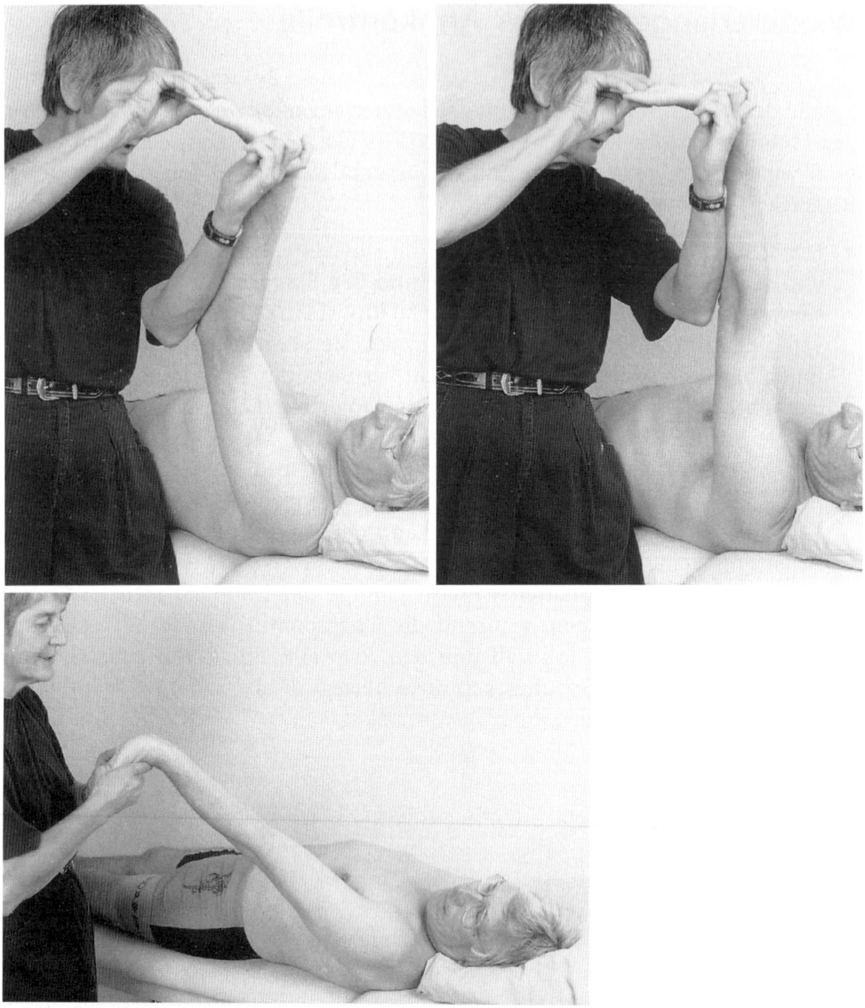

a b c

Abb. 3.26 a–c. Selektive Extension des Ellbogens. **a** Zulassen, daß sich der Ellbogen beugt. **b** Hilfestellung bei aktiver Extension. **c** Extension im Ellbogen mit abduziertem Arm

bewegt seinen Ellbogen weiter, während sein Arm immer mehr in Abduktion mit lateraler Rotation gebracht wird (Abb. 3.26c).

- Während der Patient noch in einem Rollstuhl mit seinen Armen auf einem Tisch vor ihm aufliegend sitzt, kann ihm geholfen werden, seine Hände zu seinem Gesicht zu bewegen oder sein Kinn in seine Hände zu stützen (Abb. 3.27).

Wie in Kap. 1 erklärt, werden diese Bewegungen einfacher sein und einen größeren Lerneffekt bieten, wenn sie in das Ausführen einer alltäglichen Handlung einbezogen werden, wie z.B. das Waschen des Gesichts, das Auftragen einer After-Shave-Lotion oder Trinken aus einer Tasse.

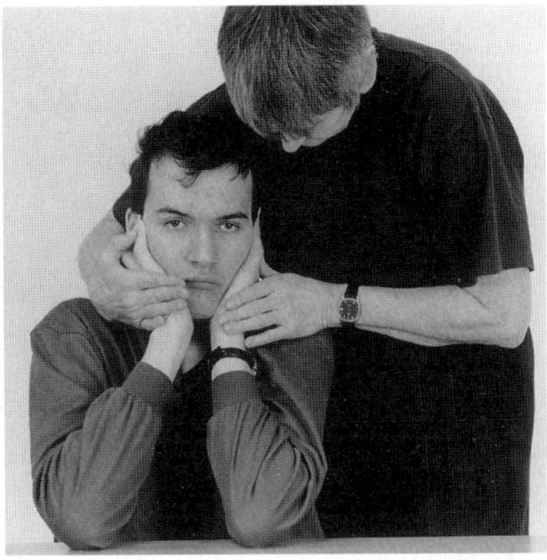

Abb. 3.27. Selektive Ellbogenflexion

Mobilisation des Rumpfs und der unteren Extremitäten

Besonders in Hinblick auf die Hüftgelenke und die sie umgebenden Strukturen ist es sicherer und sinnvoller die Beine nicht von distal zu bewegen, sondern ihre Mobilisation mit Bewegungen des Rumpfs zu kombinieren.

Den unteren Rumpfbereich bewegen

Die Lendenwirbelsäule des Patienten neigt in der Akutphase dazu, extrem steif zu werden, vor allem wenn der Patient über einen längeren Zeitraum in der Rückenlage gepflegt wurde. Mit der rigiden Extension im Lendenwirbelsäulenbereich verbunden ist ein Verlust an Beckenmobilität und oft auch ein signifikant erhöhter Extensortonus in den unteren Extremitäten. Vom ersten Tag an sollte die Therapeutin Flexion und Rotation des unteren Rumpfbereichs beim Patienten mobilisieren, sei es prophylaktisch oder zur Überwindung einer bereits bestehenden Steifigkeit. Sie sollte diese Mobilisation unbedingt täglich durchführen, bevor sie seine Beine bewegt.

Der Patient liegt in Rückenlage, und die Therapeutin beugt seine beiden Beine in der Luft und rotiert seinen Rumpf zu sich hin, bis seine Knie und seine Schienbeine an der Vorderseite ihres Körpers anliegen. Dabei werden seine Hüften nur bis zu einem Winkel von 90 ° gebeugt (Abb. 3.28a). Sie hält mit ihren Händen die Beine weiterhin in dieser Position fest und paßt ihre Stellung so lange an, bis sie spürt, daß seine Beine ganz durch ihren Körper abgestützt werden. Dann beugt sie ihre Knie ein wenig, um das Ausmaß der Lendenwirbelsäulenrotation noch zu vergrößern. Da im unteren Rumpfbereich aus mechanischen Gründen nur ein geringes Ausmaß an Rotation möglich ist, muß die

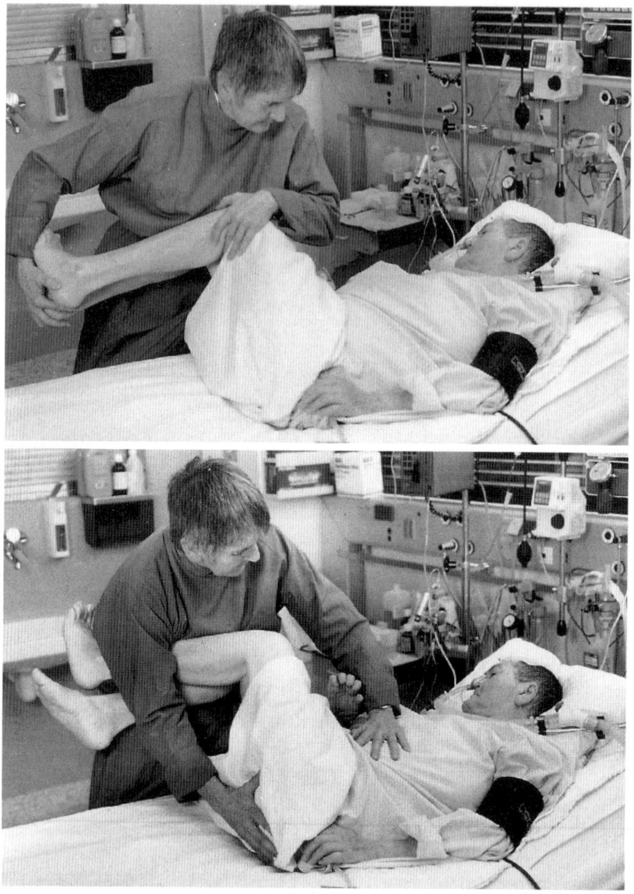

a

b

Abb. 3.28 a,b. Flexion/Rotation des unteren Rumpfbereichs. **a** Die flektierten Beine des Patienten werden vollständig von der Therapeutin gestützt. **b** Das Becken nach vorn oben drehen

Therapeutin sorgfältig darauf achten, daß die Rotation nicht in den Bereich der Brustwirbelsäule weiterläuft. Dies geschieht, wenn die Beine des Patienten zu weit zur Seite gedreht werden.

Die Therapeutin legt ihre Hand direkt auf das Kreuzbein des Patienten, so daß ihre Finger in einer Linie mit seiner Wirbelsäule liegen und hält seine Beine in der richtigen Stellung, indem sie sie mit ihrem Arm fest an ihren Körper preßt. Ihre andere Hand plaziert sie mit ausgestrecktem Daumen und Fingern ungefähr auf Höhe des Brustbeinwinkels, damit sie beide Seiten des Brustkorbs des Patienten nach unten in Richtung seines Beckens bewegen kann.

Die Therapeutin verlagert ihr Gewicht zur Kopfseite des Betts hin und führt das Becken des Patienten vorn mit einer kleinen Bewegung nach oben, so als würde sie sein Kreuzbein nach vorn zwischen seine beiden Beine ziehen und gleichzeitig seine Rippen in einer Abwärtsbewegung bewegen, so daß die Flexion nur im Lendenbereich erfolgt (Abb. 3.28b). Die Therapeutin verlagert ihr Gewicht auf das andere Bein und ermöglicht so die Rückkehr des Beckens in die Ausgangsstellung, bevor sie den Bewegungsablauf wiederholt.

Wird die Lendenwirbelsäule mit Rotation flektiert, sollte die Hüftflexion überhaupt nicht vergrößert werden, sondern der ursprüngliche Winkel von 90 ° sollte konstant erhalten bleiben.

Mobilisieren der Rumpfflexion und der unteren Extremitäten

Nachdem die Therapeutin die Lendenwirbelsäule des Patienten flektiert und rotiert hat, flektiert sie seine Hüften stärker und beugt seine ganze Wirbelsäule (Abb. 3.29a). Sie führt die Nackenflexion aus, durch die der Hypertonus in den Extensoren reduziert wird und richtet den Patienten in die Hockstellung auf, mit seinen Armen vorn um seine Knie gelegt (Abb. 3.29b, c). Bevor sie versucht, seinen Kopf nach vorn zu bewegen, so daß er seine Knie berührt, läßt sie dem Patienten Zeit zum entspannen. Die Hockstellung ist eine der bestmöglichen Positionen, um eine gleichmäßige Verteilung von Flexion in der gesamten Wirbelsäule zu erreichen und um das Problem des Hypertonus in den Hüft-

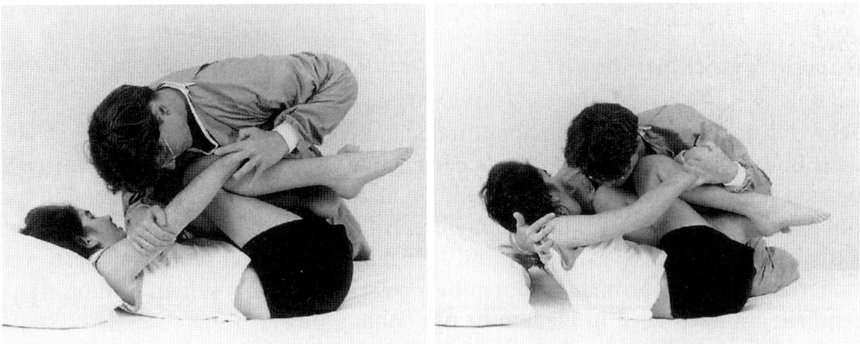
a b

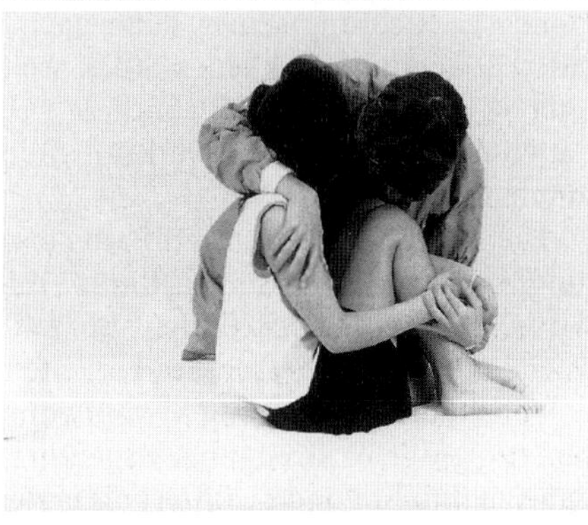
c

Abb. 3.29 a–c. Einen Extensorhypertonus hemmen. **a** Beide Beine in Flexion. **b** Kombinierte Hals- und Rumpfflexion. **c** Die Patientin sitzt in Hockstellung

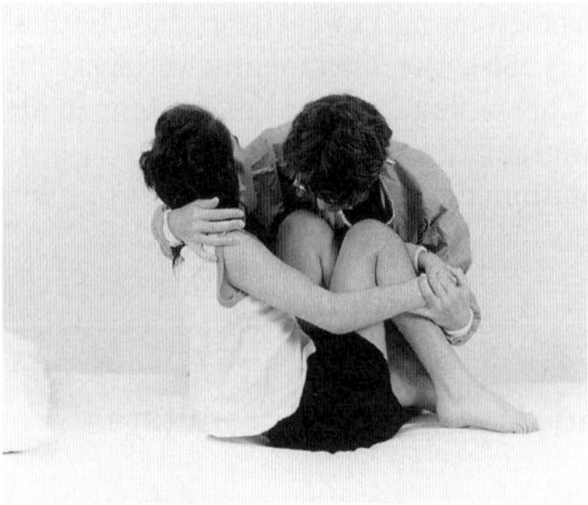

Abb. 3.30. Sanft nach hinten bewegen, ohne Extensorspastizität auszulösen

extensoren zu überwinden. Sitzt der Patient in dieser Stellung bequem, kann die Therapeutin ihn langsam nach hinten wie zum Liegen bewegen, und sie kann ihn vorsichtig so weit, wie es möglich ist, nach hinten und dann wieder nach vorne schaukeln, ohne daß sein Kopf, sein Rumpf oder seine Beine in Extension stoßen. Die ganze Zeit über bleiben seine Arme um seine Knie gelegt (Abb. 3.30). Schließlich sollte es möglich sein, daß der Patient anfangs passiv und später auch aktiv ohne Flexionsverlust ganz nach unten in die Ausgangsstellung und wieder nach oben bewegt wird.

Rumpfflexion im Sitzen

Sehr früh schon kann die Therapeutin den Patienten mit beiden Füßen flach auf dem Boden an den Rand des Betts setzen und ihm helfen, sich nach vorn zu beugen und seine Zehen zu berühren. Dadurch verhindert sie, daß der Rumpf des Patienten in Extension immer steifer wird. Kann sich der Patient noch nicht aktiv bewegen, steht sie vor ihm und hält mit ihren Knien seine Knie fest, um sicherzugehen, daß er nicht aus dem Bett rutscht. Sie stützt seinen Rumpf, während sie ihn nach vorn in Flexion bringt (Abb. 3.31a).

Die Therapeutin kniet dann ganz nahe bei dem Patienten, so daß sie seine Hände in Richtung seiner Füße nach unten führen kann. Dabei geht sie mit jeder Bewegung ein kleines Stück weiter nach unten, bis das Ziel erreicht ist (Abb. 3.31b). Beugt er sich auf diese Art nach vorn, flektiert die Wirbelsäule des Patienten infolge der Schwerkraft mühelos. Gleichzeitig werden seine Hüften automatisch flektiert.

Die Therapeutin läßt den Patienten nicht sehr lange in der gebeugten Stellung, sondern bringt seinen Rumpf mit der erforderlichen Unterstützung wieder in eine aufrechte Stellung (Abb. 3.31c). Während der ganzen Behandlungssequenz müssen die Fersen des Patienten in Kontakt mit dem Boden bleiben.

Sobald diese Bewegung sowohl vom Patienten als auch von der Therapeutin ohne zu große Anstrengung ausgeführt werden kann, stellt sich die Therapeutin nahe zu ihm hin und facilitiert als ersten Schritt zu einer aufrechten Sitzhaltung

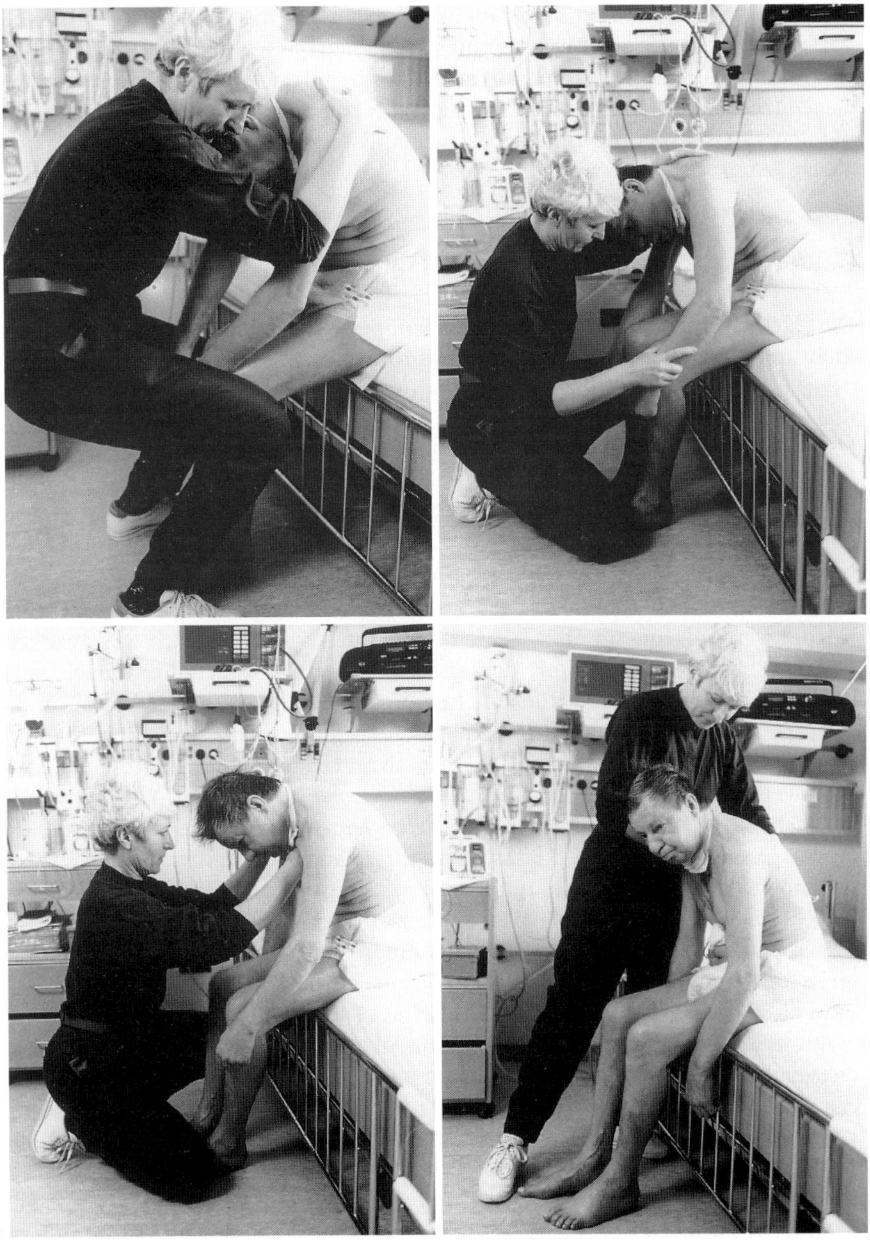

a b c d

Abb. 3.31 a–d. Rumpfbeugung im Sitzen. a Nach vorne beugen, während die Therapeutin die Knie festhält. b Seine Hände gehen zu seinen Füßen. c Hilfestellung beim Wiederaufrichten. d Hilfestellung beim Extendieren der Brustwirbelsäule die Rumpfextension. Die Therapeutin extendiert die Brustwirbelsäule des Patienten, indem sie sie mit ihrer einen Hand nach unten und nach vorn drückt, während sie ihre andere Hand auf sein Brustbein legt und in Aufwärtsrichtung Gegendruck gibt (Abb. 3.31d). Während dieser Aufgabe kann ein Angehöriger den Patienten bitten, zu ihm aufzuschauen. Dies gibt ihm einen Grund für eine aktive Extension.

Beugen und Strecken des Rumpfs im Sitzen

Das Flektieren und Extendieren des Rumpfs beim sitzenden Patienten wird nicht nur die intervertebralen und lumbrosakralen Gelenke mobilisieren, sondern auch die Sitzhaltung des Patienten verbessern. Später wird die selektive Bewegung der Lendenwirbelsäule sehr wichtig für ein normales Gangbild sein. Mit dem Wiedererlangen dieser Bewegung kann begonnen werden, sobald der Patient außerhalb des Betts sitzt.

Wenn der Patient in einem Rollstuhl sitzt, werden seine Arme vor ihm auf einen Tisch gelegt. Die Therapeutin steht neben oder hinter ihm und flektiert seinen Rumpf, indem sie den einen Arm um seinen Brustkorb legt und den anderen auf den oberen Bereich der Brustwirbelsäule. Mit dem Arm vor seinem Körper werden seine unteren Rippen nach unten und vom Tisch weg gezogen, während seine Schultern mit der anderen Hand seine Schultern nach vorn bewegt werden. Wenn die Rückenlehne des Rollstuhls entfernt wird, kann die Therapeutin so stehen, daß sie den Patienten durch mehr Kontakt mit ihrem ganzen Körper bewegen und so das Ausmaß an Flexion in der gesamten Wirbelsäule vergrößern kann (Abb. 3.32a).

Nachdem sie dem Patienten Zeit gelassen hat, sich in der flektierten Stellung zu entspannen, bewegt die Therapeutin ihre Hände, um seinen Rumpf so weit wie möglich zu extendieren. Zu diesem Zweck legt sie eine Hand auf sein Brustbein, wobei ihr Arm in Kontakt mit dem anterioren Bereich einer seiner Schultern ist, und extendiert so den oberen Rumpf des Patienten, während sie mit ihrer anderen Hand seine Brustwirbelsäule nach vorn bewegt und so seine unteren Rippen näher zum Tisch hin bewegt (Abb. 3.32b).

Kann der Patient das Gleichgewicht im Sitzen allmählich besser halten, sollte er tagsüber zu unterschiedlichen Zeiten auf einen normalen Stuhl mit gerader Rückenlehne und ohne Seitenlehnen transferiert werden und die gleichen Aktivitäten in verschiedenen Situationen, aber doch auf einem Tisch vor ihm abgestützt wie beim Essen oder in der Ergotherapie vor der Durchführung einer anderen Aufgabe ausführen. Die Therapeutin ermutigt den Patienten, seine gesamte Wirbelsäule so weit wie möglich zu flektieren und zu extendieren, und sie unterstützt ihn dabei mit ihren Händen, um das Bewegungsausmaß in beiden Richtungen zu vergrößern (Abb. 3.33a, b).

Ist der Patient erst einmal in der Lage, seinen Rumpf in einem totalen Muster frei zu flektieren und zu extendieren, muß er wieder lernen, den unteren Rumpfbereich selektiv zu bewegen, während er gleichzeitig die Brustwirbelsäule stabilisiert. Die Therapeutin legt einen ihrer Arme auf seine Thorax-

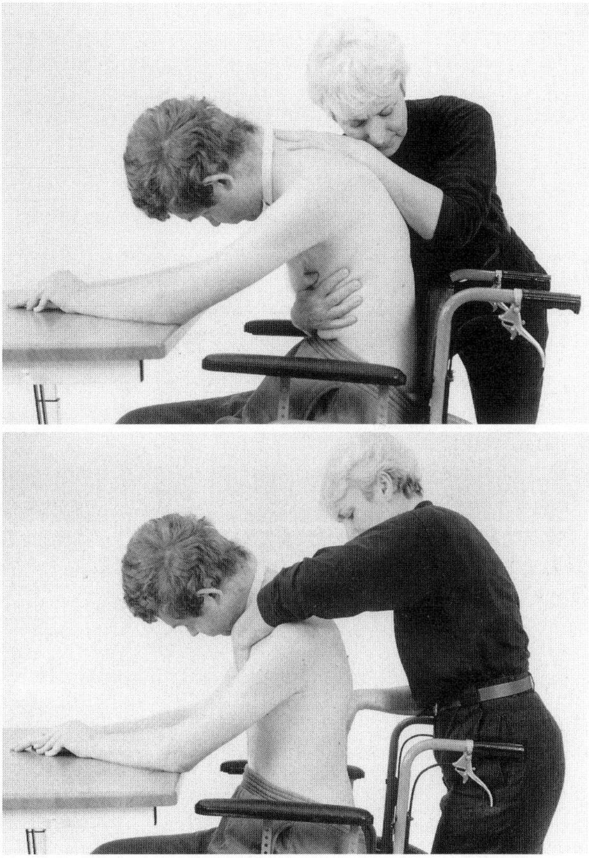

a

b

Abb. 3.32 a,b. Passive Flexion und Extension des Rumpfs. **a** Die Flexion mobilisieren. **b** Die Extension erreichen

vorderseite und bringt seine Rippen auf beiden Seiten etwas zusammengedrückt zur Mittellinie. Dadurch hilft sie ihm, seine Brustwirbelsäule ruhig zu halten, während er seine Lendenwirbelsäule extendiert und flektiert. Mit ihrer anderen Hand zeigt sie ihm den Teil, den er bewegen soll, und lehrt ihn, die Bewegung nur in diesem Bereich auszuführen (Abb. 3.33c, d).

Wenn sich seine Fähigkeiten verbessern, übt der Patient auch die selektive Flexion und Extension seiner Lendenwirbelsäule im Sitzen, wobei er die Arme locker an den Seiten hält oder sie auf seine Knie legt (Abb. 3.34). Befindet sich kein Tisch vor dem Patienten, ist die Aktivität bedeutend schwieriger auszuführen, da er dann seine Brustwirbelsäule trotz des Gewichts seiner Arme und des frei beweglichen Schultergürtels aktiv in einer aufrechten Position stabilisieren muß. Die Therapeutin facilitiert die korrekt lokalisierte Bewegung. Dazu benutzt sie eine ihrer Hände als Referenzpunkt für das Stabilisieren des Thorax. Mit der anderen Hand hilft sie dem Patienten, sein Becken in einer rhythmischen Bewegung nach vorn und zurück zu bewegen.

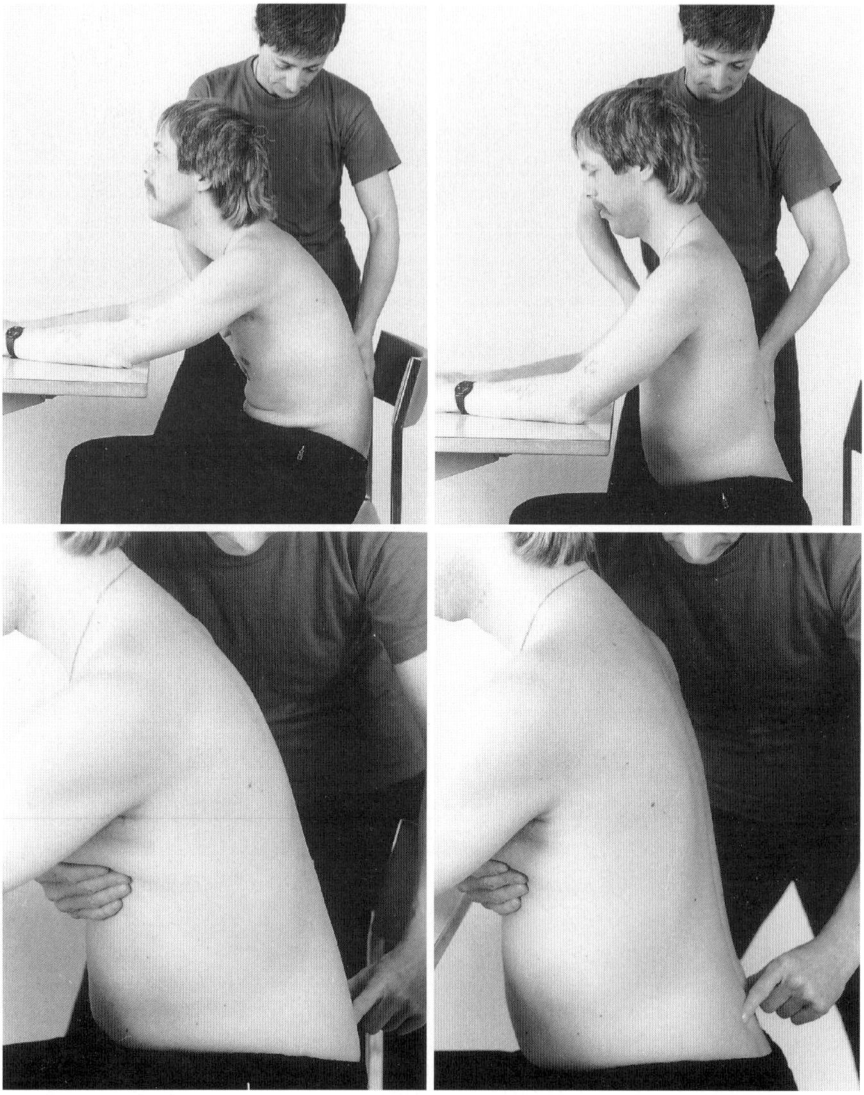

a b c d

Abb. 3.33 a–d. Aktive Flexion und Extension des Rumpfs mit abgestützten Armen. **a** Hilfestellung bei der totalen Flexion. **b** Zu aktiver Extension auffordern. **c** Facilitieren selektiver Flexion in der Lendenwirbelsäule. **d** Selektive Extension mit stabilisierter Brustwirbelsäule

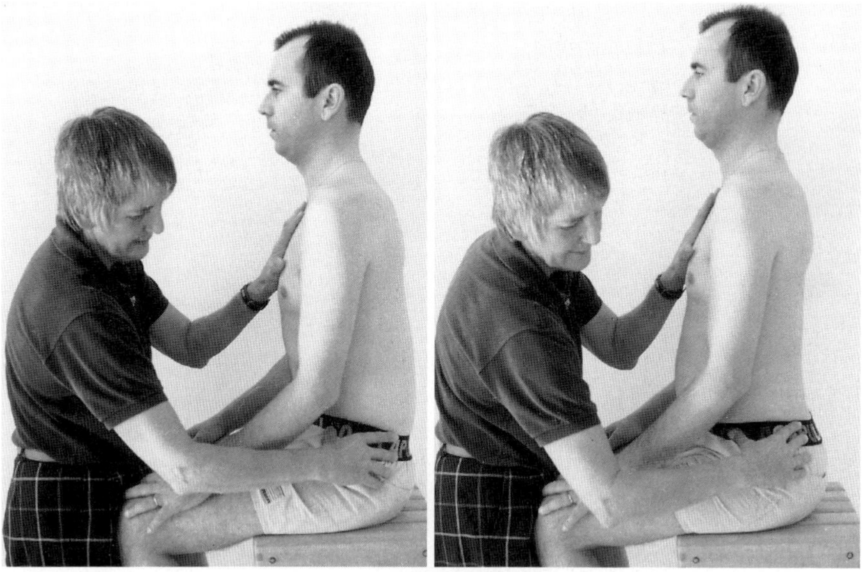

a b

Abb. 3.34 a,b. Selektive Rumpfflexion und -extension mit freien Armen. a Stabilisieren der Brustwirbelsäule beim Flektieren der Lendenwirbelsäule. b Aktive Extension der Lendenwirbelsäule

Mobilisieren von Rumpf und Hüften im Schneidersitz

Der Schneidersitz ist eine nützliche Position zum Mobilisieren von Hüften und Rumpf, weil die Beine in einem totalen Flexionsmuster sind, und der Hypertonus der unteren Extremitäten dadurch gehemmt wird. Dies ermöglicht es der Therapeutin nicht nur, seine Hüftgelenke und seinen Rumpf leichter zu beugen, sondern auch die Position seines Beckens anzupassen. Die Bewegung des Rumpfs mobilisiert von proximal her die Hüften in Abduktion mit Außenrotation.

Es ist ratsam, daß die Therapeutin zunächst den Extensorhypertonus hemmt, bevor sie versucht, den Patienten in den Schneidersitz zu bringen. Sie führt zu diesem Zweck die hemmende Bewegung der Lumbalflexion mit Rotation aus, bis sie spürt, daß sich seine Beine entspannt haben (Abb. 3.35a).

Während die Therapeutin die Flexion des Rumpfs und der unteren Extremitäten aufrechterhält, kreuzt sie seine Füße und abduziert schrittweise die Hüfte des Patienten, wobei sie mit einer Hand seine Knie auseinanderdrückt und mit der anderen Hand seine Füße in dieser Position stützt (Abb. 3.35b). Sobald seine Knie ausreichend abduziert sind, legt die Therapeutin einen ihrer Arme hinter die Schultern des Patienten, richtet ihn zum Sitzen auf und bewegt sich sofort, um sich hinter ihm auf das Bett zu knien.

Sie bleibt mit ihrem Körper in engem Kontakt mit seinem gesamten Rücken und bewegt seinen Rumpf nach vorn, während sie seine Arme immer weiter

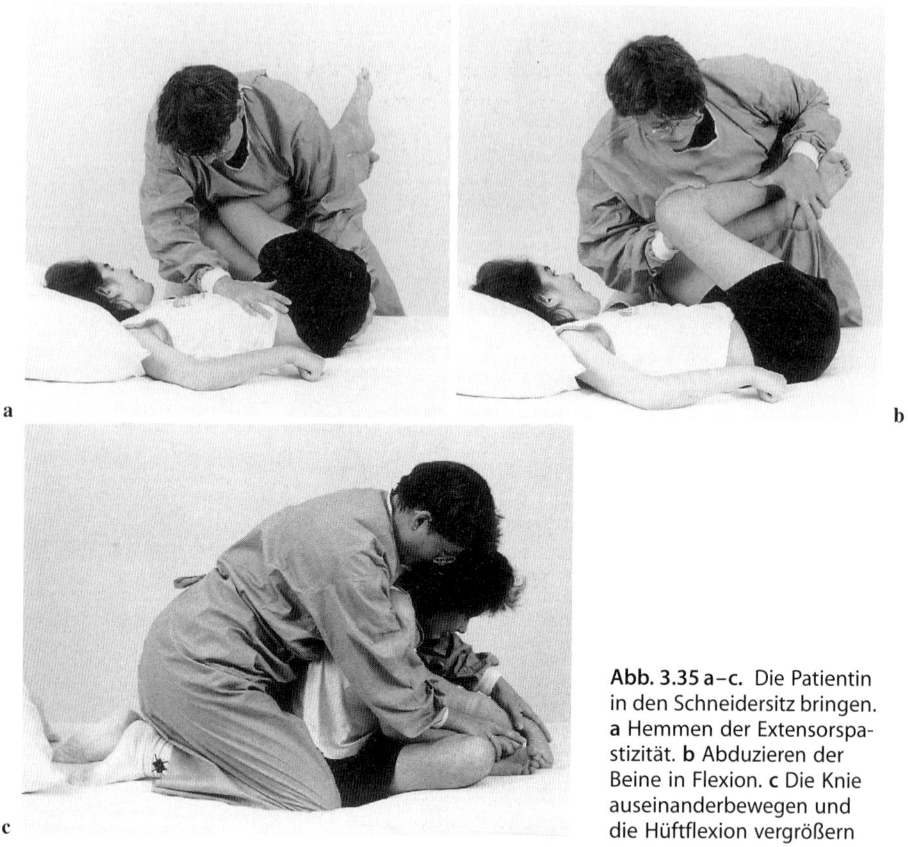

Abb. 3.35 a–c. Die Patientin in den Schneidersitz bringen. a Hemmen der Extensorspastizität. b Abduzieren der Beine in Flexion. c Die Knie auseinanderbewegen und die Hüftflexion vergrößern

nach vorn bewegt (Abb. 3.35c). Den Kopf des Patienten bewegt sie mit ihrem Kopf in die richtige Position. Ziehen die Arme des Patienten stark in Flektion, hemmt die Therapeutin die Spastizität indem sie seine Hände flach und mit ausgestrecktem Ellbogen und lateral rotierten Armen so hinter ihm auf das Bett legt, daß seine Finger nach hinten zeigen (Abb. 3.36). In dieser Stellung bewegt sie seinen Rumpf in alle Richtungen, während seine Arme in der eingenommenen Position bleiben, weil auf diese Weise der distale Hypertonus durch proximale Bewegung gehemmt wird.

Die Therapeutin legt ihre Hände über die Schulter des Patienten und bewegt sie zurück, um die Schulterblätter zu retrahieren und die Rumpfextension zu facilitieren. Sie benutzt ihre Unterarme und ihre Ellbogen, um ihm zu helfen, seine Arme in Extension zu halten (Abb. 3.37a). Sie läßt ihre Hände in der gleichen Position, bewegt die Schulterblätter in Protraktion und hilft dem Patienten, seinen Rumpf nach vorn zu beugen (Abb. 3.37b).

Um die ganze Wirbelsäule des Patienten bei erhöhter Hüftflexion zu extendieren, steht die Therapeutin hinter ihn, hebt seine lateral rotierten Arme über seinen Kopf und unterstützt sie von unten mit ihren Armen. Ihre Hände halten

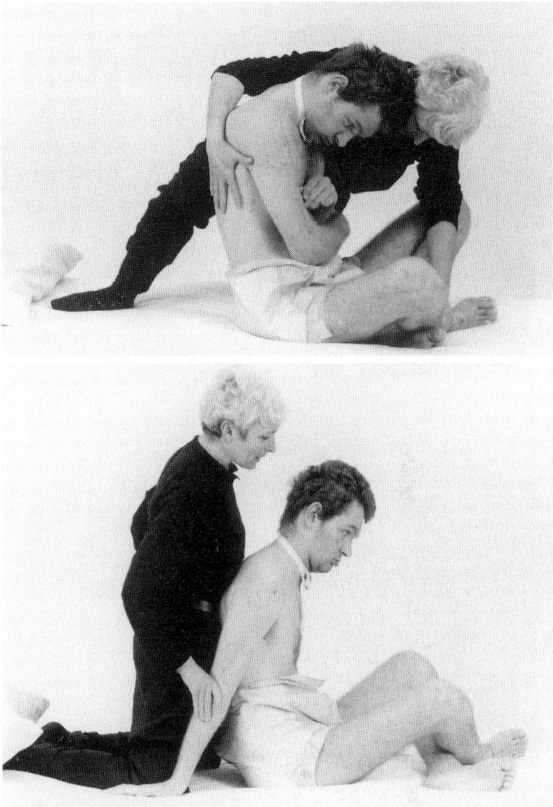

a

b

Abb. 3.36 a,b. Im Schneidersitz sitzen mit extendierten Armen. **a** Obere Extremitäten in Flexion gezogen. **b** Die Therapeutin ist hinter dem Patienten und unterstützt Extension und Außenrotation seiner Arme

jeweils an den unteren Rand seiner Schulterblätter, damit sie das Gewicht seines Rumpfs abnehmen kann, ohne an seinen Schultergelenken zu zerren, während sie seine Wirbelsäule verlängert. Behutsam drückt sie ihre Knie nach vorn gegen den unteren Bereich der Brustwirbelsäule, um diese vorsichtig in Extension zu bringen (Abb. 3.37c). Durch Bewegen seines ganzen Rumpfs nach vorn steigert sie den Grad seiner Hüftflexion. Dann fordert die Therapeutin den Patienten auf, seinen Rumpf in Flexion locker zu lassen, bevor sie ihm hilft, seine Wirbelsäule erneut ganz zu extendieren. Während sie die extendierte Stellung aufrechterhält, kann sie ihre Knie benutzen, um sein Gewicht von der einen auf die andere Seite zu verlagern.

Mobilisation im Langsitz

Patienten, die eine Läsion des zentralen Nervensystems erlitten haben, haben für gewöhnlich sehr große Schwierigkeiten, in den Langsitz zu kommen und ihre Hände zu den Füßen hin nach vorne zu bewegen (Abb. 3.38a). Bei der Bewegung kann ein starker Widerstand gespürt werden, und meist klagt der

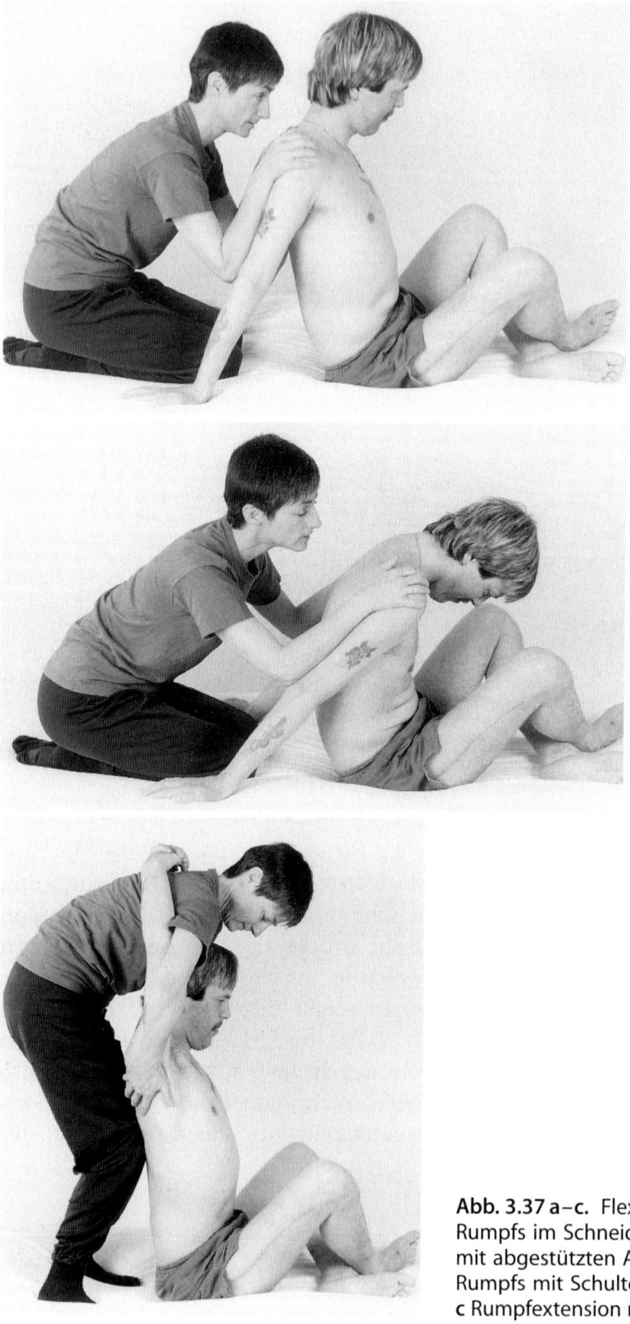

a

b

c

Abb. 3.37 a–c. Flexion und Extension des Rumpfs im Schneidersitz. **a** Extension mit abgestützten Armen. **b** Flexion des Rumpfs mit Schulterblattprotaktion. **c** Rumpfextension mit erhöhter Hüftflexion

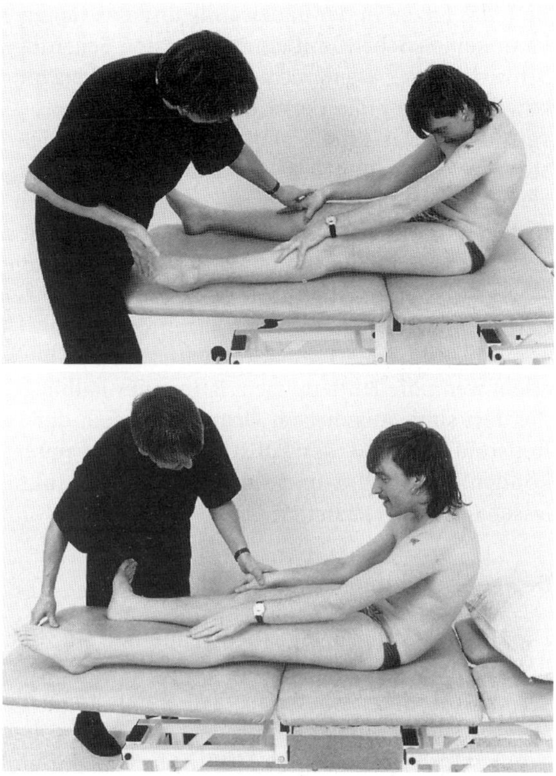

a

b

Abb. 3.38 a,b. Schwierigkeiten beim Langsitz. **a** Der Patient kann seine Hände nicht zu seinen Füßen bewegen. **b** Bei Dorsalflexion des rechten Fußes bewegt sich zur Spannungsreduzierung der Rumpf weiter nach hinten und die Halswirbelsäule in Extension

Patient über Schmerzen hinter seinen Knien und seinen Oberschenkeln. Dorsalextension der Füße oder selbst eines Fußes erhöht die Schwierigkeiten beträchtlich und bewirkt oft, daß sich der Nacken des Patienten extendiert, um der Spannung zu auszuweichen (Abb. 3.38b). Früher galt eine zu kurze oder zu unelastische ischiokrurale Muskelgruppe als Ursache dieses Problems. Es ist aber offensichtlich, daß die Länge der ischiokruralen Muskelgruppe nicht durch Dorsalextension des Fußes verändert wird, und die kann auch nicht durch Nakkenflexion geschehen, die zudem das Bewegungsausmaß verringert und die Schmerzstärke erhöht. Eine schlüssigere Erklärung dafür ist, daß das Nervensystem durch diese Stellung unter Spannung gesetzt wird, und daß durch das Bestehen einer abnormal erhöhten Spannung das Bewegungsmaß eingeschränkt ist. Die Stellung entspricht tatsächlich auch der des „Slump"-Tests im Langsitz, wie sie von Butler (1991b, 1995) beschrieben wird, in der die Spannung vom Fuß bis hinauf ins Kleinhirn erhöht wird. Es ist äußerst wichtig, die Einschränkungen im normalen Bewegungsausmaß durch frühzeitiges Mobilisieren zu verhindern oder zu überwinden, wenn sie bereits aufgetreten sind, da die erhöhte neurale Spannung noch andere, die Funktionen einschränkende Schwierigkeiten mit sich bringt. Als Beispiel für Bewegungen, die durch eine in dieser Weise erhöhte Spannung eingeschränkt werden, kann das Aufsitzen im

Bett, das Sitzen in der Badewanne und das Gehen angeführt werden. Der Patient kann keinen Schritt mit einer normalen Schrittlänge machen, weil am Ende der Schwungphase, wenn sich das Knie strecken muß, um den Fuß nach vorn zu bewegen, bevor die Ferse den Boden berührt, die Spannung diese Bewegung verhindert. Das Knie bleibt gebeugt und die Schrittlänge wird verkürzt. Wenn sich das Knie dennoch in dieser Phase extendiert, dann plantarflektiert der Fuß gleichzeitig, so daß der Vorfuß zuerst den Boden berührt.

Die abnormale Spannung hat zur Folge, daß der Fuß in Plantarflexion und die Zehen in Flexion ziehen und bei gestrecktem Knie verhindert der erhöhte Widerstand eine aktive Dorsalflexion. Im Fuß kann sich ein Klonus aufbauen, der beim Aufstehen aus dem Sitzen oder beim Übernehmen des Gewichts auf einen plantigraden Fuß störend wirkt. Die Knieflexoren werden hyperton, vor allem wenn die Hüften, wie z.B. in einer halbliegenden Position oder im Sitzen, flektiert sind. Aus diesem Grund wird sich der Fuß des Patienten, wenn er im Rollstuhl sitzt, von der Fußstütze weg und unter den Stuhl ziehen. Sehr leicht können in der Hüfte und Kniegelenken Kontrakturen entstehen, und die Achillessehnen sich verkürzen.

Bewegungsabfolge für die Mobilisation

Die Therapeutin bringt den Patienten in den Schneidersitz, wie bereits beschrieben, und wartet, bis er sich in dieser Stellung entspannt hat (Abb. 3.39a). Von ihrer Stellung auf den Knien hinter dem Patienten streckt sie langsam zuerst das eine, dann das andere Bein, wobei sie zunächst die Beine leicht gebeugt und lateral rotiert läßt (Abb. 3.39b). Dann streckt die Therapeutin mit ihren Händen langsam die Knie des Patienten und korrigiert die Rotation seiner Beine in eine Mittelstellung. In engem Kontakt mit seinem Körper lehnt sie nach vorn und bewegt seine Hände zu seinen Füßen hin (Abb. 3.39c). In der Akutphase wird sie die Hände einer zweiten Person benötigen, die den Fuß des Patienten in Dorsalflexion hält, während sie selbst seinen Rumpf nach vorn und hinten bewegt, um die gespannten Strukturen zu mobilisieren und allmählich das Bewegungsausmaß zu vergrößern (Abb. 3.39d).

Problemlösung

Ist die abnormale Spannung so stark ausgeprägt, daß die Therapeutin die Beine des Patienten im Langsitz nicht ausstrecken kann, obwohl er keine Kniekontrakturen hat, muß unbedingt eine Lösung gefunden werden (Abb. 3.40a). Die Beine des Patienten können mit Gipsschienen, die ihm im Liegen angelegt werden, in Extension gehalten werden. Die Therapeutin kniet hinter ihm und bewegt seinen Rumpf mehrmals innerhalb eines relativ kleinen Bereichs auf und ab, indem sie ihre Knie streckt und beugt und ihn dabei jedesmal etwas weiter nach vorn bewegt. Das Schlüsselwort hierbei lautet: „bewegen“. Die Therapeutin darf den Widerstand nicht durch Kraft überwinden (Abb 3.40b, c). Eine zweite Person bewegt die Füße des Patienten auf und ab, um die Dorsalflexion zu erreichen, wobei sie einen Fuß gegen ihren Ober-

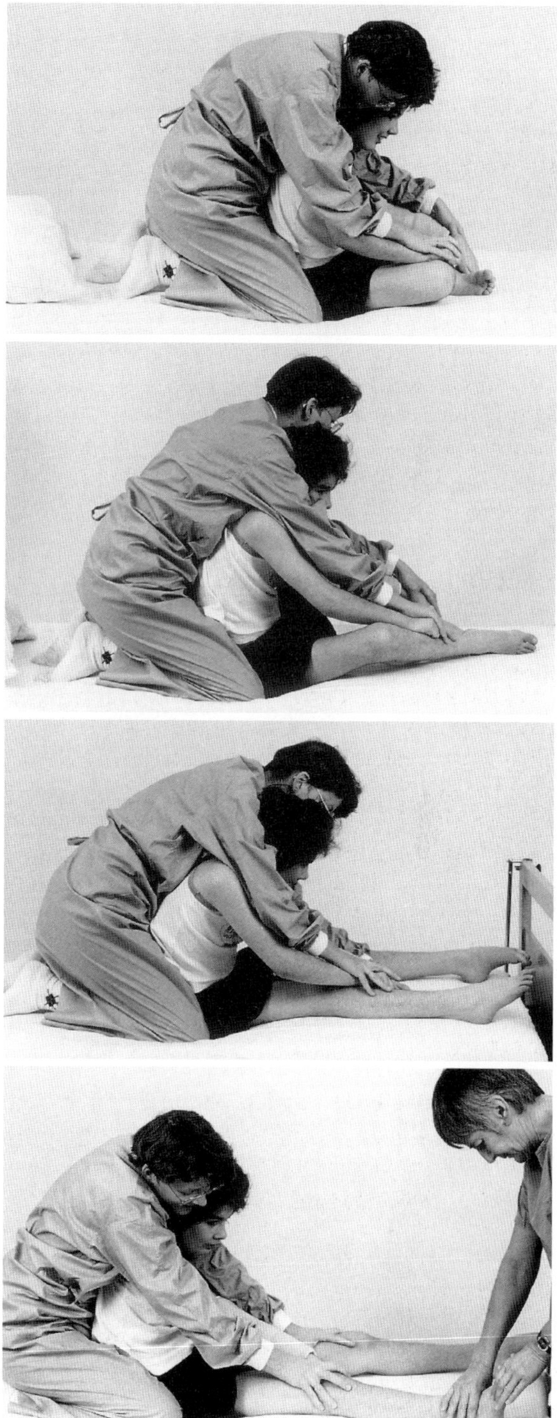

a b c d

Abb. 3.39 a–d. Frühes Mobilisieren im Langsitz. **a** Der Schneidersitz reduziert Extensorhypertonus in den unteren Extremitäten. **b** Schritt für Schritt ein Bein extendieren. **c** Beide Beine in Extension. **d** Hinzufügen der Dorsalflexion des Fußes

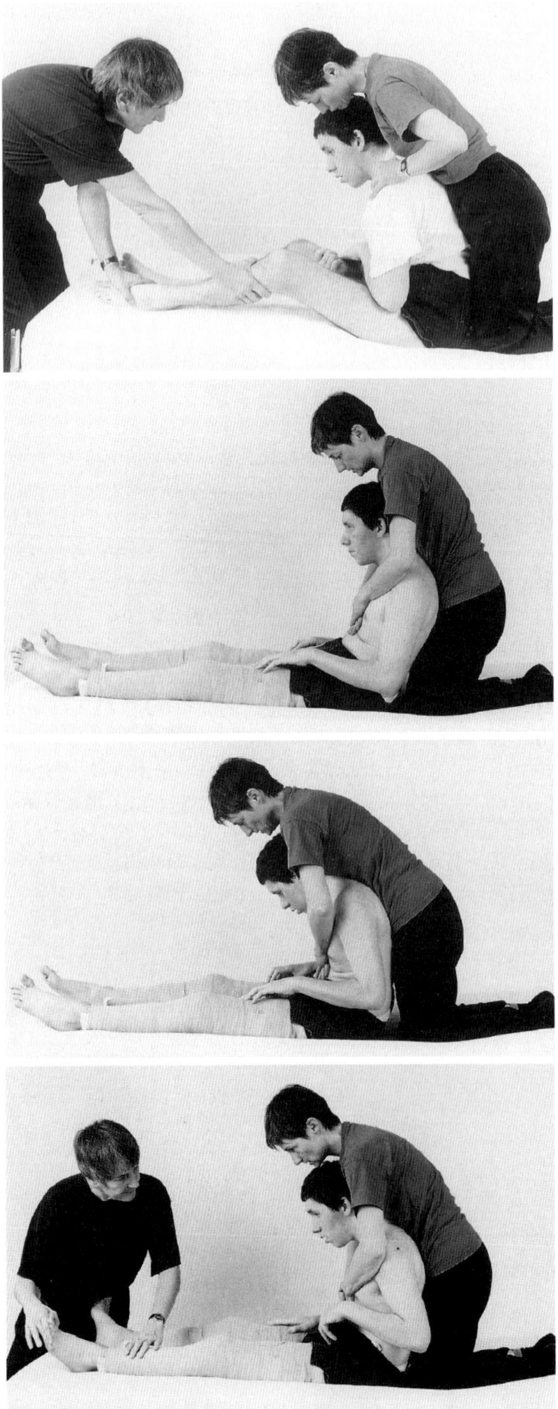

Abb. 3.40. **a** Die Beine des Patienten können im Langsitz nicht extendiert werden. **b** Die Beine werden durch Gipsschienen in Extension gehalten. **c** Den Rumpf langsam weiter nach vorn bewegen. **d** Die Helferin fügt die distale Komponente hinzu, indem sie den Fuß in Dorsalflexion bringt

schenkel stützt, während sie den Fuß auf der anderen Seite mit ihren Händen bewegt (Abb. 3.40d).

In einem solchen Fall ist es oft viel einfacher, den Patienten mit Knieextensionsschienen, die fest anbandagiert sind, zum Stehen zu bringen und dann seinen Rumpf zu einem vor ihm stehenden Tisch nach vorne zu beugen (Abb. 4.24 zeigt den gleichen Patienten bei dieser Aktivität). Wenn der Patient steht, wird die Dorsalflexion seiner Füße erhalten,und das Bewegungsausmaß kann dadurch vergrößert werden, daß eine aufgerollte Bandage unter seine Zehen gelegt wird.

Der LLTT 1 als Behandlungstechnik

Um das anpassende Verlängern der Nerven und der neuralen Gewebe im Bereich der unteren Extremitäten und des Lumbalbereichs zu erhalten oder jeden Verlust an Bewegungsspielraum zurückgewinnen, kann die Therapeutin mit Hilfe des LLTT 1 mobilisieren. Nachdem sie die Lendenwirbelsäule des Patienten in Flexion und Rotation mobilisiert hat, kniet sie im Fersensitz am Fußende des Betts. Sie legt das Bein des Patienten so auf ihre Schulter, daß er sein Knie in voller Extension ohne Beschwerden entspannen kann. Mit der einen Hand hält die Therapeutin seinen Fuß in Dorsalflexion, während sie mit der anderen Hand sein Knie gestreckt hält und danach leicht flektiert (Abb. 3.41). Ist der Patient in der Lage mitzuarbeiten, kann er die Bewegung aktiv mit so viel Hilfe wie nötig ausführen. Er streckt sein Knie aktiv und läßt es dann wieder in die Beugung kommen. Wenn die Spannung im Bein nachläßt, erhöht die Therapeutin schrittweise das Ausmaß an Hüftflexion, indem sie ihre Knie und ihre Hüfte immer mehr streckt und so ihre Schulter auf die richtige Höhe bringt. Sollte sich das kontralaterale Bein des Patienten vom Bett abheben, hält es die Therapeutin mit ihrem Knie auf seinem Oberschenkel unten.

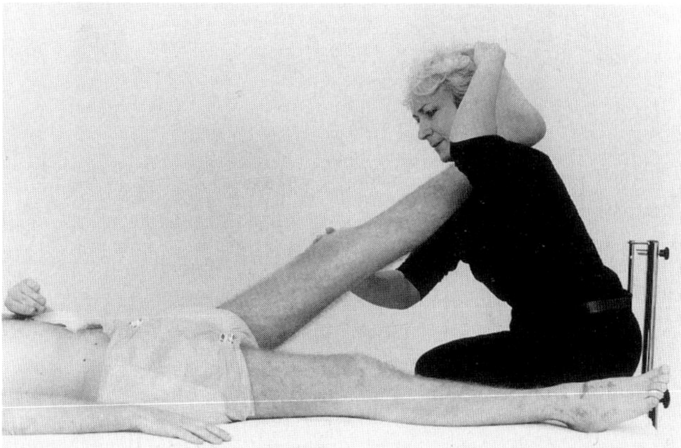

Abb. 3.41. Das Knie in der „Straight Leg Raise" -Position (SLR) flektieren und extendieren

Bei manchen Patienten muß die Möglichkeit in Betracht gezogen werden, den LLTT 1 mit dem Fuß in Plantarflexion und Inversion anzuwenden, vor allem wenn Schmerzen im Bein auftreten oder wenn die Achillessehne operativ verlängert wurde und der Fuß dann ständig sehr stark in Dorsalflexion zieht.

Mobilisation des Nervensystems durch die Anwendung des „Slump"-Tests

Der Einsatz des „Slump"-Test als Behandlungstechnik ist eine sehr wirksame Methode, um das gesamte Nervensystem als ein Ganzes zu mobilisieren. Dadurch wird nicht nur bewirkt, daß sich die Spannung in den unteren Extremitäten verringert, sondern oftmals wird dadurch auch der Tonus der oberen Extremitäten positiv beeinflußt; der Rumpf wird flexibler und die Retraktion der Schulterblätter wird gehemmt.

Der Patient sitzt mit den Beinen über der Kante des Betts oder des Behandlungstisches, wobei seine Oberschenkel gut aufliegen. Die Therapeutin legt eine Hand auf seine Brustwirbelsäule, damit er nicht nach hinten fallen kann, während sie einen seiner Füße vom Boden anhebt und sein Knie extendiert. Mit einer Hand hält sie den Fuß des Patienten in Dorsalflexion, und ihr Knie stabilisiert seinen Oberschenkel auf dem Bett (Abb. 3.42a). Dann wird der Rumpf des Patienten nach vorn über seine Knie und wieder zurück in die aufrechte Hal-

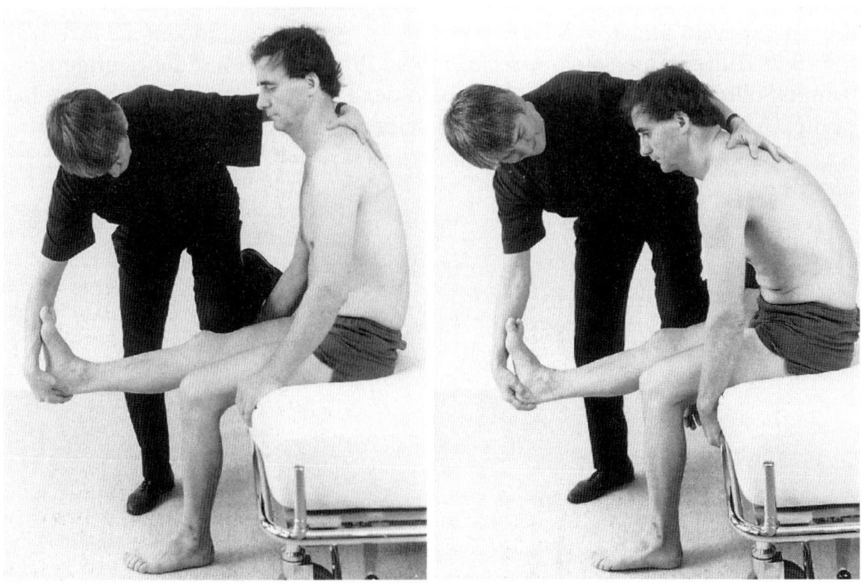
a b

Abb. 3.42 a,b. Der „Slump"-Test als Behandlungstechnik. **a** Knieextension und Dorsalflexion im Fuß aufrechterhalten. **b** Den Rumpf nach vorn bewegen tung bewegt, während seine Arme locker an den Seiten herunterhängen. Die Therapeutin versucht, jedesmal das Beugungsausmaß nach vorn etwas zu vergrößern, indem sie mit ihrer Hand von seinem Rücken und seiner Schulter her einen sanften Überdruck gibt, dabei aber die Wirbelsäule nur so weit flektiert, wie es der Patient ohne Mühe ertragen kann (Abb. 3.42b). Zuerst läßt sie seinen Nacken in Extension, aber während sich das Bewegungsausmaß verbessert, beugt sie auch seinen Kopf mit nach vorne.

Die Bewegung kann auch so ausgeführt werden, daß das Bein statt des Rumpfs als Hebelarm benutzt wird. Während die Füße des Patienten noch auf dem Boden sind, flektiert die Therapeutin seinen Rumpf und seine Halswirbelsäule, indem sie ihren Arm so um seinen Rücken legt, daß ihre Hand auf der von ihr weiter entfernten Schulter liegt, damit sie seine beiden Seiten symmetrisch nach vorn bewegen und seinen Kopf unten halten kann (Abb. 3.43a). Sie hält die Stellung des Rumpfs gleichmäßig, bringt mit ihrer anderen Hand den Fuß des Patienten in Dorsalflexion und hebt ihn hoch, um sein Knie so weit wie möglich in Extension zu bewegen, ohne daß es dem Patienten zu unangenehm wird. Sie hebt und senkt den Fuß mehrere Male und wenn sie spürt, daß der Widerstand nachläßt, versucht sie, das Ausmaß der Knieextension zu steigern (Abb. 3.43b). Manchmal empfiehlt es sich, zuerst nur das Bein des Patienten zu mobilisieren und den Fuß noch nicht einzubeziehen. Erst später, wenn das Knie mühelos bewegt werden kann, wird die distale Komponente der Dorsalflexion hinzugenommen.

Es ist nicht ungewöhnlich, daß die Wirbelsäule des Patienten in einzelnen Bereichen steifer ist als in anderen und daß die Flexionsbewegung nicht gleichmäßig über die ganze Wirbelsäule verteilt ist. Durch genaues Beobachten wird die Therapeutin feststellen, ob in einem Bereich zuviel Bewegung auftritt wäh-

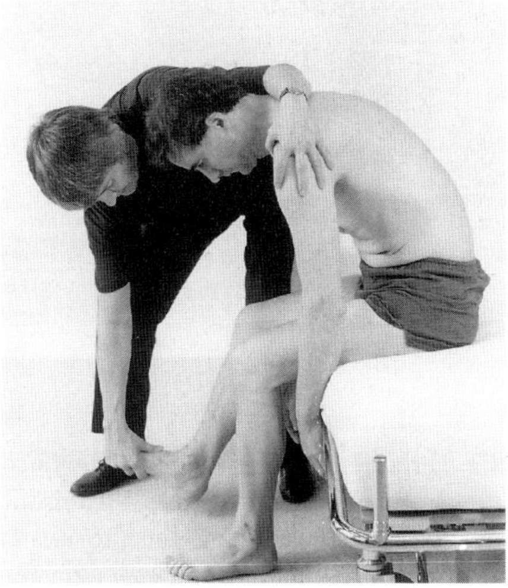

a

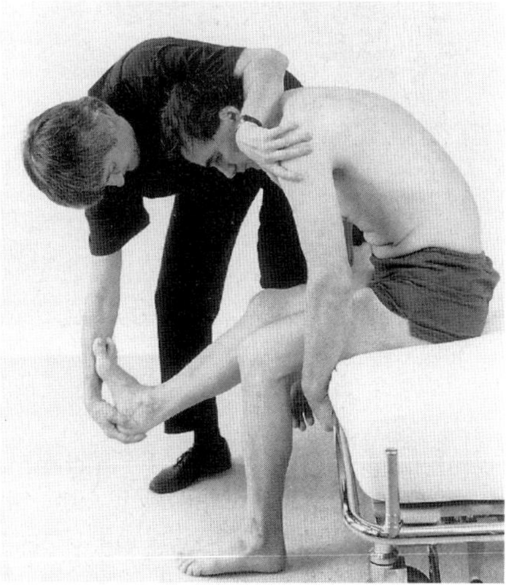

b

Abb. 3.43 a,b. Den „Slump"-Test benutzen, um das Nervensystem zu mobilisieren. a Rumpf und Nacken des Patienten sind flektiert. b Anheben seines Fußes, um sein Knie zu extendieren

Abb. 3.44 a–c. Die Flexion der Wirbelsäule lokalisieren. a Eine feste Rolle unter den versteiften Bereich legen. b Extension des Beines mit erhobenem Kopf. c Einbeziehen der Nackenflexion

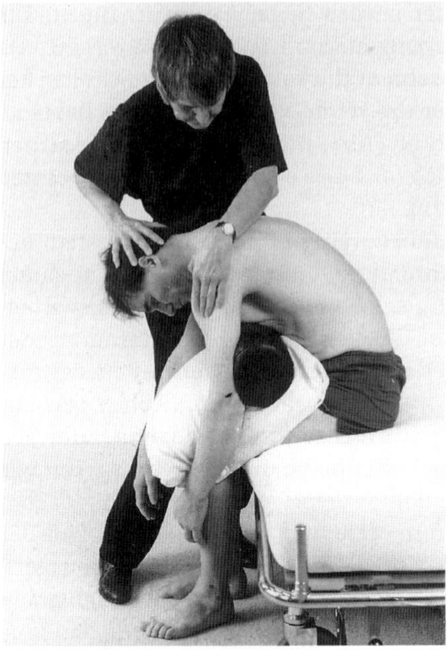
a

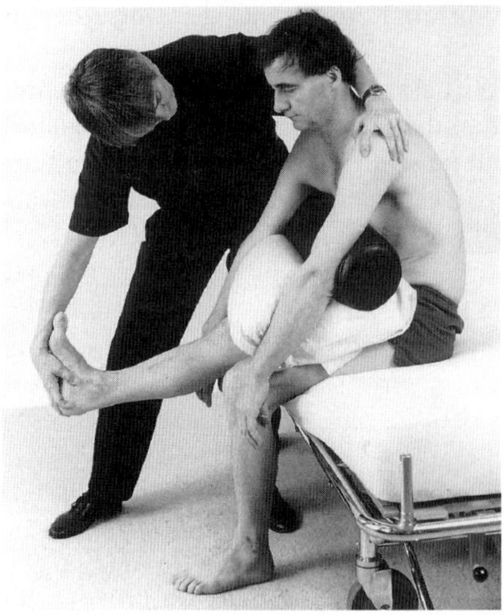
b

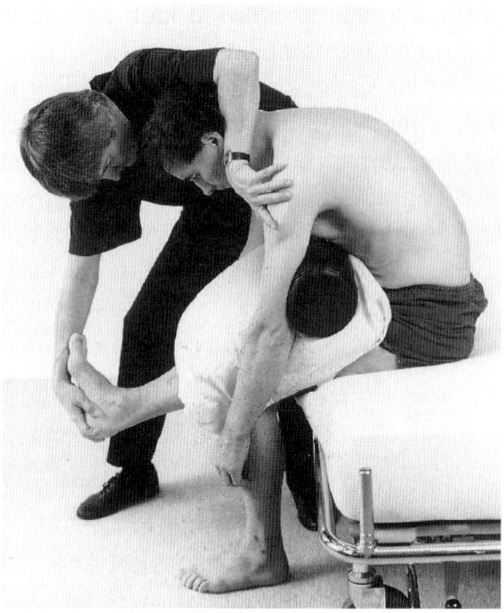
c

rend in einem anderen die gleichmäßig verlaufende Kurve eher abgeflacht erscheint. Der flache Bereich kann nur auf einige Segmente der Wirbelsäule beschränkt sein oder sich auch über den ganzen lumbalen oder thorakalen Bereich erstrecken. Um die beweglicheren Abschnitte nicht zu stark zu belasten, kann die Therapeutin eine feste gepolsterte Rolle so vor den Rumpf des Patienten legen, daß diese direkt unter dem steifen Segment liegt wenn er sich nach vorn beugt. Falls erforderlich, kann die Höhe der Rolle mit zusätzlichen Kissen angepaßt werden. Mit seinen Füßen noch auf dem Boden beugt sich der Patient so weit er kann nach vorn. In dieser Position mobilisiert die Therapeutin seine Wirbelsäule, seine Rippen und seine Schulterblätter, wobei die Rolle von unten her einen stabilen Gegendruck schafft (Abb. 3.44a). Die Therapeutin extendiert nun wie zuvor beschrieben eines seiner Knie, wobei sein Fuß in Dorsalflexion ist, und bewegt dann den Rumpf des Patienten nach vorn und wieder zurück, während seine Arme entspannt über der Rolle liegen und sein Kopf zunächst nicht in die Bewegung einbezogen wird (Abb. 3.44b). Wenn sie spürt, daß der Widerstand gegen die Bewegung nachläßt, verändert sie die Stellung ihres Arms, der um ihn liegt, so daß sie ihren Unterarm benutzen kann, um auch noch seinen Hals in Flexion zu bringen (Abb. 3.44c). Auch hierbei ist es vielleicht vorzuziehen, zuerst den Rumpf des Patienten mit Hilfe der richtig plazierten Rolle in einer Flexionsstellung zu halten und dann seinen Fuß anzuheben und zu senken, um so die distalen Komponenten für die Mobilisation bewegt anstatt der proximalen zu bewegen.

Der „Slump"-Test mit abduzierten Beinen

Patienten, deren Bewegungen aufgrund von Hypertonus in ihren Adduktoren beeinträchtigt werden, profitieren häufig von der Mobilisation durch den „Slump"-Test kombiniert mit Abduktion im Hüftgelenk. Die Sitzposition muß aber angepaßt werden, weil die meisten Patienten nicht verhindern können, daß das kontralaterale Bein nach innen zieht, wenn ein Bein in Abduktion mobilisiert wird.

Nachdem die Therapeutin durch die Arbeit mit dem Patienten im Schneidersitz die Adduktion und Extension in den unteren Extremitäten gehemmt hat, bringt sie seine Beine weit auseinander, und führt sie mit gebeugten Knien jeweils nach unten, so daß sie über die Seiten der Behandlungsbank hängen. Die Therapeutin legt auf die Innenseite jedes Oberschenkels ein Kissen, um zu verhindern, daß durch den Druck gegen die harte Kante der Bank Unbehagen entsteht. Der Patient sitzt nun rittlings auf der Behandlungsbank, flektiert seinen Rumpf und bewegt seine Stirn nach unten, um die Bank vor ihm zu berühren. Kann er seine Hände während der Bewegung nicht aktiv an ihrem Platz auf der Behandlungsbank halten, faltet er sie und legt seinen Kopf auf die gekreuzten Daumen. Während der Rumpf des Patienten in Flexion verbleibt, bringt die Therapeutin seinen Fuß in Dorsalflexion und sein Knie in Extension. Zum Mobilisieren kann der Patient entweder seinen Rumpf nach vorn und nach hinten bewegen, während sein Bein in Extension gehalten wird, oder die Therapeutin beugt und streckt sein Knie, während er die Stellung des Rumpfs und des Kopfs beibehält (Abb. 3.45).

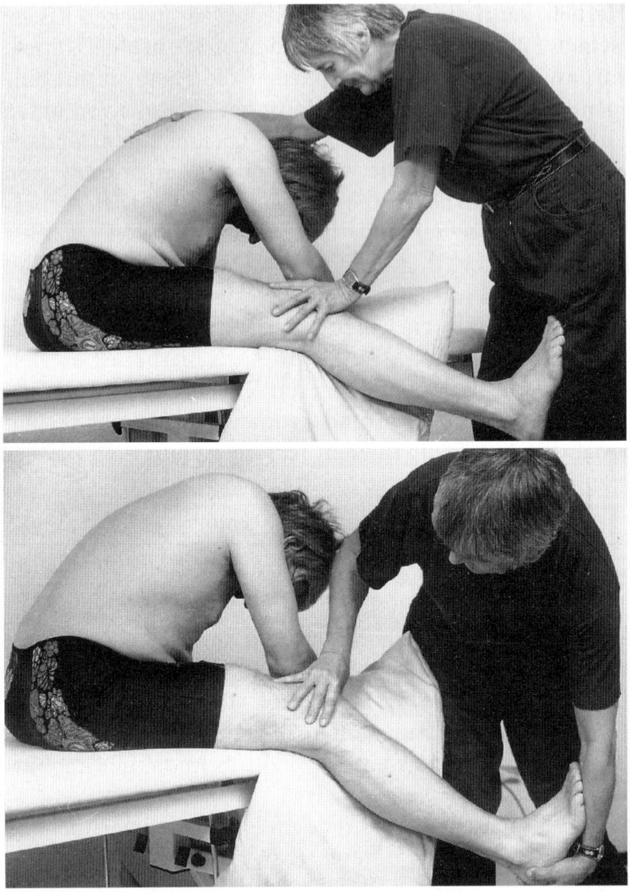

a

b

Abb. 3.45 a,b. „Slump"-Test mit abduzierten Beinen. a Die Therapeutin hält während wiederholter Rumpfflexion die Knieextension und Fußgelenkdorsalflexion aufrecht. b Der Patient hält seinen Rumpf in Flexion, während sein Bein wiederholt bewegt wird

Überlegungen

Je mehr sich der Patient bewegt oder bewegt wird, desto geringer ist die Wahrscheinlichkeit, daß Komplikationen auftreten, wie sie mit längeren Phasen von Immobilität einhergehen. Wenn er sich aktiv bewegt, orientiert sich die Therapeutin an der Qualität seiner Bewegungen, die ihr Informationen über die Eignung der Aktivität, den Muskeltonus und die Angemessenheit ihrer Unterstützung liefert. Wird eine Bewegung in einem abnormalen Muster ausgeführt, muß die Therapeutin sorgfältig nach den Gründen für die Abweichung suchen und ihre Behandlung und Facilitation entsprechend ändern. Jede Bewegung, die abnormal und mit zuviel Anstrengung oder erhöhtem Tonus ausgeführt wird, sollte nicht ohne Abänderungen wiederholt werden, da der Patient sonst nur abnormalen Input erfährt und durch Wiederholungen ein falsches motorisches Engramm speichert.

Die Mobilisation der Gegenspannung im Nervensystem ist äußerst nützlich, um das Auftreten schmerzhafter Versteifungen oder Kontrakturen zu verhindern. Im Anschluß an die passive Mobilisation sollten immer aktive funktionelle Bewegungen durchgeführt werden, um die wiedergewonnene Bewegungsfreiheit und die verbesserte Empfindung zu nutzen. Die motorischen Funktionen des Patienten können auch noch viele Jahre nach der Läsion verbessert werden, wenn die Mobilisation des Nervensystems in die Behandlung einbezogen wird.

Ein Beispiel aus der Praxis

R.B. war 11 Jahre alt, als er mit seinem Rad auf dem Weg zur Schule angefahren wurde. Er erlitt eine schwere Hirnverletzung und lag über drei Wochen im Koma, bevor er langsam anfing, das Bewußtsein wiederzuerlangen. Glücklicherweise hatte R.B. von Anfang an eine geeignete Therapie, die die volle Beweglichkeit erhielt, und es entwickelte sich auch keine ausgeprägte Spastizität, als er aktiv mit der Rehabilitation begann. Er konnte aber seinen rechten Arm für keinerlei Funktionen gebrauchen, und beim Gehen mußte sein Fuß mit einer Schiene gestützt werden, um ihn in Dorsalflexion zu halten. Jeder Versuch, seinen Arm oder seine Hand aktiv zu bewegen, führte zu einer seitlichen Flexion des Rumpfs und zu einer Erhöhung des Flexortonus in seiner gesamten oberen Extremität, vor allem im Handgelenk und in den Fingern (Abb. 3.46a).

R.B. erhielt während der folgenden 2 Jahre eine intensive ambulante Therapie und er wurde bei den Aktivitäten des täglichen Lebens selbständig, besuchte eine normale Schule und konnte sicher und schnell gehen. Mit 14 Jahren aber konnte er seine Hand immer noch nicht funktionell gebrauchen. Noch immer benötigte er zum Gehen eine Fußschiene und hatte, trotz seiner hohen Intelligenz, in der Schule Schwierigkeiten mit Rechtschreibung und Grammatik. R.B. und seine Familie entschlossen sich, ihren Sommerurlaub so zu planen, daß er die Ferien mit einer intensiven Therapie in einem Spezial-Zentrum kombinieren konnte. Obwohl die Versicherung später nach 5 Jahren nicht mehr bereit war, weitere Behandlungen zu bezahlen, setzte R.B. die Behandlung mit seiner treu an seiner Seite stehenden Therapeutin zu Hause fort und jedes Wochenende arbeitete er, um das Geld für die zusätzliche Therapie in seinen Sommerferien zu verdienen.

Eine neue Behandlungskonzeption wurde vorgenommen und diese ermöglichte es ihm, die Fußschiene wegzulassen und zufriedenstellende motorische Funktionen in seinem Arm wiederzugewinnen, jedoch leider noch nicht in seiner Hand (Abb. 3.46b). Ein anderes neues Behandlungskonzept ließ ihn seine Schulschwierigkeiten überwinden. Die motorischen Fortschritte stellten sich ein, nach-

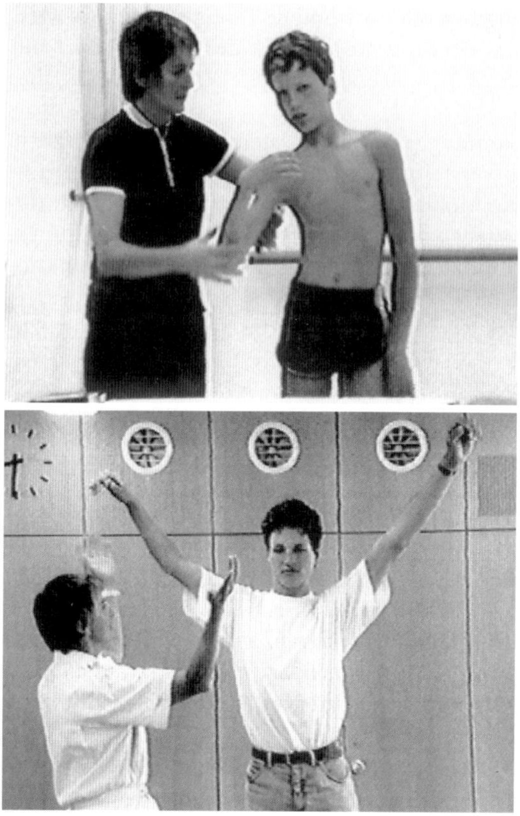

a

b

Abb. 3.46. **a** R.B. im Alter von 12 Jahren bei dem Versuch, seinen Arm aktiv zu bewegen. **b** R.B., 17 Jahre alt, hebt beide Arme aktiv hoch (Archivfotos von einer Videoaufnahme)

dem selektive Rumpfaktivitäten in der Therapie ausgeführt wurden und spezifische Ballaktivitäten in sein Heimprogramm einbezogen worden waren (Davies 1990, 1991). Therapeutisches Führen, wie in Kap. 1 beschrieben, wurde eingesetzt und zu Hause und auch in der Therapie fleißig ausgeführt. Das Führen half ihm die kognitiven Probleme zu überwinden, denn mit 18 Jahren beendete R.B. die Schule mit „fliegenden Fahnen". Trotz aller intensiven therapeutischen Bemühungen blieb seine Hand aber enttäuschend inaktiv, er hinkte immer noch leicht, und seine Schrittlänge war für seine außergewöhnliche Körpergröße von 1,96 m viel zu kurz.

Zur Überraschung aller begann seine Hand sich jedoch endlich aktiv zu bewegen, als die Mobilisation der mechanischen Gegenspannung in seinem Nervensystem in die Behandlung einbezogen wurde. Nachdem der „Slump"-Test als Behandlungstechnik eingesetzt worden war und besonders dann, wenn sein linkes Bein mobilisiert wurde, konnte R.B. zum ersten Mal nach 7 Jahren seine Finger in die Extension bewegen. Es wurde ihm gezeigt, wie er sich zusätzlich zu Hause selbst mobilisieren konnte; und mit 20 Jahren war es ihm möglich mit normaler Geschwindigkeit zu gehen und sich einen seiner Träume zu erfüllen: er lernte Windsurfen (s. Frontispiz).

4 Von Anfang an stehen

Für jeden Patient, der eine schwere Hirnläsion mit daraus resultierender Lähmung erlitten hat, ist es unerläßlich, vollständig aufrecht zu stehen – auch, wenn er noch bewußtlos oder noch unfähig ist, sich selber aktiv zu bewegen. Das unterstützte Stehen sollte in den ersten Tagen nach der Hirnschädigung beginnen, unabhängig davon, auf welche Ursache diese zurückzuführen ist. Nur in ganz wenigen Fällen ist Stehen wirklich kontraindiziert. Das Team sollte alle Komplikationen, durch die das Aufrechtstehen des Patienten verhindern werden könnte, eingehend diskutieren und versuchen, sie zu umgehen. So ermöglichte z.B. der Einfallsreichtum des Betreuerteams einem jungen Patienten das Stehen trotz eines komplizierten Schienbeinbruchs, den er sich gleichzeitig mit dem Schädel-Hirn-Trauma zugezogen hatte. Er stand mit seinem unverletzten Bein auf einer Stufe, so daß das gebrochene Bein kein Gewicht übernehmen mußte.

Sobald der allgemeine Gesundheitszustand des Patienten Stehen zuläßt und die aufrechte Stellung erreicht wird, sollte das unterstützte Stehen täglich wiederholt werden, bis der Patient wieder alleine aufstehen und gehen kann. Die aufrechte Haltung auf zwei Beinen gehört zum Erbe des Menschen und verschafft ihm ein Gefühl von physischem Wohlbefinden, von Energie und Wachheit. Jeder Mensch, der längere Zeit in einer gebeugten Haltung saß oder zu lange das Bett hüten mußte, verspürt ein starkes Bedürfnis aufzustehen, seinen Körper zu strecken und sich zu bewegen. In ähnlicher Weise verbessert Stehen das seelische und körperliche Wohlbefinden des hirnverletzten Menschen, und er spürt wieder den Boden unter den Füßen.

Die Bedeutung des Stehens

Aus folgenden Gründen ist das Aufrechtstehen für den Patienten von größter Wichtigkeit:

- Die nur allzu oft auftretenden Kontrakturen in den Beinen können gänzlich vermieden werden, so daß operative Korrekturen zu einem späteren Zeitpunkt nicht erforderlich sein werden. Dadurch wird dem Patienten ein unermeßliches Maß an Schmerzen und Leiden erspart, und das Endergebnis seiner Rehabilitation wird optimiert. Zeigt ein Patient eine ausgeprägte Spastizität in den Plantarflexoren seines Fußes, kann die Therapeutin oft nur dadurch die Dorsalflexion seines Fußes erhalten und ein Verkürzen seiner Achillessehne verhindern, daß sie den Patienten aufrecht auf seine Füße stellt. Bei äußerst starkem Hypertonus ist es oft überhaupt nicht möglich, das Bewegungsausmaß der unteren Extremitäten nur durch passives Bewegen zu erhalten.

- Die Spastizität in den unteren Extremitäten wird selbst bei Patienten mit spinalen Läsionen drastisch reduziert.
- Im Stehen können Bewegungen ausgeführt werden, die Gegenspannung überall im Nervensystem mobilisieren und verhindern, daß sich eine bereits bestehende abnormale Spannung weiter verstärkt.
- Das Risiko einer Osteoporose und die damit verbundene Gefahr spontaner Frakuren in den unteren Extremitäten und in der Wirbelsäule wird vermindert oder sogar ganz vermieden.
- Klinische Erfahrungen haben gezeigt, daß sich nicht nur die motorischen Leistungen, sondern auch andere Fähigkeiten verbessern, sobald die Patienten mit dem Stehen beginnen. Klinisch gesehen wirkt der komatöse Patient im Stehen weniger tief bewußtlos, und es ist durchaus möglich, daß Stehen die Dauer der Bewußtlosigkeit verkürzt.
- Ein Patient, der schon in der Anfangsphase der Behandlung zum Stehen gebracht wurde, wird meistens später, wenn sein Bewußtseinszustand sich bessert, weniger Angst beim Stehen und Gehen haben. Patienten, die nach Beginn des Komas lange Zeit im Bett lagen und nicht mobilisiert wurden, erschrecken oft zutiefst, wenn sie später in eine aufrechte Haltung gebracht werden.
- Das Stehen trägt dazu bei, den Kreislauf zu verbessern und empfindliche Stellen vor Druck zu schützen. Dies hilft, die Entstehung von Druckgeschwüren zu verhindern oder den Heilungsprozeß von bereits entstandenem Dekubitus zu beschleunigen.
- Die Blasenfunktion vor allem das Entleeren der Blase, wird verbessert, sobald der Patient regelmäßig steht.

Kinder mit traumatischer Hirnschädigung oder anderen schweren Hirnläsionen müssen täglich, auch an Sonn- und Feiertagen, stehen, damit das normale Wachstum der Knochen in den unteren Extremitäten durch Gewichtsübernahme gewährleistet werden kann.

Es wäre traurig, wenn ein Kind, das nach dem Ende der Therapie Funktionen in dem Maße zurückgewonnen hat, daß es ein normales Leben führen könnte, durch deutlich verkürzte Beine belastet bliebe. Glücklicherweise ist das Stehen bei einem Kind viel einfacher als bei einem erwachsenen Patienten.

Dem Stehen vorausgehende Überlegungen

Die Therapeutin benötigt eine Hilfsperson, wenn sie den Patienten vom Bett oder vom Behandlungstisch aus in eine aufrecht stehende Position bringen will.

Die Angehörigen des Patienten können hier von unschätzbarer Hilfe sein, wenn sie ermutigt und von Anfang an sorgfältig angeleitet werden. Sie sollten nicht von der Therapie ausgeschlossen werden, sondern in das Behandlungsteam integriert werden. Wenn sie wissen, was sie tun können, werden sie gerne und auf jede ihnen mögliche Art und Weise mithelfen.

Selbstverständlich sind Kooperation und Teamwork zwischen Physiotherapeutin und dem Pflegeteam unbedingt erforderlich. Im Idealfall, sei es auf der Intensivstation oder später, hilft die Krankenschwester der Therapeutin, den Patienten aus dem Bett zu holen und in eine korrekte, stehende Haltung zu bringen. Während der Patient mit Unterstützung durch die Therapeutin steht, kann die Pflegeperson zum Beispiel in dieser Zeit sein Bett machen.

Es gibt viele verschiedene Möglichkeiten, den bewußtlosen oder schwer gelähmten Patienten aus dem Bett zu holen und beim Stehen zu unterstützen. Jede dieser Möglichkeiten erfordert Zeit und beträchtliche Anstrengungen von seiten des Betreuerteams. Im Hinblick auf die Zukunft des Patienten zahlt sich dieser Aufwand jedoch auf jeden Fall aus, und die aufgewendete Zeit ist niemals verschwendet.

Es ist ratsam, daß der Patient, solange er noch nicht kontinent ist, eine Inkontinenzwindel trägt. Dadurch werden frustrierende und zeitraubende Zwischenfälle vermieden. Wegwerfwindel-Shorts sind einfach anzuziehen und geben dem Patienten ein Mindestmaß an Würde, wenn er aus dem Bett gebracht wird. Wenn der Patient die Intensivstation verlassen hat und für längere Zeit außerhalb des Bettes sitzen kann, trägt er auf jeden Fall seine eigene Kleidung.

Den Patienten zum Aufrechtstehen bringen

Der Patient kann während des Stehens auf unterschiedliche Arten unterstützt werden:

1. mit Knieextenssionschienen
2. in einem Stehgerät
3. auf einem Kipptisch.

Stehen mit Knieextensionsschienen

Die Methode der Wahl, einen Patienten hinzustellen, besteht darin, feste Schienen zu benutzen, die von hinten mit Bandagen am Bein befestigt werden, um seine Knie in Extension zu halten. Die Therapeutin steht hinter dem Patienten und kann ihn von da aus leicht in alle Richtungen bewegen. Sie kann die Stellung seines Rumpfs kontrollieren, seinen Rumpf bewegen und das Gewicht von einer Seite auf die andere oder von vorne nach hinten verlagern. Während die

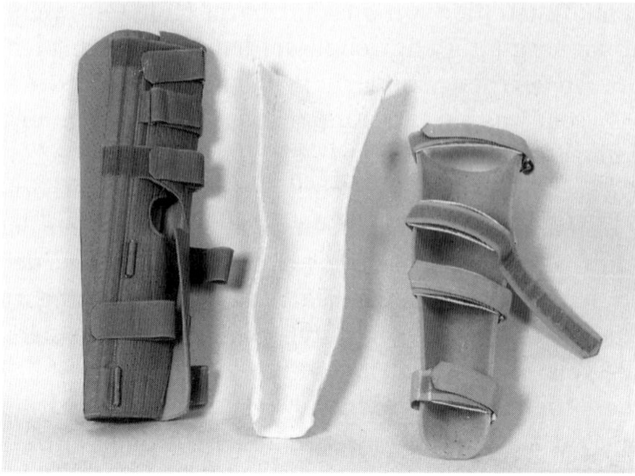

Abb. 4.1. Knieextensionsschienen (von links nach rechts): anzuwickelnde Leinwand mit Metallstreben, eine Halbschale aus Gips und eine dorsale Halbschiene aus hartem Plastikmaterial

Therapeutin ihn stützt, kann sie den Patienten ermuntern, aktiv mitzumachen. Vor allem auf der Intensivstation, wo wenig Raum zur Verfügung steht, bietet das Benutzen von Extensionsschienen den Vorteil, daß keine weiteren Hilfsmittel benötigt werden.

Die Schiene in Form einer Schale, die an der Rückseite des Beins befestigt wird, sollte etwa 8cm unter dem Tuber ischiadicum des Patienten beginnen und ungefähr 4cm über seinem oberen Sprunggelenk enden und aus Gips oder einem anderen harten Material gefertigt sein (Abb. 4.1).Eine andere Möglichkeit bieten die sog. „Keystone"-Schienen. Sie bestehen aus Metallstreben, die mit Segeltuch überzogen sind. Diese Schiene wird um das Bein des Patienten gewikkelt und anschließend festgebunden. Luftgefüllte Schienen sind nicht zu empfehlen, denn sie bieten dem Patienten zu wenig zuverlässige taktile Informationen an und vermindern das Maß an Input, den er durch den Kontakt mit seiner Umgebung erhält. Die Therapeutin kann dabei z.B. auch nicht durch direkte Stimulation der Knieextensoren deren Aktivität fördern oder mit ihrem Finger die jeweiligen Muskeln für die gewünschte Aktivität andeuten.

Die schalenförmigen Gipsschienen werden von der Therapeutin selbst oder von dem Orthopädiepfleger individuell für jeden Patienten angefertigt, damit ein genauer Sitz gewährleistet ist, wie es auch für Patienten mit einer Para- oder Tetraplegie empfohlen wird (Bromley 1975). Wie diese Art von Schienen schnell und einfach hergestellt werden kann, auch wenn der Patient noch auf der Intensivstation liegt, wird in Kap.6 beschrieben. Die anderen Schienentypen können bei Firmen für Orthopädiebedarf oder bei einem Bandagisten bestellt werden. Für gewöhnlich sind sie in den drei Größen, „klein", „mittel" oder „groß", erhältlich und so gefertigt, daß sie an das eine und das andere Bein passen.

Die Schienen anlegen

Alle Knieextensionsschienen müssen mit zwei 10 cm breiten elastischen Bandagen befestigt werden, damit das Bein des Patienten adäquat gestützt und in einer optimalen Stellung gehalten wird. Die Bandagen sollten geringfügig elastisch sein, da andernfalls das Knie des Patienten trotz der hinten am Bein befestigten Schiene nach vorn in Flexion absinkt. Auch die maßgefertigten Schienen, die eine Riemenbefestigung haben, müssen noch zusätzlich mit Bandagen fester an das Bein angebunden werden.

Während der Patient in Rückenlage liegt, legt ihm die Therapeutin die Schiene an und korrigiert dabei jede Außen- oder Innenrotation des Beins.

Korrigieren der Außenrotation (Abb. 4.2a): Liegt das Bein des Patienten lateral rotiert, beginnt die Therapeutin mit dem Anlegen der Bandage über seinem Knie, indem sie die Bandage fest von lateral nach medial zieht (Abb. 4.2b). Damit die Schiene sich nicht mitdreht, drückt die Therapeutin mit einer Hand die Schiene an der Außenkante nach unten, während sie mit der anderen Hand die Bandage über das Bein des Patienten nach medial zieht (Abb. 4.2c). Damit die ganze Schiene eingebunden werden kann, sind zwei Bandagen erforderlich. Wird die Schiene auf diese Weise angelegt, ist es oft möglich, die asymmetrische Rotation vollständig zu korrigieren (Abb. 4.2d)

Korrigieren der Innenrotation: Oft neigt das Knie dazu, nach innen zu drehen (Abb. 4.3a), auch wenn eine Schiene mit Befestigungsriemen verwendet wird (Abb. 4.3b). Um diese Rotation zu korrigieren, zieht die Therapeutin die Bandage von medial nach lateral, während sie an der Innenkante die Schiene herunterdrückt und so in der richtigen Position festhält. Die Wirkung ist noch größer, wenn unter der Bandage ein Stück Schaumstoff direkt auf das Knie gelegt wird, um mehr Halt zu geben. Dies ermöglicht eine vollständige Korrektur der Fehlstellung des Knies, bevor das Gewicht im Stehen auf das Bein übernommen wird (Abb. 4.3c–e).

Überwinden von Flexionsspastizität im Knie: Es ist unerläßlich, daß ein Patient, dessen Beine ständig in Flexion ziehen, wenn er im Bett liegt, jeden Tag steht, um drohende Kontrakturen zu vermeiden. Oft kann ein Widerstand gegen die volle Knieextension gespürt werden, und wenn der Patient dabei Schmerzen hat, tendiert er bei jedem Versuch, das Knie passiv zu strecken dazu, aktiv dagegenzuhalten.

Die Therapeutin verwendet eine oder zwei zusätzliche Bandagen, um die volle Knieextension ohne Schmerzen zu erreichen. Zuerst legt sie das Bein des Patienten in die Schiene, aber ohne das Knie hinunterzudrücken, um es dadurch zu strecken. Während sie die Bandagen um die Schiene wickelt, erhöht sie stattdessen langsam mit jeder Bandagendrehung den Druck über dem Knie. So wird das Bein des Patienten langsam in der Schiene gestreckt und sobald das Knie voll extendiert ist, umwickelt die Therapeutin auch den Rest der Schiene, bis diese richtig sitzt.

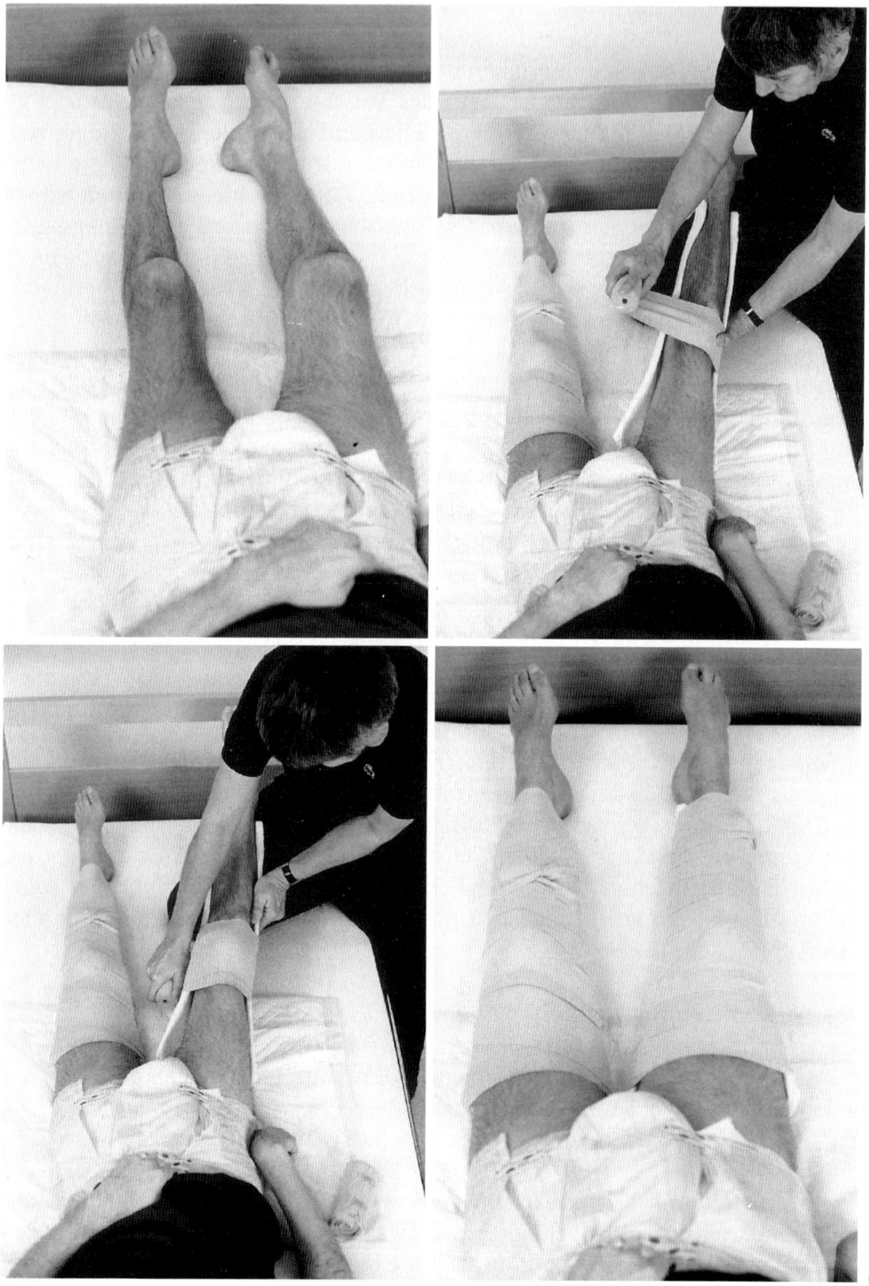

a b c d

Abb. 4.2 a–d. Eine Schiene mit einer Bandage an das Bein anwickeln, um laterale Rotation zu korrigieren. **a** Bein in Außenrotation. **b** Anlegen der Bandage von lateral nach medial. **c** Die Außenkante der Schiene nach unten drücken. **d** Korrigierte Rotation

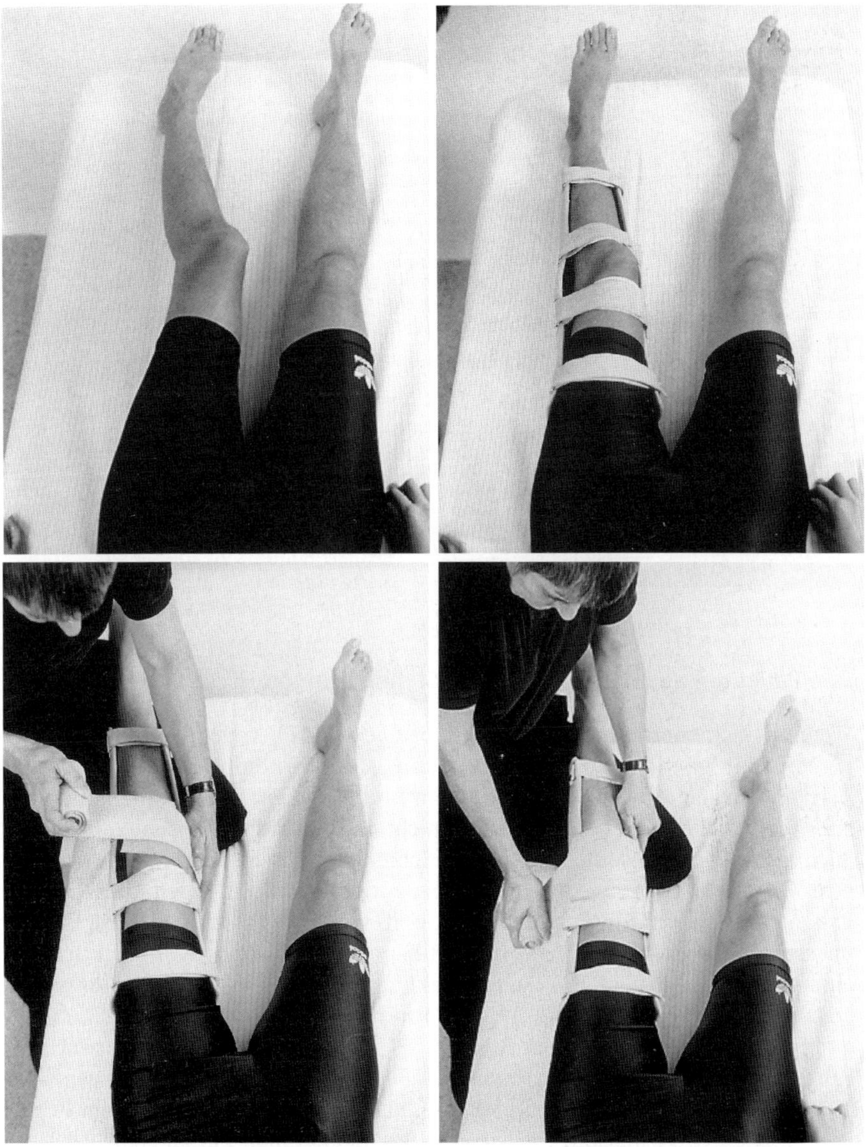

a b c d

Abb. 4.3 a–d Eine Bandage anwickeln, um mediale Rotation zu korrigieren. **a** Bein in Innenrotation. **b** Keine Korrektur durch festgezogene Riemen. **c** Schaumstoff auf dem Knie mit von medial nach lateral angelegter Bandage. **d** Gegendruck auf die Innenkante der Schiene.

e 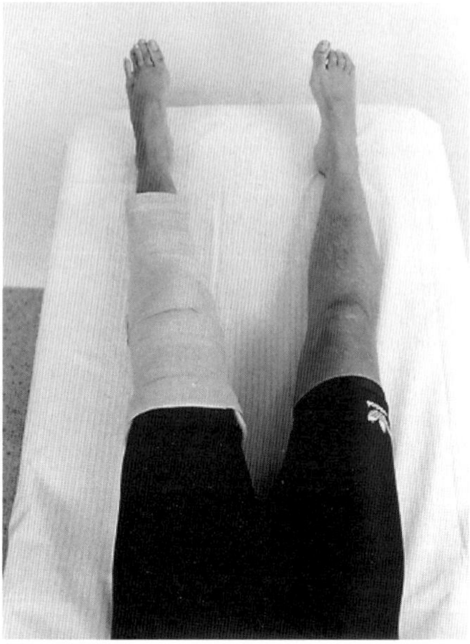

Abb. 4.3 e. Eine Bandage anwickeln, um mediale Rotation zu korrigieren. **e** Korrigierte Rotation

Den Patienten aus dem Liegen zum Stehen bringen

Wenn die Schienen fest angelegt sind, bringen die Therapeutin und eine Hilfsperson den Patienten zur halb sitzenden Position, so daß seine Beine über der Bettkante liegen und seine Füße auf dem Boden stehen. Es ist unbedingt darauf zu achten, daß die Füße des Patienten nicht nach vorne wegrutschen. Dies kann leicht geschehen, da seine Knie in den Schienen völlig extendiert sind. Aus diesem Grund preßt entweder die Therapeutin ihre Knie gegen die Knie des Patienten und verhindert so, daß sein Gesäß vom Bett rutscht, oder die Helferin hält seine Füße fest (Abb. 4.4a). Die Hilfsperson kann eine Krankenschwester, einer der Angehörigen oder eine Praktikantin sein, solange ihm/ihr vorher genau gesagt worden ist, was er/sie zu tun hat.

Mit ihren Händen auf dem Rücken des Patienten setzt die Therapeutin ihr Körpergewicht ein, um sein Gesäß vom Bett weg nach vorne zu bringen (Abb. 4.4b). Sie läßt dann eine Hand hinter sein Gesäß gleiten, und zieht sein Becken so weit nach vorn, bis sein Gewicht vertikal über seinen Füßen steht.

Sobald sich sein Gewicht direkt über seinen Füßen befindet, ist die Gefahr des Nach-vorne-Rutschen gebannt, und die Helferin braucht seine Füße nicht länger festzuhalten und kann auf eine andere Weise mithelfen (Abb. 4.5a). Während die Therapeutin eine Hand immer auf der Brust des Patienten hat, damit er nicht nach vorn fällt, bewegt sie sich um ihn herum, so daß sie ihn von hinten stützen kann (Abb. 4.5b). Steht die Therapeutin direkt hinter ihm, berichtigt sie seine Stellung, indem sie sein Gesäß mit Hilfe ihres Körpers nach vorn bewegt, um seine Hüfte zu extendieren und sein Gewicht nach vorn über seine Füße zu bringen (Abb. 4.5c). Während sie weiterhin stets eine Hand auf seinem Brust-

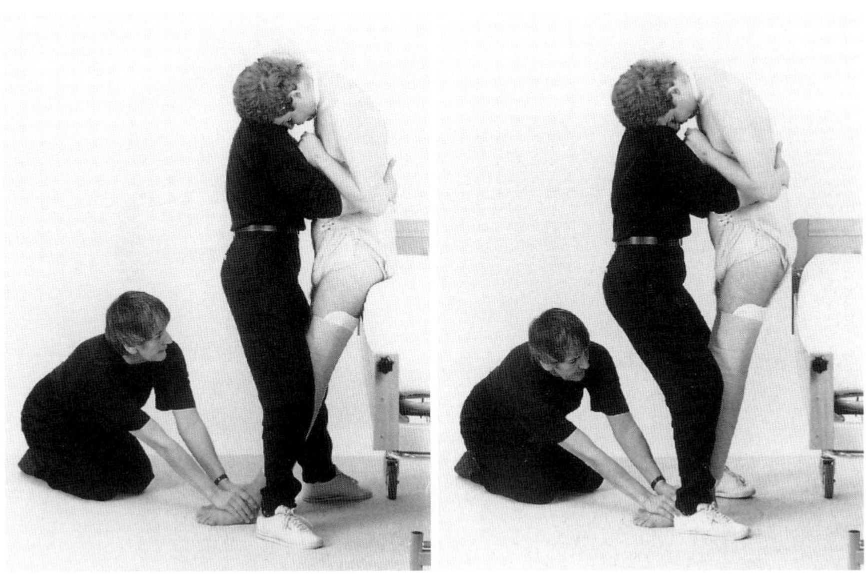

a b

Abb. 4.4 a,b. Ausgangsstellung, um den bewußtlosen Patienten zum Stehen zu bringen. a Festhalten der Füße, um ein Rutschen nach vorn zu verhindern. b Das Gesäß vom Bett abheben

korb beläßt, korrigiert sie seine Stellung so lange, bis seine Fußgelenke in Dorsalflexion sind und sie spürt, daß der Patient weder gegen ihre Hand nach vorn noch mit seinem Gesäß nach hinten drückt.

Ein schwerer Tisch oder ein weiteres Bett, das vor den Patienten gestellt wird, liefert ihm noch mehr Informationen darüber, wo er sich im Raum befindet (Abb. 4.6). Die Oberschenkel des Patienten oder ein anderer Körperteil sollten im direkten Kontakt mit dem Tisch bleiben.

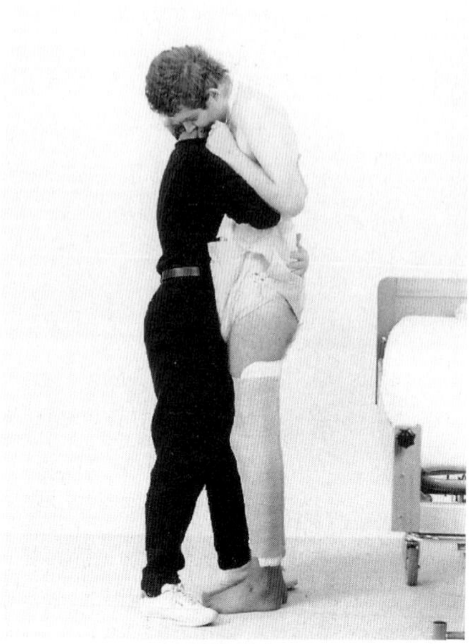

a

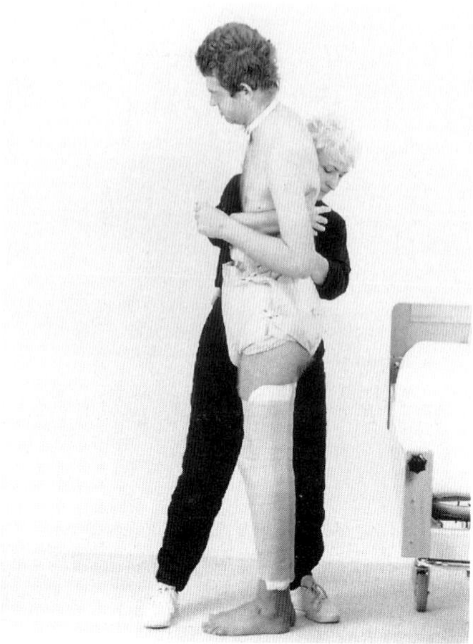

b

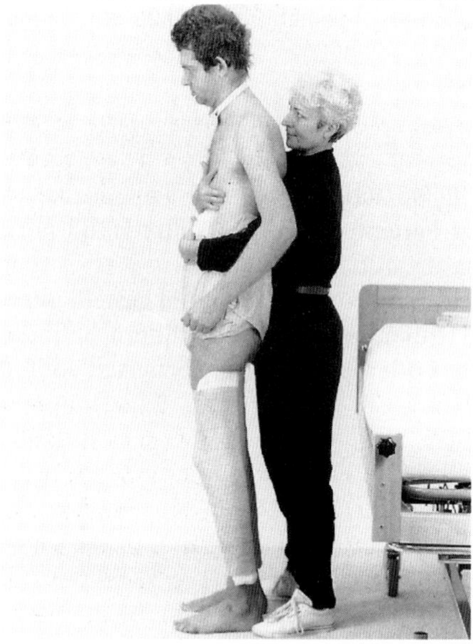

c

Abb. 4.5 a–c. Den Patienten beim Stehen stützen. **a** Sein Gewicht wurde nach vorn über seine Füße verlagert. **b** Die Therapeutin bewegt sich um ihn herum bis sie hinter ihm steht. **c** Hüften und Rumpf sind extendiert

Den Patienten wieder ins Bett bringen

Um den Patienten wieder hinzulegen, nachdem er eine Weile gestanden hat, bewegt sich die Therapeutin um ihn herum, so daß sie wieder vor ihm steht (Abb. 4.7a).

Während die Therapeutin das Gesäß des Patient langsam nach hinten auf das Bett senkt, stabilisiert die Helferin wie zuvor seine Füße auf dem Boden

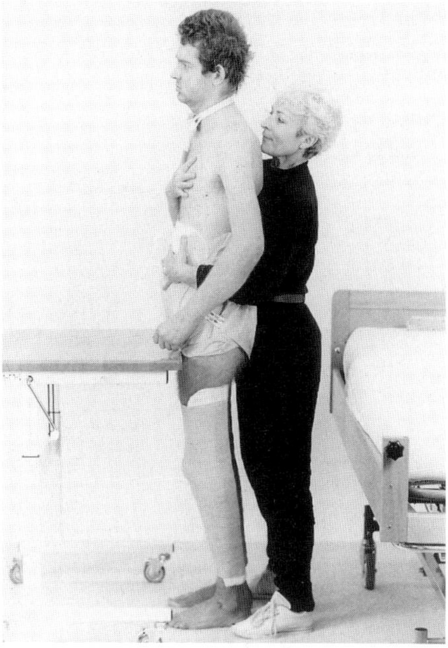

Abb. 4.6. Ein Tisch vor dem Patienten bietet einen Bezugspunkt

(Fig. 4.7b). Sobald der Patient sicher auf dem Bett sitzt, steht die Helferin auf und stellt sich so neben ihn, daß sie seine Schulter von hinten festhalten kann, während die Therapeutin seine Füße anhebt; zusammen bringen sie ihn dann wieder ins Bett zurück (Abb. 4.7c).

Gebrauch eines Stehgestells

Das Aufrechtstehen des Patienten kann auch durch ein solides Gestell unterstützt werden. Dieses hat auf Kniehöhe des Patienten eine gepolsterte Stützfläche, die seine Knie in Extension hält. Hinter seiner Hüfte befindet sich ein breites Band, das Hüftflexion verhindert. Die Verwendung eines solchen Stehgeräts könnte vielleicht nützlich werden, wenn der Patient das Bewußtsein wiedererlangt hat und seinen Rumpf aktiv strecken kann, weil er dann die Zeitdauer des Stehens mit Hilfe seiner Angehörigen verlängern kann, oder sogar alleine steht, wenn er sich dabei mit irgendetwas Sinnvollem beschäftigt. Wenn er im Anschluß an die akute Phase an Wochenenden und an Feiertagen keine Therapie mehr benötigt, kann das Stehgestell ihm mit Hilfe des Pflegepersonals oder der Angehörigen auch ohne Therapeutin das Stehen ermöglichen. Allerdings kann diese Art Stehen niemals das therapeutische Stehen mit der Physiotherapeutin ersetzen, die während des aufrechten Stehens aktive Bewegung bahnt und den Patienten mobilisiert; das Stehen im Stehgestell sollte aber als eine zusätzliche Möglichkeit für bestimmte Patienten angesehen werden, öfters zu stehen, wenn es die Zeit erlaubt und Hilfspersonen zur Verfügung stehen.

Abb. 4.7 a–c Den Patienten wieder ins Bett heben. **a** Die Therapeutin bewegt sich, bis sie wieder vor dem Patienten steht. **b** Sein Gesäß auf das Bett hinuntersenken, während seine Füße stabilisiert werden. **c** Der Rumpf wird unterstützt, während seine Beine angehoben werden

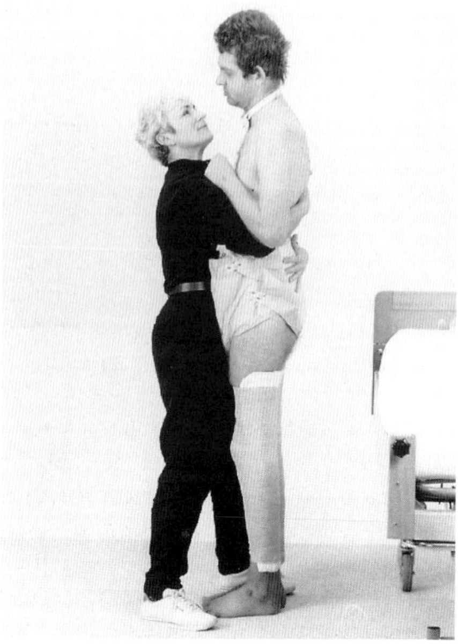

a

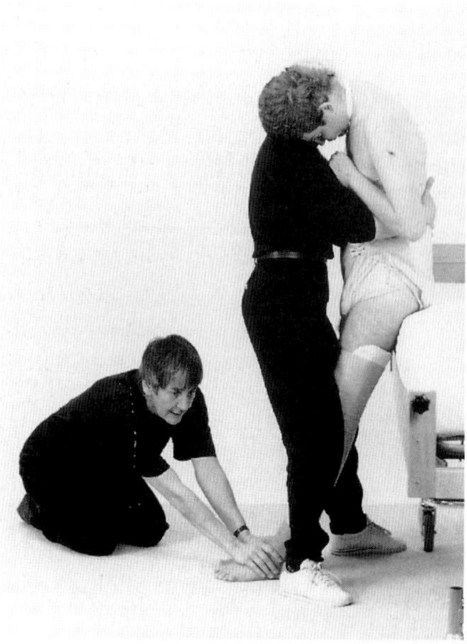

b

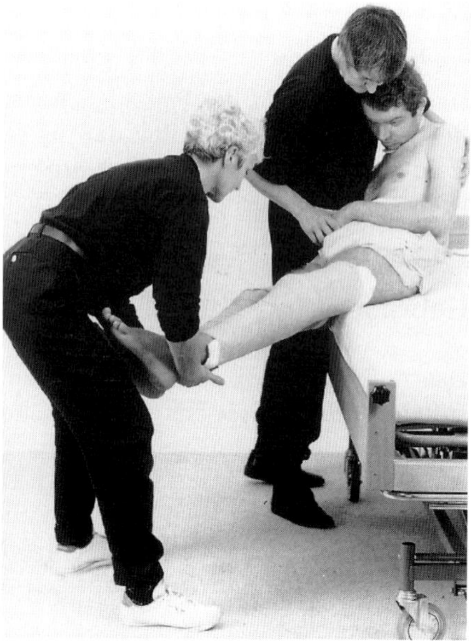

c

Bevor sie ein Stehgestell benutzt, sollte die Therapeutin folgende Punkte sorgfältig überlegen:

- Ein Stehgestell ist sehr schwer und es ist deshalb nicht so einfach, es von einem Ort zum anderen zu transportieren. Es wäre deshalb zu zeitaufwendig es für einen Patienten, der nicht in die Therapieabteilung kommen kann, auf die Intensivstation zu bringen. Diese Zeit könnte sinnvoller genutzt werden, indem der Patient bewegt wird.
- Auf Grund mechanischer Faktoren ist es äußerst schwierig, manchmal sogar unmöglich, einen bewußtlosen oder völlig gelähmten Patienten aufrecht in ein Stehgestell zu stellen. Wenn diese Versuche zu Kämpfen werden, könnten sich sowohl der Patient als auch die Therapeutin Verletzungen zuziehen.
- Das Stehen im Stehgestell ist, durch die Art der Fixation bedingt, sehr statisch, und deshalb ist ein sich aufbauender Fortschritt in der Behandlung kaum möglich. Der Patient ist an seinem Platz festgebunden; deshalb ist seine Haltung recht passiv und kann nicht immer wieder angepaßt werden, wenn Spastizität nachläßt und sich dadurch das mögliche Bewegungsausmaß verändert. So kann z.B. die Dorsalflexion des Fußgelenks nicht vergrößert werden, weil die Stellung des stabilisierten Knies in Beziehung zu der des Fußes konstant bleibt. Um diese Stellung zu verändern, müßte der Patient wieder in eine sitzende Stellung gebracht werden, und seine Füße müßten weiter von der Kniestütze entfernt werden, bevor er wieder zum Stehen gebracht wird. Oder die Therapeutin müßte seine Füße mit Gewalt nach hinten ziehen, während er mit seinem Gewicht auf ihnen steht.
- Da der Patient in einem Stehgerät sicher steht und nicht hinfallen kann, sind sehr beschäftigte Therapeutinnen leicht versucht, ihn alleine zu lassen, um schnell anderen Aufgaben nachzugehen. Sie beabsichtigen natürlich schon, nach ein oder zwei Minuten zu ihm zurückzukehren. Nur zu leicht werden sie aber durch etwas Unvorhergesehenes aufgehalten, etwa durch einen Arzt, der sich nach einem anderen Patienten erkundigt oder durch eine Kollegin, die kurz um Hilfe bittet. Der Patient, der in seinem Stehgestell festgeschnallt ist und nichts zu tun hat, läßt den Kopf niedergeschlagen auf den Tisch nach vorne (Abb. 4.8) sinken oder langweilt sich, wird unruhig und ruft ständig nach Hilfe; damit verärgert er sowohl seine Mitpatienten als auch andere Therapeuten in seiner Umgebung. Nach einigen Erfahrungen dieser Art entwickelt er eine Abneigung gegen das Stehen im Stehgestell, weil es für ihn oft unbequem ist, und er sich dagegen vehement wehrt. So kann er sich sehr schnell unbeliebt machen und wird als unkooperativ und ungerechterweise als nicht motiviert bezeichnet.

Ist der Patient nicht an das Stehen gewöhnt oder hat anhaltende Kreislaufprobleme, besteht die Gefahr, daß er im Stehgestell ohnmächtig wird. Wenn es niemand bemerkt und er nicht sofort wieder in eine liegende Position gebracht wird, kann dies sehr ernste Folgen haben.

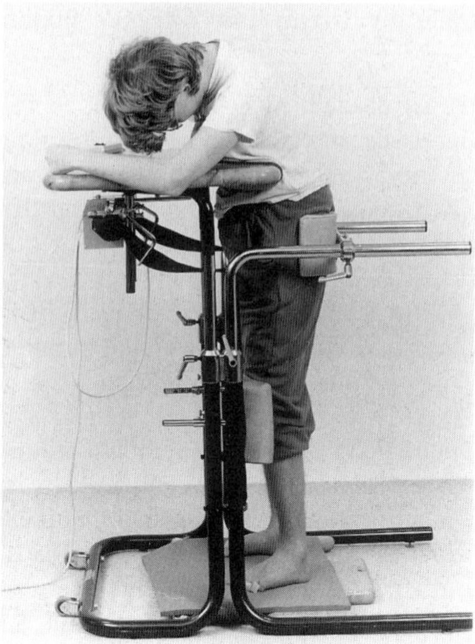

Abb. 4.8. Im Stehgestell darf der Patient nicht allein gelassen werden. Es müssen geeignete Aktivitäten stimuliert werden

Stehen auf einem Kipptisch

In den letzten Jahren erfreut sich der Kipptisch zunehmender Beliebtheit, um den schwer behinderten Patienten zum Stehen zu bringen. Der Stehtisch ist leicht konstruiert; deshalb kann er ohne Mühe neben das Bett des Patienten gebracht werden, und der Patient kann dann mit Hilfe einer Krankenschwester auf die angrenzende Auflagefläche des Kipptisches hinübergeschoben werden. Sobald der Patient festgebunden worden ist, kann die Therapeutin das Brett einfach kippen und ihn auf mechanische Weise in eine annähernd vertikale Stellung bringen. Obwohl gesagt werden muß, daß jede Art des aufrechten Stehens für den Patienten besser ist als gar nicht zu stehen, bringt das Stehen mit Hilfe des Kipptisches doch gewisse Nachteile mit sich. Er sollte deshalb nur verwendet werden, wenn das therapeutisch wirkungsvolle Stehen mit Hilfe von Knieextensionsschienen aus bestimmten Gründen nicht ausführbar ist. Dies kann beispielsweise der Fall sein, wenn eine unerfahrene Therapeutin Wochenenddienst hat und sich nicht sicher genug fühlt, um den Patienten mit Hilfe der Knieextensionsschienen zum Stehen zu bringen, oder wenn das Pflegepersonal ihn routinemäßig zu anderen Zeiten des Tagesablaufs zusätzlich stehen lassen möchte.

Folgende Nachteile sind mit dem Gebrauch eines Kipptisches verbunden:

- Es ist eine sehr fremd anmutende und eher beunruhigende Erfahrung, ohne die vertraute Knie- und Hüftflexion direkt vom Liegen zum Stehen gebracht zu werden. Jede Therapeutin, die diese Erfahrung selbst einmal ausprobiert hat, wird dies bestätigen. Noch lang bevor der Kipptisch in der senkrechten Stellung ist, entsteht ein Gefühl, als würde er sich viel zu weit nach vorne neia 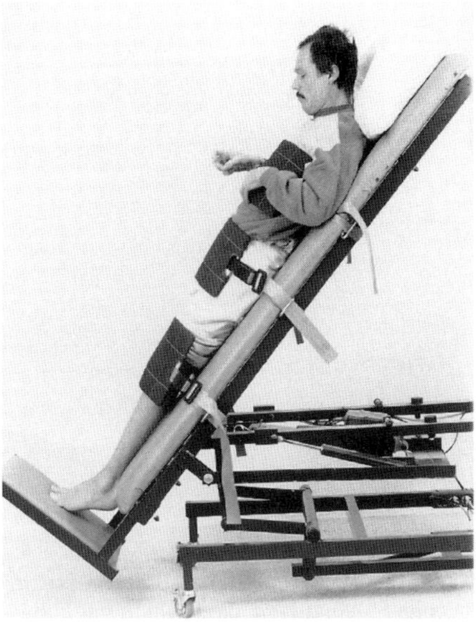 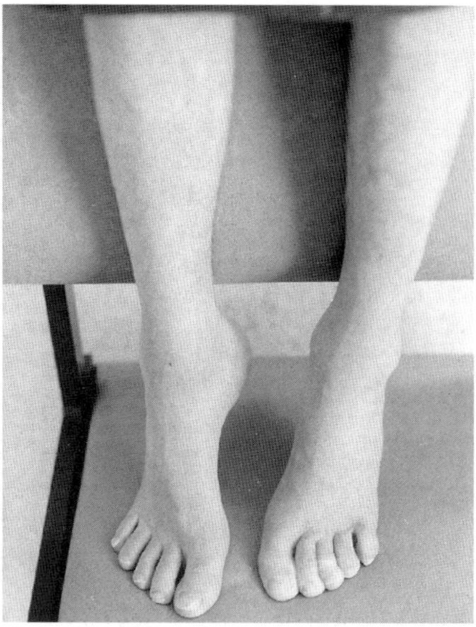 b

Abb. 4.9 a,b. Ein Stehbrett benutzen. **a** Der Patient hat Angst, wenn er in die aufrechte Position kommt. **b** Starke Plantarflexion der Füße

gen und könnte jeden Moment vornüber kippen. In dieser Situation krallen die Zehen des Patienten, und seine Füße stoßen so stark in Plantarflexion, daß seine Fersen von der Unterstützungsfläche hochgeschoben werden (Abb. 4.9). Die Überaktivität der Plantarflexoren wird noch weiter erhöht, weil die Fußballen des Patienten gegen das Fußbrett drücken (Abb. 4.9b). Die sog. positive Stützreaktion wird dadurch ausgelöst, die in den unteren Extremitäten zu einem erhöhten Tonus im Massenmuster der Extension führt (Magnus 1926; Bobath 1990). Es ist für die Therapeutin oft unmöglich, die Stellung der Füße des Patienten in einer solchen Situation zu korrigieren, und jeder diesbezügliche Versuch wird Schmerzen auslösen (Abb. 4.10). Es ist kontraindiziert, die Fersen des Patienten in irgendeiner Form gewaltsam nach unten zu bringen, da dies eine Weichteil- oder Knochenverletzung verursachen könnte.

- Muß aus irgendwelchen Gründen dennoch ein Stehtisch benutzt werden, sollte ein Modell verwendet werden, das den Patienten von vorn und nicht von hinten stützt. Auf dieser Art Kiptisch kann der Patient in Bauchlage liegen, und die Riemen können festgeschnallt werden, bevor der Tisch gekippt wird, um ihn in eine aufrechte Stellung zu bringen. Der Patient fühlt sich mit der stützenden Fläche vor ihm sicherer; deshalb ist die Plantarflexion seiner Füße weniger ausgeprägt und die Füße können leichter korrigiert werden (Abb. 4.11).
- Wenn der Tisch hinter ihm ist, wird sich der wahrnehmungsgestörte Patient in Extension dagegen nach hinten stoßen, weil er vor sich nur einen leeren Raum oder bestenfalls einen kleinen Tisch hat. Dies alles verstärkt noch den bereits bestehenden Hypertonus der Extensoren.

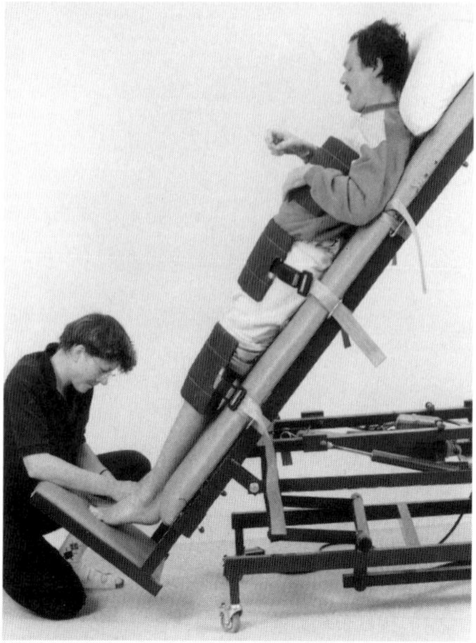

Abb. 4.10. Ist das Stehbrett in einer schrägen Stellung kann die Position der Füße des Patienten nicht korrigiert werden

- Das Stehen mit Hilfe des Stehtisches tendiert für einen schwer behinderten Patienten etwas sehr Passives zu sein, weil die Therapeutin das Gewicht seines Rumpfs aus ihrer Stellung vor oder neben ihm nicht zu kontrollieren vermag. Sie kann nicht hinter ihm stehen, um zu verhindern, daß sein Rumpf nach vorn fällt, wenn Bewegungen eingeleitet werden, und alle Riemen müssen festgezogen sein, damit er sicher in einer aufrechten Stellung gehalten wird, die dadurch äußerst statisch wirkt.
- Ebenso wie beim Einsatz eines Stehgestells ist die Gefahr sehr groß, daß der Patient unbemerkt ohnmächtig wird. Die verantwortliche Hilfsperson ist vielleicht nur ein paar Schritte von ihm entfernt und befaßt sich mit seiner Krankengeschichte oder einem Teil seiner Ausrüstung, weil sie davon ausgeht, daß er nicht stürzen und sich verletzen kann. Er kann aber nicht um Hilfe rufen, und die Rückseite des Stehbretts kann der Hilfsperson leicht die Sicht versperren. Patienten, die in der aufrechten Position ohnmächtig werden, können nicht nur das Bewußtsein verlieren, wenn sie nicht unverzüglich zum Liegen gebracht werden, sondern auch einen Herzstillstand erleiden.

Problemlösung

Bei jeder Methode, den Patienten im Stehen zu unterstützen, treten bestimmte Probleme auf, die gelöst werden müssen, wenn ein optimales Behandlungsresultat erreicht werden soll. Es ist besonders wichtig, den aufrecht stehenden Patienten zu bewegen und die wertvolle Zeit für die Behandlung anderer Probleme zu nutzen, besonders solcher, die mit der Störung der Wahrnehmung ein-

Abb. 4.11 a,b. Ein Stehbrett für die Unterstützung in Bauchlage. a Verminderte Spastizität in den Plantarflexoren. b Mit der Abstützung von vorne sind die Füße leichter zu korrigieren

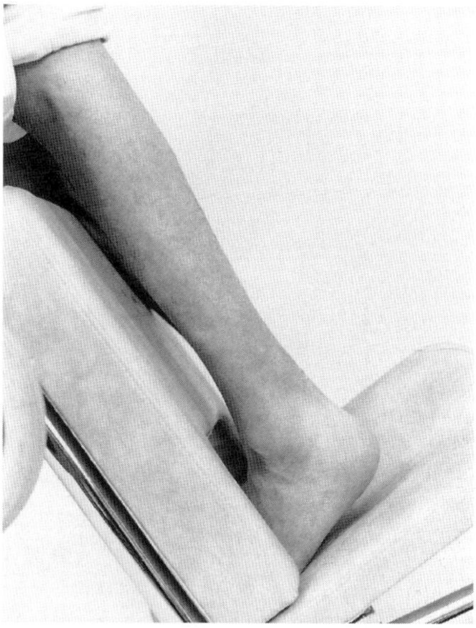

a

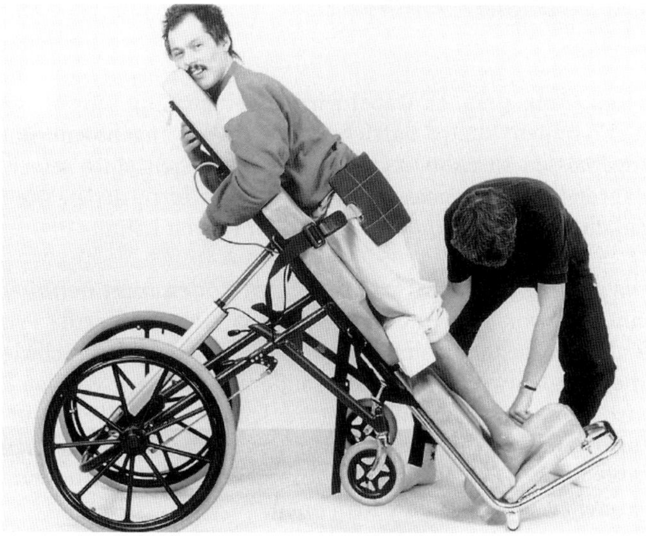

b

hergehen; dadurch kann das Auftreten mancher Probleme bereits im Keim erstickt werden.

Für den Patienten, der seinen Rumpf nicht aktiv aufrichtet. Der Patient, der in der frühesten Phase aus dem Bett und zum Stehen gebracht wird, ist oft noch komatös oder kaum bei Bewußtsein, und sein ganzer Körper sinkt nach vorn zusammen (Abb. 4.12a). Anstatt den Patienten hochzuziehen und in der aufrechten Stellung zu halten, kann die Therapeutin ihn bei einer passenden Aufgabe führen, wie in Kap. 1 beschrieben, um so seine aktive Beteiligung zu stimu-

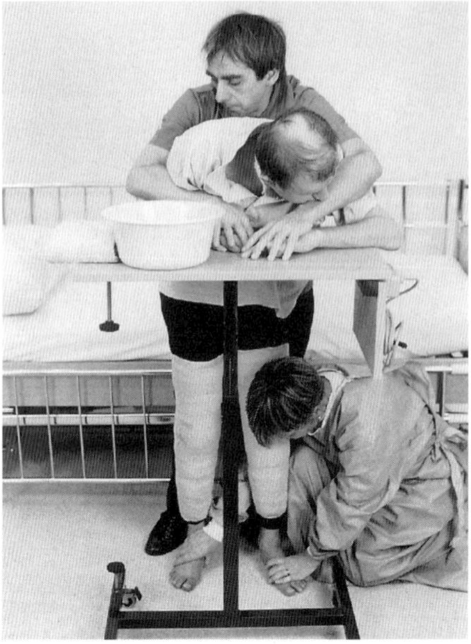

a

Abb. 4.12 a–d. Stimulieren von Aktivitäten im Stehen. **a** Ein Patient, der kaum bei Bewußtsein ist, fällt nach vorn auf den Tisch. **b** Eine Aufgabe wird angeboten, und seine Frau schaut zu. **c** Während des Führens hebt er seinen Kopf. **d** Aktive Nacken- und Rumpfextension, während er sein Gesicht wäscht

lieren (Abb. 4.12b, c). Dabei wird er seinen Kopf sehr oft spontan anheben und sogar seinen Rumpf aufrichten, wenn die angebotene und geführte Aufgabe angemessen ist (Abb. 4.12d). Die Anwesenheit eines seiner Angehörigen wirkt während des Führens positiv, und dieser lernt dabei, wie er den Patienten in Zukunft selbst bei anderen Aufgaben führen kann.

Für den Patienten, dessen Fersen den Boden nicht berühren. Wenn der Patient mit Hilfe von Knieextensionsschienen steht und seine Fersen nur leicht vom Boden weggehoben sind (Abb. 4.13a, b), kann diese Schwierigkeit oft dadurch überwunden werden, daß ein solider, fester Tisch vor den Patienten hingestellt wird, den er mit seinen Oberschenkeln berührt. Wenn nur einige Augenblicke zugewartet wird, senken sich die Fersen des Patienten langsam auf den Boden (Abb. 4.13c). Die beruhigende Stimme der Therapeutin und ihr gefaßtes Verhalten helfen ihm, sich zu entspannen.

Wenn allerdings bereits im Sitzen die Füße des Patienten so stark in Plantarflexion stoßen, daß er beim Aufstellen auf seinen Zehen stehen würde (Abb. 4.14), dann muß eine andere Vorgehensweise gewählt werden. Die empfohlene Methode wird fast immer zum Erfolg führen, solange die Achillessehne nicht verkürzt ist oder nur wenig an Verlängerungsmöglichkeiten verloren hat. Ist die Plantarflexion sehr stark, müssen zwei Helferinnen die Füße des Patienten halten, wenn er zum Stehen gebracht wird (Abb. 4.15a).

Wenn der Patient zum aufrechten Stehen gebracht worden ist und seine Fersen in der Luft bleiben (Abb. 4.15b), verlagert die Therapeutin sein Gewicht auf eine Seite, so daß die Helferin den anderen Fuß vom Boden abheben kann und ihn entweder zur Seite oder nach hinten hält, damit das ganze Gewicht auf

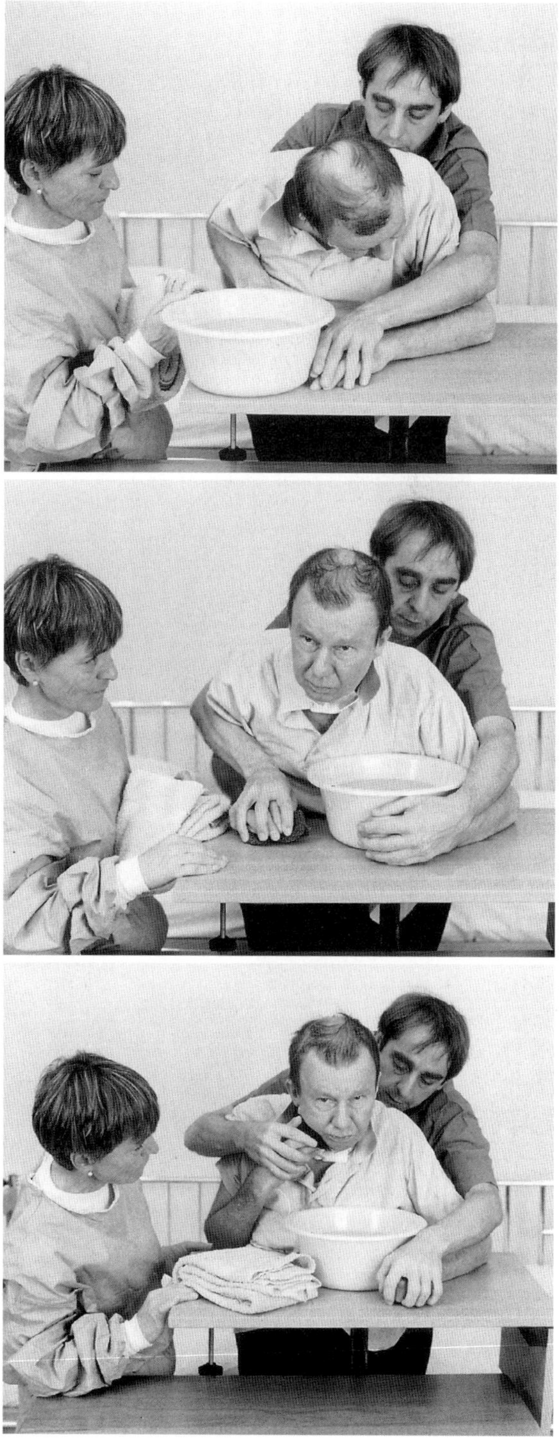

b

c

d

Abb. 4.12 b–d

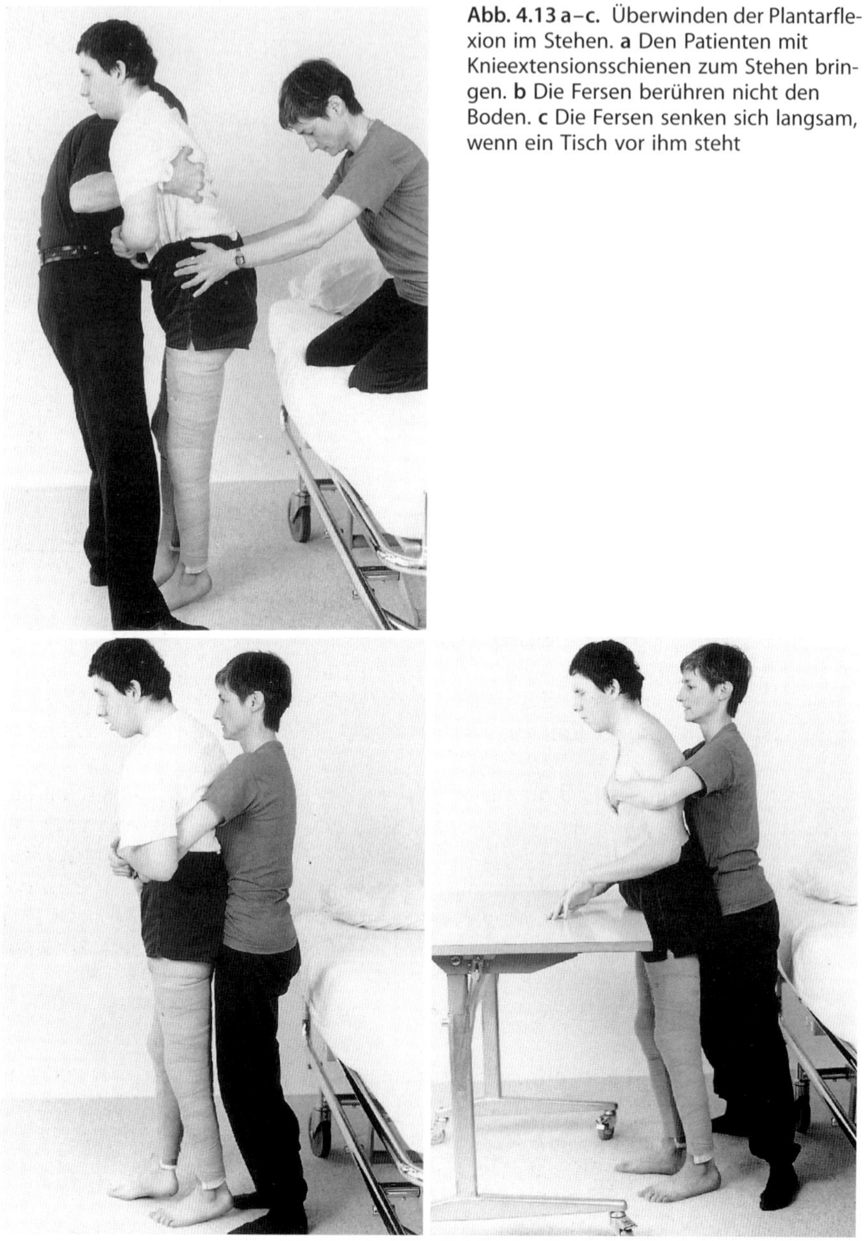

a b c

Abb. 4.13 a–c. Überwinden der Plantarflexion im Stehen. **a** Den Patienten mit Knieextensionsschienen zum Stehen bringen. **b** Die Fersen berühren nicht den Boden. **c** Die Fersen senken sich langsam, wenn ein Tisch vor ihm steht

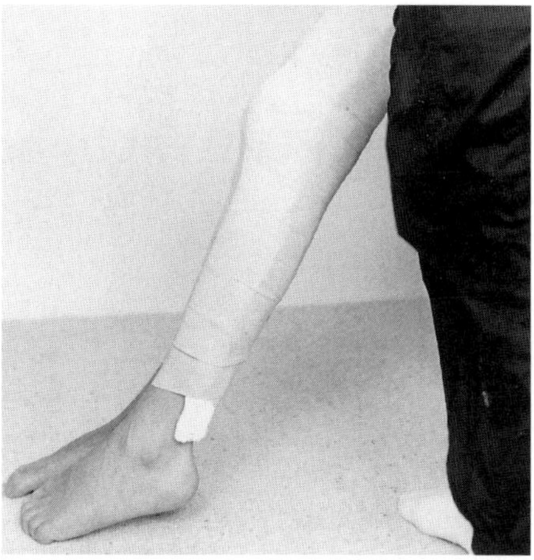

Abb. 4.14. Ausgeprägte Spastizität in den Plantarflexoren

einem Bein ruht. Schon nach ganz kurzer Zeit wird sich die Ferse des Beins, das das ganze Gewicht trägt, nach unten senken und den Boden berühren (Abb. 4.15c).

Anschließend wird in gleicher Weise mit dem anderen Bein verfahren, das vorher in der Luft gehalten wurde, bis auch die Ferse dieses Fußes den Boden berührt. Die Helferin stellt dann die Füße des Patienten auf gleiche Höhe, und die Therapeutin bewegt ihn zur Mitte zurück, so daß sein Gewicht auf beiden Beinen ruht (Abb. 4.15d).

Die Füße des Patienten können, was häufig vorkommt, in eine Inversion ziehen, wenn die Fersen den Boden berühren und das Gewicht nur über die Fußaußenseite übernommen wird (Abb. 4.16a). Die Helferin drückt mit einer Hand seinen Fußrißt nach unten und medial (Abb. 4.16b); gleichzeitig kontrolliert sie mit der anderen Hand die Position des Knies, indem sie es nach außen dreht, während die Therapeutin sein Gewicht auf dieses Bein verlagert. Sollte sie nur die mediale Seite des Fußes nach unten auf den Boden drücken, wird durch den Druck in diese Richtung die Hüfte des Patienten adduziert und sein Knie wird nach innen rotieren.

Wenn die Therapeutin nur ein Stehgestell oder einen Kipptisch benutzt und sie findet, daß die Stellung der Füße des Patienten immer schwieriger oder unmöglich zu korrigieren ist, wird dieses Problem meistens durch das Stehen mit Knieentensionsschienen gelöst, was ausreicht, um die Fersen auf den Boden zu bringen.

Durch regelmäßiges Stehen in der richtigen Stellung wird das Ausmaß an Dorsalflexion im Fußgelenk für das Gehen ausreichend erhalten, wenn der Patient dieses Stadium erreicht. Wurde er aber nicht von Anfang an regelmäßig zum Stehen gebracht, könnte seine Achillessehne bereits verkürzt sein. Wenn der Patient täglich in der beschriebenen Art und Weise mit Knieextensionsschienen zum Stehen gebracht wird und dabei abwechselnd einer seiner Füße von der Helferin vom Boden abgehoben wird, könnte auch bereits verlorene

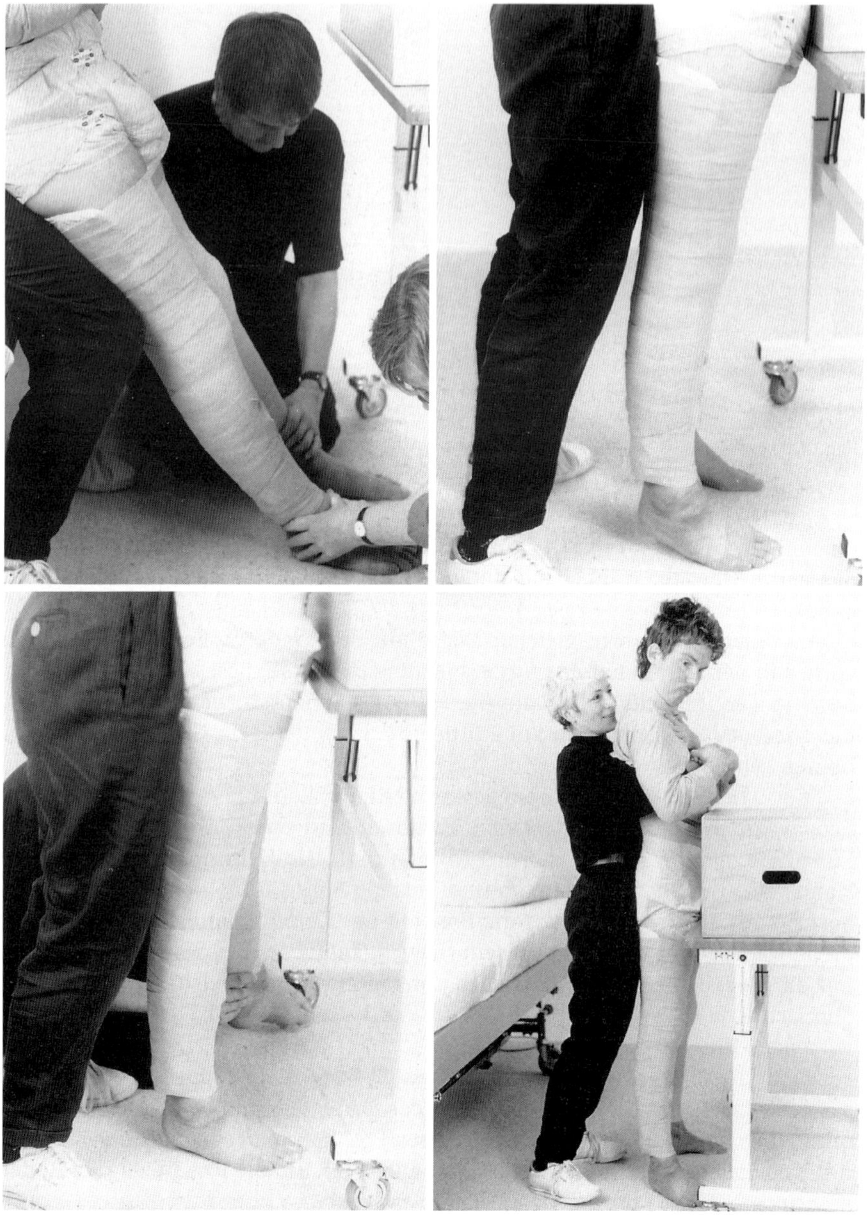

a b c d

Abb. 4.15 a–d. Das Verkürzen der Achillessehne verhindern. **a** Zwei Helferinnen stützen die Füße. **b** Im Stehen sind beide Fersen vom Boden abgehoben. **c** Ein Fuß wird in die Luft gehoben. **d** Die Füße stehen flach auf dem Boden

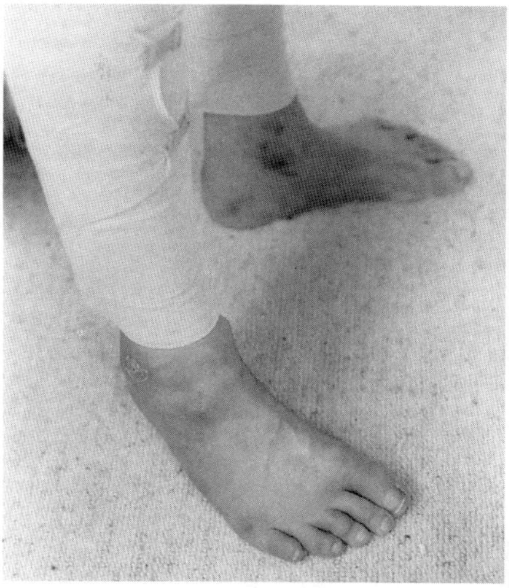

a

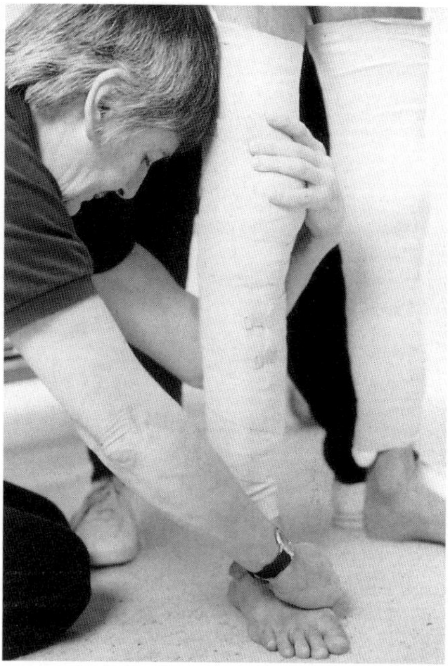

b

Abb. 4.16. a Die Fersen sind unten, aber die Füße drehen auf ihren Außenkanten. **b** Korrigieren der Fußstellung

Beweglichkeit in einem erstaunlichen Ausmaß zurückgewonnen werden, ohne daß andere Maßnahmen erforderlich sind. Sollte das Problem aber fortbestehen, muß die Fußstellung durch die Anwendung von zirkulärem Gips korrigiert werden, wie in Kap. 6 beschrieben.

Für den Patienten, der nur für sehr kurze Zeit stehen kann. Wenn der Patient nicht an das Stehen gewöhnt ist oder wenn er noch nicht in der Lage ist, aktiv mitzuüben, weil für ihn das Stehen noch nicht als Vorübung für das spätere Gehen erkennbar ist, wird er oft unmittelbar, nachdem er zum Stehen gebracht wurde, darum bitten, wieder sitzen zu dürfen, vor allem dann, wenn er im Stehgestell steht. Wenn er während des Stehens ohne jegliche Aktivität oder Behandlung gelassen wird, dann wird er entweder nach vorn auf den Tisch sinken und einschlafen (Abb. 4.17a) oder laut und aufgeregt nach jemandem rufen, der ihm hilft, sich wieder zu setzen. Viele Patienten bitten wiederholt darum, sich setzen zu dürfen, weil sie meinen, sie seien sehr müde. Ein Patient, der nicht sprechen kann, wirkt sehr unglücklich und könnte herzzerreißend zu weinen beginnen. Sobald die Therapeutin aber den gleichen Patienten bei einer Aktivität führt, ist er nicht mehr müde oder bekümmert, und kann solange stehen, wie er auf der für ihn angemessenen Ebene arbeitet (Abb. 4.17b).

Auch seine Familie, seine Freunde oder seine Mitpatienten können dem Patienten Aktivitäten anbieten, die seine Aufmerksamkeit erhält. So kann das Spiel mit einem Ball oder mit einem Luftballon eine nützliche Ablenkung sein, die den Patienten ermutigt, aufrecht zu bleiben, aber mit dieser rein motoria 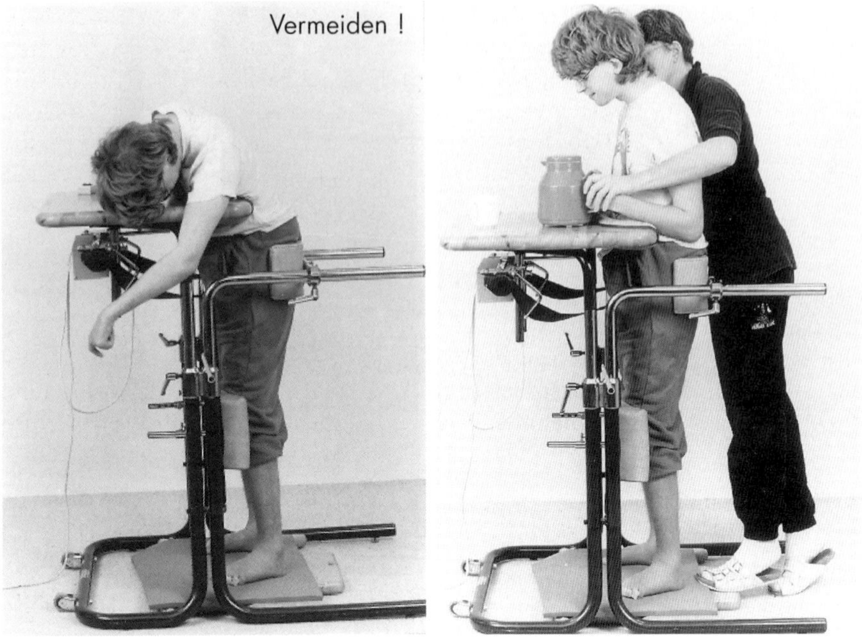 b

Abb. 4.17 a,b. Aktive Mitarbeit beim Stehen. **a** Ohne Aufgabe steht der Patient nicht gern im Stehgestell. **b** Eine geführte Aufgabe fördert die Aktivität

schen Aktivität ist kein weiterer Lerneffekt verbunden; sie bereitet dem Patienten vielleicht Freude und ermöglicht es ihm, längere Zeit im Stehen auszuhalten.

Für den Patienten mit geringem Verlust an Hüft- und Knieextension. Wenn sich aus irgendeinem Grund in der Hüfte und den Knien des Patienten leichte Kontrakturen entwickelt haben, können diese in der Regel schon nach kurzer Zeit überwunden werden, wenn der Patient jeden Tag mit Knieextensionsschienen steht. Die Therapeutin muß sich aber bei der Anfertigung der Schiene an das Ausmaß von Knieextensionsverlust anpassen. Bevor sie die Schienen anfertigt, behandelt sie den Patienten mit hemmenden Techniken, um ein Maximum an Knieextension zu erreichen. Dann dreht sie den Patienten in Bauchlage, modelliert die Gipsschiene an und läßt sie hart werden. Kann der Patient jedoch nicht in der Bauchlage liegen, dann ist es auch möglich, die Schiene in Rückenlage anzufertigen, was allerdings technisch gesehen etwas schwieriger ist (s.Kap.6).

Wenn der Gips hart und ganz trocken geworden ist – in der Regel am darauffolgenden Tag – werden die Schienen mit Bandagen befestigt. Über dem Knie wird eine zusätzliche Bandage gebraucht, um das Knie dadurch langsam nach unten in die richtige Stellung zu bringen. Die Therapeutin bringt den Patienten zum Stehen und setzt ihren Körper ein, um sein Gesäß nach vorn zu bewegen und soviel Hüftextension wie möglich zu erreichen. Ein Tisch kann vor dem Patienten als Bezugspunkt eine größere Hilfe sein, weil die Therapeutin ihn dann auffordern kann, den Tisch mit seinen Oberschenkeln zu berühren. Zunächst sollte der Tisch so nahe vor den Patienten gestellt werden, daß er diese Aufgabe auch erfüllen kann; nach jedem erfolgreichen Berühren kann dieser langsam immer etwas weiter weggerückt werden. Nun wird der Patient bei Aktivitäten, die Extension erfordern, geführt, oder wenn er genügend bei Bewußtsein ist, um aktiv mitzuarbeiten, wird er ermutigt, seine Beine und seinen Rumpf bewußt zu strecken.

Neben dem täglichen routinemäßigen Stehen ist der Patient tagsüber auch in der Bauchlage zu lagern, um eine ständige Flexionshaltung von Hüfte und Knien zu verhindern. Die Zeit, während der Patient in Bauchlage liegt, wird täglich gesteigert, abhängig davon, wie lange er die Bauchlage aushalten kann. Falls das Bewegungsausmaß sich in den folgenden Tagen nicht schnell verbessert, muß das Knie mit zirkulären Seriengipsen behandelt werden, damit die Kontrakturen nicht weiter zunehmen und zu einem ernsthaften Problem werden (s. Kap. 6).

Im Stehen bewegen

Während der Patient sich in stehender Position befindet, können viele verschiedene Bewegungen ausgeführt werden, entweder passiv durch die Therapeutin, wenn der Patient noch nicht genügend bei Bewußtsein ist, oder nur noch mit der erforderlichen Unterstützung, sobald er in der Lage ist, aktiv mitzuarbeiten. Aktivitäten wie Bewegungen der Halswirbelsäule in alle Richtungen, das Hemmen und Facilitieren der Arme, das Verlagern des Gewichts nach vorn und hinten und zur Seite sowie Rumpfrotation oder laterale Flexion können gewählt werden.

Eine Bewegung, nämlich die Rumpfflexion, ist aber so wichtig, daß sie von Anfang an bei allen Patienten in die Behandlung einbezogen und kontinuierlich ausgeübt werden sollte, bis der Patient die Phase der Spätrehabilitation erreicht hat und selbständig zu gehen beginnt.

Flexion des Rumpfes im Stehen

Der Patient steht mit Hilfe von Knieextensionsschienen, und seine Oberschenkel berühren einen Tisch, eine Behandlungsbank oder ein Bett direkt vor ihm. Der Patient hält seine Hände am Kopf, beugt den Rumpf in dieser Haltung nach vorn, bis seine Ellbogen den Tisch berühren und richtet seinen Rumpf mit seinem Kopf noch in Kontakt mit den Händen wieder auf. Damit der Patient sich nicht zu sehr anstrengen muß, um wieder in die Vertikale zurück zu kommen, facilitiert die Therapeutin die Bewegung, verhindert mit ihren Händen Abweichungen von der normalen Bewegungsrichtung und korrigiert ausweichende oder kompensatorische Haltungen. Die Qualität der Bewegung und das Bewegungsmuster sowie die Haltung, die der Körper einnimmt, wenn sich der

Patient nach vorn beugt und sich wieder aufrichtet, bedürfen genauester Beobachtung. Die Bewegung wird wie folgt facilitiert:

- Die Therapeutin steht etwas seitlich hinter dem Patienten. Mit einer Hand unterstützt sie seine gefalteten Hände von unten und ihren anderen Arm legt sie so um seine Taille, daß sich ihre Hand ungefähr auf der Höhe seines Zwerchfells befindet (Abb. 4.18a).
- Mit ihrem Körper hält die Therapeutin die Oberschenkel des Patienten fest in Berührung mit der Kante des Tischs und beugt seinen Rumpf nach vorn. Mit ihrem Arm, den sie um seine Taille gelegt hat, übernimmt sie etwas von seinem Gewicht, während sie gleichzeitig mit der Hand, die sich unter seinen gefalteten Händen befindet, die Geschwindigkeit und die Richtung der Bewegungen kontrolliert (Abb. 4.18b).
- Sobald der Patient mit seinen Ellbogen und seinem Kopf den Tisch berührt hat, hilft ihm die Therapeutin sofort, sich wieder aufzurichten, indem sie mit beiden Händen die Bewegung facilitiert (Abb. 4.18c). Während der ersten Versuche darf der Patient nicht lange in der Flexion verharren, weil es ihm sonst aufgrund eines daraus resultierenden Anstiegs des Flexortonus unmöglich sein könnte, sich wieder aufzurichten.
- Falls der Patient bei seinen Bemühungen, hochzukommen, den Kopf von seinen Händen abhebt und den Nacken stark extendiert, führt die Therapeutin seinen Kopf mit einer Hand wieder nach vorn und hilft ihm gleichzeitig, seinen Rumpf wieder aufzurichten, indem sie ihn mit ihrer anderen Hand stärker unter seinen Armen stützt (Abb. 4.18d).
- Beobachtet die Therapeutin irgendeine abnormale Haltung, während der Rumpf des Patienten gebeugt ist und seine Ellbogen den Tisch erreicht haben, stellt sie sich hinter ihn und „modelliert" seinen Körper in eine symmetrischere Stellung oder sie erhöht – falls sein Rücken zu flach erscheint – das Ausmaß an Beugung (Abb 4.19). Jede auftretende Spannung in den Rükkenmuskeln kann gelöst werden, und oft ist eine unilaterale Mobilisation der Rippen erforderlich, damit der Brustkorb des Patienten wieder seine normale Form erhält. Die Therapeutin darf den Patienten nur dann in dieser gebeugten Stellung behandeln, wenn sie sich vorher vergewissert hat, daß sich sein Flexortonus nicht zu stark aufbaut und das anschließende Aufrichten zu einem Problem werden könnte.

Während sich die Fähigkeit des Patienten, im Stehen seinen Rumpf zu beugen und zu strecken, verbessert, kann die Wirkung der Aktivität auf drei verschiedene Arten noch weiter gesteigert werden:

1. Durch Verringern der Tischhöhe: Dadurch werden sowohl das Ausmaß der Beugung nach vorn als auch die zum Aufrichten notwendige Extensoraktivität gesteigert.
2. Durch Plazieren eines Beins des Patienten nach hinten: dadurch wird sein ganzes Gewicht auf ein Bein verlagert, während er sich nach vorn beugt und sich wieder aufrichtet (Abb. 4.20). Das Becken bleibt parallel zum Tisch, während er sich hin und her bewegt. Durch die unilaterale Ausführung der

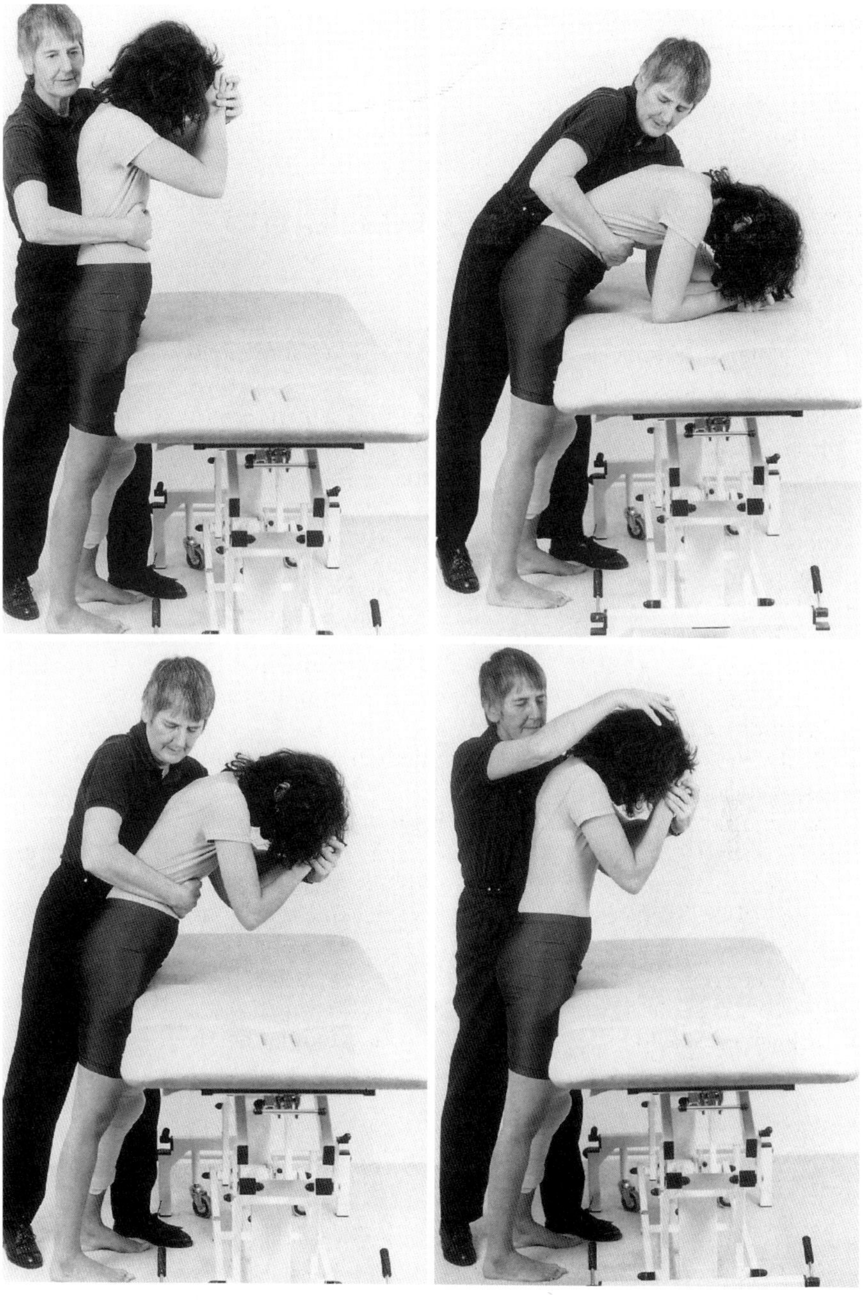

a b c d

Abb. 4.18 a–d. Das Nervensystem im Stehen mobilisieren. **a** Die Stirn ruht auf den gefalteten Händen. **b** Die Ellbogen nach unten bringen, um den Tisch zu berühren. **c** Mit Hilfe in die aufrechte Haltung zurückkehren. **d** Der Nacken bleibt in Flexion

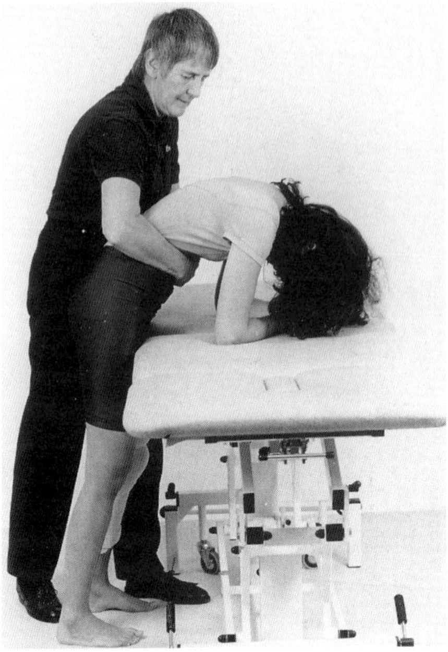

Abb. 4.19. Die Flexion der gesamten Wirbelsäule mobilisieren

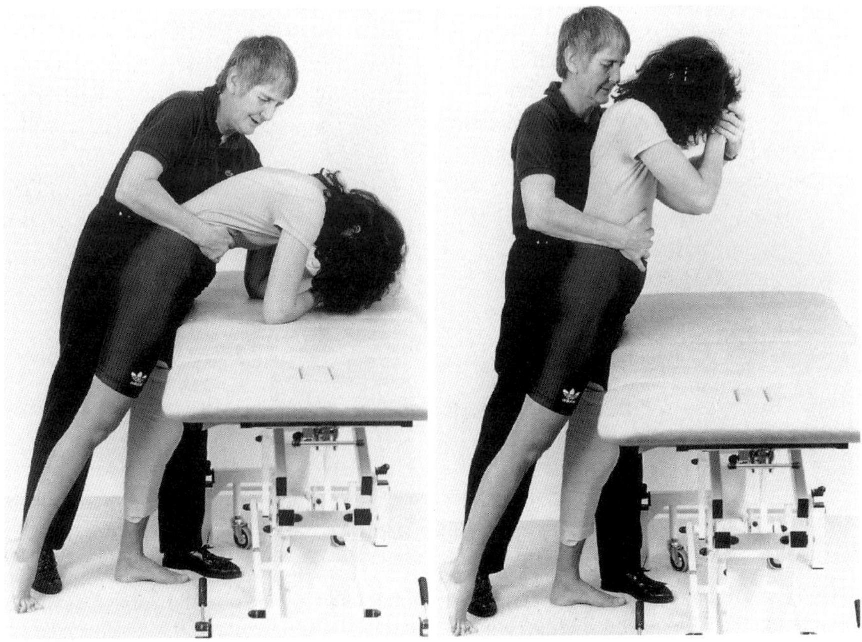

a b

Abb. 4.20 a,b. Normalisieren des Tonus und Wiedererlernen aktiver Hüftextension. **a** Rumpfflexion mit Gewicht auf einem Bein. **b** In die aufrechte Haltung zurückkehren

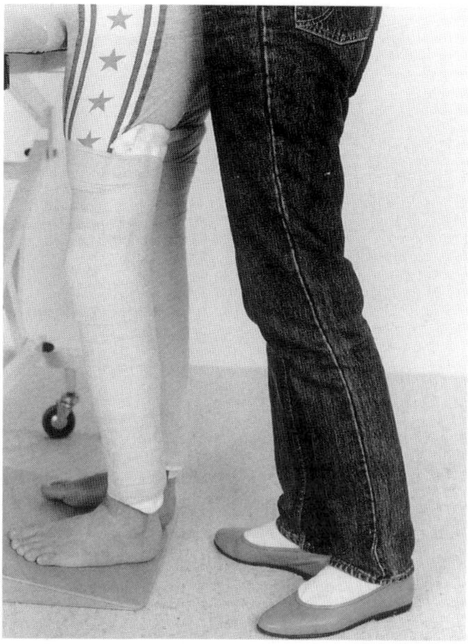

Abb. 4.21. Auf einem Keil stehen, um die Dorsalflexion des Fußgelenks zu vergrößern

Aktivität wird der Flexortonus in dem gewichttragenden Bein gehemmt und die aktive Extension dieser Hüftseite erhöht. Besonders bemerkenswert ist die Hemmung des Hypertonus in den Plantarflexoren und in den Flexoren der Zehen; der Klonus am Fußgelenk, der sonst beim Stehen oder Gehen mit dem Patienten ein mühsames Problem sein kann wird eliminiert. Eine aufgerollte Bandage unter die Zehen des Patienten gelegt, damit diese in Extension bleiben, kann der hemmende Effekt auf die Wadenmuskeln und auf die Flexoren der Zehen noch erhöhen.

3. Durch Stehen auf einem keilförmigen Brett: Der Patient steht mit seinen Fersen auf dem flacheren Anteil eines Keils, während er seinen Rumpf beugt, um seinen Kopf auf den Tisch hinunterzubringen (Abb. 4.21).

Der therapeutische Wert der Rumpfflexion im Stehen

Die Bewegungssequenz beim Rumpfbeugen im Stehen mit durch dorsale Schienen in Extension gehaltenen Knien ist für alle Patienten mit einer Läsion des oberen motorischen Neurons von großem Nutzen. Die Aktivität verhindert das Auftreten von Problemen, erhält die Beweglichkeit und hilft bereits bestehende Probleme zu überwinden. Deshalb sollte sie von den ersten Tagen nach der Hirnverletzung an und während aller weiteren Phasen der Rehabilitation durchgeführt werden:

- Die Spastizität in den unteren Extremitäten wird in einem beträchtlichen Ausmaß verringert, und die volle Länge der Knieflexoren und der Plantarflexoren des Fußes wird erhalten (Abb. 4.22).

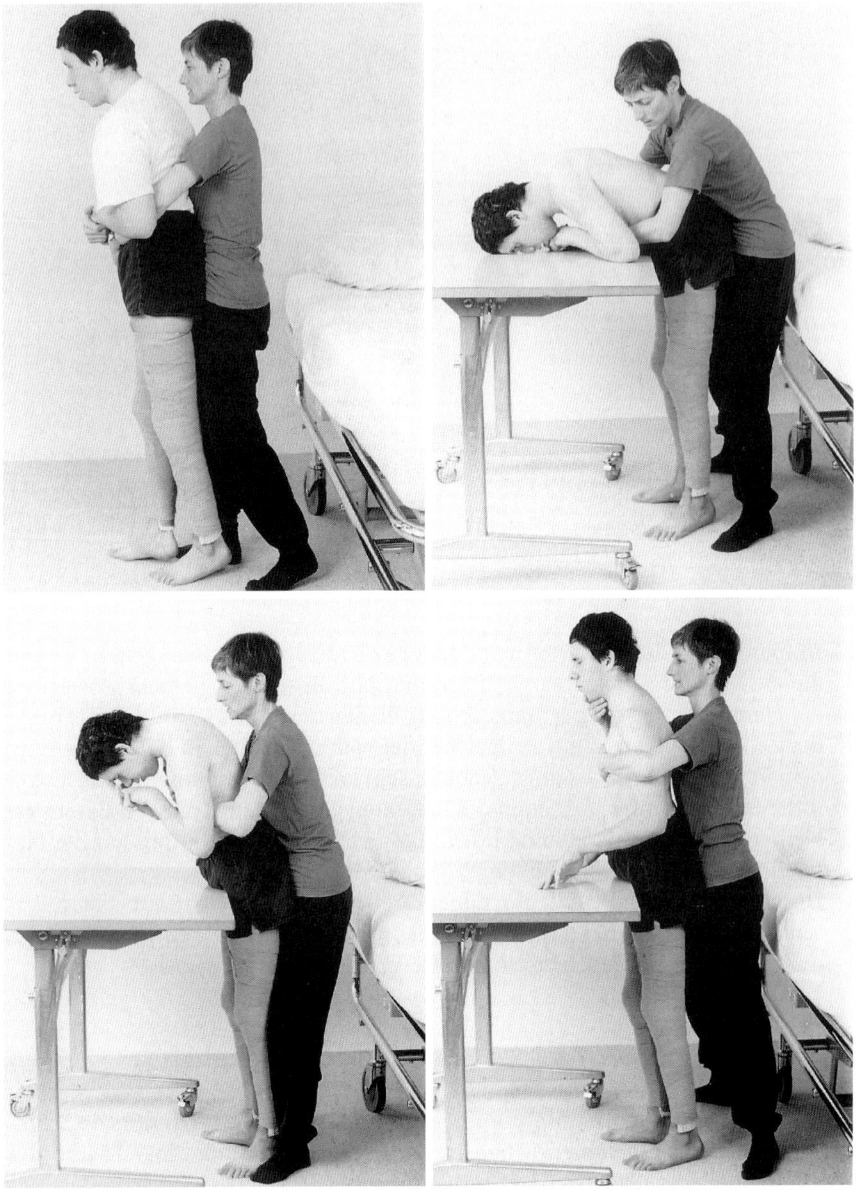

a b c d

Abb. 4.22 a–d. Hemmen der Spastizität in den unteren Extremitäten. **a** Knieextensionsschienen kontrollieren die Knieflexionsspastizität. **b** Rumpfflexion. **c** Rumpfextension mit Unterstützung. **d** Entspannte und vollständig verlängerte Plantarflexoren

- Oft können unmittelbar danach sowohl in den Zehen als auch im Fußgelenk aktive Bewegungen beobachtet werden.
- Die Wirbelsäule versteift nicht in Extension und falls dies aber bereits geschehen ist, kann die Beweglichkeit sehr schnell wieder zurückgewonnen werden, damit die selektive Aktivität der Bauchmuskeln wieder geschult werden kann. Ist die Brustwirbelsäule nicht mehr in Extension fixiert, wird die Rumpfrotation, die für das Gehen und den Gebrauch der Arme unerläßlich ist wieder möglich.

Aller Wahrscheinlichkeit nach beruht die signifikant positive Wirkung auf der Mobilisation neuraler Strukturen im gesamten Nervensystem, weil die im Stehen durchgeführte Bewegungssequenz die Komponenten des Spannungstests 1 für die untere Extremität (LLTT) und des „Slump"-Tests im Langsitz einschließt (Butler 1991). Beide Teste werden in Kap. 3 ausführlich beschrieben. Da das Nervensystem ein Kontinuum ist, zeigt sich die Wirkung in Form einer Gesamtreduktion des Hypertonus; so könnten z.B. die Hände des Patienten nach dieser Sequenz weniger spastisch sein, und sein Mund und seine Zunge sind vielleicht entspannter, ohne daß hemmende Maßnahmen spezifisch für diese Bereiche durchgeführt wurden.

Überlegungen

Da das Stehen äußerst positive Auswirkungen für den Patienten hat und da durch diese therapeutische Maßnahme das Auftreten zahlreicher Probleme verhindert werden kann, wäre es unlogisch und unverantwortlich, es nicht von Anfang an ganz selbstverständlich in die Behandlung mit einzubeziehen. Es ist immer noch nicht möglich, sicher vorherzusagen, wie lange ein Patient bewußtlos bleiben oder inwieweit er sich geistig und körperlich erholen wird. Entgegen jeder statistischen Prognose haben sich viele Patienten erstaunlich gut erholt. Es ist zur Zeit noch ungeklärt, warum sich manche Patienten soviel besser erholen als andere. Sicher ist nur, daß der Patient, dessen Körper während der Zeit des ersten „Abwartens" im bestmöglichen Zustand erhalten wird, weniger Schmerzen und Leid erdulden muß, daß seine Rehabilitationszeit kürzer sein wird und daß das Endergebnis nicht durch sekundäre Komplikationen gefährdet wird.

Ein Beispiel aus der Praxis

E.S. war hübsch und temperamentvoll und genoß das Leben, als sie im Alter von 17 Jahren bei einem Unfall mit ihrem Motorfahrrad eine schwere Schädel-Hirn-Verletzung erlitt. Bewußtlos wurde sie als Notfall in die Klinik eingeliefert. Trotz

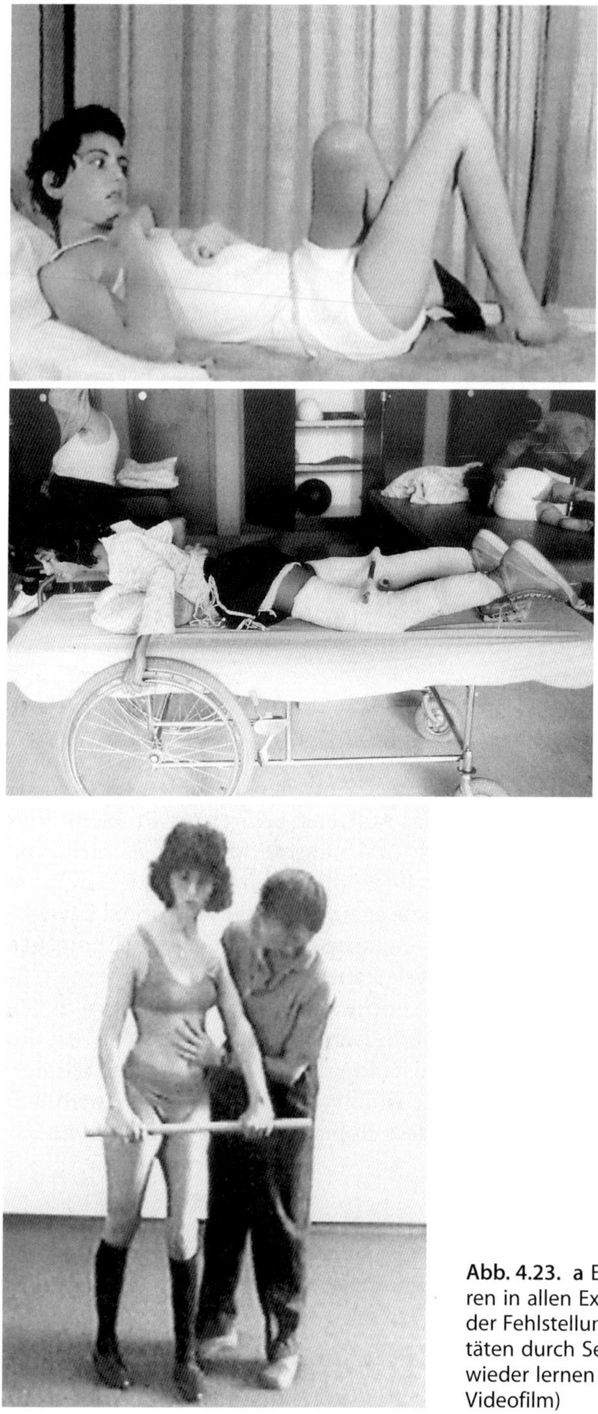

a

b

c

Abb. 4.23. **a** E.S. mit schweren Kontrakturen in allen Extremitäten. **b** Korrigieren der Fehlstellungen in den oberen Extremitäten durch Seriengipse. **c** Das Gehen wieder lernen (Archivfotos aus einem Videofilm) *sofortiger Operation blieb sie fast vier Monate lang im Koma. Obwohl sich ihr Bewußtseinszustand allmählich besserte, wurde aus bis heute ungeklärten Gründen zugelassen, daß sich ihre körperliche Verfassung zunehmend verschlechterte. Es scheint, als sei die Therapie wegen interner Meinungsverschiedenheiten über die richtige Methode, verbunden mit einer negativen Haltung ihrem Fall gegenüber wegen der Schwere ihrer Hirnschädigung und einer statistisch sehr ungünstigen Prognose nur oberflächlich und passiv durchgeführt worden. E.S. wurde weder richtig gelagert noch regelmäßig gedreht, sie lag nie in Bauchlage, saß nie außerhalb des Betts und stand nie mit Hilfe von Knieextensionsschienen. So entwickelten sich in dieser ultramodernen Klinik mit allen erforderlichen Einrichtungen, einschließlich einer großen physiotherapeutischen Abteilung, entsetzliche Kontrakturen in ihren Armen und Beinen, ihre Wirbelsäule versteifte in einer Extensionshaltung und ihre Schulterblätter wurden so stark retrahiert, daß die medialen Ränder übereinanderstanden (s. Abb. 2, 3a). Ihr Bett im Akutkrankenhaus wurde dringend benötigt, aber es war sehr schwierig, eine alternative Unterbringungsmöglichkeit zu finden. Ein Aufenthalt in dem einzigen Rehabilitationszentrum der näheren Umgebung, das bereit war, sie aufzunehmen, erwies sich als erfolglos. Die Versuche, mit passiven Bewegungen ihre Glieder zu mobilisieren, waren so schmerzhaft für sie, daß ihr in steigender Dosierung Beruhigungsmittel verabreicht wurden, bis ihr Kreislauf kollabierte und sie bewußtlos wurde. Daher mußte sie als Notfall in die ursprüngliche Akutklinik zurücküberwiesen werden. Dank den unermüdlichen Anstrengungen ihres Vaters wurde E.S. schließlich in eine Rehabilitationsklinik eingeliefert, die auf die Behandlung von hirnverletzten*

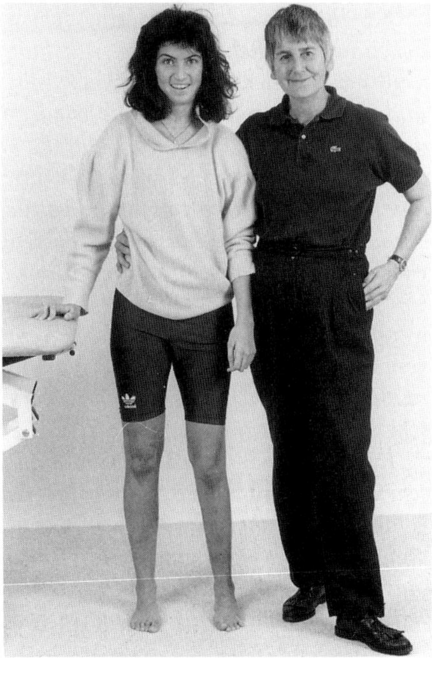

Abb. 4.24. Vier Jahre nach ihrer Hirnschädigung macht E.S. weiterhin Fortschritte

Patienten spezialisiert war. Bei der Einlieferung, 6 Monate nach dem Unfall, hatte E.S. schwere Flexionskontrakturen in ihren oberen Extremitäten, in den Schultern, den Ellbogen, den Handgelenken und den Fingern. Ihr linker Bizeps war verletzt worden, vermutlich durch übereifriges Strecken, und der Oberarm war heiß und geschwollen. Ihre Beine waren in Hüft- und Knieflexion so fixiert, daß der dorsale Aspekt der Zehen ihres linken Fußes gegen das Bett gedrückt wurde (Abb. 4.23a). Röntgenuntersuchungen zeigten eine sekundäre Luxation der linken Hüfte, hervorgerufen durch die Dauerhaltung in Adduktion mit medialer Rotation, und in beiden Hüften wurde eine ausgeprägte Osteoporose festgestellt. Unverzüglich wurde mit der Behandlung, wie sie in Kap.6 beschrieben wird, begonnen; nachdem die Kontrakturen und die Hüftluxation überwunden werden konnten, war E.S. wieder in der Lage, zu stehen und begann, Gehen zu lernen und ihre Hände bei der Körperpflege und beim Anziehen und Essen wieder zu gebrauchen (Abb. 4.23b, c). Auf Grund der schweren Deformität ihres linken Fußes wurde ein operativer Eingriff für ratsam gehalten. Eine Achillessehnenverlängerung wurde vorgenommen, und zusätzlich wurde der M. tibialis anterior abgetrennt, in zwei Teile gespalten und dann neu am Fuß eingesetzt. E.S. macht Dank der Weiterbehandlung in einem Rehabilitationszentrum in der Nähe ihres Wohnorts weitere Fortschritte, obwohl weiterhin Probleme mit dem Kurzzeitgedächtnis bestehen (Abb. 4.24).

Aus der Sicht von Außenstehenden kann die Rehabilitation als erstaunlich erfolgreich angesehen werden, aber es darf nicht vergessen werden, daß alle genannten Probleme durch korrektes Lagern und frühes Mobilisieren unter Einbeziehung des Stehens während der Akutphase hätten vermieden werden können.

E.S. litt geistig und körperlich sehr schwer unter den sekundären Komplikationen, und ihre Rehabilitation war lang und anstrengend. Ein ganzes Jahr lang mußte sie in der Rehabilitationsklinik bleiben, weit entfernt von ihrer Familie und ihren Freunden, bevor sie wieder nach Hause gehen konnte. Die Korrektur der Gelenkkontrakturen war während einer bestimmten Zeit so schmerzhaft, daß ein Implantat eingesetzt wurde, wodurch regelmäßig intrathekal Morphium verabreicht wurde. Das Implantat wurde später wieder entfernt. Mehr als zwei Monate lang mußten zirkuläre Seriengipse angefertigt werden, bis ihre Beine wieder gerade waren und ihre Füße wieder 90 ° Dorsalflexion zurückerlangten. Um die Luxation des Hüftgelenks zu verringern, war ein zusätzlicher Gips notwendig, der ihre Beine in Abduktion hielt (Abb. 4.23b). Um ihre Hände zu strekken, mußten andere Schienenarten eingesetzt werden, und mehrere Monate lang mußte sie beim Gehen an ihrem linken Bein einen Oberschenkelschienenschellenapparat tragen.

Körperliche Einschränkungen sind noch geblieben, die ihre weiteren Fortschritte beeinträchtigen. Durch die Operation ist der Fuß, bedingt durch die Unausgeglichenheit der Muskeln, etwas „aus seiner Form gezogen worden", und dadurch ist die notwendige Aktivität in diesem Fuß, die für ein normales Gehmuster notwendig wäre, nicht gegeben. Auch ihre steife Brustwirbelsäule und ihre retrahierten Schultern bilden nach wie vor Probleme.

5 Wiederbeleben von Gesicht und Mund

Ob jung oder alt, das Gesicht und der Mund spielen in unserem Leben eine wichtige Rolle. Mit ihnen drücken wir verbal und nonverbal unsere Gefühle und Wünsche aus, und sie ermöglichen uns, unsere Gedanken mit anderen zu teilen. Unser Aussehen bedeutet uns sehr viel. Dies zeigen die stets überfüllten Frisiersalons und die florierende Kosmetikindustrie mit ihren unzähligen Reklamen für Schönheitskuren, die ein jugendliches Aussehen erhalten sollen. Der Mund mit seiner wunderbar beweglichen Zunge erlaubt uns, schnell und mühelos zu essen und zu trinken, was immer wir gerade mögen, nicht nur um unseren täglichen Bedarf zu decken, sondern auch, weil es uns Vergnügen bereitet. Der Mund ist so sensibel, daß jede kleine Veränderung als viel größer empfunden wird, als sie in Wirklichkeit ist. Eine Zahnfüllung, die vielleicht nur einen Millimeter zu hoch ist und dadurch verhindert, daß der Mund normal geschlossen werden kann, kann zu einer schlaflosen Nacht und zu einem Notfalltermin beim Zahnarzt am nächsten Tag führen! Durch den einseitigen Gefühlsverlust nach einer lokalen Anästhesie beim Zahnarzt wird das Trinken oder das Spülen des Munds mit der angebotenen rosa Flüssigkeit zu einem großen Problem.

Es ist daher eigenartig, daß dem Gesicht und dem Mund des Patienten nach einer Hirnschädigung oft viel weniger Aufmerksamkeit geschenkt wird und sie weniger intensiv behandelt werden als z.B. seine Arme, obwohl sie oft durch sensomotorische Störungen erheblich beeinträchtigt sind. Die Gründe für die relativ starke Vernachlässigung eines so wichtigen Bereichs sind nicht klar. Vielleicht besteht eine gewisse Hemmschwelle, das Gesicht einer anderen Person anzufassen oder die Innenseite des Munds einer fremden Person zu berühren, was auch Studentinnen eines Fortbildungskurses zur Rehabilitation des Gesichts und des oralen Trakts immer wieder als Grund angeben. Möglicherweise sind das Gesicht und der Mund eine Art von „Niemandsland", d.h. niemand fühlt sich für eine spezifische Therapie verantwortlich. Die Krankenschwestern kümmern sich um eine ausgeglichene Aufnahme- und Ausscheidungsbilanz und um eine einfache Mundhygiene. Die Ergotherapeutin beschäftigt sich mit den für das Essen notwendigen Hilfsmitteln oder mit dem Erarbeiten einer alternativen Kommunikationsform. Die Physiotherapeutin behandelt zwar den Körper des Patienten, aber meistens nur bis zum Nacken.

Es wird oft als selbstverständlich angesehen, daß sich die Logopädin mit den Problemen im Bereich des Mundes befaßt. In den meisten Akutkliniken gibt es aber eher zu wenig Logopädinnen, und diese beschäftigen sich überwiegend mit Sprachstörungen. Auf alle Fälle erhalten die meisten Logopädinnen in ihrer Ausbildung wenig Kenntnisse und Erfahrungen darüber, wie schwere Schluckstörungen zu behandeln sind und übernehmen deshalb berechtigterweise ungern die volle Verantwortung dafür. Es kann auch sein, daß die Mitglieder des Betreuerteams einfach nicht wissen, daß die Behandlung dieser komplexen Probleme nicht nur möglich, sondern sogar erstaunlich erfolgreich ist. Daher fallen ihnen zwar die Probleme in diesem Bereich auf, sie halten sie aber für unausweichlich und für unüberwindbar.

Die Durchführung einer regelmäßigen und intensiven orofazialen Behandlung muß auf jeden Fall gewährleistet sein. Teambesprechungen, Absprachen bezüglich der Zeiten, Fortbildungskurse und die Kooperation aller Teammitglieder werden mögliche Schwierigkeiten schnell aus dem Weg räumen. Obwohl eine Berufsgruppe letztlich die Verantwortung für die Durchführung der Behandlung übernehmen kann, sollten die einzelnen Teammitglieder und auch die Angehörigen die Behandlung verstehen und in sie einbezogen werden. Dadurch werden alle befähigt, dem Patienten während der Mahlzeiten oder auch während der verschiedenen Therapiestunden sinnvoll zu helfen.

Es ist äußerst wichtig, Gesicht und Mund von Anfang an mit in die Behandlung einzubeziehen und weiter bestehende Probleme im gesamten Rehabilitationsverlauf stets weiterzubehandeln, weil sie nämlich für den Patienten selbst und für ihm nahestehende Personen qualvoll belastend und äußerst behindernd sind. Das Gesicht und die Stimme sind immer ein integraler Bestandteil der gesamten Persönlichkeit, und der eigentlichen Bedeutung des Worts „Rehabilitation“ zufolge ist jede Anstrengung zu unternehmen, um beide Bereiche wieder in jenen Zustand zu versetzen, in dem sie vor der Schädigung waren. Nur so kann der Patient wirklich wieder „er selbst“ werden.

Häufig auftretende Probleme und ihre Behandlung

Probleme

Die Patienten leiden an folgenden Schwierigkeiten am häufigsten:

- Die Halswirbelsäule des Patienten wird konstant in einer fixierten Stellung gehalten, und deshalb gehen die sozialen Kopfhaltungen und -bewegungen verloren, die bei der täglichen Konversation das Sprechen ergänzen oder es sogar ersetzten. Ist der Nacken zu sehr extendiert, wird das Schlucken dadurch erschwert oder sogar unmöglich gemacht, und die Spannung in den vorderen Strukturen verhindert dann auch eine normale Stimmbildung. Wenn der Nacken stark auf eine Seite gezogen ist, können sowohl der Speichel als auch die Flüssigkeit, die der Patient zu trinken versucht, aus dem unteren Mundwinkel herauslaufen. Versucht der Patient zu essen, fallen ihm Essensreste in den Zwischenraum zwischen Zähnen und Wangen, und er kann feste Nahrung dann nicht in der richtigen Position halten, um sie zu kauen.

- Anormaler Tonus und gestörte Sensibilität geben dem Gesicht des Patienten etwas maskenhaftes. Oft sind seine Augen weit geöffnet und seine Augenbrauen ständig hochgezogen, als ob der Patient überrascht oder erschrocken wäre. Seine Mimik bleibt unverändert und kann sich nicht den wechselnden Bedingungen der Kommunikationssituation anpassen. Aufgrund von Hypotonus kann sein gesamtes Gesicht herunterhängen, und er wirkt dadurch auf andere depressiv oder traurig. Infolge einer abormalen Reflexaktivität oder einer Unausgeglichenheit der Muskeln behält er möglicherweise ständig einen bestimmten Gesichtsausdruck bei, der aber in keinem Zusammenhang mit der jeweiligen Situation oder seiner jeweiligen Gefühlslage steht. Dadurch wird er oft falsch verstanden. Es kann z.B. so aussehen, als würde er „knurren", als sei er mürrisch, oder finster gestimmt, nur weil seine Oberlippe zurückgezogen ist. Beides erschwert es anderen, sich ihm unbefangen zu nähern.
- Eine Gesichtsasymmetrie, die besonders beim Lächeln deutlich sichtbar wird, kann äußerst störend sein. Die Überaktivität der weniger betroffenen Seite verstärkt diese Asymmetrie zusätzlich.
- Im oberen Drittel des Gesichts des Patienten sind nur sehr wenige Bewegungen zu beobachten, wodurch seine Augen ihren Ausdruck völlig verlieren. Möglicherweise kann er ein Auge oder beide Augen weder öffnen noch schließen.
- Der Mund des Patienten ist ständig geöffnet und sein Kiefer wird nach unten gezogen und retrahiert. Dieses Problem wird noch dadurch verstärkt, daß die Bewegungsmöglichkeiten seiner Zunge eingeschränkt sind und er deshalb seinen Speichelfluß nicht kontrollieren kann.
- Ein häufig auftretendes Problem sind beeinträchtigte Zungenbewegungen. Der Patient kann die Zunge kaum oder gar nicht bewegen. Die Bewegungen sind langsam und treten in Form von ungeschickten Massenbewegungen auf. Vielleicht stößt seine Zunge im falschen Moment nach vorn, oder umgekehrt kann sie stark retrahiert sein. Auch können unkoordinierte Bewegungen und Tremor vorhanden sein.
- Einige Patienten können ihren Mund kaum öffnen, sie pressen ihre Zähne fest zusammen, und möglicherweise zeigen sie zusätzlich einen Beißreflex, der eine angemessene Mundhygiene unmöglich macht. Wird der Mund des Patienten jedoch mit Gewalt geöffnet, entsteht die Gefahr, daß dabei Zähne abbrechen.
- Geifern und Sabbern, mit gleichzeitigem Auftreten von Essensresten und Speichel aus dem Mund, bringen den Patienten und seine Angehörigen in große Verlegenheit.
- Essen und Trinken kann für den Patienten sehr schwierig sein oder es gelingt ihm nur in einem abormalen Muster. Manche Patienten können gar nichts über den Mund zu sich nehmen.
- Häufiges Verschlucken fester und flüssiger Nahrung oder gar beim eigenen Speichel kann für den Patienten nicht nur sehr unangenehm, sondern auch gefährlich sein.

- Wenn der Patient überhaupt nicht oder nicht adäquat mit den normalen rotierenden Bewegungen kauen kann, bedeutet dies eine große Einschränkung für seine Ernährung wodurch seine Gesundheit gefährdet werden kann und ihm ganz sicher die Freude am Essen genommen wird.
- Ein inadäquates oder fehlendes Abschließen des Nasen-Rachen-Raumes während des Essens erhöht das Risiko, sich zu verschlucken und die Gefahr, daß Flüssigkeiten in den Nasenraum eindringen. Wenn der Patient spricht, klingt seine Stimme nasal, da die Luft durch die Nase entweicht.
- Vielleicht kann der Patient überhaupt keine Laute bilden, oder es gelingt ihm nur beim Einatmen, einen Ton zu machen. Seine Stimme, wenn er überhaupt sprechen kann, klingt eigenartig, kann auch unkontrolliert sein, so daß sich plötzlich Tonhöhe oder Lautstärke ändern und die Stimme keinerlei Intonationsmuster aufweist, was für den Zuhörer äußerst ermüdend ist.
- Der Patient hat Probleme beim Artikulieren und kann vor allem Konsonanten nicht sauber bilden.
- Der Patient spricht mit abrupt wechselnder Lautstärke oder in kurzen Sätzen in einer Art „Telegrammstil". Er kann oft mit einem Atemzug nur ein oder zwei Worte sagen.
- Die Zähne des Patienten könnten nicht sauber sein, sondern belegt und erste Anzeichen von Karies zeigen. Oftmals ist sein Zahnfleisch in schlechtem Zustand, es ist entzündet und blutet, und er hat einen schlechten Mundgeruch.

Derartige Probleme sind für den Patienten selbst, für seine Familie und für seine Freunde sehr quälend, ganz gleich, ob sie nun schwerwiegend und offensichtlich sind, oder verglichen mit den Problemen anderer, stärker behinderter Patienten als „leicht" eingestuft werden. Auch die Haltung anderer Menschen dem Patienten gegenüber, wird sich verändern, was seine Rückkehr in das Leben außerhalb der Klinik sehr erschwert. Jedes Problem im Bereich des Gesichts und des Munds verringert die Lebensqualität des Patienten, denn er sieht dadurch weniger attraktiv aus, hat eine eingeschränkte Mimik, kann nicht normal sprechen und kann das Essen und Trinken weniger genießen (Abb. 5.1).

Deshalb haben die Untersuchung, die Behandlung und das Überwinden dieser Schwierigkeiten im Rehabilitationsprogramm oberste Priorität.

Vorbeugen und Behandeln

Das Gesicht und der Mund des Patienten können nicht isoliert behandelt werden. Sie werden vielmehr sehr stark durch seine Haltung, seinen Muskeltonus im allgemeinen und durch die Beweglichkeit der anderen Körperteile beeinflußt. So kann z.B. unmöglich erreicht werden, daß der Patient seinen Mund wieder normal schließt oder mit der Nahrungsaufnahme über den Mund beginnt, wenn er noch den ganzen Tag mit extendiertem Nacken in Rückenlage im Bett liegt und noch nicht aus dem Bett in einen Rollstuhl transferiert und in eine korrekte Sitzhaltung gebracht wird (Abb. 2.1). Die Behandlung von Gesicht

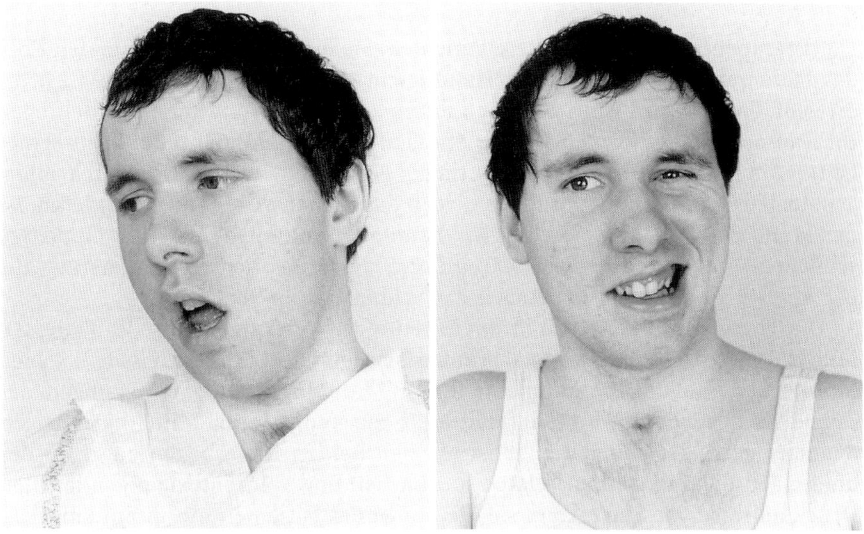

a b

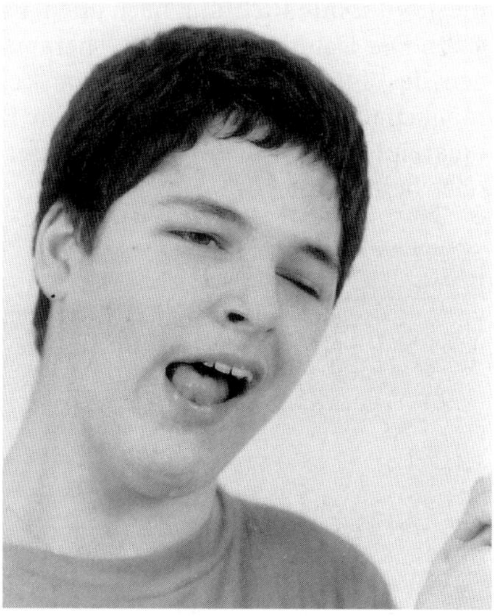

c

Abb. 5.1 a–c. Schwere Störungen im Gesichts- und Mundbereich vermindern für den Patienten die Lebenqualität.
a Er kann seinen Mund nicht schließen.
b Ausgeprägt asymmetrisches Lächeln.
c Sensomotorische Schwierigkeiten verhindern Essen und Sprechen

und Mund wirkt sich auf den gesamten Zustand des Patienten aus. Durch die reiche Innervation in diesem Bereich ist jede Stimulation sehr wirkungsvoll.

Hinweise für die Handhabung während der Behandlung

Nützliche Griffe

Für eine Untersuchung und zur Behandlung des Gesichts und des Munds des Patienten eignen sich die zwei folgenden Grundgriffe:

Griff A

Die Therapeutin steht neben dem Patienten. Sie legt ihren Arm so um den Kopf des Patienten, daß sie mit ihrer Hand leicht den unteren Teil seines Gesichts erreicht. Sie hält sein Kinn zwischen ihrem Zeigefinger und ihrem Mittelfinger. Ihr Daumen liegt auf seiner Wange, etwa auf gleicher Höhe mit der Mitte seines Ohrs (Abb. 5.2a). Mit ihrem Zeigefinger kann die Therapeutin durch einen leichten Druck nach unten und nach vorn das Öffnen des Munds facilitieren. Ist der Mund des Patienten geschlossen, kann sie ihm helfen, auch die Lippen zu schließen. Auf Grund der zirkulären Form des M. orbicularis, unterstützt die Facilitation an der Unterlippe auch das Schließen der Oberlippe.

Die Therapeutin kann mit ihrem Mittelfinger unter dem Kinn des Patienten seinen Kiefer nach oben und nach unten bewegen und ihm auch helfen, seinen Mund zu schließen. Sie kann mit ihrem Mittelfinger auch Bewegungen der Zunge nach vorn und hinten facilitieren. Sie beugt ihren Mittelfinger leicht, damit er genau in den Raum zwischen den beiden Kieferbögen paßt, wo der untere Teil der Zungenmuskulatur spürbar ist, und während sie einen leichten Druck aufwärts ausführt, kann sie die Zunge des Patienten mit ihrem Finger in die gewünschte Richtung nach oben, nach vorn oder nach hinten bewegen (Abb. 5.2b). Der Daumen liefert der Therapeutin dabei Informationen über Änderungen des Tonus in der Wangenmuskulatur des Patienten und/oder über eine mögliche Subluxation oder über eine laterale Verschiebung des temporomandibularen Gelenks, wenn sich der Kiefer beim Öffnen oder Schließen des Munds oder beim Kauen bewegt.

a

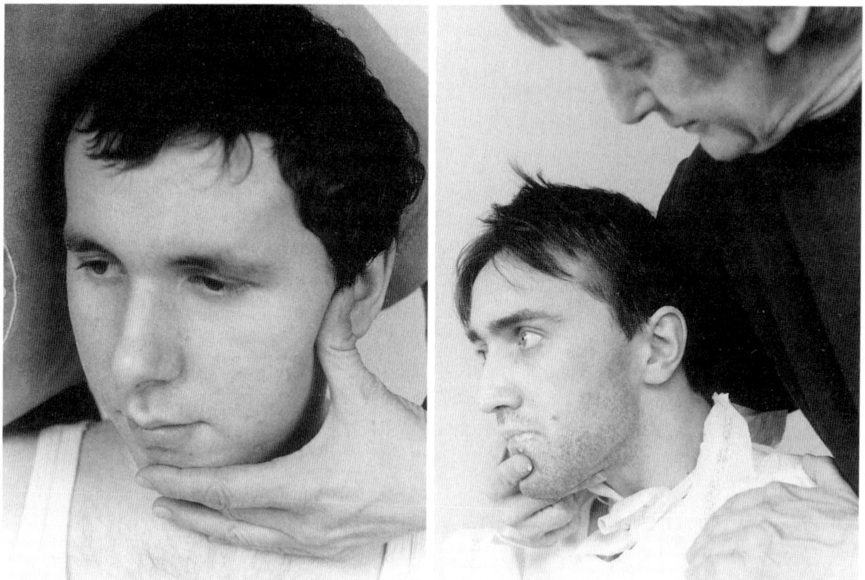

b

Abb. 5.2 a,b. Griff A zum Untersuchen und Behandeln des Mundes. **a** Zeigefinger und Mittelfinger geben Hilfestellung beim Öffnen und Schließen des Mundes. **b** Der Mittelfinger unter dem Kinn bewegt von unten her die Zunge

Der Kopf des Patienten muß dabei unbedingt in der richtigen Position leicht nach vorn geneigt sein. Mit einer Aufwärtsbewegung ihres Oberarms oder ihrer Schulter verlängert die Therapeutin die Rückseite seines Nackens und vermeidet dabei gleichzeitig, daß sein Kopf nach hinten in die Extension drückt.

Besonders nützlich ist Griff A in folgenden Situationen:

- Beim Behandeln auf der Intensivstation, wenn der Patient in Seitenlage liegt (Abb. 5.3a).
- Während des Untersuchens und Behandelns im Sitzen, wenn der Patient noch keine Kopfkontrolle hat (Abb. 5.3b).
- Während des Unterstützens des Patienten bei Aktivitäten wie Essen, Trinken oder Zähneputzen (Abb. 5.3c).

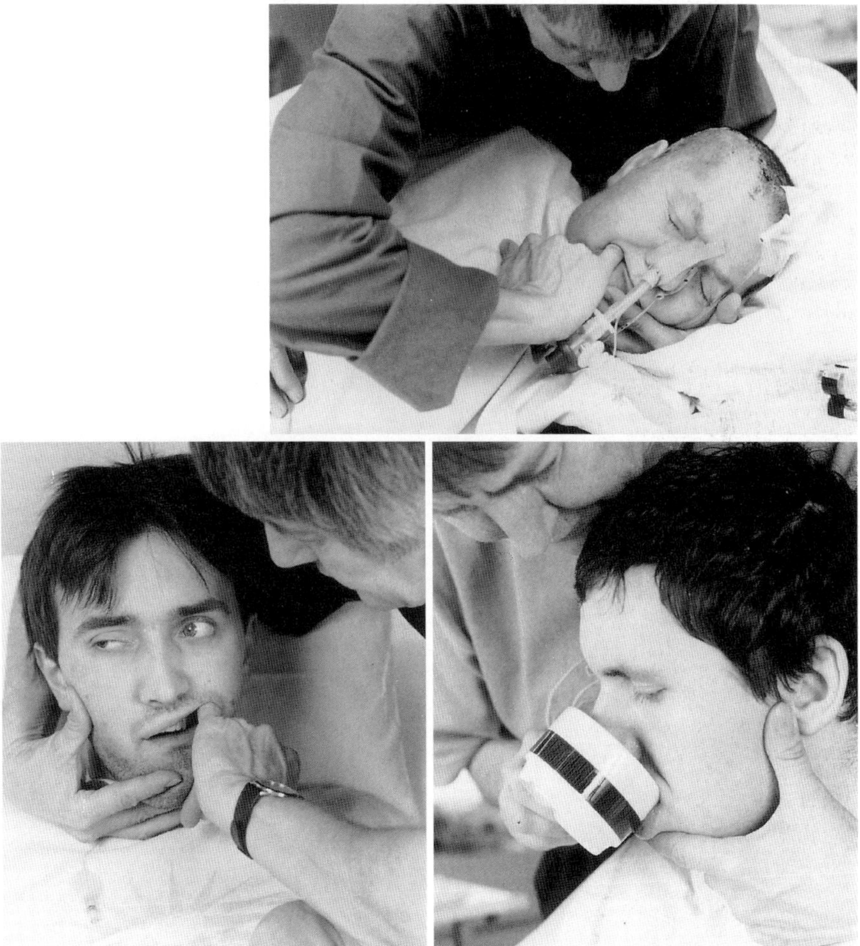

a b c

Abb. 5.3 a–c. Griff A beim bewußtlosen Patienten auf der Intensivstation (**a**), wenn er seine Kopfhaltung nicht kontrollieren kann (**b**) und Hilfe beim Trinken braucht (**c**)

Griff B

Die Therapeutin steht direkt vor dem Patienten. Dadurch kann sie sein ganzes Gesicht und die Innenseite seines Munds leichter beobachten. Sie kniet vor dem Patienten oder sitzt auf einem niedrigen Hocker, damit ihr Gesicht nicht höher ist als das des Patienten, da er sonst zu ihr hochschaut, was eine zu starke Nakkenextension und dadurch eine deutliche Erschwerung aller Bewegungen um den Mund und im Mund selbst mit sich bringt. Die Therapeutin legt ihren Daumen leicht an das Kinn des Patienten, während ihr Zeigefinger auf seiner Wange liegt. Ihr Mittelfinger ist so weit flektiert, daß er genau zwischen die Unterkieferbögen paßt (Abb. 5.4a). So kann sie mit ihren Fingern nicht nur den Tonus der Mundbodenmuskulatur erfühlen und beeinflussen, sondern aber auch Bewegungen der Zunge und den Schluckakt facilitieren.

Mit dem Daumen auf seinem Kinn kann die Therapeutin dem Patienten helfen, seinen Mund zu öffnen. Dabei muß sie sorgfältig darauf achten, den Kiefer nicht nach hinten zu drücken. Der Kiefer muß nämlich aus dem temporomandi-

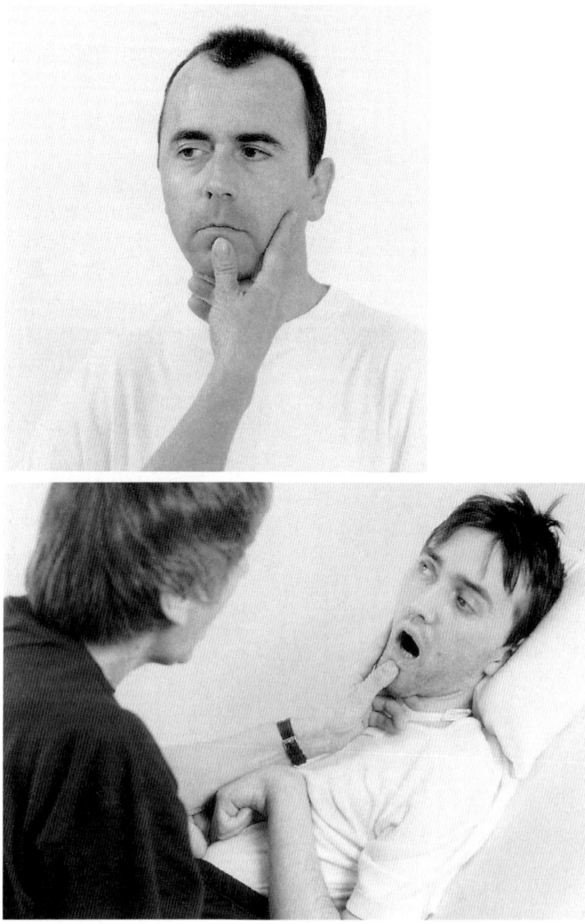

a

b

Abb. 5.4. **a** Griff B ermöglicht es der Therapeutin, das Gesicht des Patienten zu beobachten. **b** Griff B bei einem Patienten, der keine Kopfkontrolle hat bularen Gelenk protrahieren, damit er nach unten gleiten kann, und die Therapeutin führt gleichzeitig mit ihrem Mittelfinger von unten her, um so das Öffnen des Munds zu facilitieren.

Wenn der Patient den Mund nicht schließen kann, unterstützt die Therapeutin diese Bewegung durch Heben seines Unterkiefers wiederum mit ihrem Mittelfinger. Gleichzeitig kann sie mit ihrem Daumen die Unterlippe in Richtung Oberlippe anheben, um einen Lippenschluß zu erreichen.

Besonders nützlich ist Griff B in folgenden Situationen:

- Um aktive Gesichts- und Mundbewegungen bei einem Patienten wieder anzubahnen und einzuüben, der seinen Kopf korrekt und ohne Anstrengung in der richtigen Stellung halten kann. Die Therapeutin kann ihn auch benutzen, wenn der Patient die Stellung seines Kopfs nicht oder nur mit sehr großer Anstrengung und Konzentration kontrollieren kann. Dabei sollte der Patient in einer sorgfältig unterstützten, halbliegenden Position entweder in seinem Bett oder auf einer Behandlungsbank gelagert sein (Abb. 5.4b).
- Um Patienten zu behandeln, deren Sprachverständnis stark eingeschränkt ist. Die Therapeutin kann dem Patienten zeigen, was sie von ihm erwartet; es fällt ihm leichter, ihre Anweisungen zu verstehen, wenn er ihr direkt ins Gesicht schauen kann.

Die Mundhöhle ausleuchten

Mit Tageslicht: Um genügend Licht für die Untersuchung und für die Behandlung im Mund- und Rachenraum zu haben, genügt es meistens, den Patienten so zu plazieren, daß das Licht durch ein Fenster direkt auf sein Gesicht fällt. Dies hat den Vorteil, daß die Therapeutin beide Hände für die Behandlung zur Verfügung hat und nicht gleichzeitig eine Taschenlampe halten muß.

Mit einer beweglichen Winkellampe: Der Mund des Patienten kann auch mit einer gewöhnlichen Lampe ausgeleuchtet werden. Der Nachteil einer solchen Lampe besteht darin, daß sie leicht umgestoßen werden kann und immer wieder anders hingestellt werden muß, sobald die Therapeutin ihre Stellung ändert. Deshalb ist eine verstellbare Lampe vorzuziehen, die an der Wand befestigt wird und dadurch von der Therapeutin mit einer Hand leicht in jede gewünschte Stellung gebracht werden kann.

Mit einer Taschenlampe: Wenn die Therapeutin eine Taschenlampe benutzt, hat sie nur noch eine Hand für die eigentliche Behandlung frei. Dies führt zu Schwierigkeiten, wenn sie z.B. einen Spatel einsetzen möchte und gleichzeitig den Kopf des Patienten unterstützen muß, während sie Aktivitäten im Bereich des weichen Gaumens beobachtet oder stimuliert. Eine Erfindung löst hier das Problem: eine kleine Taschenlampe wird mit einer Halterung versehen, die auf einen normalen Einwegspatel gesteckt wird, so daß die Therapeutin beides, die Lampe und den Spatel, mit einer Hand einsetzen kann (Abb. 5.5), wobei das Licht der Taschenlampe immer auf die richtige Stelle gerichtet ist.

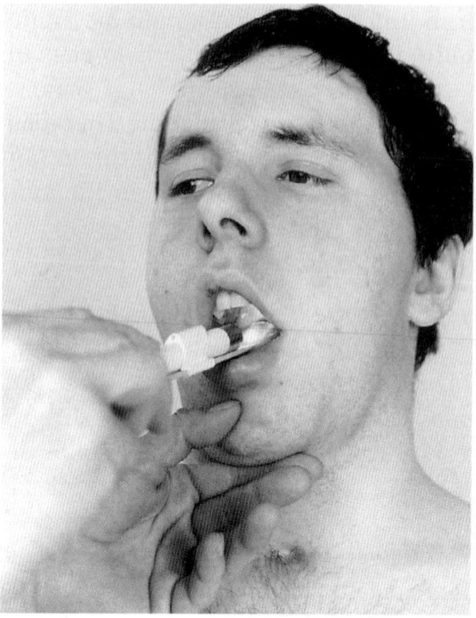

a

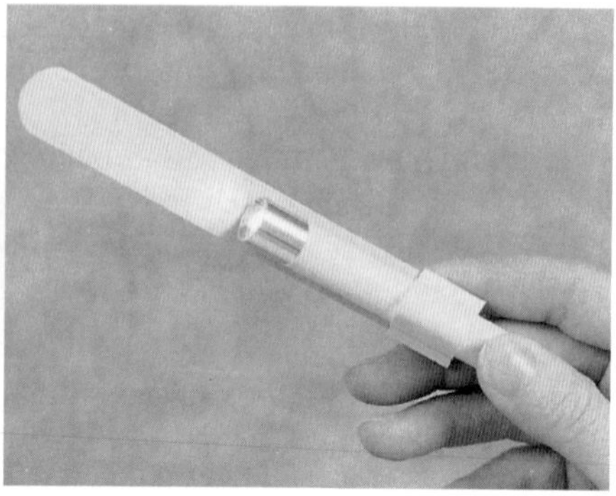

b

Abb. 5.5. a Taschenlampe mit Spatel. Beim Untersuchen des Mundes bleibt eine Hand frei zum Facilitieren. **b** Taschenlampe mit Einwegzungendrücker

Gummihandschuhe tragen

Viele Therapeutinnen ziehen es vor, ohne Handschuhe zu arbeiten und behaupten, daß sie so die sensiblen Strukturen besser spüren und manipulieren können. Sobald aber Patient oder Therapeutin eine diagnostizierte oder möglicherweise übertragbare Infektion haben, müssen zum Schutz dünne Operationshandschuhe aus Gummi getragen werden, um eine Ansteckung über den Nahkontakt im Mund auszuschließen (Abb. 5.6). Es dauert nicht lange, bis man

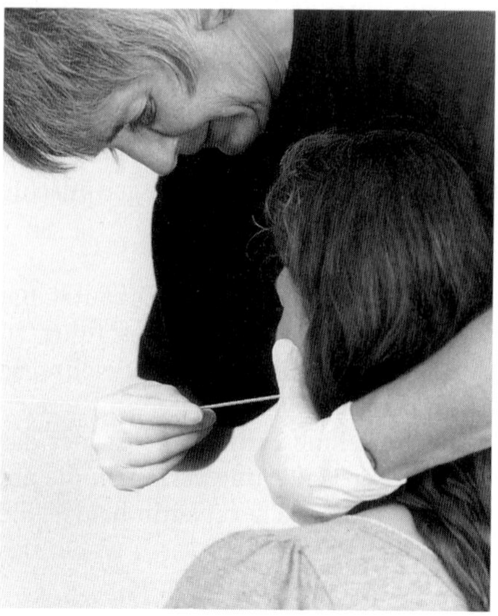

Abb. 5.6. Tragen von Plastikhandschuhen, um gegenseitiges Anstecken zu vermeiden

sich an das Arbeiten mit Handschuhen gewöhnt hat, und die Qualität der Behandlung wird darunter sicher nicht leiden. Zahnärzte und Zahnhygieniker tragen diese Handschuhe, ohne daß ihre Fertigkeiten beeinträchtigt werden, und auch Chirurgen führen schon seit Jahren äußerst komplizierte Operationen mit Handschuhen durch.

Therapeutische Maßnahmen

Obwohl im folgenden die spezifische Behandlung zur Verhinderung oder zur Überwindung einzelner Probleme beschrieben wird, wirkt sich jede dieser Maßnahmen auch positiv auf die anderen Bereiche aus. Unterstützende Bewegungen der Zunge beeinflussen z.B. die Aktivitäten des weichen Gaumens, und bessere Eßmuster zu facilitieren kann ein erster Schritt in Richtung eines klareren Artikulierens und Sprechens sein. In ähnlicher Weise verbessert die Stimulation von Aktivitäten der für den mimischen Ausdruck verantwortlichen Muskeln das Essen und Trinken.

Den Nacken mobilisieren

Bevor die Therapeutin das Gesicht oder den Mund des Patienten behandelt und sein Essen oder Sprechen facilitiert, muß sie zuerst immer seine Halswirbelsäule mobilisieren, um eine optimale Ausgangsstellung zu gewährleisten. Mobilisieren der Halswirbelsäule kann im Liegen (s. Abb. 3.4b), im Halbliegen oder in Sitzen durchgeführt werden. Es kann sogar nötig sein, zuerst den Tonus und die Haltung des Rumpfs zu normalisieren, bevor die Halswirbelsäule mobilisiert wird; denn ist der Rumpf zu stark flektiert oder zu stark extendiert, dann ist es äußerst schwierig, ein freies Bewegen der Halswirbelsäule zu erreichen. Der Kopf des Patienten sollte in alle Richtungen bewegt werden; für gewöhnlich aber sind die Lateralflexion und Flexion im oberen Bereich der Halswirbelsäule deutlich eingeschränkt.

Die laterale Flexion mobilisieren

Der Patient sitzt aufrecht, und seine Arme liegen, falls notwendig, auf einem Tisch. Die Therapeutin steht neben ihm und führt mit einer Hand seinen Kopf in ihre Richtung. Mit ihrem Körper an seiner ihr zugewandten Schulter stabilisiert sie seinen Rumpf und verhindert gleichzeitig, daß dieser sich mit zur Seite neigt. Mit ihrer anderen Hand hält sie den kontralateralen Schultergürtel nach unten, um die Nackenbewegungen des Patienten zu lokalisieren (Abb. 5.7a). Die Therapeutin ermuntert den Patienten, loszulassen und sich der Bewegung nicht zu widersetzen. Dabei kann sie z.B. sagen: „Lassen Sie zu, daß ich ihren Kopf ganz leicht bewege“ oder: „Lehnen Sie ihren Kopf an mich an“. Auch wenn er

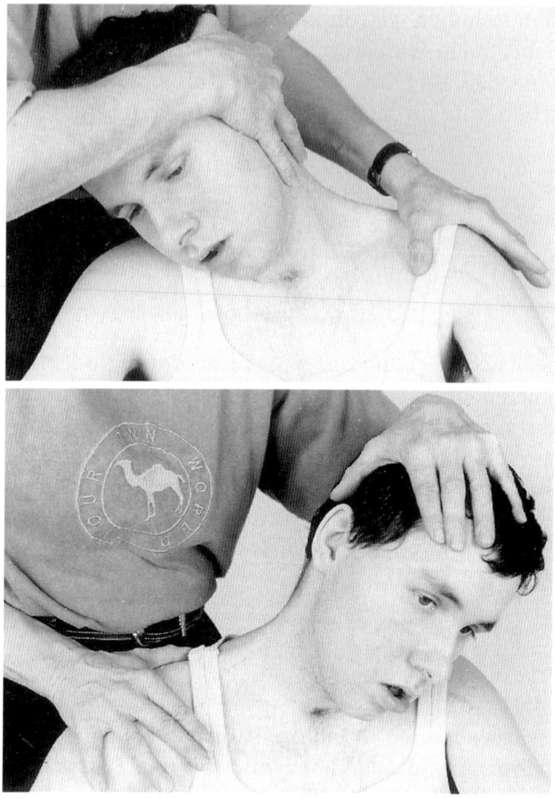

a

b

Abb. 5.7 a,b. Mobilisieren der Lateralflexion der Halswirbelsäule. a Die Therapeutin zieht den Kopf des Patienten an ihren Brustkorb, damit er sich anlehnen kann. b Der Schultergürtel wird in seiner Position gehalten, während der Kopf zur Seite bewegt wird

die Worte selbst nicht versteht, hilft ihm der beruhigende Klang ihrer Stimme. Um seinen Kopf auf die andere Seite zu bewegen, kann die Therapeutin auf der anderen Seite des Patienten stehen oder die Position ihrer Hände so ändern, daß sie seinen Kopf von sich wegbewegen kann (Abb. 5.7b).

Flexion im oberen Bereich der Halswirbelsäule erreichen

Die Therapeutin steht hinter dem Patienten und nimmt seinen Kopf zwischen ihre Hände, wobei ihre Finger nach oben zeigen. Sie hebt seinen Hinterkopf vertikal an und verlängert dadurch seinen Nacken, während sie gleichzeitig sein Kinn nach unten und innen führt (Abb. 5.8a). Diese Bewegung ist eine nützliche Vorbereitung für die therapeutische Anwendung von Griff A. Vorsichtig dreht sich die Therapeutin auf eine Seite, während sie seinen Kopf in der korrigierten Stellung hält, bis sie den vorderen Bereich ihrer Schulter gegen seinen Hinterkopf plazieren kann (Abb. 5.8b). Diese Bewegung ist vor Anwendung von Hand-

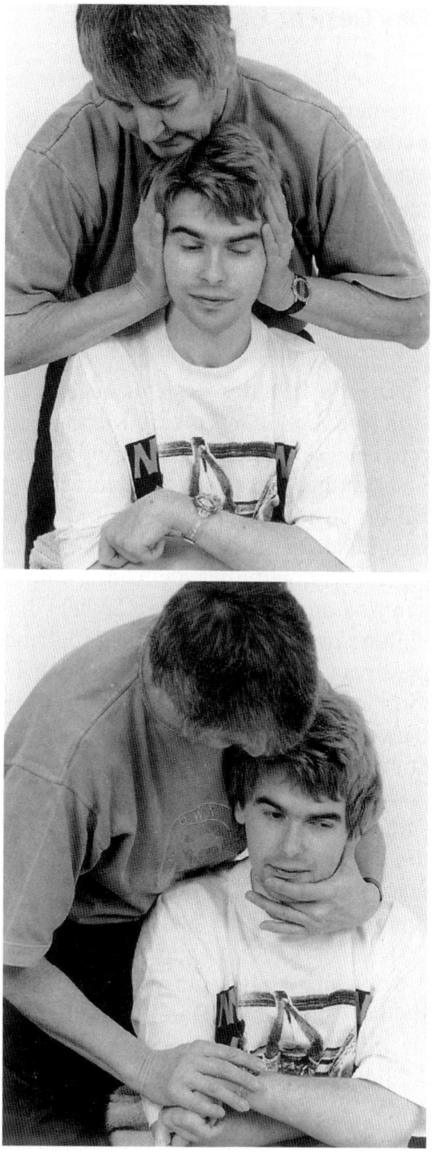

a

b

Abb. 5.8 a,b. Verbessern der Kopfhaltung. a Verlängern der Halswirbelsäule mit Flexion des oberen Bereichs. b Die Therapeutin stellt sich neben den Patienten; sie wendet Griff A an, während sie mit ihrer Schulter die Kopfstellung des Patienten kontrolliert

griff A für eine therapeutische Maßnahme besonders nützlich. Während sie ihre Schulter anhebt und sie nach vorn bewegt, um die Verlängerung seines Nackens und die Flexion des oberen Halswirbelsäulenbereichs aufrechtzuerhalten, gleitet ihre Hand nach unten in die Stellung, die seinen Kiefer und seinen Mund kontrollieren.

Das Gesicht bewegen

Das Gesicht ist normalerweise sehr beweglich, weil es während des Tages fast ununterbrochen bewegt wird. Die reich innervierten Muskeln sind für die permanenten Veränderungen und für das fortwährende Wechselspiel des Gesichtsausdrucks während des Essens, beim automatischen Reinigen der Mundhöhle nach der Mahlzeit oder nach jedem Trinken, aber auch beim Sprechen, Schmunzeln oder Lachen, immer in Aktion. Wenn der Patient bewußtlos oder nicht in der Lage ist, sein Gesicht aktiv zu bewegen, muß die Beweglichkeit und Dehnbarkeit der Muskeln durch passives Bewegen so lange aufrechterhalten werden, bis der Patient die willkürliche Steuerung wiedererlangt hat und sie automatisch einsetzt.

Die Muskeln des Gesichts liegen nahe unter der Hautoberfläche, und deshalb sind ihre Aktionen und die Richtungen, in die sie sich verkürzen, leicht zu spüren. Falls eine Therapeutin mit der Anatomie und den Funktionen der Gesichtsmuskeln nicht vertraut ist, kann sie vor Behandlungsbeginn ihre Fingerspitzen auf ihr eigenes Gesicht legen und so Aktivität und Zugrichtungen der Muskeln bei unterschiedlichem Gesichtsausdruck erspüren. Es hilft ihr auch weiter, wenn sie Abbildungen über die Anordnung der Gesichtsmuskeln in einem einschlägigen Anatomiebuch studiert. Sie legt dann ihre Finger auf das Gesicht des Patienten und bewegt es so, daß alle möglichen Bewegungen in ihrem ganzen Ausmaß passiv ausgeführt werden. Sobald sich sein Zustand bessert, kann der Patient aktiv mitarbeiten, und die Bewegungen werden zunehmend selektiver und feiner, z.B.die Augenbrauen nach unten und zur Mitte hin bewegen als ob er einen konzentrierten, verdutzten oder sorgenvollen Gesichtsausdruck macht.

Patienten, die das Bewußtsein wiedererlangen, haben oft die Augenbrauen ständig hochgezogen, als ob sie überrascht sind, und sie haben Schwierigkeiten, die Stirnpartie zu entspannen oder die Stirn aktiv zu runzeln. Dadurch erscheint auch die Augenpartie oft abormal, da die Augen weit aufgerissen sind und das Weiße ganz um die Iris herum zu sehen ist.

Die Therapeutin legt ihre Finger genau auf die Stirn des Patienten über der Mitte seiner Augenbrauen und bewegt sie nach unten und zur Mitte hin. Wenn sie den Kopf des Patienten mit einem der empfohlenen Griffe unterstützt, führt sie das passive Bewegen mit der anderen Hand aus und benutzt dabei die Adduktion ihrer Finger, um die Augenbrauen aufeinanderzu zu bewegen (Abb. 5.9a).

Wenn der Patient auf einem Stuhl sitzt, steht die Therapeutin hinter ihm und bewegt seine Augenbrauen mit beiden Händen, während sie seinen Kopf mit der Vorderseite ihrer Schulter in der richtigen Stellung hält (Abb. 5.9b).

Die Finger der Therapeutin müssen die unter der Haut liegenden Muskeln mit ausreichendem Druck bewegen und sollten nicht einfach nur über die Haut gleiten, ganz gleich, ob die Bewegung passiv ausgeführt wird oder ob die aktive Bewegung des Patienten unterstützt wird. Das Ausmaß des Drucks ist dabei entscheidend, denn zuviel Druck ist unangenehm, und zuwenig Druck ist wirkungslos oder kitzelt. Deshalb sollte die Therapeutin an einer Kollegin, die ihr ein genaues Feedback geben kann, üben und genau herausfinden, wieviel Druck

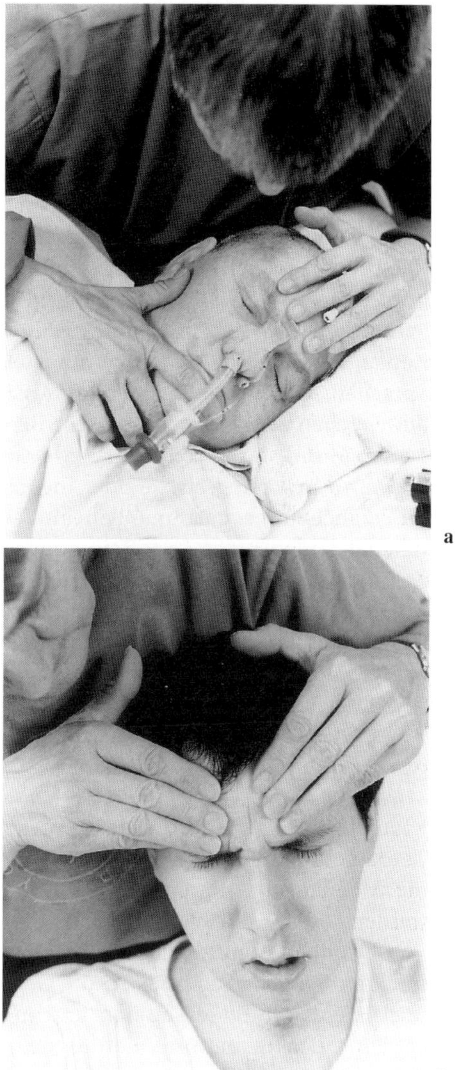

Abb. 5.9 a,b. Die Augenbrauen nach unten und zur Mitte bewegen. **a** Ein bewußtloser Patient auf der Intensivstation. **b** Ein Patient, der im Rollstuhl sitzt

erforderlich ist. Beginnt der Patient sein Bewußtsein wiederzuerlangen, kann er ermuntert werden, die Bewegung mit der Hilfe der Therapeutin aktiv auszuführen, die nur so viel Unterstützung und Facilitation gibt wie nötig. Zu Beginn fällt es den meisten Patienten leichter, einen Gesichtsausdruck beizubehalten, den die Therapeutin durch passives Bewegen herbeigeführt hat. Sie gibt verbale Anweisungen wie z.B.: „Bleiben Sie so!", oder sie instruiert ihn nonverbal indem sie den gleichen Gesichtsausdruck annimmt, bevor sie ihre Finger von dem Gesicht des Patienten wegnimmt.

Den Mund von innen behandeln

Der Mund, der so reich innerviert ist, bietet nicht nur während der Therapie, sondern auch in Zusammenhang mit der routinemäßig durchgeführten Mundhygiene oder den ersten Eß- und Schluckversuchen ausgezeichnete Möglichkeiten zur Stimulation. Der Mund ist normalerweise äußerst aktiv und nimmt Tag für Tag sehr viele sensorische Informationen auf, sei es beim Essen, Kauen und Trinken oder durch die Bewegungen der Zunge, der Wangen und der Lippen beim Reinigen der Zähne oder beim Entfernen der Speisereste aus der Mundhöhle. Um den Speichel am Tag und in der Nacht in regelmäßigen Abständen automatisch zu sammeln und herunterzuschlucken, werden die Muskeln der Zunge, des weichen Gaumens und des Rachens immer wieder aktiviert. Das Sprechen erfordert ein enormes Ausmaß an koordinierten Aktivitäten aller beweglichen Strukturen in diesem Bereich. Ein Patient, der bewußtlos ist oder dessen Mund stark gelähmt ist, erleidet einen fast totalen sensorischen Entzug, der nur durch pflegerische oder medizinische Maßnahmen unterbrochen wird, die manchmal sogar unangenehm sind. Die entsprechenden Muskeln und Gelenke leiden unter dem Bewegungsmangel. Der Zustand der Zähne und des Zahnfleischs verschlechtert sich, da die durchblutungsfördernden Bewegungen während des Kauens fester Nahrung oder während des kräftigen Zähneputzens fehlen. Aus dem Gesagten geht klar hervor, daß das Innere des Mundes von Anfang an behandelt werden muß, um Stimulationen und Bewegungen zu gewährleisten, bis der Patient wieder essen und sprechen kann.

Der gefürchtete Beißreflex

Bevor mit pflegerischen Maßnahmen in der Mundhöhle oder mit der oralen Therapie begonnen wird, muß zur Sicherheit von Patient und Betreuerteam die Möglichkeit des Vorhandenseins eines Beißreflexes in Betracht gezogen werden.

Obwohl der Beißreflex bei Erwachsenen mit schweren neurologischen Beeinträchtigungen in Fachkreisen oft Gegenstand heftiger Diskussion ist, wird er noch nicht richtig verstanden und in wissenschaftlichen Publikationen kaum erwähnt. Die Vermutung, daß es sich, wenn auch in übersteigerter Form, um ein Wiederauftreten des primitiven Beißreflexes des Säuglings handelt, wird nicht allgemein anerkannt. Den Beißreflex als Muskelspasmen, die für die Kieferbewegung verantwortlich sind, zu erklären wird dadurch widersprochen, daß Muskelrelaxantien keinerlei Wirkung zeigen.

Klinische Erfahrungen zeigen, daß der hyperaktive Reflex bilateral und symmetrisch ist und in Zusammenhang mit sensorischen Ausfällen oder schweren sensorischen Störungen auftritt. Wenn er plötzlich ausgelöst wird, schließt sich der Mund des Patienten unglaublich schnell und kraftvoll. Seine Zähne schnappen zu oder beißen auf alles, was sich zwischen ihnen befindet, und der Patient kann seinen Mund weder aktiv öffnen noch passiv öffnen lassen. Die Kraft beim Zubeißen soll in schweren Fällen bis zu 90 kg betragen. Der Patient läuft Gefahr, sich zu verletzten; entweder dadurch, daß er sich selbst beißt oder daß er ein

Instrument zwischen seinen Zähnen zerbeißt, wobei ein Teil davon in seinem fest geschlossenen Mund verbleiben oder sogar verschluckt werden kann.

Die Literatur über orofaziale Probleme neurogenen Ursprungs bietet wenig oder gar keine Informationen darüber, wie das Problem von Patienten mit pathologischen und kräftigen Beißreflexen gelöst werden kann. Dennoch handelt es sich um ein ernsthaftes Problem, mit dem sich Schwestern und Therapeutinnen bei der Arbeit mit Patienten mit schweren Schädel-Hirn-Verletzungen oft konfrontiert sehen, und als solches kann es nicht vernachlässigt werden. Ein vorhandener Beißreflex wird nämlich für gewöhnlich als Grund dafür angegeben, warum keine orale Therapie durchgeführt wurde, warum die Zähne und der Mund des Patienten in einem so schlechten Zustand sind oder warum er immer noch über eine Sonde ernährt wird. Verständlicherweise haben Schwestern und Therapeutinnen Angst, den Mund des Patienten zu behandeln, besonders, wenn sie schon einmal während einer pflegerischen oder therapeutischen Maßnahme gebissen wurden. Dieses unwillkürliche Beißen ist so stark, daß es oft schon zu Fingerfrakturen oder zu Bißwunden geführt hat, die genäht werden mußten.

Dennoch muß ein Patient mit einem hyperaktiven Beißreflex unbedingt eine intensive orofaziale Therapie erhalten, damit der Teufelskreis durchbrochen werden kann und die Probleme sich nicht weiter verschlimmern. Der Bereich um den Mund und das Mundinnere reagieren sonst zunehmend empfindlich auf Berührung, und Zahnfleischentzündungen und Karies werden immer schmerzhafter. Dadurch wird der Beißreflex immer früher und immer häufiger ausgelöst, und die therapeutischen Interventionen werden zunehmend erschwert.

Sicherlich kann keine der in der Literatur empfohlenen Behandlungsvorschläge erfolgreich eingesetzt werden, bevor der Beißreflex ausreichend gehemmt worden ist, damit der Mund des Patienten geöffnet und mit den therapeutischen Maßnahmen begonnen werden kann. Oft ist es möglich, das Problem durch orale Ernährung und durch eine kontinuierliche Behandlung ganz zu überwinden.

Problemlösung

Es ist zunächst wichtig, daß der Beißreflex nicht als isoliertes Phänomen, sondern als Teil einer Gesamtproblematik angesehen wird, wobei die sensorische Deprivation in den meisten Fällen eine der wichtigsten Ursachen ist. Bei Patienten, die nach einer Hirnverletzung lange ohne adäquate Mobilisation und mit wenig sensorischem Input im Bett lagen, ist der Beißreflex ein häufig auftretendes Problem. Es wäre äußerst ungewöhnlich, wenn bei einem Patienten ein problematischer Beißreflex bestehen würde, der von Anfang an regelmäßig umgelagert und außerhalb des Betts in einen Rollstuhl gesetzt wurde, der mit Unterstützung zum Stehen gebracht wurde und der, noch während er komatös war, bereits orofaziale Therapie erhielt. „Vorbeugen ist besser als Heilen“, lautet die alte Maxime so richtig, und mit Sicherheit ist es sowohl für den Patienten als auch für das Betreuerteam leichter und weniger schmerzlich. Eine Behandlung, wie sie in den Kap. 1–4 und in diesem Kapitel dargestellt wird, kann in den meisten Fällen das Auftreten zusätzlicher Probleme verhindern; dabei besteht das Geheimnis darin, früh mit der Behandlung zu beginnen, noch bevor Dinge falsch laufen können.

Aus dem gleichen Grund besteht der erste Schritt zur Überwindung eines bereits vorhandenen ausgeprägten Beißreflexes darin, die volle Beweglichkeit des Rumpfs und der Glieder des Patienten wiederzugewinnen, eine gute Sitzhaltung und aufrechtes Stehen zu erreichen und gleichzeitig seine kognitiven Leistungen zu fördern. Der Beißreflex kann nicht wirkungsvoll bekämpft werden, wenn der Patient den ganzen Tag in Rückenlage oder in halbsitzender Haltung allein und ohne jegliche Stimulation im Bett verbringt, vor allem, wenn andere Körperteile stark hyperton sind und sich bereits Kontrakturen entwickelt haben.

Sobald klar ist, daß der Patient unwillkürlich beißt, muß jedes Auslösen des Beißreflexes äußerst gewissenhaft vermieden werden. Jeder Stimulus, der das Beißen auslöst, muß notiert und allen Mitgliedern des Teams mitgeteilt werden, damit eine Wiederholung ausgeschlossen werden kann. Der Patient hat Angst davor, sich oder jemand anderen zu verletzen: durch diese Angst erhöht sich sein Muskeltonus und damit gleichzeitig auch das Risiko zu beißen. Hat er schon einmal die Erfahrung gemacht, jemanden zu verletzen, der ihn helfen wollte, wird er aus Angst, es wieder zu tun, noch angespannter. Der Reflex tritt fast ausschließlich als eine Reaktion auf das Berühren seines Munds oder sogar seines Gesichts auf. Sehr empfindliche Bereiche sind die Schneidekanten seiner Vorderzähne, der harte Gaumen und die Zunge. In extremen Fällen kann selbst ein Kontakt mit seinen Lippen oder mit seinem Kinn den Beißreflex auslösen.

An den Anfang der täglichen Behandlung sollte die Therapeutin eine Aktivität stellen, die der Patient leichter ertragen kann, und die zwischen ihm und ihr einen Kontakt herstellt. Sie wählt eine Aktivität, die der Patient ohne Anstrengung und mit Erfolg ausführen kann, auch wenn es nur eine ganz kleine Aktivität ist. Erst dann sollte sie zur Behandlung von Gesicht und Mund übergehen. Sie bewegt zunächst den Rumpf des Patienten und, sobald der Rumpf entspannter ist, auch seinen Kopf, um den Nacken für die Flexion nach vorn und zur Seite freizumachen und die für ihn bestmögliche Sitzstellung zu erreichen. Ein stabiler Tisch, der seine Brust berührt, wird vor ihn hingestellt, so hoch, daß die Ellbogen des Patienten aufliegen können. Kann der Patient weit genug nach vorn bewegt werden, sollte die Therapeutin ihm helfen, seinen Kopf nach vorn zu bringen und so zur Seite zu drehen, daß er mit der Wange auf dem Tisch liegt. Der Beißreflex wird oft gehemmt, wenn der Patient in eine Position gebracht wird, in der der Kopf völlig unterstützt ist, und er kann seinen Mund während der Behandlungsmaßnahmen viel leichter öffnen.

Alles, was die Therapeutin während der Behandlung benutzen wird, muß auf dem Tisch im Gesichtsfeld des Patienten liegen, damit er nicht erschrickt, wenn ein unbekannter Gegenstand plötzlich sein Gesicht oder seinen Mund berührt. Das gleiche gilt, wenn dem Patienten bei den ersten Eßversuchen geholfen wird, die Bissen zum und in den Mund zu führen.

Die Krankenschwester und die Therapeutin müssen ruhig und zuversichtlich sein. Sind sie nervös, überträgt sich dies sofort auf den Patienten, und der erhöhte Tonus verstärkt die Hyperreflexie. Die Therapeutin spricht ruhig und sachlich mit dem Patienten. Auch wenn er sie nicht versteht, wird der Klang ihrer Stimme ihn beruhigen und seine Angst verringern. Die Therapeutin vermeidet alle schnellen, unerwarteten Bewegungen, wenn sie den Patienten während der Behandlung hält und berührt, da ihn diese erschrecken könnten.

Hier wird Griff A empfohlen, da der enge, beständige Kontakt zum Arm und zur Hand der Therapeutin dem Patienten hilft, das hemmende und facilitierende Hantieren zu ertragen. Die Therapeutin ihrerseits kann so jede Änderung im Muskeltonus seiner Wangen und seiner Lippen spüren. Dadurch ist sie jederzeit darüber informiert, ob er entspannt ist oder ob die Gefahr des Beißens droht. Sollte die Therapeutin spüren, daß der Tonus steigt, unterbricht sie ihre Aktivität und bewegt ihren Finger ruhig aus der Gefahrenzone.

Auch wenn die Therapeutin etwas ängstlich ist, sollte sie dennoch mit ihren Fingern einen festen Druck ausüben, wenn sie das Gesicht und den Mund behandelt, da dies für den Patienten leichter zu ertragen ist als ein leichtes Streicheln oder Schütteln. Beides kann für ihn irritierend sein, weil es kitzelt oder unangenehm ist, und dadurch könnten unerwünschte Reaktionen hervorgerufen werden.

Weil es für den Patienten schwierig ist, die Berührung zu ertragen, kann die Therapeutin zählen, wenn sie sein Gesicht oder seinen Mund berührt. Dies hilft ihm, die Dauer abzuschätzen. Sie legt zum Beispiel ihre Finger fest auf seine Unterlippen, zählt: „Eins, zwei" und nimmt den Finger wieder weg. Sie verlängert oder verkürzt die Dauer der Berührung, je nachdem welchen Teil sie berührt und wie lange der Patient die taktile Stimulierung ertragen kann. Durch das Zählen kann sie gleichzeitig auch Veränderungen seiner Hypersensibilität feststellen. Es ist empfehlenswert, mit dem Berühren eines Bereichs zu beginnen, der weniger empfindlich ist, damit sie bis drei oder vier zählen kann. Erst wenn der Patient weiß, was geschehen wird, nähert sich die Therapeutin allmählich seinem Mund. Die gleiche Vorgehensweise kann gewählt werden, wenn das Innere des Munds behandelt wird. Auch hier ist eine kurze, erfolgreiche Behandlung immer besser als ein längeres Versuchen mit einem unglücklichen Ausgang. Es scheint, daß die meisten Menschen einen Zeitraum der gebraucht wird um bis drei zu zählen, leicht und bequem ertragen können, ohne das Gefühl zu bekommen, schlucken zu müssen. Deshalb braucht die Therapeutin bei der Behandlung der Mundhöhle diesen Zeitraum nicht überschreiten.

Die Behandlung muß sorgfältig und Schritt für Schritt aufgebaut werden. Wenn die Therapeutin das Gesicht des Patienten nicht berühren kann, ohne unerwünschte Reaktionen auszulösen, werden aller Wahrscheinlichkeit nach die Reaktionen noch viel heftiger sein, wenn etwas in seinen Mund gebracht wird. Deshalb sollte die Therapeutin z.B. erst dann mit ihrem kleinen Finger die Außenseite seines Zahnfleisches massieren, wenn sie ohne Probleme ihre Hand in der Stellung von Griff A auf sein Gesicht legen kann. Auf jeden Fall sollte sie ihren Finger erst dann in den Mund des Patienten führen, wenn der Beißreflex gehemmt oder sicher kontrolliert werden kann. Diese streng geordnete Abfolge beim Vorgehen ist vielleicht nicht in jedem Einzelfall die geeignete, und sie kann dann den jeweiligen Beobachtungen entsprechend verändert werden. So haben z.B. manche Patienten weniger Schwierigkeiten, ihren Mund zu öffnen und Berührungen zu ertragen, wenn sie beim Essen unterstützt werden.

Auf Grund der Wirkungsweise des Beißreflexes ist es kontraproduktiv, den Mund mit Gewalt offenzuhalten. Die betreffenden Muskeln sind so kräftig, daß die Therapeutin die Kiefer unmöglich mit ihren Händen auseinanderhalten kann, und weil jede Stimulation der Zähne den Beißreflex auslösen kann, wird durch jedes harte und kalte Instrument, das zwischen die Zähne gelegt wird, die Stärke des Zubeißens nur vergrößert. Der Patient wird dadurch sehr beunruhigt, da er seine zusammengepreßten Kiefer nicht öffnen kann, die so stark auf das Metall drücken, daß dies abgebrochene Zähne zur Folge haben kann.

Einen Notfall bewältigen

Auch wenn jede mögliche Vorsichtsmaßnahme getroffen wurde, um auf keinen Fall einen Beißreflex auszulösen, kann es dennoch versehentlich einmal dazu kommen. Wenn die Finger der Therapeutin zwischen den Zähnen des Patienten eingeklemmt sind, muß sie wissen, was zu tun ist. Dies ist auch wichtig, wenn der Patient einen Löffel, eine Zahnbürste oder einen anderen Gegenstand zwischen seinen Zähnen eingeklemmt hat und Gefahr läuft, sich zu verletzen, da er nicht loslassen kann. Die Therapeutin muß die erforderliche Maßnahme genauestens studieren und geübt haben, bevor sie möglicherweise in eine solche mißliche Lage gerät; andernfalls wird sie wahrscheinlich automatisch mit dem „Fluchtreflex“ reagieren, was die Situation noch viel prekärer machen würde. Vor allem muß die Therapeutin den natürlichen Impuls, den Finger sofort wegzuziehen, unterdrücken. Durch diesen zusätzlichen Stimulus wird der Biß nur noch verstärkt, und es wird ihr entweder nicht gelingen, den Finger aus dem Mund des Patienten herauszuziehen, oder ihre Haut wird durch seine Zähne weggerissen. Auch einen festgeklemmten Gegenstand darf die Therapeutin nicht schnell oder gewaltsam herausziehen.

Die Therapeutin beruhigt den Patienten zunächst einmal und fordert ihn auf, zu versuchen seinen Mund zu entspannen, ganz gleich, ob er nun ihren Finger, die Zahnbürste oder einen Löffel zwischen den Zähnen festhält. Sie wartet einen Moment, bevor sie das, was zwischen den Zähnen festgeklemmt wurde, langsam entfernt. Wenn das Zubeißen anhält, nimmt sie den Kopf des Patienten mit ihrer anderen Hand zurück in die Extension, denn der Beißreflex tritt in Verbindung mit Flexorspastizität auf. Durch die Extension des Nackens wird das Öffnen seiner Kiefer für gewöhnlich ausreichend facilitiert, so daß sie ihren Finger, den Löffel oder die Zahnbürste sicher aus dem Mund ziehen kann.

Nur als letzter Ausweg sollte sein Mund mit Gewalt geöffnet werden, da dies für den Patienten, der sich ohnehin schon in einer Streßsituation befindet, äußerst unangenehm ist. Wenn die Therapeutin aber den Beißreflex nicht auf andere Art und Weise lösen kann, legt sie ihren Daumen auf der einen und ihren Zeigefinger auf der anderen Seite in den Bereich zwischen seiner Wange und seiner unteren Zahnreihe. Unvermittelt und mit viel Kraft drückt sie nun mit ihrem Daumen nach unten auf seinen Unterkieferknochen. Durch diesen asymmetrischen Druck wird die Kraft der Muskeln, die den Kiefer geschlossen halten, mechanisch überwunden. Während sie nach unten drückt, versucht sie gleichzeitig mit ihrem Daumen und ihrem Zeigefinger seinen Kiefer nach vorn zu ziehen. Durch diese Bewegung wird das Öffnen facilitiert, da sie den normalen Mechanismus des temporomandibularen Gelenks imitiert.

Nach dem Zwischenfall

Unmittelbar nach einem solchen Zwischenfall muß die Therapeutin freundlich auf den Patienten eingehen und ihm versichern, daß alles in Ordnung ist, gleichgültig durch welche Methode sein Beißreflex überwunden wurde. Dabei muß sie ihre normale Reaktion, nämlich Wut auf die Person, die ihr so unerwartet derart hefige Schmerzen zugefügt hat, unter Kontrolle halten. Der Beißreflex und seine Konsequenzen dürfen nie als willentlicher oder bewußter Akt seitens des Patienten interpretiert werden, durch den er jemanden, der ihm hilft, verletzen oder bestrafen möchte. Der Beißreflex ist ein Ausdruck seiner Läsion, wie auch alle anderen Symptome, die er nicht kontrollieren kann. Eine Fehlinterpretation im Sinne einer Aggression wird nur zu einer Verschlechterung der Beziehung zwischen dem Patienten und seinen Betreuern führen. Auch den Angehörigen muß geholfen werden, den Beißreflex richtig zu verstehen und ihn nicht als Ausdruck eines schlechten Benehmens gegenüber dem Betreuerteam zu deuten. Maggi Knott (1970) stellt hierzu in ihrer unnachahmlichen Art fest: „Jede Therapeutin, die so dumm und so leichtsinnig war, sich von einem Patienten beißen zu lassen, muß sich dafür selbst die Schuld geben. Nicht sie ist hirngeschädigt, sondern der Patient!"

Etwas aus dem Mund des Patienten entfernen

Wenn durch das unerwartete Auslösen des Beißreflexes ein Teil eines Instruments abgebrochen wurde und sich noch im Mund des Patienten befindet, sollte die Therapeutin auf keinen Fall versuchen, es sofort mit ihren Fingern zu entfernen. In der ohnehin schon angespannten Situation wird der Beißreflex wahrscheinlich sofort wieder auftreten. Stattdessen beugt sie seinen Kopf nach vorn, damit das Teil in seinem Mund nicht weiter nach hinten gerät und geschluckt wird. Sie wartet ab, ob sich der Patient soweit entspannen kann, daß sie den Gegenstand leicht entfernen kann. Notfalls muß sein Mund unter Mithilfe einer Assistentin mit zwei harten Plastikkeilen, die zwischen seine Zähne gedrückt werden, geöffnet und der Fremdkörper mit einer Pinzette herausgeholt werden.

Solange die Gefahr eines unerwarteten und heftigen Beißreflexes besteht, sollte deshalb nichts Zerbrechliches in den Mund des Patienten eingeführt werden, wenn er behandelt oder wenn ihm beim Essen und Trinken geholfen wird. Dadurch können diese beängstigenden und mit Verletzungsrisiko verbundenen Vorfälle vermieden werden. So könnte z.B. der Gebrauch eines Kehlkopfspiegels zur Stimulation des weichen Gaumens (Logemann 1986) besonders gefährlich und deshalb kontraindiziert sein, wenn ein aktiver Beißreflex vorhanden ist.

Untersuchen und Behandeln des Mundes

Das Zahnfleisch

Die Therapeutin massiert das Zahnfleisch des Patienten fest mit ihrem kleinen Finger. Sie beginnt in der Mitte und bewegt ihren Finger bis ganz nach hinten in den Winkel zwischen Ober- und Unterkiefer. Sie gleitet mit ihrem Finger unter seine Lippe und bewegt ihn an der Außenseite des Zahnfleisches hin und her, dreht dann ihre Hand, so daß sie mit ihrem Finger die Innenseite seiner Wangen bewegen kann, bevor sie ihn wieder aus dem Mund des Patienten nimmt (Abb. 5.10). Es ist ratsam, stets eine bestimmte Routine einzuhalten, wenn die Therapeutin ihren Finger im Mund des Patienten bewegt. So bewegt sie z.B. ihren Finger jeweils 3mal hin und her, bevor sie ihn dreht und wieder aus dem Mund nimmt, wobei sie die Lippen des Patienten um ihren Finger schließt. Die Anzahl der Bewegungen wird dem Patienten vertraut und er kann das Gefühl immer besser ertragen. Diese Vorgehensweise ermöglicht es ihm auch zu schlucken, was er nach der Stimulation in seinem Mund oft automatisch tut.

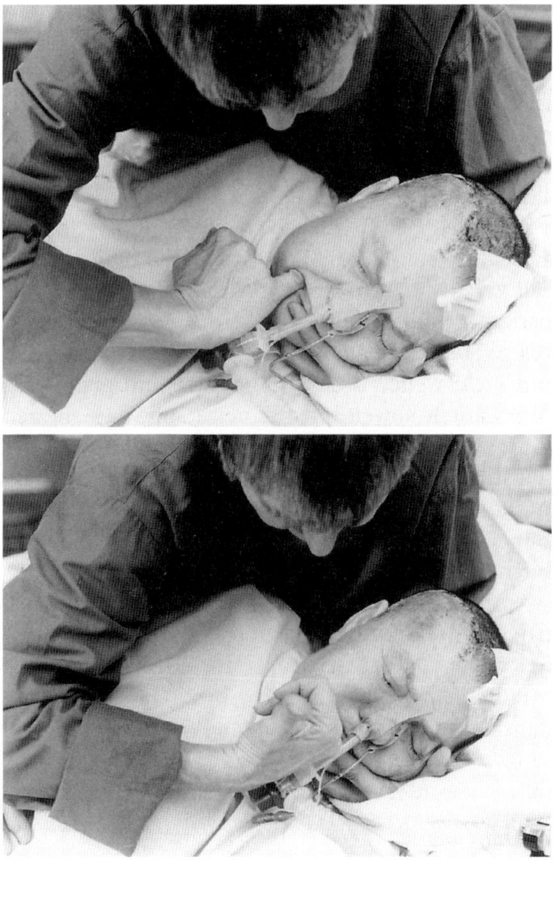

a

b

Abb. 5.10. **a** Den Gaumen massieren. **b** Die Hand wird so gedreht, daß mit dem kleinen Finger die Innenseite der Wange des Patienten bewegt werden kann

Ebenso wichtig ist das Zahnfleisch an der Innenseite der oberen und unteren Zähne und der harte Gaumen oben im Mund. Beides massiert die Therapeutin auf die gleiche Art und Weise. Dabei muß sie einen etwas stärkeren Druck ausüben, um unerwünschte Reaktionen zu vermeiden, weil diese Bereiche sehr kitzlig sind und der Patient eine zu leichte Berührung möglicherweise nicht ertragen kann. Z.B. kann ein Berühren des harten Gaumens unmittelbar hinter den Zähnen sehr leicht einen Beißreflex auslösen.

Die Wangen

Der Tonus der Wangenmuskeln ist oft abormal, d.h. er ist entweder zu hoch oder zu niedrig. Deshalb sind aktive Bewegungen entweder unmöglich oder können nur als Massenbewegungen ausgeführt werden. Wenn der Patient z.B. gähnt, lacht oder schreit, verzieht sich sein ganzes Gesicht, da die Aktivität von einer Muskelgruppe zur anderen übergeht. Bei Hypertonus beißt sich der Patient während des Kauens oft auf die Innenseite der Wange, und in der Untersuchung können dann dort kleine, offene Wunden entdeckt werden. Bei Muskelhypotonus hat der Patient nicht nur Schwierigkeiten, seinen Mund zu schließen oder zu kauen, sondern die Nahrung fällt auch in den Zwischenraum zwischen Zähnen und Wange. Die Therapeutin normalisiert den Tonus und stimuliert aktive Kontrolle mit ihrem Finger durch Bewegen der Wangeninnenseite.

Nachdem sie das Zahnfleisch des Patienten auf der ihr gegenüberliegenden Seite massiert hat, dreht die Therapeutin ihren Unterarm in Pronation und bewegt die Spitze ihres kleinen Fingers von oben oder von unten an die Innenseite seiner Wange (Abb. 5.11a, b). Ihr Finger ist dabei leicht gebeugt, so daß seine Spitze die Wange hinter dem M. orbiscularis berührt, damit sie nicht seinen Mundwinkel dehnt, wenn sie seine Wange von seinen Zähnen wegbewegt. Die Therapeutin drückt die Spitze ihres Fingers so fest von innen gegen die Wange, daß es von außen deutlich erkennbar ist, wenn sie den Finger nach oben und nach unten gleiten läßt oder die Wange behutsam etwas weiter von den Zähnen weg und dann nach vorn bewegt. Um die andere Seite zu behandeln, massiert sie das Zahnfleisch in Pronationsstellung ihres Unterarms. Dann dreht sie die Hand in Supination, die es ihr ermöglicht, ihren kleinen Finger entlang der Innenseite seiner Wange nach ganz hinten zu schieben (Abb. 5.11c, d).

Die Therapeutin bewegt passiv die Wangen, um den Tonus zu normalisieren, das Spüren anzuregen und die volle Beweglichkeit zu erhalten. Wenn sie feststellt, daß die Muskeln hyperton sind, führt sie die Bewegungen langsam aus und vergrößert allmählich ihr Ausmaß. Bei bestehendem Hypotonus bewegt sie ihre Finger schneller und kräftiger, um so vorsichtig Tonus aufzubauen. Sobald der Patient aktiv mitarbeiten kann, versucht sie, die aktive Kontrolle zu stimulieren. Sie kann ihn z.B. auffordern, seine Wange gegen ihren Finger saugend nach innen zu ziehen oder dagegenzuhalten, wenn sie versucht, seine Wange nach außen zu drücken. Diese Aktivitäten fallen oft leichter, wenn sie bilateral ausgeführt werden. Dabei sitzt die Therapeutin direkt vor dem Patienten und legt mit gekreuzten Unterarmen ihre beiden kleinen Finger gleichzeitig an die Innenseite seiner Wangen (Abb. 5.12).

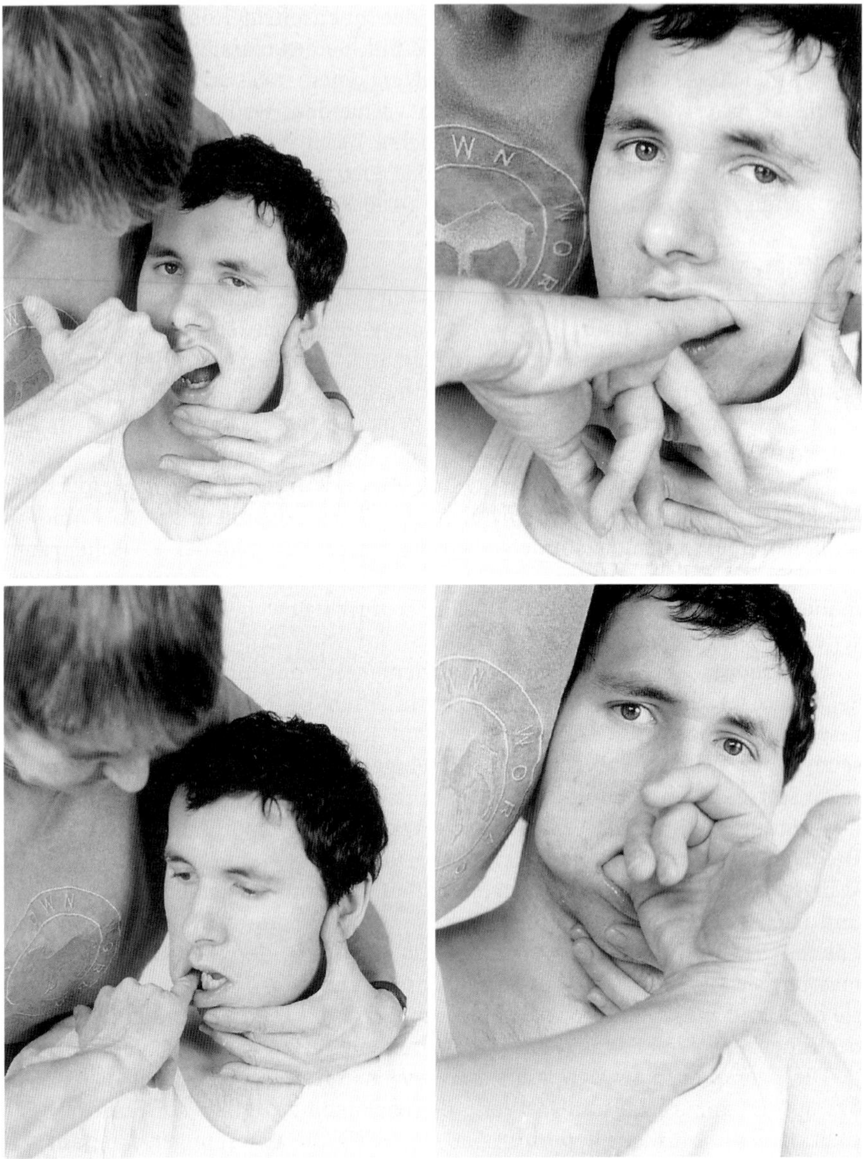

a b c d

Abb. 5.11 a–d. Die Wange des Patienten von innen her bewegen. **a** Seinen Gaumen massieren. **b** Den Tonus in den Wangenmuskeln normalisieren. **c** Die Therapeutin reibt mit ihrem kleinen Finger über seinen Gaumen. **d** Die Spitze ihres kleinen Fingers mobilisiert seine Wange

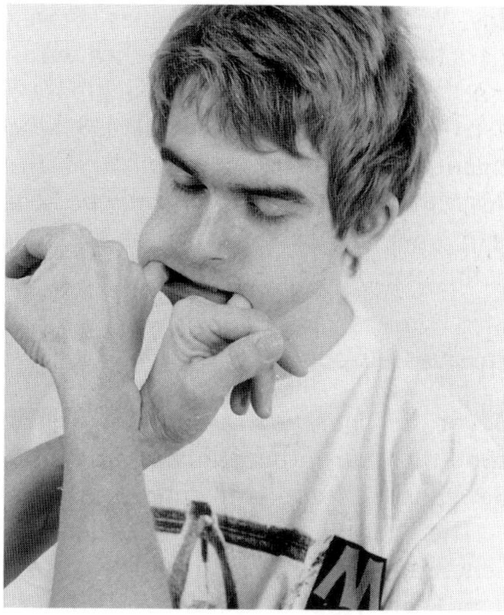

Abb. 5.12. Ein Patient versucht, gegen den kleinen Finger der Therapeutin seine Wange aktiv nach innen zu saugen

Die Behandlung der Innenseite der Wangen ist auch aus diagnostischen Gründen wichtig. Die Therapeutin kann während der Behandlung prüfen, ob Abschürfungen oder kleine Schwellungen vorhanden sind. Gleichzeitig kann sie feststellen, ob Speisereste in dem Spalt zwischen Zähnen und Wange liegen. Dies kann ein Hinweis darauf sein, daß bei dem Patienten ein eingeschränktes Empfinden und/oder ein Fehlen der Zungenbewegungen vorliegt, durch die er diese Speisereste entfernen könnte.

Die Zunge behandeln

Auf Grund der Komplexität ihrer Bewegungen ist die Zunge oft von allen Strukturen im und um den Mundbereich die am stärksten betroffene. Die Zunge ist deshalb derart wichtig, weil die Kontrolle des Speichels sowie das Essen, Trinken und Sprechen direkt von ihrer intakten Funktion abhängen. Selbst der kleinste Verlust an selektiver Bewegung oder an Empfindung kann beträchtliche Schwierigkeiten bei den genannten Aktivitäten verursachen. Der ständige Speichelfluß für den Patienten und für seine Angehörigen so unangenehm ist, wird nicht dadurch verursacht, daß der Patient seine Lippen nicht richtig schließen kann, sondern dadurch, daß seine Zunge weder den Speichel sammeln noch das wiederholte Schlucken einleiten kann, das automatisch erfolgen muß. Es ist klar, daß das Schließen der Lippen kein wesentlicher Faktor für Speichelfluß sein kann, weil beim normalen Sprechen, auch wenn die Sätze lang sind, kein Speichel aus dem Mund läuft. Die falsche Vorstellung, der Patient müsse lernen, die Lippen immer fest geschlossen zu halten, verursacht nur sich selbst verstärkende Probleme. Wenn der Patient nämlich von dem Betreuerteam und von den Angehörigen ermuntert wird, seine Lippen ständig zusammenzupressen, wird das Wiedererlangen normaler Bewegungen und eine Veränderung seines Gesichtsausdrucks nicht möglich sein. Die Probleme von Patienten, die nicht essen können oder deutlich sichtbare Schwierigkeiten beim Essen haben, werden oft fälschlicherweise als „Schluckprobleme" interpretiert, obwohl das eigentliche Problem in Wirklichkeit in der Vorbereitungsphase dazu innerhalb des Munds besteht. Der eigentliche Schluckmechanismus kann sehr wohl intakt sein, aber die Zunge kann die zerkaute Nahrung im Mund nicht nach hinten befördern.

Passives Mobilisieren

Bevor die Therapeutin die Zunge selbst behandelt, normalisiert sie den Tonus der Zungengrundmuskulatur und mobilisiert die Zunge passiv, um die volle Beweglichkeit und eine gute Ausgangsstellung zu gewährleisten.

Die Therapeutin steht hinter dem Patienten und legt ihre Daumen auf beiden Seiten an sein Gesicht und ihre Mittelfinger jeweils in den Kieferbogen unter dem Kinn (Abb. 5.13a). Mit der Vorderseite ihrer Schulter stabilisiert sie seinen Kopf.

Sie drückt ihre Fingerspitzen in wellenartigen, rhythmischen Bewegungen nach oben und nach vorn, was eine Entspannung der Zungenmuskulatur bewirkt, und bewegt die Zunge dann nach vorn, bis die Zungenspitze die Mitte der unteren Zahnreihe von innen berührt. (Wenn die Zunge des Patienten immer zu weit vorn ist, korrigiert die Therapeutin ihre Stellung, indem sie ihren Mittelfinger zuerst nach oben und dann nach hinten statt nach vorn bewegt.)

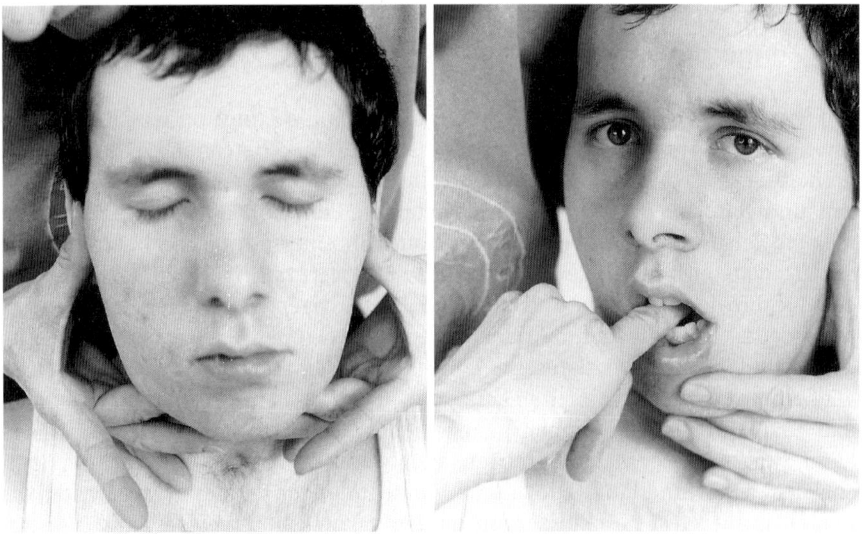

a b

Abb. 5.13 a,b. Passives Mobilisieren der Zunge. **a** Von außen die Zunge nach oben und nach vorn bewegen. **b** Die Therapeutin zieht die Zunge mit ihrem Finger nach vorn

Bewegungen im Mund facilitieren

Mit einem Finger

Die Therapeutin kann durch direkten Kontakt den Tonus der Zunge des Patienten beeinflussen. Sie legt die Spitze ihres kleinen Fingers auf die Mitte seiner Zunge und macht unter festem Druck kleine Schritte mit ihm nach hinten. Mit ihrem kleinen Finger führt sie die Zunge, fein von Seite zu Seite oszillierend, nach vorn, falls sie einen Widerstand gegen diese passive Bewegung spüren sollte (Abb. 5.13b). Sie kann auch seine Zunge mit dem Finger zu beiden Seiten führen oder den Patienten bitten, seine Zunge aktiv gegen ihren Finger zu drükken, und ihrem Finger zu folgen, wenn sie ihn zur Seite bewegt.

Mit einem Spatel

Bevor der Spatel in den Mund des Patienten geführt wird, sollte er immer befeuchtet werden, weil die trockene Holz- oder Plastikoberfläche andernfalls beim Berühren empfindlicher Strukturen ein unangenehmes Gefühl verursacht.

Die Therapeutin plaziert die Spitze des Spatels an eine bestimmte Stelle und fordert den Patienten auf, ihn mit seiner Zunge zu suchen und zu berühren. Eventuell ist es einfacher, wenn der Spatel seine Zunge berührt und er aufgefordert wird, den Bewegungen des Spatels zu folgen (Abb. 5.14). Wenn der Patient seine Zunge nicht aktiv nach vorn bringen kann, benutzt die Therapeutin die flache Seite des Spatels, um seine Zunge passiv nach vorn zu führen (Abb. 5.15a). Sie kann seine Zunge auch mit dem Spatel zu einer Seite schieben und ihn auffordern, bei der Bewegung mitzuhelfen oder diese Stellung beizubehalten, während sie den Spatel wegnimmt.

Wenn ihr Finger oder der Spatel von der Zunge abrutscht, gibt ein Stück Gaze, das fest um den Spatel gewickelt wird, mehr Halt (Abb. 5.15b).

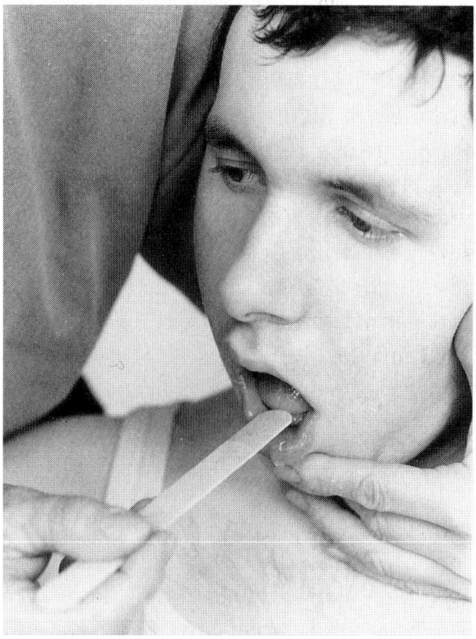

Abb. 5.14. Der Patient versucht, den Spatel mit seiner Zunge zu berühren

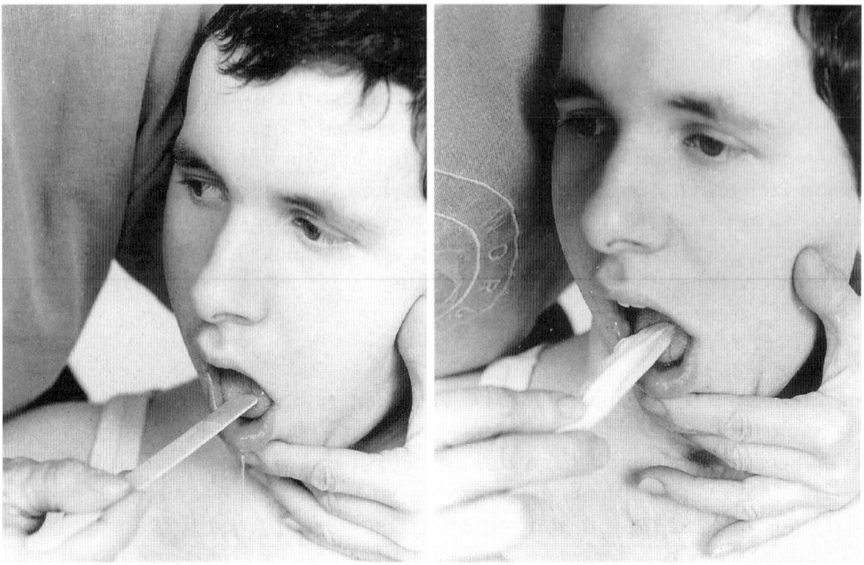

a b

Abb. 5.15. a Die Zunge mit dem Spatel nach vorn bewegen. b Ein Stücke Gaze, das um den Spatel gewickelt wird, gibt mehr Halt

Die Zunge außerhalb des Mundes bewegen

Viele Patienten finden es schwierig, ihre Zunge aus dem Mund zu strecken, und können sie nicht über die Oberlippe oder zur Seite bewegen. Diese Zungenbewegungen sind wichtig, um Speisereste durch das Lecken der Lippen zu entfernen oder um die Zähne zu säubern. Beim Trinken aus einer Tasse muß sich die Zunge nach vorn an den Innenrand der unteren Zahnreihe bewegen, damit die Flüssigkeit entlang ihrer Mittellinie nach hinten fließen und geschluckt werden kann. Beim Schlucken selbst muß sich der vordere Rand der Zunge nach oben bewegen und direkt hinter der oberen Zahnreihe gegen den harten Gaumen drücken. Beim Bilden von Konsonanten wie d, t, l, n und s muß sich die Zunge ebenfalls hinter die obere Zahnreihe legen. Das passive Bewegen der Zunge – durch das volle Bewegungsausmaß hindurch und in alle Richtungen außerhalb des Munds – ebnet den Weg für aktive Bewegungen, weil es Tonus normalisiert und dem Patienten ein Gefühl für die Bewegung gibt.

Wenn die Zunge des Patienten so weit wie möglich aus dem Mund gebracht worden ist, wickelt die Therapeutin ein Stück Gaze um das vordere Drittel und hält seine Zunge so zwischen Daumen und Zeigefinger fest (Abb. 5.16a). Ihr Daumen liegt auf der Oberseite der Zunge und ihr Zeigefinger an der Unterseite. Während sie die Zunge des Patienten nach vorn bewegt, verhindert sie mit ihrem Zeigefinger, daß die Zunge an den unteren Zähnen aufgeschürft wird. Sie hebt die Zunge an, bevor sie sie aus dem Mund heraus bewegt. Wenn sie spürt, daß der Vorwärtsbewegung kein Widerstand mehr entgegengesetzt wird, bewegt sie die Zunge ganz zu einer Seite hin (Abb. 5.16b) und wieder zurück zur

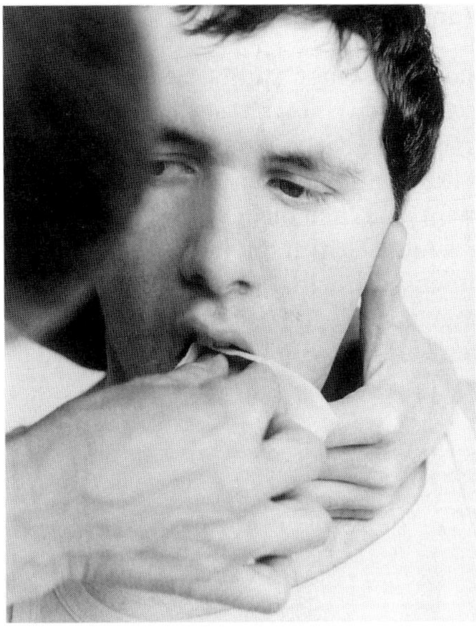
a

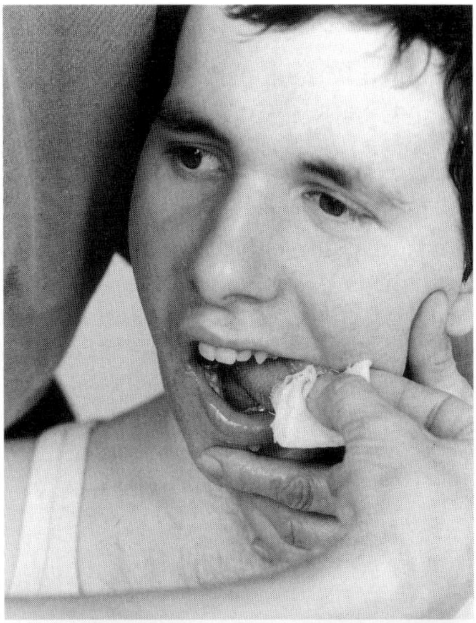
b

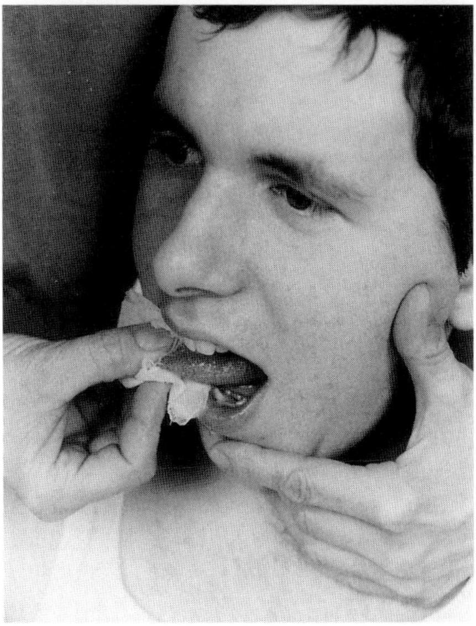
c

Abb. 5.16 a–c. Die Zunge passiv bewegen. **a** Ein Stück Gaze um die Zunge legen. **b** Der Zeigefinger der Therapeutin schützt die Zunge vor den unteren Zähnen. **c** Die Zunge zur anderen Seite ziehen

Mitte. Dann läßt sie die Zunge los und gibt dem Patienten Zeit, sie zurückzuziehen, den Mund zu schließen und den Speichel zu schlucken. Auf die gleiche Art und Weise wird anschließend die Zunge zur anderen Seite hin bewegt (Abb. 5.16c). Sobald die passiven Bewegungen leicht durchgeführt werden können, fordert die Therapeutin den Patienten auf, seine Zunge aktiv in eine bestimmte Richtung zu bewegen. Sie kann auch etwas Joghurt, ein Stück Schokolade oder etwas zerdrückte Banane an eine bestimmte Stelle auf seine Lippe oder sein Kinn legen und ihn dann auffordern, es mit der Zunge zu holen.

Mit einem Orangenstück Aktivitäten stimulieren

Für einen Patient, der seine Zunge nicht aktiv bewegen kann (Abb. 5.17a), wird oft ein starker Geschmackseindruck aktive Bewegungen auslösen. Es mag schwierig für ihn sein, etwas Saures zu ertragen, aber es kann äußerst wirksam sein und ihm dabei helfen, die verlorenen Zungenfunktionen wiederzuerlangen.

Die Therapeutin hält ein Orangensegment zwischen die Lippen des Patienten und fordert ihn auf, daran zu saugen. Sie wendet Griff A an, hilft so seinen Lippen, mit der Orange in Kontakt zu kommen und bringt durch Bewegen ihres Mittelfingers unter seinem Kinn seine Zunge nach vorn (Abb. 5.17b). Falls erforderlich, drückt sie einen oder zwei Tropfen Saft aus dem Orangenstück, so daß sie seine Zunge erreichen.

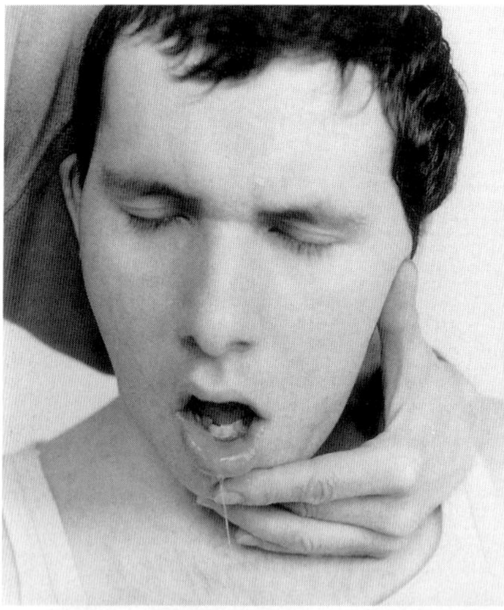
a

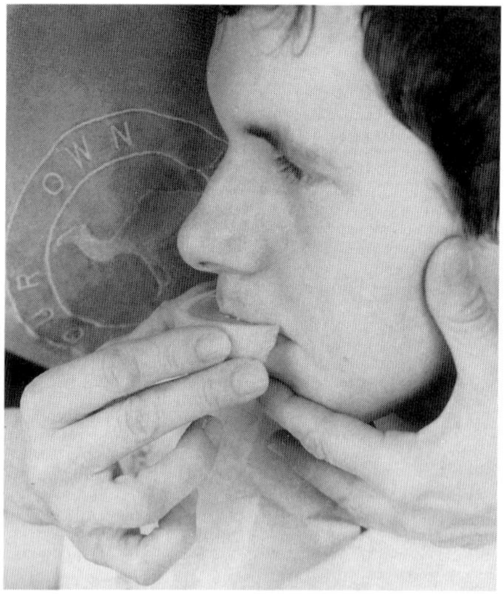
b

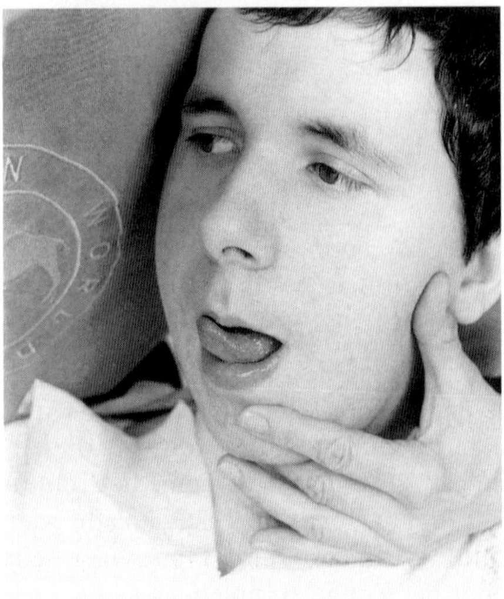
c

Abb. 5.17 a–c. Stimulieren aktiver Zungenbewegungen. **a** Der Patient versucht vergeblich seine Zunge nach vorn zu bringen. **b** Saugen an einem Orangenstück. **c** Unmittelbar danach kann er die Zunge bewegen

Unmittelbar nachdem die Therapeutin das Orangenstück wieder weggenommen hat, versucht der Patient, seine Zunge ohne Hilfe so weit wie möglich aktiv nach vorn zu bringen. Oft kann dabei bereits eine Verbesserung festgestellt werden (Abb. 5.17c). Die gleiche Aktivität kann auch mit Pfirsich-, Birnen- oder Melonenstücken durchgeführt werden.

Wiedererlangen selektiver Zungenbewegungen

Für ein automatisches Säubern des Mundinnenraumes beim Essen und Trinken und vor allem beim Sprechen, muß sich die Zunge selektiv und mit einer beträchtlichen Geschwindigkeit bewegen können. Selektives Bewegen bedeutet, daß sich nur die Zunge bewegt, nicht aber gleichzeitig auch der Kiefer oder andere Teile des Kopfs, des Gesichts oder des Munds. Beispiele hierfür sind das Ablecken der Oberlippe oder ein schnelles und mehrmaliges Artikulieren des Sprechlauts „d", wobei der Unterkiefer nicht bewegt wird. Sobald der Patient größere Bewegungsabläufe in Gesamtmustern wie etwa das Herausstrecken der Zunge oder das Ablecken seiner Unterlippe nach Aufforderung ausführen kann, sollten immer selektivere Bewegungen mit ihm geübt werden, die von der Therapeutin, aber auch von jedem Teammitglied und von den Angehörigen helfend facilitiert werden.

Die Therapeutin berührt mit ihren Fingern von außen die Wange des Patienten, und er versucht, mit seiner Zunge den berührten Punkt an der Innenseite der Wange zu erreichen (Abb. 5.18). Während er die Zunge zur gewünschten Stelle bewegt, versucht er, die übrigen Teile des Gesichts nicht mitzubewegen. Sobald er den Punkt leicht und schnell findet, kann er versuchen, mit seiner

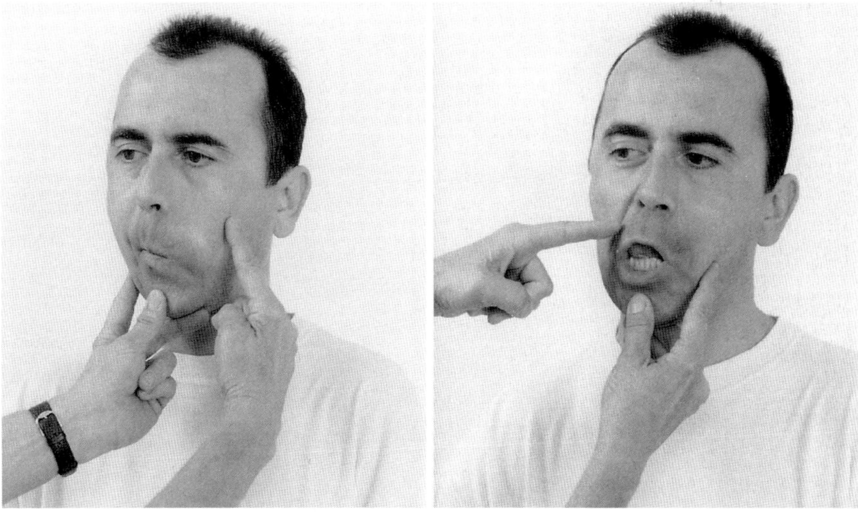

a b

Abb. 518 a,b. Wiedererlangen selektiver Zungenbewegungen. **a** Die Zunge ist an dem Punkt der Wange, der von der Therapeutin angegeben wurde. **b** Schwierigkeiten, die Zunge zur anderen Seite zu bewegen

Zunge die Wange von den Zähnen wegzudrücken und dann seine Zunge immer schneller nach oben und nach unten zu bewegen. Diese Bewegungen sind von außen beobachtbar und die Therapeutin kann eine Verbesserung erfassen, indem sie zählt, wie oft er innerhalb von beispielsweise 5 Sekunden die Bewegung ohne Qualitätseinbuße ausführen kann. Die Therapeutin berührt von außen verschiedene Stellen am Mundbereich des Patienten, und er versucht, diese Punkte mit seiner Zunge schnell und genau zu erreichen (Abb. 5.19a). Oft ist es sehr schwierig für den Patienten, mit seiner Zungenspitze seine Oberlippe zu berühren, weil die Lippe dabei gespannt werden muß, ihre Stellung beibehalten und der Unterkiefer nach unten gedrückt und stabilisiert werden muß, während sich die Zunge trotzdem selektiv und unabhängig bewegt (Abb. 5.19b). Diese selektive Bewegung muß zunächst langsam und sorgfältig geübt werden, bis sie ohne allzu große Anstrengung und Konzentration mit einer angemessenen Geschwindigkeit ausgeführt werden kann. Später kann auch die Zungenspitze in angehobener Stellung schnell in Kontakt mit der Oberlippe von links nach rechts und wieder zurück bewegt werden.

Der Patient berührt mit seiner Zungenspitze die Innenseite seiner oberen Zahnreihe genau in der Mitte. Mit einem Spatel facilitiert die Therapeutin das Anheben der Zunge und führt sie, falls erforderlich, auch an die richtige Stelle (Abb. 5.20a). Der Patient versucht, die Zunge an dieser Stelle zu halten, und während die Therapeutin den Spatel wegnimmt, bildet er den Laut „d" oder „t" (Abb. 5.20b). In dem Maß, in dem die Zunge geschickter wird, kann der Laut immer schneller wiederholt werden, wobei sich das Kinn aber nicht mitbewegen sollte. Auch die Lautverbindung „ng" wird geübt, da sich dabei die Zunge ganz ähnlich wie beim Schlucken von fester und flüssiger Nahrung bewegt: die Zun-

a
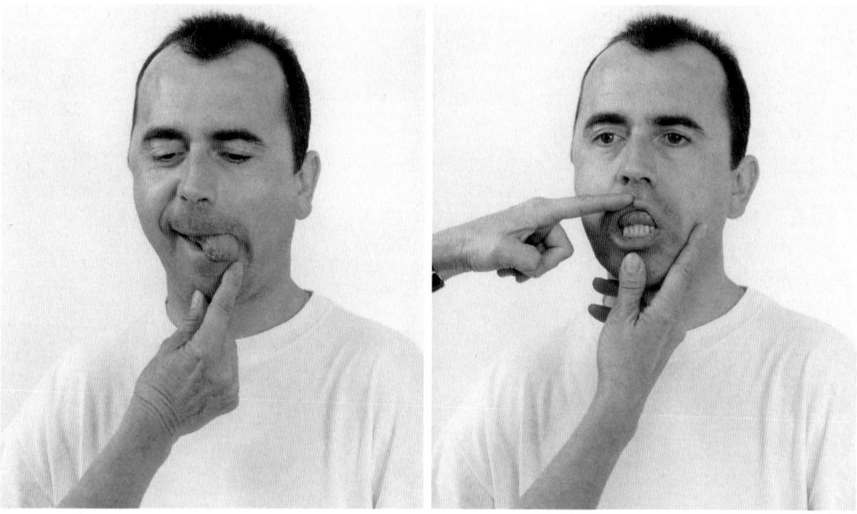
b

Abb. 5.19. **a** Versuch, den Finger der Therapeutin zu berühren. **b** Schwierigkeiten mit selektiven Bewegungen beim Versuch, die Oberlippe abzulecken

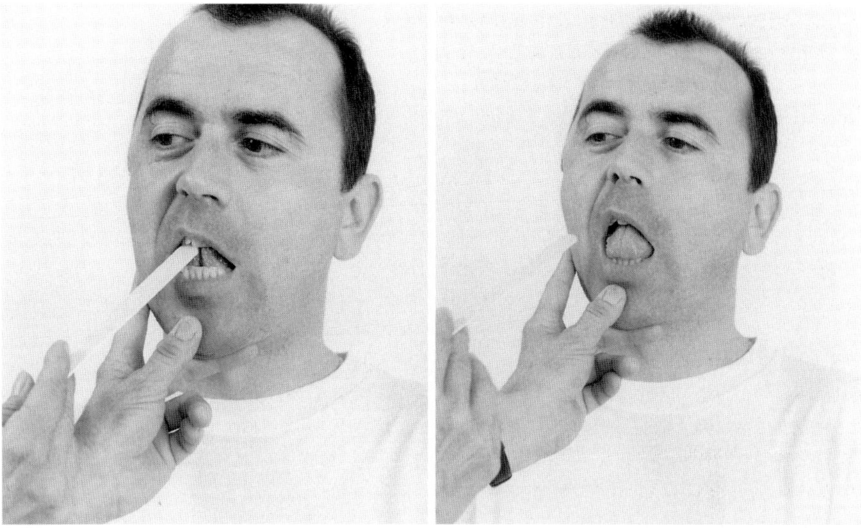

a b

Abb. 5.20 a,b. Facilitieren des Anhebens der Zungenspitze. a Die Zunge hinter die oberen Schneidezähne heben. b Beibehalten dieser Stellung, bevor der Laut „d" gebildet wird

genspitze wird flach gegen den harten Gaumen gedrückt direkt hinter der oberen Zahnreihe.

Eine weitere wichtige Zungenbewegung ist das Anheben ihres hinteren Bereichs, was bei der Lautbildung von „ga" geschieht und auch beim Schlucken erforderlich ist, wenn der zerkaute und angefeuchtete Speisebrei im Mund nach hinten befördert und das Schlucken initiiert wird. Beim Trinken muß diese „wellenförmige" Bewegung noch viel schneller ablaufen. Das Üben der Silbe „ga" wird durch die Therapeutin facilitiert, um dem Patienten dabei zu helfen, die Bewegung wiederzuerlangen, eine Bewegung, die sehr schwierig isoliert auszuführen ist. Das akustische Feedback, das er bekommt, hilft dem Patienten, die Bewegung zu steuern und zu verbessern. Die erhöhte Aktivität des Zungenrückens wird auch dazu beitragen, den weichen Gaumen wieder zu aktivieren.

Die Zungenspitze des Patienten bleibt an der Innenseite der unteren Zahnreihe, und die Therapeutin drückt mit dem Spatel fest von oben auf die Zungenmitte; sobald der Spatel angehoben wird, fordert sie ihn auf, „ga" zu sagen (Abb. 5.21a). Jedesmal, wenn sie den Spatel wegnimmt, wiederholt der Patient die Silbe „ga", und wird dabei daran erinnert, die Zunge vorne in Kontakt mit den Zähnen zu behalten, da sie meistens dazu tendiert, sich jedesmal in einem Gesamtbewegungsmuster zurückzuziehen. Wenn der Patient die Retraktion seiner Zunge beim Artikulieren der Silbe „ga" nicht verhindern kann, oder wenn die Therapeutin den Grad der Aktivität des Zungenrückens steigern möchte, hält sie seine Zunge außerhalb des Munds mit einem Stück Gaze fest, wie in Abb. 5.16 gezeigt. Gleichzeitig drückt sie mit dem Spatel die entsprechende Stelle der Zunge kurz nach unten und fordert ihn dann auf zu versuchen, den Laut „ga" zu produzieren (Abb. 5.21b).

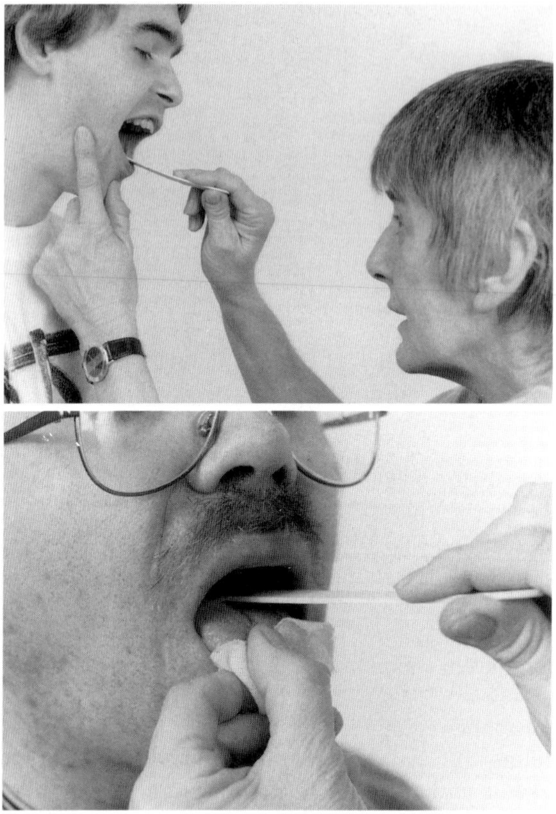

a

b

Abb. 5.21 a,b. Das Anheben des hinteren Zungenbereichs stimulieren. **a** Ein schneller Druck nach unten, bevor der Patient die Silbe „ga" artikuliert. **b** Die Zunge während der Stimulation von Bewegungen vorn halten

Mundhygiene

Wenn der Patient seine Zunge, seine Lippen und seine Wangen nicht selektiv bewegen kann, werden diese auch nicht die kräftigen polierenden und reinigenden Bewegungen im Mund ausführen können, die normalerweise immer wieder automatisch Zähne und Zahnfleisch säubern und fremde Substanzen entfernen. Weil der Patient auch nicht in der Lage ist, seine Zähne und sein Zahnfleisch so gründlich wie üblich zu putzen, kann sich deren Zustand leicht verschlechtern, wenn nicht entsprechende Maßnahmen getroffen werden. Es bilden sich Zahnbeläge, und bald zeigen sich die ersten Anzeichen von Karies; gleichzeitig entwickelt das Zahnfleisch die ihm charakteristischen Veränderungen und es blutet leicht (Abb. 5.22). Es wäre nicht nur eine Schande, wenn ein junger Patient seine Zähne verlieren würde, sondern der schlechte Zustand seiner Zähne und das infizierte Zahnfleisch sind darüber hinaus sehr schmerzhaft, und diese Schmerzen verstärken die bereits vorhandenen sensomotorischen Dysfunktionen.

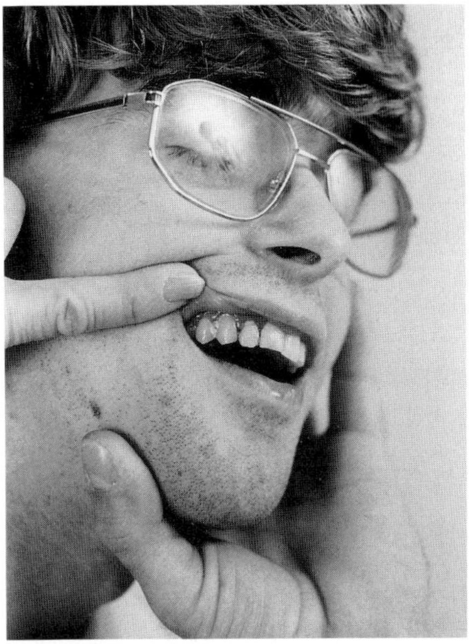

Abb. 5.22. Ein Patient, der seine Zunge nur unzureichend bewegen kann, hat belegte Zähne und Zahnfleisch, das leicht blutet

Die Zähne und das Zahnfleisch pflegen

Vom ersten Tag an muß der Mund des Patienten mindestens dreimal täglich gründlich gereinigt werden. Diese Aufgabe kann von der Therapeutin, von der Schwester oder durch einen entsprechend angeleiteten Angehörigen ausgeführt werden, und sie muß zusätzlich zum Massieren des Zahnfleisches durchgeführt werden, das während der Therapie erfolgt, um die Durchblutung anzuregen und sensorische Stimulation zu vermitteln.

Die Zähne und die Mundhöhle reinigen

Wenn der Patient in den ersten Tagen noch fest im Bett liegt, könnte das Bürsten seiner Zähne mit einer Zahnbürste mechanisch undurchführbar sein; stattdessen könnte die Therapeutin oder die Schwester ein Stück Gaze um einen ihrer Finger wickeln, um damit die Zähne und die Mundhöhle des Patienten zu säubern. Sie befeuchtet die Gaze mit einer angenehm schmeckenden Flüssigkeit und reibt damit sanft am Zahnfleisch und Gaumen des Patienten von der Mitte aus beginnend über beide Seiten entlang der Innen- und Außenseite des Zahnfleisches bis ganz nach hinten. Mit einem frischen, feuchten Gazestück entfernt sie dann möglicherweise vorhandene Speisereste oder andere Fremdkörper. Um seine Zähne angemessen zu reinigen, putzt die Pflegeperson mit ihrem mit Gaze umwickelten Finger sowohl die Außen- und Innenseiten als auch die Kau- und Schneideflächen seiner Zähne, indem sie den Finger in horizontaler Richtung vor und zurück bewegt (Abb. 5.23). Um dabei alle Fremdkörper zu entfernen,

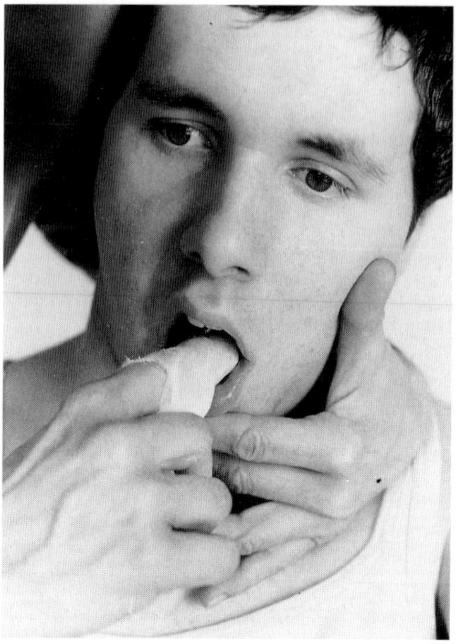

Abb. 5.23. Die Therapeutin wickelt ein feuchtes Gazestück um ihren Finger und putzt die Zähne des Patienten

reibt sie innen und außen auch von oben nach unten über Zahnfleisch und Zähne der oberen Zahnreihe und von unten nach oben über Zahnfleisch und der unteren Zahnreihe.

Abschließend überprüft die Therapeutin die gesamte Mundhöhle, um alles, was in dem Spalt zwischen Zähnen und Wange oder am harten Gaumen des Patienten hängengeblieben ist oder an seiner Zunge klebt, auch noch mit ihrem Finger zu entfernen.

Die Zähne des Patienten putzen

Sobald der Patient im Rollstuhl sitzen kann – wenn auch zunächst nur für kurze Zeit – kann die Therapeutin oder die Schwester damit beginnen, seine Zähne mit einer Zahnbürste zu putzen. Mit etwas Einfallsreichtum ist es möglich, die Zähne des Patienten auch dann zu putzen, wenn er in Seitenlage im Bett liegt, so daß mit dieser therapeutisch sehr wertvollen Aktivität schon früh begonnen werden kann. Mit einer Zahnbürste können die Zähne viel besser gereinigt werden als mit einem Stück Gaze. Sie werden sauber, der Zustand des Zahnfleischs verbessert sich, und die Stimulation hilft, die Empfindung und den Tonus im Mundbereich zu normalisieren. Eine elektrische Zahnbürste ist nicht unbedingt notwendig, aber sehr zu empfehlen, da sie viele Vorteile bietet. Die kleine Bürste ist leichter unter die Oberlippe in den Mund des Patienten hineinzuschieben, und ihre Eigenbewegungen erleichtern das Putzen der Zähne, indem sie den kompletten Bewegungsvorgang und die Handgeschicklichkeit von normalem Zähneputzen ersetzt. Hinzu kommt, daß die Vibration einen therapeutischen

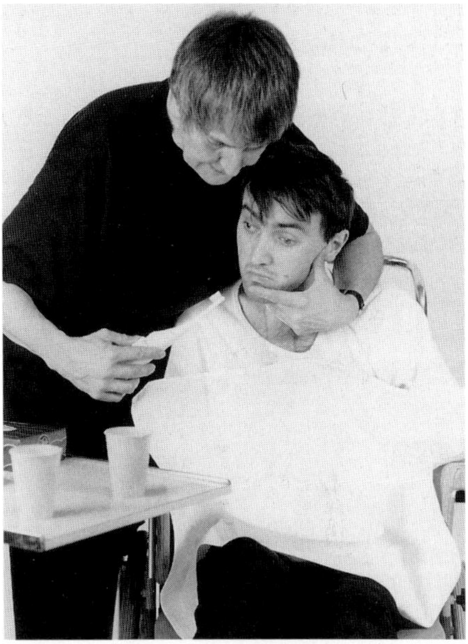

Abb. 5.24. Wenn die Therapeutin die Zähne des Patienten putzt, wendet sie Griff A an und hat bereits vorher alle erforderlichen Gegenstände vor den Patienten hingelegt

Effekt hat. Wird die Bürste umgedreht, kann die glatte Oberseite von außen über die Lippen, die Wangen und den Hals bewegt werden, was oft hilft, den Tonus zu normalisieren und aktives Bewegen zu stimulieren.

Die Therapeutin steht neben dem Patienten und wendet Griff A an. Dadurch facilitiert sie die Bewegungen seines Munds und kontrolliert gleichzeitig die Stellung seines Kopfs (Abb. 5.24). Zwei Becher mit Wasser, die Zahnbürste, Papiertücher und alles weitere, was sie benötigt, wird so auf dem Tisch vor dem Patienten angeordnet, daß er alles gut sehen kann. Über seine Brust wird ein Tuch gelegt, damit seine Kleidung nicht naß wird. Die Therapeutin führt die Zahnbürste zwischen seinen Lippen ein und dreht sie dabei so, daß ihn die Borsten nicht kratzen (Abb. 5.25a), wenn sie die Bürste in seinen Mund führt. Wenn nötig, hebt sie mit ihrem Zeigefinger die Oberlippe etwas, damit sie nicht im Weg ist.

Sobald die Bürste in der richtigen Position ist, putzt die Therapeutin gründlich die Zähne des Patienten und sorgt dafür, daß alle 3 Flächen jedes Zahns berücksichtigt werden. Da sie nicht sehen kann, ob alle Zähne richtig gesäubert sind, ist es dabei hilfreich, wenn sie seinen Mund sozusagen in vier Abschnitte einteilt und immer in der gleichen Reihenfolge vorgeht. Sie kann z.B. bei den oberen Zähnen beginnen und diese von der Mitte aus nach rechts und so weit wie möglich nach hinten putzen. Dann nimmt sie die Bürste kurz aus dem Mund und putzt anschließend die unteren Zähne von der Mitte aus nach rechts. Nun wiederholt sie den gleichen Vorgang auf der linken Seite, indem sie zuerst die oberen und dann die unteren Zähne putzt. Vor jedem Abschnitt gönnt sie dem Patienten eine kleine Pause (Abb. 5.25c). Nachdem sie die Außenseite der Zähne gereinigt hat, verfährt sie in gleicher Weise mit der Innenseite und

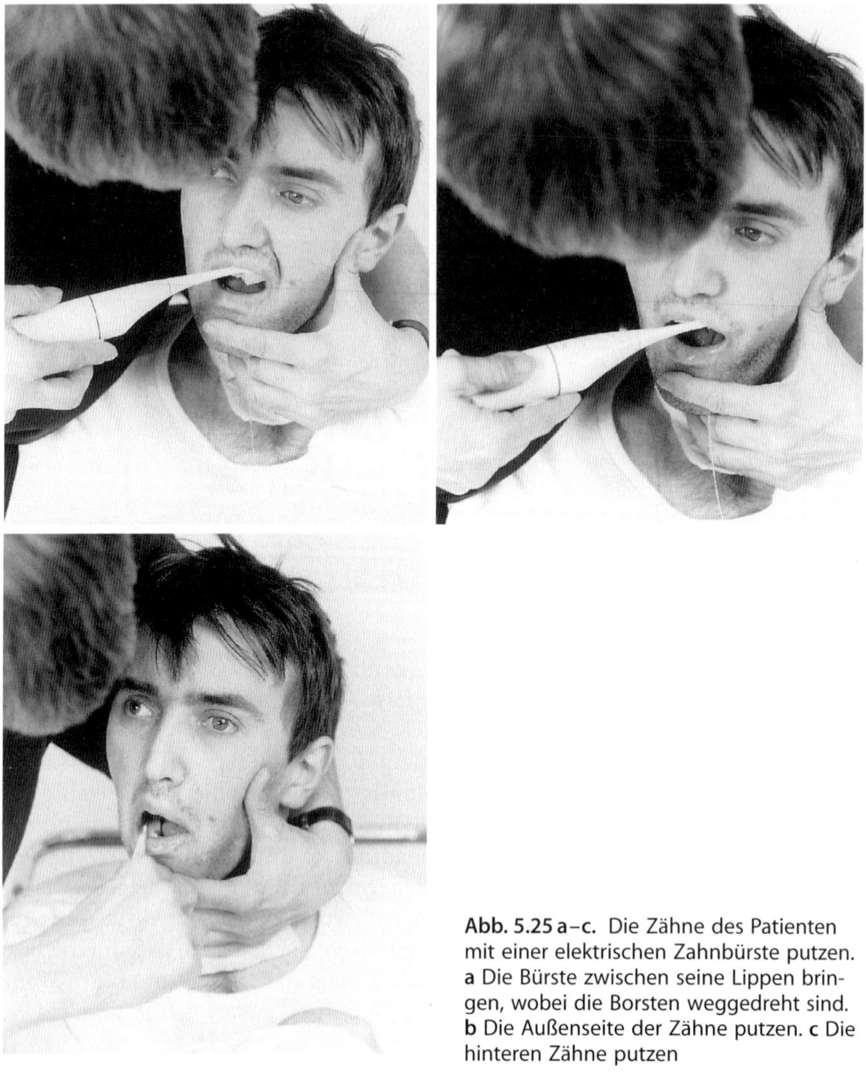

a b c

Abb. 5.25 a–c. Die Zähne des Patienten mit einer elektrischen Zahnbürste putzen. **a** Die Bürste zwischen seine Lippen bringen, wobei die Borsten weggedreht sind. **b** Die Außenseite der Zähne putzen. **c** Die hinteren Zähne putzen

danach mit den Kau- und Schneideflächen. Wenn sie die Innenseite putzt, hält sie die Bürste vertikal und nicht horizontal. Sie bewegt die Bürste über das Zahnfleisch und an den Zähnen entlang nach oben bzw. nach unten, um die Nahrungsreste zwischen den Zähnen zu entfernen (Abb. 5.26). Wenn bei Berühren oder bei Vibration unerwünschte Reaktionen ausgelöst werden, weil der Mund des Patienten hierbei besonders empfindlich ist, wird die elektrische Zahnbürste solange ohne Strom benutzt, bis er die Empfindungen ertragen kann. Für gewöhnlich kann die Therapeutin die Außenseite seiner Zähne mit der vibrierenden Bürste putzen, lange bevor dies bei der Innenseite möglich ist. Schritt für Schritt versucht sie, den Patienten an die Vibration zu gewöhnen, bis

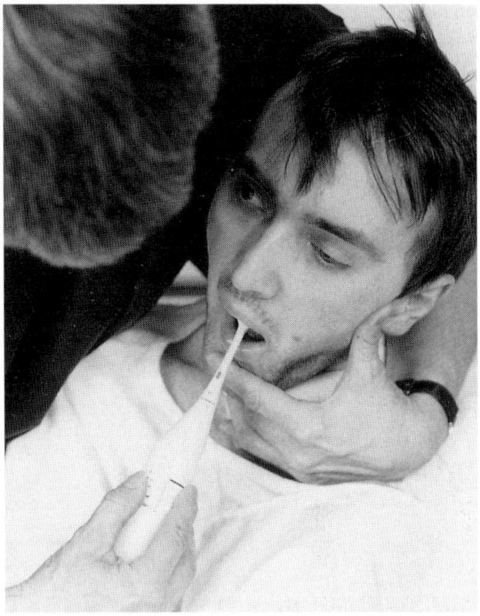

Abb. 5.26. Die Bürste hinter den Vorderzähnen vertikal nach unten bewegen

sie alle Zähne mit der vibrierenden Bürste reinigen kann. Wenn ein Patient über einen längeren Zeitraum weder eine orofaziale Behandlung erhielt noch irgendjemand seine Zähne putzte, wird er in der Regel extrem empfindlich sein. und dann ist die gleiche vorsichtige Vorgehensweise notwendig.

Den Mund spülen

Meist ist das Ausspülen des Munds nach dem Zähneputzen der schwierigste Teil des ganzen Vorgangs, denn der Patient ist nicht in der Lage, die schnellen, koordinierten Bewegungen auszuführen, die normalerweise nötig sind, um den Mund auszuspülen, die Flüssigkeit zu sammeln und sie dann auszuspucken. Es ist deshalb auch nicht möglich, eine Mundddusche oder einen Spray zu benutzen.

Im klinischen Alltag haben sich folgende Überlegungen als hilfreich erwiesen:

- Wenn das Ausspülen besonders schwierig ist, wird noch keine Zahnpasta benutzt, da Zahnpastareste, die im Mund bleiben, wie Schmirgelpapier am Zahnfleisch scheuern können. Aus diesem Grund wird die Zahnbürste nur in eine leicht desinfizierende Flüssigkeit getaucht.
- Die Therapeutin bringt eine kleine Menge Wasser in den Mund des Patienten, wie in Abb. 5.3c gezeigt. Dazu beugt sie seinen Kopf leicht nach hinten oder zur Seite und achtet sorgfältig darauf, daß keine Flüssigkeit nach hinten in seine Kehle rinnt. Sobald das Wasser im Mund ist, kippt die Therapeutin seinen Kopf mit ihrer Schulter schnell nach vorn und bewegt gleichzeitig ihr Hand, mit der sie Griff A ausgeführt hatte, um das Ausspucken des Wassers in einen Behälter, der direkt vor dem Patienten steht, zu facilitieren. Mit

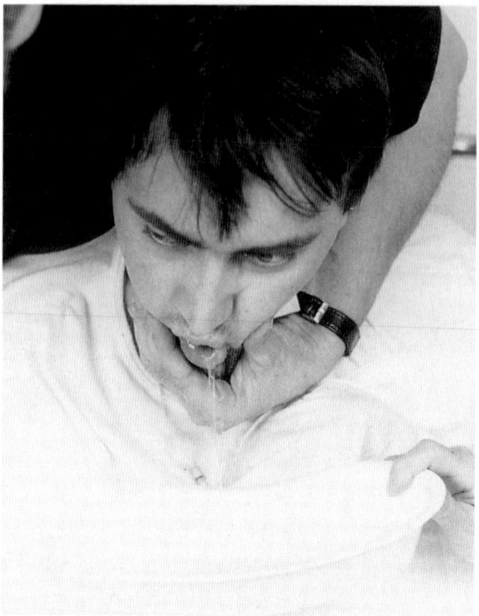

Abb. 5.27. Den Mund ausspülen – die Therapeutin facilitiert das Ausspucken des Wassers

ihrem Zeigefinger, der vorher an seinem Kinn lag, und mit ihrem Daumen zieht sie seine Wange und seine Mundwinkel nach vorn und schürzt seine Lippen. Mit ihrem gebeugten Mittelfinger, der unter seinem Kinn liegt, drückt sie fest nach oben und nach vorn gegen den Mundboden, um seine Zunge und das Wasser nach vorn zu befördern (Abb. 5.27). Anstelle des Mittelfingers kann sie auch ihren Ringfinger benützen, falls sie zusätzlich zum Zeigefinger auch den Mittelfinger zum Bewegen der Wange und der Mundwinkel benötigt.

- Der Mund kann mit einem befeuchteten Gazestück gereinigt werden, wenn das Ausspülen nicht adäquat ausgeführt werden kann, oder zu facilitieren ist.

Problemlösung

Das Zahnfleisch blutet: Bei der Durchführung der Mundhygiene neigt krankes oder infiziertes Zahnfleisch dazu zu bluten, und die Therapeutin oder die Schwester könnte denken, sie haben den Patienten zu lange oder zu kräftig behandelt. Gerade das Gegenteil ist aber der Fall. Damit die Zähne und das Zahnfleisch geputzt werden können, ohne daß es blutet – auch dann nicht, wenn die elektrische Zahnbürste benutzt wird – muß eine intensive und sorgfältige Behandlung erfolgen.

Solange das Zahnfleisch des Patienten so empfindlich und in einem so schlechten Zustand ist, daß er das Putzen mit der Zahnbürste nicht erträgt, sollte es behutsam mit Gaze massiert werden, die zuvor in eine desinfizierende Lösung getaucht wurde. Dabei sollte das Zahnfleisch nicht nur an der Außenseite, wo das Bluten am deutlichsten sichtbar ist, sondern auch in dem Bereich hinter den Schneidezähnen massiert werden, wobei der Druck allmählich gesteigert wird. Sobald der Patient das kräftige Massieren ertragen kann, werden die Zähne und das Zahnfleisch in den weniger betroffenen Bereichen mit einer elektrischen Zahnbürste geputzt, die je nach Zustand des Zahnfleischs, eingeschaltet oder ausgeschaltet benutzt wird. In dem Maß, in dem sich der Zustand des Zahnfleischs bessert, wird der so geputzte Bereich ausgeweitet, bis schließlich das ganze Zahnfleisch und alle Zähne mit der Bürste gereinigt werden können. Solange der Patient während des Bürstens keine Anzeichen von Schmerz oder Überreaktion auf die Stimulierung zeigt, sollte die Therapeutin mit dem Bürstn nicht aufhören, nur weil das Zahnfleisch leicht blutet. Durch die Verbesserung der Durchblutung wird der Heilungsprozeß beschleunigt. Die Therapeutin sollte die Massage mit dem mit Gaze umwickelten Finger fortsetzen, bis der Patient feste Nahrung zu sich nimmt und seine Zähne mit der elektrischen Zahnbürste überall im Mund geputzt werden können.

Das Benutzen von Zahnseide: Es ist sehr schwierig, die schmalen Zahnzwischenräume ohne Zahnbürste richtig zu säubern. Das gleiche Problem entsteht, wenn der Patient beginnt, seine Zähne selbst zu putzen, aber seine Hände noch nicht wieder gut genug bewegen kann, um die erforderlichen fein aufeinander abgestimmten Bewegungen auszuführen. Das Benutzen von Zahnseide kann hier sehr hilfreich sein. Die Schwierigkeiten der Therapeutin oder des Patienten, den dünnen Faden mit beiden Händen richtig zu benutzen, können durch eine einfache Vorrichtung, um die Zahnseide stramm zu halten, überwunden werden (Abb. 5.28).

Der Patient kann den Mund nicht öffnen: Wenn der Patient seinen Mund nicht willentlich öffnen und offenhalten kann, wird das Zähneputzen zu einer recht schwierigen Aufgabe. Die Außenseiten seiner Zähne sind leicht zu reinigen, da seine Lippen aus dem Weg bewegt werden können. Es ist aber nahezu unmöglich, die Kau- und Schneideflächen und die Innenseite der Zähne zu erreichen. Wird das Problem nicht gelöst, wird sich der Zustand der Zähne und des Zahnfleischs rapide verschlechtern. Ob der Patient z.B. seinen Mund fest geschlossen hält, weil er nicht versteht, was von ihm erwartet wird, oder ob sein Mund aufgrund eines hyperaktiven Beißreflexes, den er nicht hemmen kann, sich plötzlich fest verschließt – immer ist der erste Schritt die Behandlung seines Gesichts, bis er die Berührung weniger empfindlicher Bereiche ertragen kann. Da diese Behandlung, um die Kontrolle über den Mund wiederzugewinnen, sehr viel Zeit in Anspruch nehmen kann, muß die Therapeutin möglicherweise als Notfallmaßnahme den Mund des Patienten mechanisch offen halten, damit sie die Mundhöhle reinigen und einen guten Zustand der Zähne und des Zahnfleischs erhalten kann.

Warnung: Niemals sollten Instrumente aus Metall verwendet werden, um seine Zähne auseinanderzudrücken oder seinen Mund offenzuhalten.

Seine Zähne könnten beschädigt werden, wenn der Patient einen starken Beißreflex hat, und seine Angst wird das Problem am nächsten Tag nur noch vergrö-

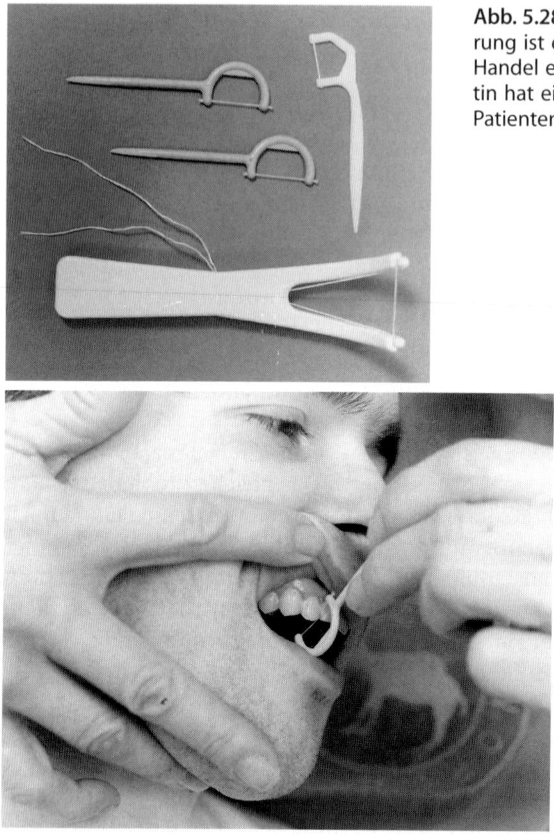

a

b

Abb. 5.28 a,b. Zahnseide in einer Halterung ist einfacher zu handhaben. **a** Im Handel erhältliche Halter. **b** Die Therapeutin hat eine Hand frei, um den Kopf des Patienten zu stützen

ßern. Jeder abgebrochene Zahn bereitet erhebliche Schwierigkeiten, weil eine zahnärztliche Behandlung in diesem Stadium nur unter Vollnarkose durchgeführt werden kann.

Aus einem harten, aber leicht nachgebenden Material sollten zwei Keile angefertigt werden. Diese müssen so groß sein, daß die Therapeutin leicht und sicher mit ihrem Finger in den Mund des Patienten gelangen kann, wenn sie links und rechts zwischen seine Zähne geschoben werden. Dafür eignet sich ein hölzerner Spatel, um den ein Stück Verbandsstoff gewickelt und mit Heftpflaster befestigt wird. Zwei dieser Spatel dürften genügen, aber wenn der Beißreflex sehr stark ist, kann das Material zerbissen werden, und kleine Teile können im Mund zurückbleiben, die zu entfernen fast unmöglich ist.

Die Therapeutin wartet, bis der Patient seinen Mund bei einer spontanen Mundbewegung öffnet oder während sie seine Zähne und sein Zahnfleisch von außen behandelt. Dann schiebt sie oder ihre Assistentin zuerst den einen und dann den anderen Keil zwischen die Zähne. Da diese Maßnahme für den Patienten erschreckend und/oder unangenehm sein kann, sollte die Therapeutin nur so wenig Kraft wie nötig aufwenden und gleichzeitig beruhigend mit ihm sprechen. Um gleichzeitig eine Infektion in der Mundhöhle zu behandeln, kann die Therapeutin ein Gazestück in eine Desinfektionslösung tauchen, mit dem sie seinen Mundraum massiert und seine Zähne putzt, während sie seinen Kopf und seinen Kiefer durch Griff A kontrolliert. Der enge Kontakt, der durch Griff A hergestellt wird, wirkt oft beruhigend auf den Patienten.

Wieder mit Essen und Trinken beginnen

Obwohl wir in erster Linie essen und trinken, um zu überleben und unseren Körper mit der notwendigen Nahrung zu versorgen, beinhalten Essen und Trinken auch Genuß und soziale Interaktion. Ein Patient, der nicht essen kann, erleidet einen großen Verlust an Lebensqualität, besonders weil er dadurch auch zu vielen anderen angenehmen Aktivitäten keinen Zugang hat. Es fehlt ihm nicht nur der Genuß beim Essen und Trinken, sondern auch die durch diese Aktivitäten im Mund hervorgerufene regelmäßige Stimulation von Durchblutung, Wahrnehmung und Bewegung. Der Zustand seines Munds verschlechtert sich, und ohne die motorischen Aktivitäten des Kauens und des Schluckens leiden die Muskeln und Gelenke in gleicher Weise wie die der Extremitäten bei fehlender motorischen Beanspruchung.

Unter Berücksichtigung aller Gesichtspunkte ist es für den Patienten besser, wenn so früh wie möglich mit Essen begonnen wird. Alle anderen Ernährungsarten haben ihre Nachteile und sollten nur als vorübergehende oder ergänzende Maßnahmen betrachtet werden. Erst wenn eine lange und in der beschriebenen Weise durchgeführte Therapie ohne Erfolg geblieben ist, sollte die Ernährung über eine Bauchsonde als Dauerlösung akzeptiert werden. Fast alle Patienten werden aber früher oder später wieder in der Lage sein zu essen, auch wenn manche nur noch pürierte Nahrung zu sich nehmen können. In einer retrospektiven Studie waren von 55 Patienten mit Schluckproblemen nach Schädel-Hirn-Verletzungen 45 Patienten bei der Aufnahme in ein Rehabilitationszentrum nicht in der Lage zu essen. Weinstein (1993) beschreibt die positiven Ergebnisse nach der Durchführung therapeutischer Maßnahmen bei neurogen bedingter Dysphagie: „94 % der Patienten mit anfänglicher Dysphagie lernten wieder zu essen. Die Prognose kann demnach als sehr gut bezeichnet werden". Die Studie zeigte darüber hinaus, daß „als Begleiterscheinungen sowohl eine Verbesserung kognitiver Fähigkeiten als auch ein Verschwinden primitiver oraler Reflexe zu beobachten war". Dieser Befund könnte mit der erhöhten taktil-kinästhetischen Stimulation im Mundbereich in Zusammenhang stehen.

Selbst nach langer Zeit mit Sondenernährung können Patienten durch eine Therapie wieder die Fähigkeit zu essen erlangen. Nach der erfolgreichen Behandlung von 7 Schlaganfallpatienten mit totaler Dysphagie betont Heimlich (1983) mit Nachdruck: „Vor den Rehabilitationsmaßnahmen für das Schlucken wurden die Patienten während eines Zeitraums von 5 Monaten bis zu 3,9 Jahren durch eine Sonde ernährt". Auch weitere Verbesserungen wurden beschrieben:

„Im allgemeinen zeigten sich Verbesserungen im Sprechen kurz nachdem die Fähigkeit des Sprechens wiedererlangt wurde. Berichte über eine verbesserte soziale Reintegration mehrten sich".

Selbst wenn der Patient die Fähigkeit, wieder normal zu essen, nicht wiedererlangt und auf Dauer auf künstliche Ernährung angewiesen ist, so muß doch sein Zustand von Zeit zu Zeit genau überprüft werden, um ganz sicherzugehen, ob sich nicht vielleicht doch eine Besserung eingestellt hat. Wenn auch nur die geringste Möglichkeit besteht, daß er wieder zu essen und zu trinken lernt, muß sofort erneut eine intensive Therapie aufgenommen werden. Nur einen Schluck seines Lieblingsgetränks trinken oder nur einen Bissen seiner Leibspeise essen zu können, bedeutet für den Patienten eine ganz neue Welt. Wer über Wochen, Monate oder sogar Jahre hinweg nur Desinfektionsflüssigkeit im Mund hatte, dem schmeckt selbst der kleinste Bissen wundervoll.

Ein Beispiel aus der Praxis

Die 50jährige G.B. konnte während mehr als zwei Jahre nach bilateralen zerebrovaskulären Insulten weder essen noch trinken. Ihr Mann kochte für sie und verabreichte ihr die Nahrung in pürierter Form über eine Magensonde. Sie konnte zwar ihre Arme und Beine wieder willkürlich und gezielt bewegen, aber ihr Gesicht und ihr Mund blieben so stark gelähmt, daß sie den eigenen Speichel nicht schlucken , nach Aufforderung ihre Augen oder ihren Mund nicht schließen und auch ihren Atemrhythmus nicht verändern konnte. Wenn sie außer Haus ging, hielt sie mit ihrer linken Hand ein Tuch an den Mund, um den Speichel aufzufangen. Die Farbe des Tuchs paßte immer genau zu ihrer ganzen übrigen Kleidung. Zuhause trug sie eine gepolsterte Operationsmaske, um das „Sabbern" zu verhindern und während der Hausarbeit beide Hände freizuhaben. Sie konnte nicht sprechen, gab aber, wenn sie lachte oder aufgeregt war, einen stöhnenden Laut von sich. Nach intensiver orofazialer Therapie und größten Anstrengungen ihrerseits lernte sie, mit einem Teelöffel kleine Leckerbissen ganz nach hinten in ihren Mund zu bringen und hinunterzuschlucken. Zu ihrem größten Vergnügen lernte sie auch auf die gleiche Art und Weise einen Schluck Kaffee zu sich zu nehmen. Eines Tages, mehr als vier Jahre nach Beginn der orofazialen Therapie, kam sie sehr aufgeregt zur Behandlung. Sie lachte fröhlich und versuchte, wenn auch vergeblich, der Therapeutin durch übersteigerte Gesten und wiederholtes Stöhnen etwas mitzuteilen. Erst ihr Mann konnte alles erklären. Es war zu Beginn der Spargelsaison, und er hatte frischen Spargel gekocht und im Mixer püriert. Seine Frau konnte diese Delikatesse, zusammen mit zerlassener Butter, mit dem Teelöffel essen. Nach sechs Jahren wieder Spargel im Mund zu haben, war für G.B. eine wundervolle Erfahrung und es beflügelte sie, noch härter als je zuvor daran zu arbeiten.

Mit der Nahrungsaufnahme über den Mund beginnen

Beurteilung der Dysphagie

Die Frage, ab wann bei einem Patienten mit dem Essen begonnen werden soll, ist nicht einfach zu beantworten, weil es keine bestimmten Kriterien gibt, die für jeden Patienten zu jedem Zeitpunkt gelten. Schwestern und Therapeutinnen haben mit Recht Angst, zu früh damit zu beginnen, weil sie befürchten, daß sich der Patient verschluckt oder sogar aspirieren könnte. Aus den gleichen Gründen zögert auch der behandelnde Arzt, die Erlaubnis zu geben. Verschiedene Autoren betonen, wie wichtig es ist, die Dysphagie mit radiographischen dynamischen Bildverfahren über Video oder über Film zu untersuchen, bevor mit dem Wiedererlernen des Schluckens begonnen wird (Bass 1990, 1988; Donner 1986; Siebens 1985). Wenn immer eine Schluckstörung oder die Gefahr des Aspirierens besteht, wird eine videofluoroskopische Untersuchung des oralen und pharyngealen Schluckens mit einem modifizierten Bariumbrei empfohlen (Logemann 1988; Lazzara et al. 1986). Espinola (1986) beschreibt eine radionukleide Untersuchung, mit der der gesamte Schluckakt überwacht werden kann, um ein möglicherweise auftretendes Aspirieren zu entdecken. Solche Untersuchungstechniken können sowohl für eine genaue Abklärung als auch für die Planung einer Therapie äußerst wertvoll sein. Ihre Bedeutung wird von Siebens & Linden (1985) klar beschrieben: „Die Behandlung des gestörten Schluckens erfordert vernünftigerweise oft eine therapeutisch ausgerichtete radiologische Untersuchung. Ob eine durchgeführte therapeutische Intervention erfolgreich war, kann oft erst festgestellt werden, nachdem ihre Folgen sichtbar gemacht wurden. Es ist sehr wichtig herauszufinden, welche Maßnahmen erfolgreich waren und welche keine Wirkung zeigten, denn das Wiedererlernen des Schluckens ist zeitaufwendig, komplex, belastend und nicht ohne Risiko".

Auch wenn solche dynamischen Aufnahmetechniken nützlich und interessant sind, dürfen sie doch nicht als absolut unerläßliche Voraussetzung für den Beginn der Eßversuche angesehen werden, da sonst viele Patienten nie die Möglichkeit erhalten würden, das Essen wieder zu erlernen.

Die kostspielige und komplexe Untersuchung steht zur Zeit noch nicht allen Patienten zur Verfügung. Donner (1986) ist hier sicher zuzustimmen, wenn er klar feststellt: „Sicher kann gesagt werden, daß viele Ärzte, unter ihnen auch Radiologen, nicht genügend Erfahrungen mit der radiologischen Untersuchung des Pharynx und der Speiseröhre haben, so daß sie zur multidisziplinären Abklärung der dysphagischen Person nur wenig beizutragen haben".

In den meisten Fällen müssen die notwendigen Informationen und die erforderlichen Sicherheitsmaßnahmen durch genaues Beobachten, therapeutisches Untersuchen und richtiges Management erarbeitet werden. Wer den Patienten täglich betreut, hat den Vorteil, ihn in einer vertrauten Umgebung zu sehen, und auch der Patient fühlt sich in der gewohnten Umgebung wohler. Der Schluckversuch muß nicht nach Aufforderung und ohne jede Vorbereitung ausgeführt werden, sondern ist ein Teil der Behandlung und erfolgt, nachdem der Mund des Patienten sozusagen „aufgewärmt" wurde. Weil das Schlucken teils automatisch, teils willkürlich erfolgt, ist es äußerst komplex und kann durch äußere Faktoren erheblich beeinflußt werden. Es ist sehr schwierig, zu einem bestimmten Zeitpunkt auf Kommando zu schlucken. Jeder kann dies selbst einmal ausprobieren, indem er einige Bissen Nahrung kaut und dann von einer anderen Person Anweisungen erhält wie z.B.: „Warte, behalte es noch im Mund!" und: „Jetzt schlucke!". Jede Form von Spannung verändert das normale Schluckmuster. Der Patient ist während der diagnostischen Anwendung dynamischer bildgebender Aufnahmetechniken angespannt, weil sie für ihn wie ein Test seiner Fähigkeiten ist. Allein die Tatsache, daß andere Personen ihn genau beobachten und warten, bis er das, was er im Mund hat, geschluckt hat, wird den Schluckakt beeinflussen. Dazu stellt Donner (1986) fest: „Darüber hinaus sollte man sich darüber im Klaren sein, daß die Untersuchung des Patienten eine Testsituation ist. Die Untersuchung, wie sorgfältig auch immer sie durchgeführt wird, kann nie genau zeigen, wozu der Patient unter anderen Umständen in der Lage wäre."

Eß- und Schluckmuster werden auch durch die Art der Nahrung beeinflußt, d.h. durch das Aussehen, durch die Konsistenz und durch den Geschmack, aber auch durch Eßgewohnheiten und durch bestimmte Vorlieben. Für die notwendige Untersuchung können die Röntgenkontrastmittel als Brei oder als Flüssigkeiten verabreicht, sehr unappetitlich sein, was zu falschen Resultaten führen kann, wenn dieser Punkt nicht auch berücksichtigt wird. Ein Patient mag z.B. mit einer Nahrung, die er gern ißt, mit Hilfe der Schwester oder seiner Angehörigen, recht gut zurechtkommen. Sobald er aber das präparierte Mittel schlukken muß, treten Abnormalitäten auf. Um so eine Schwierigkeit zu bewältigen, empfiehlt Siebens (1985): „Wenn Barium verwendet wird, ist das Produkt für gewöhnlich unansehnlicher und weniger schmackhaft als eine nicht präparierte Speise. Es ist daher eine große Hilfe für die Planung der Reedukation des Schluckens, wenn die Klinikküche für die Untersuchungszeit Pudding, Brei, Kartoffelpüree oder Hamburger zubereitet, die mit Barium versetzt sind." Zusätzlich erwähnt er noch einen weiteren Vorteil: „Das fluoroskopische Beobachten röntgendurchlässiger Speisen mit verschiedener Konsistenz hilft festzustellen, welche Art von Speisen sicher aufgenommen werden können". Wann immer dynamische bildgebende Verfahren eingesetzt werden, sollten diese Faktoren beachtet, und die Vorschläge von Siebens befolgt werden.

Schluckschwierigkeiten

Schlucken oder Deglutition kann definiert werden als „die halbautomatische Aktion der Muskeln des Atmungs- und des Gastrointestinaltrakts, durch die die Nahrung aus der Mundhöhle in den Magen befördert wird. Durch diese Aktion wird nicht nur die Nahrung in den Magen befördert, sondern es werden auch Sekrete und Partikel aus den oberen Atmungswegen entfernt und der Atmungsapparat wird vor eindringenden Partikeln geschützt" (Miller 1986). Der Schluckvorgang umfaßt drei separate Phasen, die alle drei in einer Wechselwirkung zueinander stehen: die *orale* oder oral-vorbereitende, die *pharyngeale* und die *ösophagische* Phase (Buchholz 1987; Donner et al. 1995; Logemann 1983; Bass und Morell 1984).

Während der oralen Phase wird die Nahrung für den Transport in den Rachen und in die Speiseröhre zerkleinert. Während die Nahrung im Mund ist, wird sie mit Speichel befeuchtet, um ihren Weg durch den Rachen zu erleichtern, und wird so geformt, daß sie leicht geschluckt werden kann. Das auf diese Weise für das Schlucken vorbereitete Material wird als *Bolus* bezeichnet. Die Vorbereitung fester Nahrung beinhaltet rotierende Kaubewegungen, wobei die Nahrungsstücke lateral durch die Wangenmuskeln und von innen durch selektive Zungenbewegungen zwischen den Backenzähnen gehalten werden. Während des Kauens werden die Nahrungsstücke auch durch selektive Zungenbewegungen automatisch von einer Seite zur anderen transportiert. Die geschulte Zunge sortiert zusätzlich diejenigen Stücke aus, die schon für das Schlucken vorbereitet sind, und formt sie zu einem Bolus. Während der Rest zur weiteren Verarbeitung vorübergehend in der Mundhöhle verbleibt, wird der Teilbolus geschluckt. Auf diese Weise muß nicht der ganze Mundvoll auf ein Mal geschluckt werden. Die orale Phase des Schluckens beginnt, wenn sich die Lippen schließen und der Bolus durch die Zunge und durch die Gesichtsmuskeln abgefangen wird. Durch eine schnelle, wellenartige Bewegung der Zunge wird der Bolus nach hinten transportiert, indem sich zuerst die Zungenspitze hinter den oberen Vorderzähnen anhebt, und danach wird der Zungenrücken gegen den harten Gaumen gepreßt, um die ausreichend gekaute Nahrung in den hinteren Bereich der Mundhöhle zu bewegen. An diesem Punkt wird die unwillkürliche pharyngeale Phase eingeleitet. Obwohl die orale Phase als willkürlich bezeichnet werden kann, da alle dazu erforderlichen Bewegungen jederzeit gestoppt oder neu begonnen werden können, erfolgt die Steuerung der Kaubewegungen und der vielfältigen Zungenbewegungen automatisch. Wie lange die Nahrung vor dem Schlucken gekaut wird, ist von Mensch zu Mensch verschieden. Die Anzahl der Kaubewegungen ist eine erworbene oder gelernte Vorliebe, und diese hängt nicht nur von der Konsistenz und der Größe der Nahrungsstücke ab. Beobachtungen gesunder Personen beim Essen gleichartiger Nahrung haben gezeigt, daß erstaunliche Differenzen von 7–40 Kaubewegungen möglich sind.

Sobald der Bolus den vorderen Gaumenbogen passiert, wird der Schluckreflex durch sensorisches Feedback modifiziert, ausgelöst, und die pharyngeale Phase beginnt. Der Pharynx entwickelt eine vorwärtstreibende Wirkung, wenn sich die kontrahierenden Muskeln der Kehle zusammenziehen, während zur gleichen Zeit die Atmung unterbrochen wird. Der weiche Gaumen hebt sich, um den Nasenraum abzuschließen, der Epiglottis wird nach unten gekippt, und der Kehlkopf zieht sich zusammen, während er gleichzeitig angehoben wird. Dadurch wird der Atmungstrakt geschützt. Sobald der Bolus durch den oberen Eingang in die Speiseröhre gelangt ist, beginnt die nächste Phase. Die Kontraktion der pharyngealen Phase hält aber an, wodurch eine positive Kraft entwickelt wird, um die Bewegung des Bolus fortzusetzen (Miller 1986). Durch einige zusätzliche Schluckbewegungen wird der Rachen von allen verbliebenen Partikeln gereinigt. Dieses wiederholte Schlucken wird durch ein ständiges Feedback des weichen Gaumens, des Zungengrunds und der Rachenwände ausgelöst.

Während der ösophagealen Phase wird der Bolus durch peristaltische Bewegungen zum Magen befördert. Nach Miller (1986) „beginnt sie 600–800 m/s nach Beginn der pharyngealen Phase und dauert viel länger, etwa 3–9 s. Der Bolus seinerseits stimuliert die andauernde peristaltische Aktivität, wobei sowohl die primäre Peristaltik modifiziert als auch eine sekundäre Peristaltik ausgelöst wird.

Schwierigkeiten beim Essen können durch Probleme in irgendeiner der drei Phasen des Schluckakts verursacht werden. Bei einem hirnverletzten Patienten stehen sie aber fast immer in Zusammenhang mit der vorbereitenden oralen und der pharyngealen Phase. Ein Patient, bei dem Schluckprobleme diagnostiziert werden, kann vielleicht nicht kauen oder ist nicht in der Lage, die Nahrung mit der Zunge zu kontrollieren und im Mund nach hinten zu transportieren. Sensibilitätsverlust kann die Auslösung des Schluckreflexes verhindern, und ohne adäquates Anheben des weichen Gaumens können Flüssigkeiten oder Teile der Nahrung in den Nasenraum gelangen. Wenn das pharyngeale Zusammenziehen unzureichend ist oder der Kehlkopf sich nicht hebt und zusammenzieht, um die Luftwege zu schützen, kann sich der Patient verschlucken oder aspirieren. Oft bleiben Nahrungspartikel an den Rachenwänden haften; auf Grund eines Sensibilitätsverlusts werden dadurch jedoch keine weiteren Schluckbewegungen ausgelöst, um die Rachenwände zu säubern. Wenn der Patient nicht genau überwacht wird, können diese Partikel sich später leicht lösen und inhaliert werden, vor allem, wenn der Patient liegt.

Obwohl solche Probleme isoliert beobachtet werden könnten, beeinflußt doch jede Schwierigkeit in einer Phase die Effizienz und den ungestörten Ablauf der übrigen Phasen. Wie Bass (1988) so weise ausführt: „Es muß besonders betont werden, daß die Nahrungsaufnahme als eine Abfolge einander ergänzender und voneinander abhängiger Verhaltensweisen gesehen werden muß, so daß eine Abnormalität in einer der Phasen einen abnormalen Anpassungsweg zur Folge hat, der den ganzen Prozeß betrifft".

Um zu entscheiden, wann mit der Nahrungsaufnahme über den Mund begonnen werden kann, muß im voraus abgeklärt und eingeschätzt werden, wie groß die Wahrscheinlichkeit ist, daß alle drei Phasen adäquat ablaufen. Aber erst, wenn der Patient wirklich einen Bissen im Mund hat, können seine Eßmöglichkeiten und alle Schwierigkeiten realistisch eingeschätzt werden.

Hinweise und Sicherheitsmaßnahmen

Da es keine eindeutigen Kriterien dafür gibt, wann mit dem Essen begonnen werden kann, können die folgenden Punkte zusammen mit bestimmten Sicherheitsmaßnahmen eine wertvolle Hilfe sein:

Das Vorhandensein des Hustenreflexes. Um seine Atemwege zu schützen, sollte der Patient husten können. Es ist nicht notwendig, daß er nach Aufforderung husten kann, solange er in anderen Situationen spontan hustet. Der Patient hustet z.B., während sein Tracheostoma, seine hintere Mundhöhle oder der Rachenraum mechanisch abgesaugt wird oder es wurde beobachtet, daß er hustet, bevor angesammelte Sekrete, in diesen Bereichen abgesaugt wurden. Sollte das Husten nicht kräftig genug sein, kann die Therapeutin es verstärken, indem sie mit ihren Händen auf seine unteren Rippen oder auf das Brustbein drückt, um zu ermöglichen, daß die Sekrete adäquat entfernt werden. Es ist wichtig, daß der Hustenreflex durch taktile Stimulation ausgelöst werden kann. Macht der Patient Fortschritte, kann er dazu ermuntert und dabei unterstützt werden, nach Aufforderung zu husten und seine Atemwege regelmäßig zu reinigen, noch bevor der Reiz wahrgenommen wird.

Der Würgreflex. Das Vorhandensein eines aktiven Würgreflexes ist keine notwendige Voraussetzung für das Essen, wie oft fälschlicherweise angenommen wird. Der Reflex spielt bei dem normalen Eßverhalten Erwachsener keine Rolle. Falls der Reflex aber hyperaktiv ist, kann er für den Patienten zusätzliche Schwierigkeiten verursachen. Der Würgreflex sollte während der Therapie nie bewußt stimuliert werden, weil er für den Patienten sehr unangenehm ist, keinen therapeutischen Sinn erfüllt und sogar unerwünschte Reaktionen auslösen könnte. Das Testen des Würgreflexes bringt wahrscheinlich nur einige Information über die Sensibilität im hinteren Bereich der Mundhöhle und des Rachens, was zwar diagnostisch interessant sein mag, aber äußerst geringen praktischen Wert hat. „Das Vorhandensein des Reflexes zeigt die Empfindlichkeit des Rachens an, sagt aber kaum etwas über die Fähigkeit zum Essen aus. Da dieser Reflex manchmal auch unter normalen Umständen nicht vorhanden ist, hat ein unilaterales Fehlen des Reflexes größere klinische Bedeutung als ein Fehlen des Reflexes bei bilateraler Stimulation“ (Bass 1988).

Stimmhafte Laute. Willkürliches und unwillkürliches Hervorbringen stimmhafter Laute, etwa beim Lachen oder Weinen zeigt an, daß die Stimmbänder zusammengebracht werden können und somit während des Schluckens einen gewissen Schutz für die Atemwege bieten. Dieser Schutz wird gewöhnlich durch die Elevation des Kehlkopfes gesteigert, und die Beweglichkeit muß deshalb frei gehalten werden, damit die schnelle Aufwärtsbewegung, die während des Schluckens zu beobachten ist, möglich bleibt. Bevor gegessen wird, sollte der Tonus der Muskeln, die den Larynx umgeben, normalisiert und die Stellung des Kopfs optimiert werden, weil Extension im Nacken die vordere Muskulatur unter Spannung setzt und dadurch einen Widerstand gegen die Elevation des Kehlkopfs erzeugt. Wie schwierig es ist, mit einem solchen Widerstand zu schlucken, ist leicht zu demonstrieren, wenn eine nicht behinderte Person mit extendiertem Nacken zu schlucken versucht.

Mit den größten Anstrengungen sollte der Patient während der Behandlung in der Frühphase zur Stimmbildung ermutigt werden, denn dadurch werden Bewegungen der Stimmbänder initiiert und verstärkt. Auch sollte, wenn möglich, Stimmbildung mit wechselnder Tonhöhe geübt werden, damit sich der Kehlkopf aktiv nach oben und nach unten bewegt.

Die richtige Sitzhaltung. Durch eine korrekte, aufrechte Sitzhaltung wird das Schlucken erheblich facilitiert. Solange der Patient noch nicht aus dem Bett aufgesetzt werden kann, sondern immer noch in halb liegender Beugestellung und mit hochgestelltem Kopfteil im Bett liegt, ist es nicht ratsam, eine Nahrungsaufnahme über den Mund anzustreben. Wenn er richtig in einem Rollstuhl sitzt und seine Arme auf einem Tisch vor ihm unterstützt sind, dann ist seine Brustwirbelsäule auch weniger flektiert, und sein Nacken weniger extendiert. Die Nackenextension verhindert nicht nur die Elevation des Larynx, sondern beeinträchtigt auch das Schließen des Munds. Ein weiterer wichtiger Faktor ist die Stellung des Unterkiefers, da Schlucken mit retrahiertem Unterkiefer extrem schwierig ist. Aus diesem Grund wird mit Hilfe von Griff A das Schlucken facilitiert, weil der Nacken nach hinten verlängert und das Schließen des Munds von unten her unterstützt wird.

Schlucken des Speichels. Die Fähigkeit, den Speichel zu schlucken, ist ein guter Hinweis darauf, daß der Patient sehr wahrscheinlich auch fähig ist, andere Dinge zu schlucken. Weil der Speichel keinen Geschmack und keine Temperaturunterschiede aufweist und auf Grund der Schwerkraft relativ schnell fließt, kann es für den Patienten schwierig sein, damit zurechtzukommen. Wenn der Patient längere Zeit in Rückenlage liegen kann, ohne sich dabei zu verschlucken, und keine Anzeichen von Streß zeigt, dann schluckt er offensichtlich seinen Speichel automatisch. In diesem Fall besteht das Problem für gewöhnlich in der Vorbereitung des Bolus während der oralen Phase oder im Transport des Bolus nach hinten in den Rachen, damit er geschluckt werden kann. Diese Annahme kann leicht verifiziert werden, indem etwas Eiscreme oder Joghurt auf den hinteren Teil der Zunge des Patienten gelegt wird, von wo aus sie leicht geschluckt werden können.

Aktive Zungenbewegungen. Aktive Zungenbewegungen sind unerläßlich, um feste Nahrung zu kauen und feste oder flüssige Nahrung im Mund nach hinten zu bewegen. Wenn zu einem anderen Zeitpunkt beobachtet werden kann, daß der Patient seine Zunge spontan bewegt, etwa um seine Oberlippe abzulecken oder ein Wort gut verständlich auszusprechen, muß eine gewisse Zungenaktivität vorhanden sein, auch wenn er darüber nach Aufforderungen nicht verfügen kann. Die Zungenaktivitäten sind für das Essen von besonderer Bedeutung; nicht nur während der oralen Phase, sondern auch, weil „die Aktivität der Zunge beim Einleiten des willkürlichen Schluckens eine der Hauptkomponenten des Stimulus zu sein scheint, durch die der Schluckreflex ausgelöst wird“ (Logemann 1985).

Die Tatsache, daß der Patient seine Zunge nicht bewegen kann, sollte aber die Therapeutin nicht völlig davon abhalten zu versuchen, ob nicht doch Nahrungsaufnahme über den Mund möglich ist. Solange die notwendigen Vorsichtsmaßnahmen eingehalten werden, kann die Stimulation durch die Nahrung im Mund und das unterstützte Kauen zum Wiedererlangen von Bewegungen führen. In diesen Fällen muß die Therapeutin Wege finden, um die fehlenden Zungenbewegungen zu kompensieren oder sie von außen zu facilitieren.

Der Zustand der Zähne und des Zahnfleischs. Die Zähne und das Zahnfleisch müssen in einem guten Zustand sein. Wenn aber zugelassen wurde, daß sich ihr Zustand bereits verschlechtert hat, müssen alle damit verbundenen Probleme, die Schmerzen verursachen, zunächst überwunden werden, bevor das Wiedererlernen des Essens mit Erfolg begonnen werden kann. Schmerzen infolge von infiziertem Zahnfleisch oder abgebrochenen Zähnen können nämlich eher die Ursache für die offensichtlichen „Schluckschwierigkeiten" sein als das eigentliche Schlucken selbst.

Plazieren einer Absaugvorrichtung. Die Absaugvorrichtung sollte nie zu offensichtlich in die Nähe des Patienten gestellt werden, so als wäre ein lebensgefährliches Verschlucken geradezu zu erwarten. Ihr Bereitliegen kann wie eine böse Vorahnung wirken und dadurch in einer ohnehin schon angespannten Situation weitere Spannung erzeugen. Darüber hinaus hilft ein kleiner, biegsamer Katheter nicht viel, falls feste Nahrung bereits aspiriert wurde. Selbst wenn nach dem Essen der Mund des Patienten gereinigt wird, sollte dies sinnvollerweise mit manueller Unterstützung und mit seiner Mitwirkung erfolgen anstatt mit einer Maschine.

Warnung: Bevor der Patient hinreichend kauen und schlucken kann, darf kein Bissen in den Mund des Patienten gebracht werden, der groß und hart genug wäre, daß er sich ernsthaft daran verschlucken könnte.

Verschlucken. Wenn sich der Patient während oder auch nach dem Essen oder sogar beim Schlucken seines eigenen Speichels verschluckt, müssen alle Teammitglieder wissen, wie sie ihm ruhig und sicher helfen können.

Es muß alles unternommen werden, damit sich der Patient nicht verschluckt, z.B. durch eine sorgfältige Auswahl der Speisen, durch eine optimale Ausgangsstellung im Sitzen, eine gute Vorbereitung vor dem eigentlichen Essen und durch eine völlig entspannte Atmosphäre. Sich zu verschlucken ist für jeden Menschen eine unangenehme Erfahrung. Bei dem Patienten entsteht daraus eine Art Teufelskreis. Mit jedem Verschlucken steigt seine Angst, daß es wieder passieren könnte. Durch diese angsterfüllte Erwartungshaltung erhöht sich sein Tonus, wodurch sich natürlich wiederum die Wahrscheinlichkeit eines erneuten Verschluckens vergrößert. Sollte sich der Patient aber dennoch verschlucken oder deutliche Anzeichen von Streß zeigen, bevor er sich verschluckt, was unausweichlich geschehen wird, auch wenn alles sorgfältig bedacht worden ist, muß die Therapeutin ihm ganz ruhig helfen, seine Atemwege zu befreien.

Sie spricht ganz ruhig und sachlich mit ihn und legt den Löffel oder die Gabel auf den Teller zurück oder hilft ihm dabei. Sie beugt seinen Nacken und klopft leicht und rhythmisch auf den oberen Bereich seiner Brustwirbelsäule, während sie einen Augenblick zuwartet, ob die Luftwege wieder freiwerden, wenn er sich entspannt und schluckt. Das behutsame Klopfen auf den Rücken, ähnlich wie es eine Mutter ausführt, die ihrem Kind so zu einem „Bäuerchen" verhilft, scheint den Bronchospasmus zu lösen und etwas, das ungewollt inhaliert wurde, wieder herauszubefördern. Der Kopf und der Rumpf des Patienten müssen dabei unbedingt in Flexion gehalten werden, denn wenn er in die Extension zurückstößt, wird das Einatmen verstärkt, und der Bissen oder die Flüssigkeit wird nur noch weiter hineingesogen. Wenn es dem Patienten nicht gelingt, den Fremdkörper abzuhusten oder hinunterzuschlucken, gibt ihm die Therapeutin einen festen Klaps auf den Rücken, sobald er das nächste Mal ausatmet; dadurch löst sich in der Regel der Fremdkörper und kann abgehustet werden. Um das Verschlucken zu überwinden, wird die Vorgehensweise nach Heimlich empfohlen, aber für kleinere Vorfälle dieser Art erscheint dieses Vorgehen zu extrem und birgt das Risiko, daß der Patient unnötigerweise Rippenfrakturen erleidet (Heimlich 1978). Stattdessen kann die Therapeutin ein zu schwaches Husten dadurch unterstützen, daß sie ihren Arm um seinen unteren Brustkorb legt und die Rippen zusammen- und nach unten drückt, wenn er zu husten versucht. Nur in dem seltenen Fall, wenn der Patient überhaupt nicht mehr einatmen kann, sollten Notfallmaßnahmen ergriffen werden: der Patient wird dann ganz nach vorn gebeugt, so daß sein Kopf zwischen den Knien ist, oder er wird, mit dem Gesicht nach unten, so auf das Bett gelegt, daß sein Kopf über dem Bettrand hängt, und sein Brustkorb wird plötzlich nach unten gedrückt. Oder ein Schlauch wird eingeführt, durch den mit einem harten Katheter mit großem Durchmesser abgesaugt werden kann. Zu einer derartigen Situation sollte es allerdings nie kommen, wenn die Art der Speisen sorgfältig ausgewählt und der Patient beim Essen überwacht und angemessen unterstützt wird. Die Maßnahmen werden nur beschrieben, damit im Notfall die richtigen Schritte unternommen werden können. Ein solcher Notfall kann eher in der späten Phase der Rehabilitation auftreten, wenn der Patient allein ißt.

Nahrungsreste in Mund und Kehle. Der Mund und die Kehle des Patienten müssen von allen Nahrungspartikeln gesäubert werden, bevor er nach dem Essen unbeaufsichtigt bleibt oder für eine Weile ins Bett gelegt wird. Jeder kleine Nahrungspartikel, der am Gaumen oder an den Rachenwänden klebt, kann sich später lösen und aspiriert werden, wenn der Patient allein ist. Dies kann ernste oder sogar tödliche Folgen haben. Um diese Gefahr auszuschalten, muß die Schwester oder die Therapeutin nach jedem Eßversuch und nach jeder Mahlzeit routinemäßig mit einer Taschenlampe die Mundhöhle und den Rachenraum des Patienten kurz inspizieren und alle Essensreste entfernen, die sie dabei entdeckt. Oft genügt es, daß der Patient mit der notwendigen Unterstützung etwas trinkt und dabei ermuntert wird, wiederholt zu schlucken. Es kann auch sein, daß die Therapeutin seinen Mund ausspülen muß, sei es durch Facilitieren oder mit ihrem Finger, den sie mit einem feuchten Stück Gaze umgewickelt hat. Größere Stücke können mit einem Spatel oder einer Zahnbürste entfernt werden. Als weitere Sicherheitsmaßnahme sollte der Patient nach dem Essen eine Stunde aufrecht sitzen bleiben und 1–2 Stunden vor dem Zubettgehen keine Nahrung mehr zu sich nehmen (Bass 1990).

Facilitieren beim Essen

Sobald beschlossen wurde, mit der oralen Nahrungsaufnahme zu beginnen, muß alles getan werden, damit jeder Versuch von dem Patienten als erfolgreich und angenehm empfunden wird und der Übergang von der Sondenernährung langsam und ohne übermäßigen Streß erfolgt. Die folgenden Anregungen haben sich für Patienten in der Übergangsphase als hilfreich erwiesen:

Die Nasensonde entfernen

Selbst für Patienten, die keine neurologischen Defizite haben, wird das Schlukken durch eine Nasensonde negativ beeinflußt. Wenn der Patient noch zusätzlich mit einer Sonde ernährt werden muß, sollte sie jedesmal, wenn er zu essen versucht, entfernt werden. Am Anfang wird er nicht genügend Flüssigkeit über den Mund aufnehmen können. Deshalb muß die Sonde jeden Abend wieder eingesetzt werden, um eine ausreichende Flüssigkeitsaufnahme zu gewährleisten. Das Wiedereinsetzen der Sonde ist in der Regel nicht allzu schwierig, weil in den meisten solcher Fälle ein Verlust an Sensibilität im Rachenraum einen prädisponierenden Faktor darstellt, und der zusätzliche Aufwand soviel Gewinn bringt, daß er sich auf jeden Fall lohnt.

Es sollte auch bedacht werden, daß der Patient, der gerade durch eine Nasensonde ernährt worden ist, nicht hungrig ist, was den Eßvorgang deutlich beeinträchtigt. Erste Eßversuche sollten deshalb so geplant werden, daß sie zu einer Zeit erfolgen, wenn der Patient wirklich Hunger hat, d.h. vor der nächsten Sondenernährung.

Eine korrekte Haltung

Der Patient sitzt so aufrecht wie möglich in einem Stuhl an einem Tisch mit richtiger Höhe, so daß seine Arme, wenn notwendig, unterstützt sind. Es ist für ihn äußerst schwierig zu essen, wenn er in seinem Stuhl in eine halbliegende Position gerutscht ist oder wenn sein Rumpf zu stark flektiert ist. Für einen Patienten mit Eßproblemen ist es kontraproduktiv, wenn er essen soll, während er im Bett liegt, da diese Haltung als solche das Schlucken beeinträchtigt.

Um die Situation so normal wie möglich zu gestalten, wird der Teller mit dem Essen vor den Patienten auf den Tisch in sein Gesichtsfeld gestellt, so daß er auch sehen kann, was er essen wird. Menschen sind von der frühesten Kindheit an daran gewöhnt, daß das Essen direkt von vorn an die Mitte ihrer Lippen gebracht wird. Es kann daher für den Patienten sehr verwirrend sein, wenn das Essen von der Seite an seinen Mund gebracht wird und diesen plötzlich ohne jede Vorwarnung berührt. Dieser unerwartete Kontakt kann ein Zurückziehen des Kopfs mit gleichzeitiger Nackenextension oder sogar einen Beißreflex auslösen (Abb. 5.29).

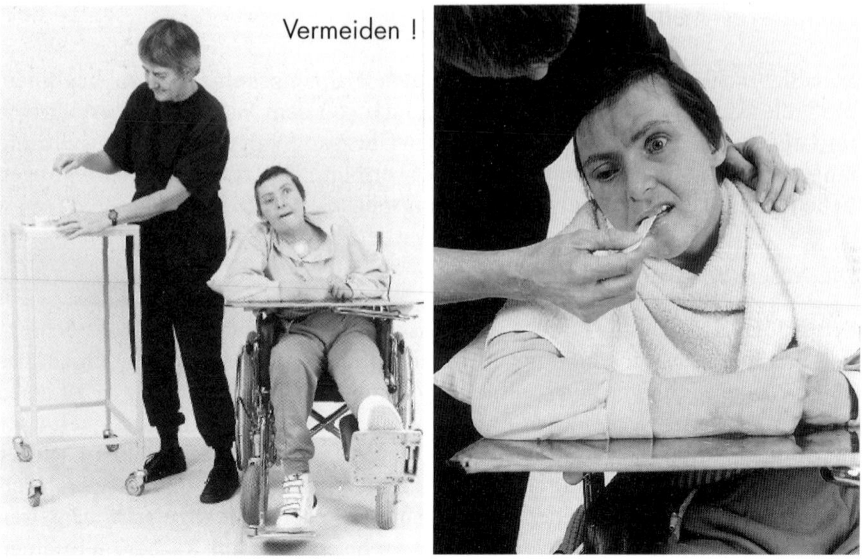

a b

Abb. 5.29 a,b. Vor jedem Versuch zu essen muß die Haltung des Patienten korrigiert werden. **a** Falsche Position von Helferin und Patient. **b** Auslösen des Beißreflexes durch unerwartete Berührung mit einem Instrument

Manuelles Facilitieren beim Essen

Wenn der Patient noch nicht allein essen kann, wird das Essen durch ein Teammitglied oder durch einen Angehörigen, der sorgfältig angeleitet wurde, manuell facilitiert. Die Hilfsperson steht dabei neben dem Patienten und wendet in der Regel Griff A an, um ein optimales Eßmuster zu gewährleisten. Mit ihrer freien Hand bringt sie das Essen mit einem Löffel oder mit einer Gabel zu seinem Mund (Abb. 5.30a). Sie legt die Unterseite des Löffels oder der Gabel auf seine Zunge und schließt dann mit ihrem Zeigefinger seine Lippen, um den Schluckakt einzuleiten (Abb. 5.30b). Beim Essen wird der Bissen normalerweise durch aktive Bewegungen der geschlossenen Lippen von der Gabel oder von dem Löffel gestreift, sobald diese jeweils aus dem Mund genommen werden. Wenn der Patient seine Lippen noch nicht aktiv schließen kann, ist das Benutzen einer Gabel von Vorteil. Die Form der Gabel macht es der Helferin leichter, die notwendigen Lippenbewegungen zu facilitieren. Wenn ein Löffel verwendet wird, bleibt der größte Teil der Nahrung in der Wölbung hängen, und die Helferin könnte versucht sein, die Nahrung an den Zähnen des Patienten vom Löffel abzustreifen. Dadurch würde gleich zu Beginn ein abnormnales Schluckprogramm hervorgerufen, da das Umgehen des Lippenschlusses das Schlucken selbst beeinflußt. Sobald die Helferin die Gabel auf den Teller zurückgelegt hat, entfernt sie mit einem weichen, absorbierenden Papiertuch eventuelle Speisereste vom Mund des Patienten. Sie faltet dazu das Tuch und drückt es fest gegen die Lippen, wobei sie ganz leichte rotierende Bewegungen macht, die das Schlie-

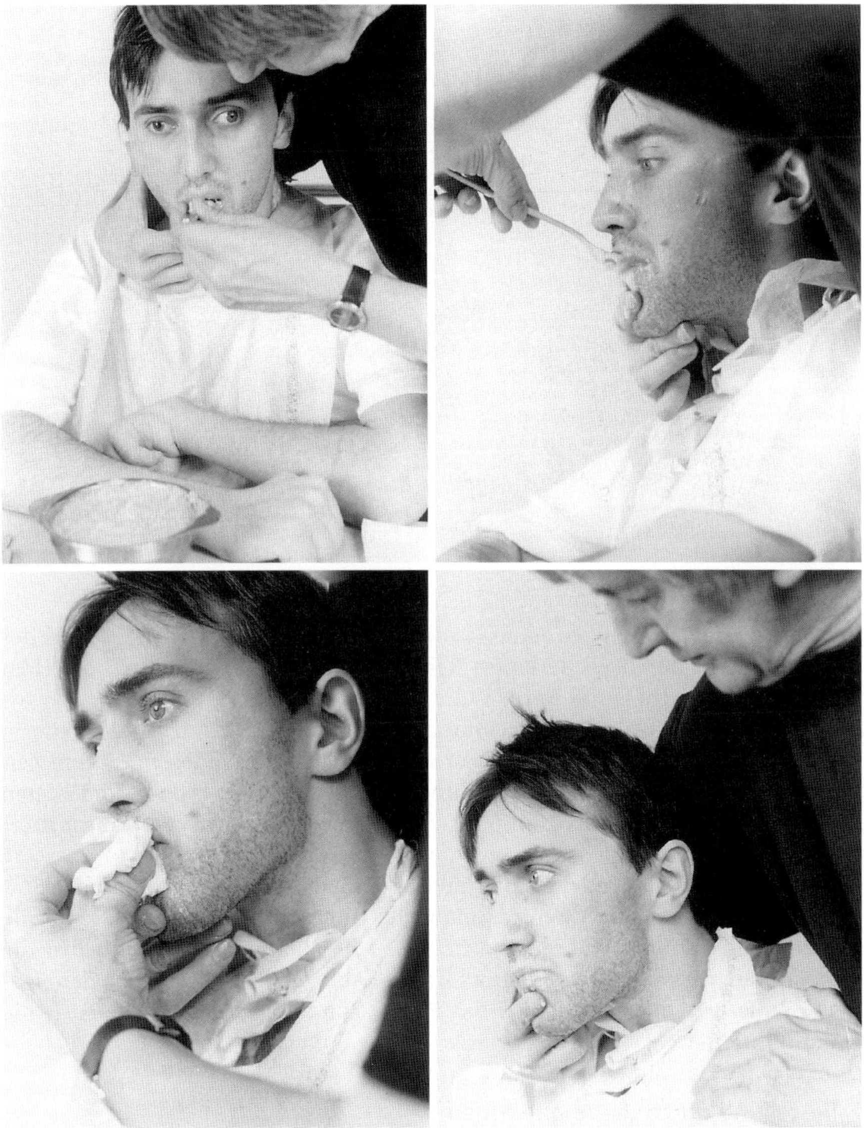

a b c d

Abb. 5.30 a–d. Facilitieren beim Essen. **a** Dem Patienten das Essen von vorn anbieten. **b** Die Lippen schließen, um den Bissen von der Gabel zu nehmen. **c** Fester Druck mit der Serviette stimuliert das Schließen der Lippen. **d** Die Therapeutin facilitiert mit ihrem Mittelfinger Zungenbewegungen

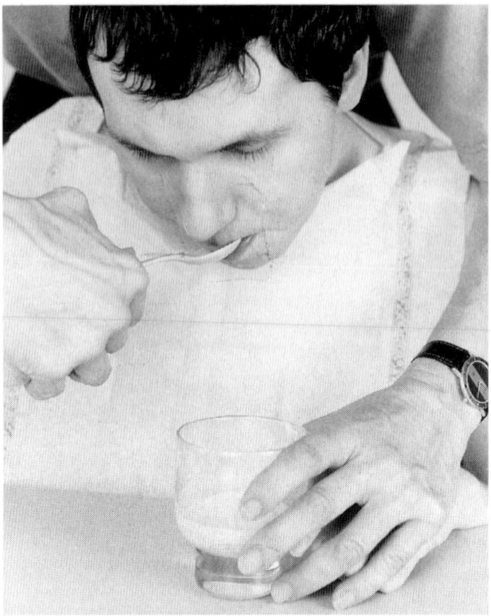

Abb. 5.31. Die Hand des Patienten beim Essen führen

ßen der Lippen stimulieren (Abb. 5.30c). Die Hilfsperson darf den Mund des Patienten nicht durch wiederholtes Reiben abwischen, weil dadurch die Haut um den Mund leicht wund werden und schmerzen kann.

Wenn die Nahrung sicher im Mund des Patienten ist, wartet die Helferin einen Augenblick, um zu sehen, was er selbst tun kann, bevor sie mit ihrem Zeigefinger vom Mundboden her die Zungenbewegungen nach oben und hinten facilitiert, damit der Bolus zum Schlucken in Richtung Pharynx transportiert wird (Abb. 5.30d).

Sobald es dem Patienten leichter fällt zu schlucken und er während der oralen Phase des Schluckens weniger manuelle Unterstützung benötigt, kann die Helferin den Patienten führen wie in Kap. 1 beschrieben, damit er selbst die Gabel mit dem Essen in seinen Mund bringt (Abb. 5.31). Der Gebrauch der eigenen Hände erleichtert nicht nur das Essen, sondern verbessert oft auch die Handfunktionen.

Hilfestellung durch die Angehörigen

Die Angehörigen werden dem Patienten bei den Mahlzeiten gern helfen, was eine Entlastung des Betreuerteams bedeuten kann und sowohl für den Patienten als auch für die Angehörigen eine positive Erfahrung bringt. Am Anfang kann der Patient meist nur sehr langsam essen, was für die vielbeschäftigten Teammitglieder sehr zeitaufwendig ist. Wenn sich aber ein Angehöriger darum kümmert, entsteht eher eine entspannte Atmosphäre. Wer auch immer den Patienten unterstützt, er muß selbst entspannt sein und viel Zeit haben. Wenn die Hilfsperson angespannt ist, ständig auf die Uhr schaut und den Patienten bewußt oder unbewußt drängt, schneller fertig zu werden, kann sich der Patient eher

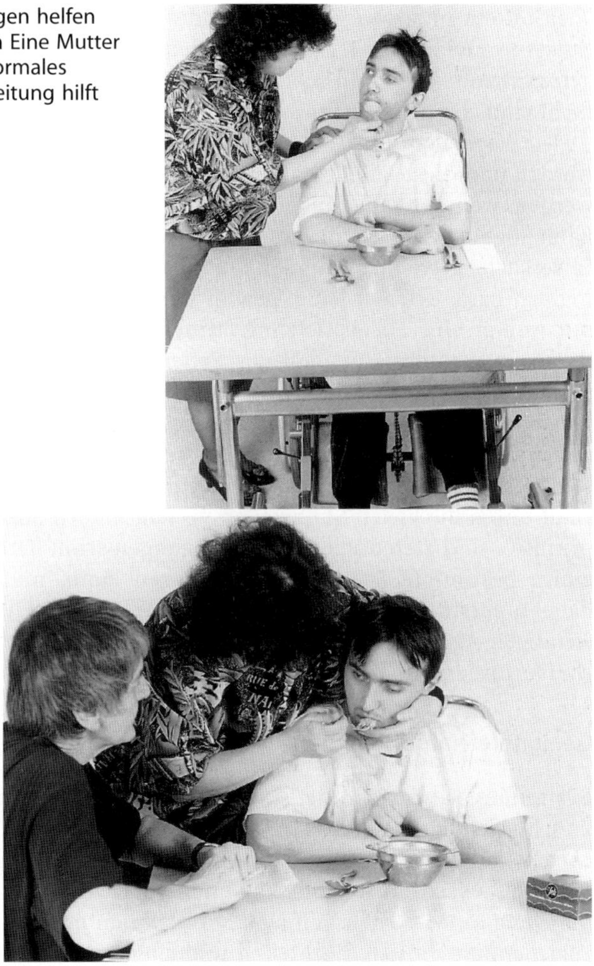

a

b

Abb. 5.32 a,b. Die Angehörigen helfen dem Patienten beim Essen. **a** Eine Mutter verstärkt unbewußt ein abnormales Muster. **b** Nach genauer Anleitung hilft sie therapeutisch

verschlucken oder andere Schwierigkeiten beim Essen bekommen. Sobald sichergestellt ist, daß der Patient relativ sicher schlucken kann, muß die Therapeutin mit den Angehörigen das korrekte manuelle Facilitieren einüben, weil sie, wenn dies ihrem Gutdünken überlassen würde, dem Patienten das Essen unwissentlich in einer Art und Weise verabreichen könnten, durch die abnormale Haltungen und Muster verstärkt würden (Abb. 5.32).

Die Beschaffenheit der Nahrung

Es ist wichtig, daß die angebotenen Gerichte appetitlich aussehen und daß der Patient sie gern ißt. Der Vorgang des Essens beinhaltet eine Reihe psychologischer Faktoren, von denen viele, wie etwa individuelle Vorlieben, in jungen Jahren geprägt wurden. Patienten, die zunächst nur weiche Speisen essen können, wird oft ein unappetitlich aussehendes braunes Püree vorgesetzt, bei dem alle Zutaten miteinander vermischt wurden. Die verschiedenen Speisen sollen aber getrennt zubereitet und schön arrangiert angeboten werden, damit der Patient nicht einfach nur essen muß, sondern stimuliert wird, die Speisen zu probieren.

Die Vorlieben und Abneigungen des Patienten müssen auch berücksichtigt werden und diesbezüglich können von den Angehörigen Informationen erfragt werden, wenn er selbst nicht in der Lage ist, zu kommunizieren. Zum Beispiel kann Joghurt sehr leicht geschluckt werden und wird deshalb gern für erste Eßversuche gewählt. Wenn der Patient aber früher eine starke Abneigung gegen Joghurt hatte, wird er kaum gewillt sein, mit Joghurt das Schlucken zu lernen, nur weil er eine Hirnverletzung erlitten hat. Auf der anderen Seite ist es auch durchaus nicht ratsam, daß der Patient nur noch Süßigkeiten ißt, was viele Patienten doch tun, weil sie es einfacher und angenehmer finden, Gelee, Schokolade oder Pudding zu essen. Bei dieser Art von Ernährung wird der Patient zwangsläufig zuviel zunehmen, was seiner physischen Rehabilitation im Weg stehen könnte, und darüber hinaus wird der Zustand seiner Zähne und seiner Haut durch die vielen Süßigkeiten verschlechtert. Süßigkeiten werden oft auch primitive und stereotype Mundbewegungen stimulieren. Wenn der Patient nur einige bestimmte Speisesorten schlucken kann, muß er weiterkommen und dabei unterstützt werden, auch andere Arten von Speisen zu essen, um die notwendigen Aktivitäten, die für das Essen von normaler Kost und für das Sprechen erforderlich sind, zu verbessern.

Geeignete Nahrungsmittel

Bestimmte Nahrungsmittel sind einfacher im Mund zu kontrollieren und auch zu schlucken als andere, so daß die ersten Eßversuche durch die gewählte Speise entscheidend facilitiert werden können. Es ist schwierig, genau zu sagen, welche Art von Speisen für welchen Patienten die richtige ist, da es individuelle Unterschiede gibt. Mit Sicherheit sind aber bei den ersten Eßversuchen Speisen vorzuziehen, die an sich feucht sind und langsam und glatt im Mund nach hinten zum Pharynx gleiten, wie z.B. Joghurt, Vanillepudding, Eis, zerdrückte Banane oder Gemüsepüree.

Wenn ein Patient noch nicht kauen kann, darf ihm keine feste Nahrung angeboten werden, die gekaut werden muß, es sei denn, sie kann festgehalten und wieder aus dem Mund entfernt werden (s. weiter unten unter „Problemlösung"). Wenn er einige Kaubewegungen ausführen kann, sollte er dazu ermuntert werden, indem ihm leicht zu kauende Speisen angeboten werden, etwa kurz gedämpftes Gemüse oder Früchte, oder auch Kekse, die nicht krümeln und schnell zu Brei zerkaut werden können.

Bereitet dem Patienten das Schlucken noch die geringsten Schwierigkeiten, sind Kostarten zu vermeiden, die eine Mischung verschiedener Konsistenzen enthalten, wie z.B. Eintopfgerichte, Hackfleisch in Bratensauce, Minestrone oder Fruchtsalat.

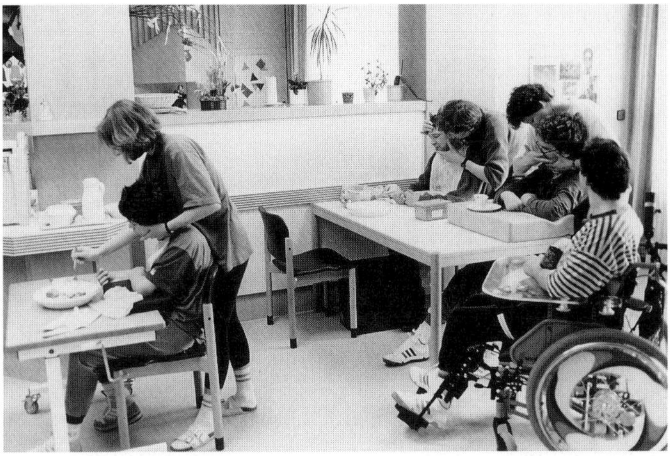

Abb. 5.33. Essen am Tisch mit anderen zusammen schafft eine normale Atmosphäre

Essen mit anderen

Der Patient sollte sein Essen so oft wie möglich nicht allein in seinem Zimmer, sondern zusammen mit anderen einnehmen (Abb. 5.33). Mit anderen gemeinsam an einem Tisch zu essen, schafft eine normalere Atmosphäre, und das vertraute Ritual kann dem Patienten helfen, vorübergehend verlorengegangene Funktionen wieder abzurufen. Vor den Augen einer anderen Person zu essen, die selbst nicht am Essen teilnimmt und nur genauestens beobachtet, bedeutet für jeden Menschen eine Belastung.

Es entsteht allerdings ein Problem, wenn die Patienten gemeinsam essen: Die Schwestern sind dann nicht in der Lage, jedem Patienten die notwendige Hilfestellung zu geben, aber das Problem kann insofern einfach gelöst werden, wenn alle Teammitglieder das manuelle Facilitieren gelernt haben und bereit sind, am gemeinsamen Essen teilzunehmen und zu helfen. Solche Mahlzeiten können eine sehr lohnende Erfahrung sein und liefern den verschiedenen Berufsgruppen zusätzliche, wertvolle Informationen für ihre Befundaufnahme. So kann jedem Patienten seinen Bedürfnissen entsprechend geholfen werden (Abb. 5.34).

Problemlösung

Für den Patient, der nicht kauen kann. Viele Patienten können zunächst gar nicht oder nur unzureichend kauen und deshalb beginnen sie bei ihrem Schlucktraining mit weicher, pürierter Nahrung. Bedacht muß aber dabei werden, daß Kauen ein automatischer Vorgang ist, der jedoch unter willkürlicher Kontrolle steht, und wenn ein Patient nichts im Mund hat, das hart genug ist, um Kauen anzuregen, wird er auch nicht zu kauen beginnen. Ohne feste Nahrung im Mund kann weder das Kauen isoliert geübt werden noch können die komplexen rotierenden Mahlbewegungen facilitiert werden, obwohl gelegentlich das Gegenteil behauptet wird. Im besten Fall kann passiv eine primitive

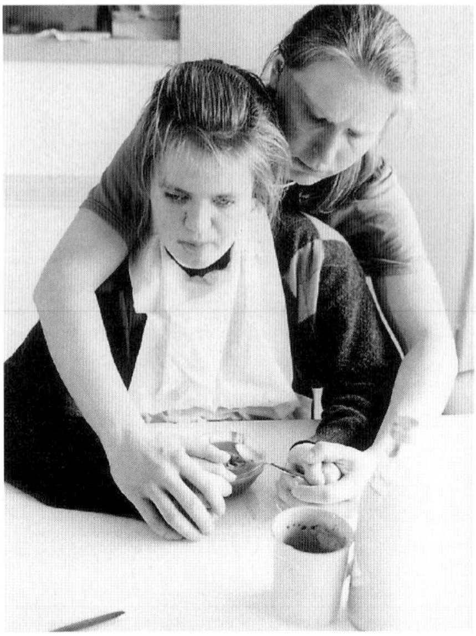
a

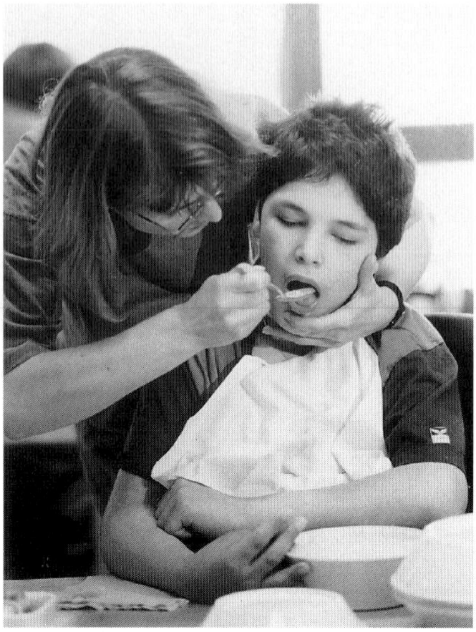
b

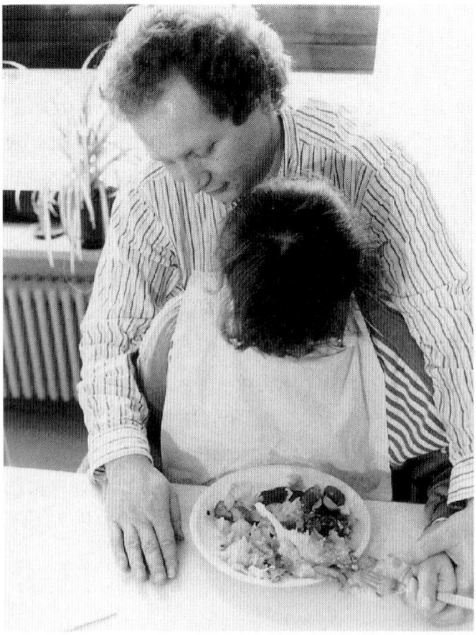
c

Abb. 5.34 a–c. Essen in der Gruppe ist möglich. Alle Mitglieder des Teams sind in der Lage, individuelle Hilfestellungen zu leisten. **a** Eine Ergotherapeutin führt. **b** Eine Physiotherapeutin hilft. **c** Auch die Psychologin kann führen

Auf- und Abbewegung des Kiefers erreicht werden, wenn der Muskeltonus niedrig genug ist, was leicht zu beweisen ist, wenn versucht wird, die Komponenten der Kaubewegungen bei einer gesunden Testperson manuell zu replizieren, ohne daß diese etwas im Mund hat. Es kann daher ein Teufelskreis entstehen, indem einem Patienten, der nicht kauen kann, nie etwas in den Mund gegeben wird, wodurch das Kauen stimuliert werden würde, und als Folge davon ißt er sehr lange, manchmal sogar für immer, nur noch pürierte Nahrung.

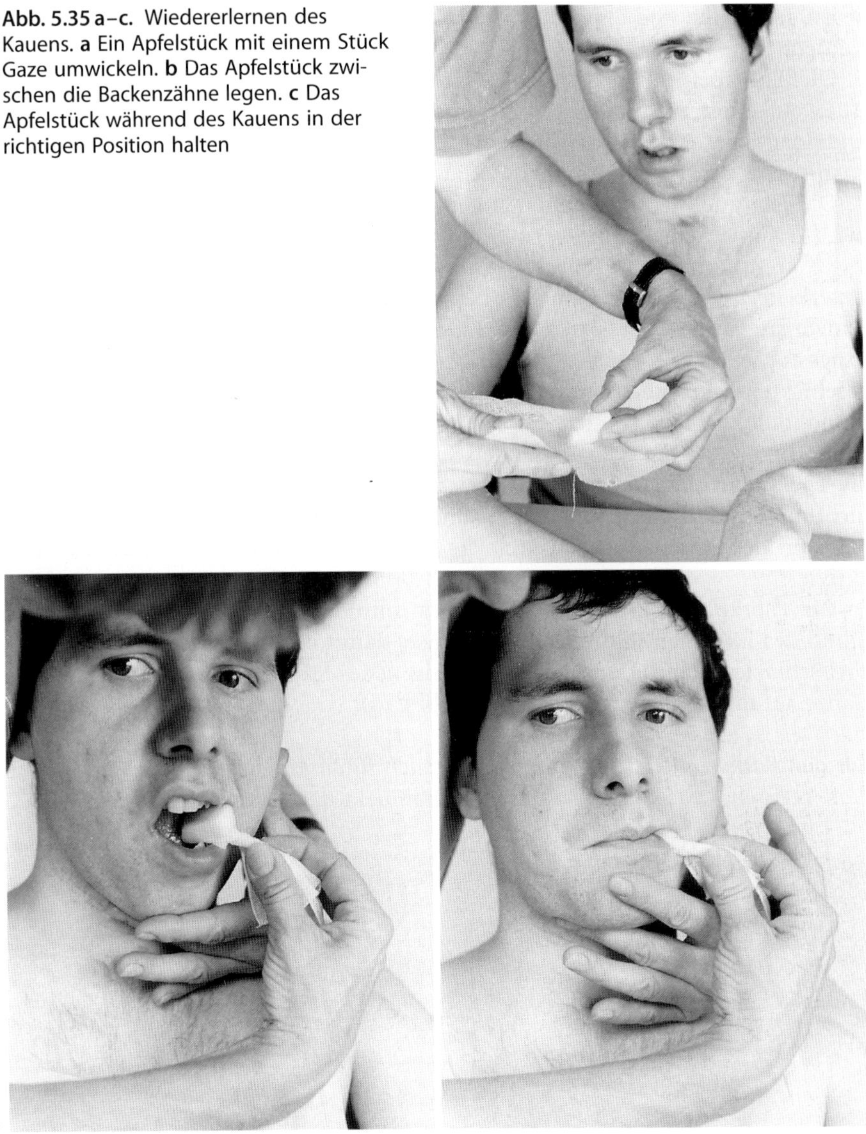

a b c

Abb. 5.35 a–c. Wiedererlernen des Kauens. **a** Ein Apfelstück mit einem Stück Gaze umwickeln. **b** Das Apfelstück zwischen die Backenzähne legen. **c** Das Apfelstück während des Kauens in der richtigen Position halten

Um diesen Teufelskreis zu durchbrechen, muß feste Nahrung zwischen die Zähne des Patienten gebracht und dort festgehalten werden, ohne daß er Gefahr läuft, sich an einem ungenügend gekauten Bolus zu verschlucken. Sicheres Üben für das Kauen kann folgendermaßen mit verschiedenen Nahrungsmitteln durchgeführt werden: Die Therapeutin wickelt ein Nahrungsstück, das eine feste, knackige Konsistenz hat, vor den Augen des Patienten in ein Stück Gaze ein (Abb. 5.35a). Dafür besonders geeignet sind Äpfel, Birnen, Toastbrot, Zwieback oder rohe Möhren, die in Würfel geschnitten wurden; denn sie alle stimulieren das Kauen und entwickeln im Mund ihren Geschmack, wenn sie zerkaut werden.

Die Therapeutin wendet Griff A an und legt das eingewickelte Nahrungsstück auf einer Seite zwischen die Backenzähne des Patienten, faßt das freie Ende der Gaze und hält so das Nahrungsstück in der richtigen Position (Abb. 5.35b).

Die Therapeutin hilft dem Patienten, seinen Mund zu schließen und die Lippen zusammenzuhalten und ermuntert ihn, das Nahrungsstück zu kauen (Abb. 5.35c). Wenn er nicht zu kauen beginnt, kann sie ein Auf- und -Abbewegen des Unterkiefers facilitieren, damit die Nahrung etwas zusammengedrückt und der Kauvorgang eingeleitet wird. Oft kann der Patient nicht kauen, weil er die Nahrungsstücke nicht zwischen den Zähnen hinten halten kann, und ohne die geschickten Zungenbewegungen fällt die Nahrung schon nach einem Biß in die Mundhöhle zurück. Wenn gleichzeitig die Wangen hypoton oder nicht aktiv genug sind, gerät die Nahrung in den Spalt zwischen Zähnen und Wange. Wenn die Therapeutin die Nahrung in der richtigen Stellung festhält, kann der Patient nicht nur wiederholt darauf kauen, sondern die Muskeln der Wangen, der Lippen und der Zunge werden durch die Bewegung innerhalb des Mundes auch aktiviert.

Die Therapeutin nimmt das Gazestück mit der zerkauten Nahrung aus dem Mund des Patienten und macht eine Pause, damit er den angesammelten Speichel schlucken kann. Dann bereitet sie ein neues Stück vor und wiederholt das Ganze auf der kontralateralen Seite (Abb. 5.36).

Für den Patient, der sich vor dem Eßversuch fürchtet. Der Patient, der sich bei dem Versuch, etwas zu essen einmal verschluckt hat, kann zuviel Angst haben,

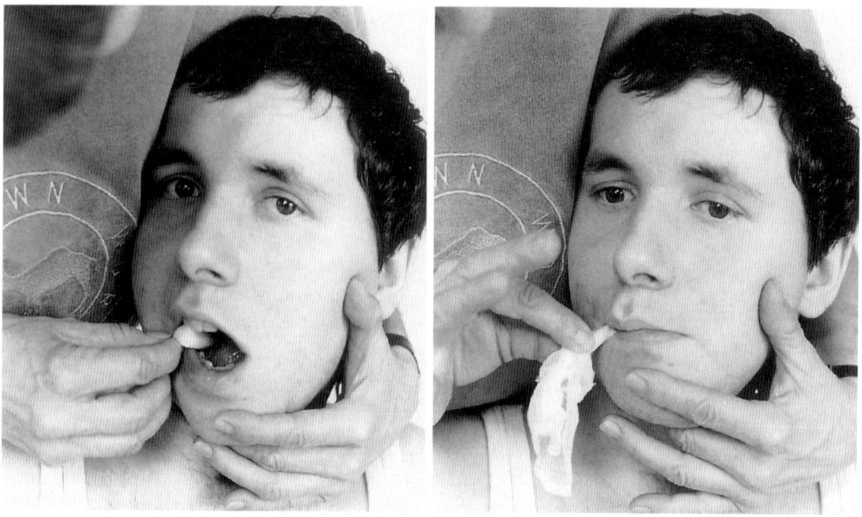

a b

Abb. 5.36. **a** Ein neues Apfelstück einwickeln, das dann auf den anderen Seite gekaut wird. **b** Die Lippen schließen beim Einleiten des Kauens um es nochmals zu probieren. Andere Patienten fürchten sich davor, weil sie erkennen, daß sie ihre Atemwege nicht schützen können, wenn etwas „in den falschen Hals" gerät. Jeder Patient, dessen Zähne und Zahnfleisch in einem schlechten Zustand sind, wird sich weigern zu essen, weil ihm alles, was in seinen Mund gebracht wird und die Zähne oder das Zahnfleisch berührt, Schmerzen auslöst. Um das letztgenannte Problem zu lösen, muß das Zahnfleisch, wie unter dem Abschnitt „Mundhygiene" beschrieben, behandelt werden, und bestehende Infektionen oder Schmerzquellen müssen beseitigt werden. Darüber hinaus sollte sich der Patient einer zahnärztlichen Behandlung unterziehen, damit sich der Zustand seiner Zähne wieder bessert. Nur wenn er keine Schmerzen empfindet, kann erwartet werden, daß er wieder Nahrung über seinen Mund aufnimmt, und das Wiedererlernen des Schluckens kann auch nur dann erfolgreich verlaufen.

Ein Patient, der Angst vor dem Schlucken hat, stellt das Betreuerteam vor ganz andere Probleme. Er darf auf keinen Fall ermahnt oder gezwungen werden, zu essen, weil dadurch die ohnehin schon angespannte Situation nur noch verschlimmert wird. Stattdessen sollte anstelle der Eßversuche, die vorübergehend eingestellt werden, die orofaziale Behandlung intensiv fortgesetzt werden, ohne daß der Patient dabei etwas schlucken muß. Wenn dadurch der Streß abgebaut worden ist, kann dem Patienten geholfen werden, seinen Finger in Joghurt, Vanillepudding oder Eis zu tauchen und an seine Lippen oder auf seine Zunge zu legen. Wiederholte Versuche dieser Art haben, wenn sich dabei kleine Erfolge einstellen, eine positive Wirkung. Das gleiche gilt, wenn der Patient auf festen Nahrungsstücken, die in Gaze eingewickelt sind, kauen kann, weil er weiß, daß er sie nicht herunterschlucken muß. Oft schluckt er dabei auch automatisch seinen Speichel, der sich mit dem Saft des Apfels oder der Birne beim Kauen vermischt hat. Die Fortschritte beim Essen verlaufen in der Regel parallel zu der Verbesserung des Allgemeinzustands, aber wenn der Patient noch weiterhin eine unverhältnismäßig große Angst vor dem Schlucken hat, obwohl die sensomotorischen Möglichkeiten sich deutlich verbessert haben, wird es viel Geduld und Zeit brauchen, um ihm zu helfen, dieses Problem zu überwinden.

Trinken

Fast alle Patienten mit einer Dysphagie neurogenen Ursprungs haben mit der Einnahme von Flüssigkeiten größere Schwierigkeiten als mit dem Essen fester Nahrung. Der Grund dafür besteht vermutlich darin, daß Flüssigkeiten schneller in den Pharynx gelangen und sich im Gegensatz zu einem geformten Bolus mehr verteilen, wenn sie nicht durch aktive Zungenbewegungen kontrolliert werden können. Darüber hinaus liefern sie einem Patienten mit eingeschränkter Sensibilität deutlich weniger taktile Informationen. Ihre Temperatur erschwert es dem Patienten, sie vom eigenen Speichel zu unterscheiden, es sei denn, es handelt sich um sehr kalte Flüssigkeiten. Es kommt daher häufig vor, daß ein Patient genug essen kann, und nicht zusätzliche Ernährung über eine Sonde braucht, aber weiterhin eine Nasen- oder Magensonde benötigt, damit er täglich die erforderlichen 2 l Flüssigkeit bekommt. Wenn der Patient einmal begonnen hat, weiche Nahrung zu schlucken, kann mit dem sorgfältig facilitierten Trinken begonnen werden.

Manuelles Facilitieren beim Trinken

Mit einem Löffel

Die Therapeutin kontrolliert den Kopf und den Kiefer des Patienten mit Hilfe von Griff A. Sie bringt einen Löffel mit einer dicken Flüssigkeit, wie z.B. Joghurt, an seinen Mund; der Patient sollte den Mund erst öffnen, wenn der Löffel seine Lippen berührt, und nur so weit, daß der Löffel ungehindert zwischen die Lippen geschoben werden kann (Abb. 5.37a). Viele Patienten öffnen den Mund extrem weit, lange bevor die Flüssigkeit dem Behälter entnommen worden ist, was zu einer Gewohnheit werden kann, die nicht nur unästhetisch ist, sondern auch die orale Phase des Trinkens stört. Oft kann auch eine Subluxation des temporomandibularen Gelenks beobachtet werden, wenn der Kiefer vor jedem Bissen extrem weit geöffnet wird. Wenn das zu weite Öffnen des Munds nicht unterbunden wird, könnten Gelenk und Umgebungsgewebe geschädigt werden.

Die Therapeutin legt den Löffel auf die Zunge des Patienten, die soweit vorn wie möglich liegen sollte, und facilitiert mit ihrem Zeigefinger das Schließen der Lippen. Während die Therapeutin den Löffel aus dem Mund zieht, nehmen die Lippen des Patienten die Flüssigkeit auf (Abb. 5.37b).

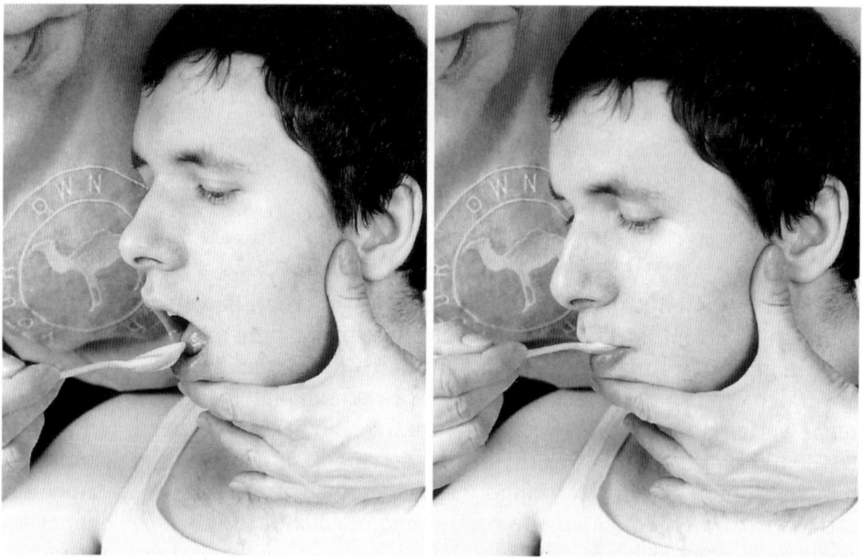

a b

Abb. 5.37 a,b. Facilitieren des Trinkens mit einem Löffel. **a** Das Aufreißen des Munds verhindern. **b** Facilitieren des Lippenschließens, um die Flüssigkeit vom Löffel zu nehmen

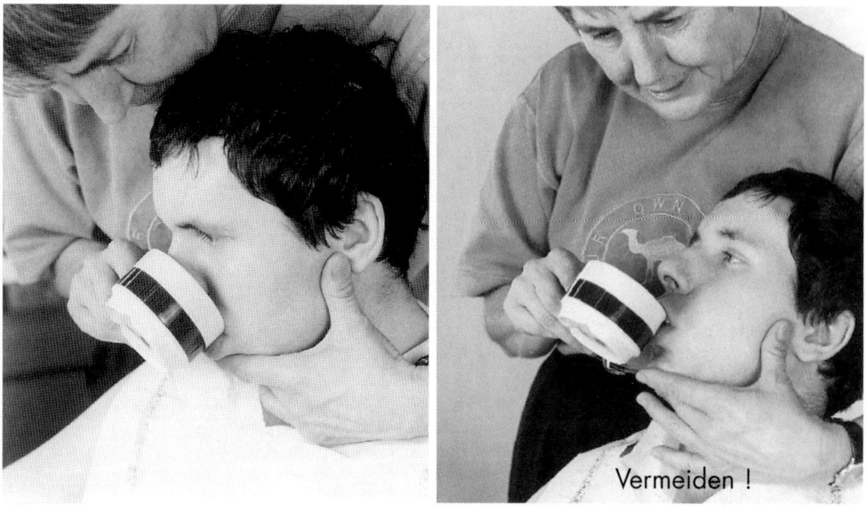

a b

Abb. 5.38 a,b. Damit beginnen, aus einer Tasse zu trinken. **a** Die Tasse ist an der Unterlippe des Patienten, bereit für einen aktiven Schluck. **b** Die Flüssigkeit darf nicht in seinen Mund geschüttet werden

Aus einer Tasse

Wenn der Patient Flüssigkeiten schlucken kann, die ihm auf einem Löffel gereicht werden, kann ihm eine Tasse mit einem Getränk angeboten werden, damit er mehrere Schlucke hintereinander nehmen kann, anstatt die Flüssigkeit löffelweise zu sich zu nehmen. Die Konsistenz der Flüssigkeit muß so angepaßt werden, daß sie in den Mund des Patienten hineinfließt, wenn er aktiv einen Schluck nimmt. Die Therapeutin wendet Griff A an, führt die Tasse zum Mund des Patienten und hält sie an seine Unterlippe, die sie zuvor mit ihrem Zeigefinger nach vorn bewegt hat, um die Tasse zu berühren (Abb. 5.38a).

Bei normalem Trinken erfolgt die gleiche Bewegung, die die Flüssigkeit aktiv in den Mund hineinsaugt, d.h. sie rinnt nicht einfach auf Grund der Schwerkraft in den Mund, wie manchmal angenommen wird. Deshalb wird der Patient aufgefordert, einen Schluck zu nehmen, sobald die Tasse in der richtigen Position ist. Auf keinen Fall darf sein Kopf von der Hilfsperson nach hinten bewegt werden, damit sie die Flüssigkeit in seinen Mund gießen kann. Dadurch würde die Flüssigkeit zu schnell in seinen Rachen gelangen und er würde sich sehr wahrscheinlich verschlucken. Normalerweise lehnt sich beim Trinken der Kopf erst dann zurück, wenn die Tasse oder das Glas fast leer sind. Es ist deshalb vorteilhaft, wenn die Tasse, aus der der Patient trinken soll, recht voll ist, damit sein Kopf in einer optimalen Stellung bleibt.

Aus einem Glas

Wenn der Patient aus einem Glas trinkt, was er als Erwachsener in der Regel gerne tut und als ein Zeichen für seine Fortschritte ansehen wird, hilft ihm die

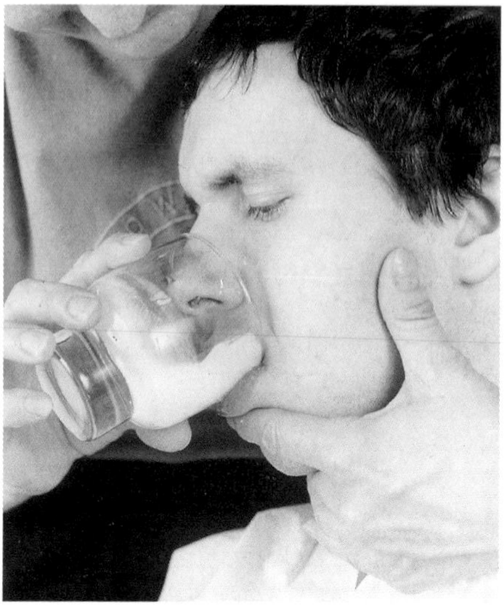

Abb. 5.39. Aus einem Glas trinken mit nach vorn bewegter Unterlippe

Therapeutin dabei mit den gleichen Handgriffen wie bei dem Trinken aus einer Tasse (Abb. 5.39).

Bei dem Trinken aus einem Glas kann die Therapeutin genau sehen, wieviel Flüssigkeit der Patient in seinen Mund nimmt, was bei einer Tasse oder bei einem Becher oft schwierig ist. In der Vergangenheit wurde empfohlen, einen Pappbecher oder einen Plastikbecher zu benutzen, bei dem ein Teil des oberen Rands weggeschnitten wird, um eine visuelle Kontrolle zu ermöglichen. Dadurch kann aber weniger Flüssigkeit in den Becher gefüllt werden, und der Patient muß seinen Kopf beim Trinken nach hinten bringen, wodurch das anschließende Schlucken erschwert wird.

Auf jeden Fall ist es für die Therapeutin einfacher, einen Behälter aus unnachgiebigem Material zu benutzen, vor allem wenn sie die Hände des Patienten führt, damit er die Tasse halten und sie zu seinem Mund bringen kann. Wenn der Patient einen aktiven Beißreflex hat, muß aus Sicherheitsgründen ein unzerbrechlicher Becher gewählt werden.

Problemlösung

Wenn die Flüssigkeit für den Patienten zu schnell fließt. Der Patient, der seine Zunge nur langsam, schwerfällig und mit großer Anstrengung bewegen kann, wird eine schnellfließende Flüssigkeit in seinem Mund nicht kontrollieren können. Um ihm etwas anderes als immer nur Joghurt oder Vanillepudding anzubieten, kann die Therapeutin seine Lieblingsgetränke mit Bindemittel etwas eindicken. Weinstein (1983) beschreibt die erfolgreiche Verwendung von Gelatine bei einem progressiven Eßprogramm: „Das Hinzufügen von Gelatine verdickt die Flüssigkeit und verlangsamt ihren Weg durch den oralen Pharynx zur Speiseröhre, was dem Patienten Zeit für das oft verzögerte Schlucken gibt".

Wenn sich die Geschicklichkeit der Zunge und das Schlucken des Patienten verbessern, kann die Menge des Bindemittels entsprechend reduziert werden.

Wenn der Patient seine Zunge nicht einsetzen kann, um die Flüssigkeit oder das Püree zum Schlucken nach hinten in den Rachen zu bringen. Einige Patienten verfügen über zu geringe aktive Zungenbewegungen, um die Flüssigkeit in den Pharynx zu transportieren, während andere die Flüssigkeit mit einem unkontrollierten Zungenstoß unabsichtlich wieder nach vorne befördern. In beiden Fällen wird das Trinken oder das Schlucken von Püree nicht möglich sein. Der Patient ist daher nicht in der Lage, das Gefühl des Schluckens zu erfahren, und deshalb wird jeder Fortschritt bei der oralen Nahrungsaufnahme deutlich verzögert werden. Die mechanische Seite dieses Problems kann dadurch umgangen werden, daß die Therapeutin etwas dicke Flüssigkeit weit hinten auf der Zunge des Patienten plaziert. Wenn das Schlucken auf diese Weise ausgelöst wird, führt dies oft zu einer Stimulation der Zungenaktivität. Zu diesem Zweck benutzt die Therapeutin ein Gerät, mit dem sie die Menge der Flüssigkeit und die Plazierung auf der Zunge genau kontrollieren kann. Hierfür eignet sich ein ganz gewöhnlicher Bratenbeträufler, der in Haushaltsgeschäften gekauft werden kann, und der normalerweise benutzt wird, um z.B. einen Lammbraten mit geschmolzenem Fett oder mit Bratensauce zu beträufeln. Sein Zylinder besteht aus hartem Plastik und kann auf Grund seiner Größe gut in den Mund des Patienten eingeführt werden. Die Flüssigkeit wird aufgezogen, indem die mit Luft gefüllte Gummikugel an dem einen Ende des Beträuflers zusammengepreßt und wieder losgelassen wird. Für den gleichen Zweck kann auch eine 60ml Wegwerfspritze benutzt werden, wie sie etwa bei Brustfellpunktionen verwendet wird. Die Therapeutin füllt die Spritze mit einer zähflüssigen Flüssigkeit. Sie unterstützt den Kopf und den Kiefer des Patienten mit Hilfe von Griff A und träufelt eine kleine Menge der Flüssigkeit auf das hintere Drittel seiner Zunge (Abb. 5.40).

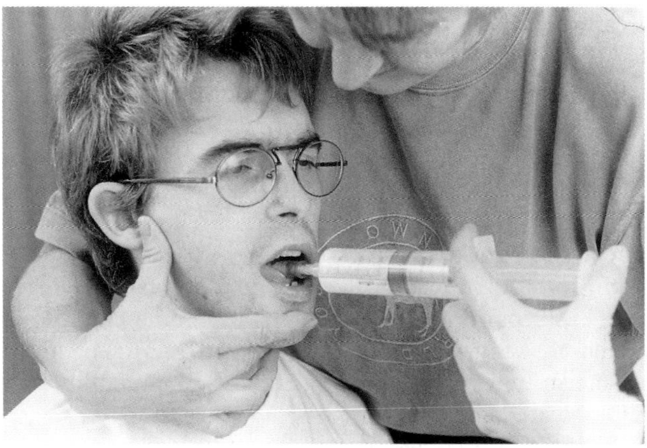

Abb. 5.40. Etwas Flüssigkeit hinten auf die Zunge des Patienten bringen

Die Therapeutin zieht die Spritze aus dem Mund des Patienten, hilft ihm, den Mund zu schließen und facilitiert mit ihrem Mittelfinger von unten her die Bewegungen der Zunge nach oben hinten. Der Patient kann eher schlucken, wenn sein Nacken leicht flektiert ist. Die Therapeutin ermöglicht diese Stellung, indem sie ihren Arm an seinen Hinterkopf legt und seinen Kopf mit eingezogenem Kinn nach vorne neigt.

Die Therapeutin wiederholt diesen Vorgang mehrere Male, und in der Regel werden mit jedem Schluck die Bewegungen aktiver, bis die Flüssigkeit schließlich auf einem Löffel angeboten werden kann. Der Patient wird Vertrauen bekommen, wenn er erkennt, daß er sicher schlucken kann, und die Erfahrung wieder etwas trinken zu können, bereitet ihm Freude.

Für den Patienten, dessen Probleme weniger auffallend sind. Patienten, die nicht essen oder trinken können, benötigen orofaziale Therapie und erhalten sie in der Regel auch. Es muß aber sorgfältig darauf geachtet werden, daß Patienten mit weniger offensichtlichen Problemen nicht übersehen werden. „Die klinischen Zeichen und Symptome einer neurogenen Dysphagie können durch adaptive Neuroplastizität verdeckt werden" (Bass 1988). Diese kompensatorischen Mechanismen können der Grund für die falsche Annahme sein, daß die meisten Patienten nach einer Schädel-Hirn-Verletzung oder nach einem Schlaganfall normal essen und trinken können (Lynch 1991). Es wäre in der Tat unwahrscheinlich, wenn Patienten, deren sensomotorische Störungen in den Extremitäten und im Rumpf so ausgeprägt sind, daß sie therapeutischer Interventionen bedürfen, nicht auch Veränderungen im Eßverhalten hätten, die ebenfalls behandelt werden müssen. Die Patienten selbst bemerken diese Probleme oft nicht; wenn sie darauf angesprochen werden, geben sie an, daß alles in Ordnung sei. Eine umfassende Befundaufnahme ist hier erforderlich, einschließlich genauer Beobachtungen, wie der Patient mit einer vollständigen Mahlzeit am Tisch gemeinsam mit anderen Leuten ohne Hilfe zurechtkommt. Auch müssen seine Angehörigen und das Pflegeteam gefragt werden, ob sie irgendwelche Probleme beobachten konnten.

Normales, ausgereiftes Essen und Trinken schließt eine Vielzahl komplexer Verhaltensweisen ein, die durch sensorische Signale kontrolliert und ausgelöst werden und voneinander abhängig sind; schon eine vergleichsweise kleine Störung kann hier besorgniserregende Folgen haben. Obwohl es scheint, als bekomme der Patient genug zu essen, steigt das Risiko, daß er sich verschluckt oder aspiriert, und die Auswahl der möglichen Speisen wird so stark eingeschränkt, daß ihm das Essen nur wenig Freude bereitet. Häufig kommt es zu einem Gewichtsverlust, der ein direkter Hinweis auf Eßschwierigkeiten sein kann. Nimmt ein Patient dagegen große Mengen kalorienreicher Nahrung wie Eis, Vanillepudding, Schokolade und Cremeschnitten zu sich, die er leicht schlucken kann, so wird er schnell übergewichtig werden. Die Gewichtszunahme kann irrtümlicherweise zu der Annahme führen, daß der Patient keine Eßprobleme habe.

Schließlich darf bei einer umfassenden Beurteilung nicht übersehen werden, daß unästhetisches Essen den Genuß und das Familienleben des Patienten beeinträchtigen wird, weil dieses Problem nicht nur ihn, sondern auch seine Tischnachbarn stört. Er zieht es deshalb vielleicht sogar vor, allein zu essen.

Langfristige postakute Sondenernährung

Patienten, deren Schluckstörungen nach der Akutphase fortbestehen, werden eine unterstützende Sondenernährung brauchen, und dies oft für sehr lange Zeit. Die Methode, die dabei gewählt wird, muß effektiv und sicher sein, darf das Wiedererlernen des Essens und Trinkens nicht hinauszögern und keine Beeinträchtigungen des gesamten Rehabilitationsverlaufs mit sich bringen.

Die Ernährungsform der Wahl ist ist das „Perkutane endoskopische Gastrotomie" (PEG), die alle oben angeführten Kriterien am besten erfüllt. Sobald klar ist, daß der Patient noch über einen längeren Zeitraum künstlich ernährt werden muß – unabhängig davon, ob dies für die gesamte Ernährung gilt oder nur für die Aufnahme von Flüssigkeit, Medikamenten oder Zusatznahrung – sollte diese Art von Sonde unverzüglich angelegt werden. Dadurch können die Probleme, die mit einer nasogastrischen Sondenlage verbunden sind, vermieden werden. Die konventionelle nasogastrische Sonde, die früher fast ausschließlich eingesetzt wurde, wird für die langfristige enterale Ernährung von Patienten mit neurogener Dysphagie nicht mehr empfohlen, weil sie folgende unerwünschte Nebenwirkungen hat:

- Durch die Lage der Sonde wird das Schlucken für den Patienten noch schwieriger und das Wiedererlernen des Essens wird beeinträchtigt. Jede Irritation des Nasen-Rachen-Raums vergrößert nur die bereits bestehenden Probleme (Nehen 1988; Schlee et al. 1987).
- Durch die Sonde wird ein vollständiges Abschließen des Nasen-Rachen-Raums verhindert. Der langanhaltende konstante Druck auf den weichen Gaumen wirkt sich nachteilig auf das spätere Wiederkehren effektiver, funktioneller Aktivitäten aus. Wenn Patienten mit dem Abschließen des Nasen-Rachen-Raums trotz erstaunlicher Fortschritte in allen anderen verwandten Bereichen weiterhin entscheidende Probleme haben, kann dies sehr wohl die Folge einer peripheren Schädigung sein und muß nicht in Zusammenhang mit der ursprünglichen zentralen Läsion stehen.
- Ein verwirrter Patient zieht oft die Nasensonde heraus, und daher werden seine Hände am Bett festgebunden. Er zieht dann verzweifelt an den Gurten, was seine Unruhe nur noch mehr verstärkt und Hautabschürfungen und Durchblutungsprobleme zur Folge haben kann. Wenn er seine Hände nicht mehr bewegen kann, führt dies zusätzlich zum Verlust wertvoller sensorischer Stimulation. Wenn das Team den Patienten bewegt, kann sich die Sonde leicht verschieben oder herausgezogen werden. In beiden Fällen könnte das häufige Wiedereinführen der Sonde zu einer Irritation der Schleimhäute führen (Winstein 1983).

- Aus kosmetischer Sicht sieht ein herunterhängendes Sondenstück, mit Heftpflaster am Gesicht des Patienten befestigt, schrecklich aus; es wird seine Selbstachtung keinesfalls fördern, besonders dann nicht, wenn er sein Zimmer im Rollstuhl oder zu Fuß verlassen kann.

Vorzüge der PEG

Persönliche Beobachtungen an vielen Patienten und positive Erfahrungen verschiedener Autoren zeigen, daß PEG entscheidende Vorteile gegenüber allen anderen Formen enteraler Ernährung hat. Dennoch enthüllt eine kürzlich von Moran et al. (1992) publizierte Übersicht, „daß PEG eine viel zu wenig eingesetzte Technik ist". Diese Feststellung wird durch die große Zahl von neurologisch behinderten Patienten bestätigt, denen noch heute Nasensonden eingesetzt werden, und dies trotz der folgenden positiven Feststellung:

„PEG ist eine sichere und wirksame Methode der enteralen Ernährung über einen längeren Zeitraum hinweg. Durch sie können alle Komplikationen einer operativen Gastrostomie und alle Nebeneffekte von Nasensonden vermieden werden" (Burghart et al. 1989).

„Eine PEG ermöglicht eine adäquate enterale Ernährung bei Patienten mit neurologischen Behinderungen. Die Vorteile der PEG gegenüber anderen Methoden sind weniger Komplikationen, geringere Kosten und vor allem ihre Überlegenheit bei der Erfüllung physiologischer Voraussetzungen" (Peschl et al. 1988).

„Eine PEG sollte bei allen Patienten, die für eine Gastrostomie eingewiesen werden, ausgeführt werden und sollte auch bei allen Patienten in Betracht gezogen werden, die längere Zeit enteral ernährt werden müssen".

„Viele Patienten, die gegenwärtig oft sogar zu Hause über eine nasogastrale Sonde enteral ernährt oder zusätzlich ernährt werden, würden aus dieser relativ einfachen Maßnahme großen Nutzen ziehen. Langzeitstudien bestätigen die Sicherheit und Effizienz dieser Technik" (Moran und Frost 1992).

Spezifische Vorteile

Der erste eindeutige Vorteil der PEG-Sonde ist, daß sie diskret unter den Kleidern des Patienten versteckt ist und nicht die ganze Zeit wie eine Nasensonde in seinem Gesicht hängt. Dadurch sieht der Patient besser aus und fühlt sich weniger behindert (Abb. 5.41).

Da die Sonde nicht ständig in seinem Gesichtsfeld baumelt, ist es viel unwahrscheinlicher, daß er daran zieht, ihre Lage verändert oder sie entfernt. Gerade weil die Bauchregion nicht so sensibel ist wie das reich innervierte Gesicht, ist sich der Patient der schmalen Sonde unter dem unauffälligen Gazeverband viel weniger bewußt. Aus diesem Grund geschieht es äußerst selten, daß ein Patient die PEG-Sonde herauszieht, und seine Hände müssen deshalb a 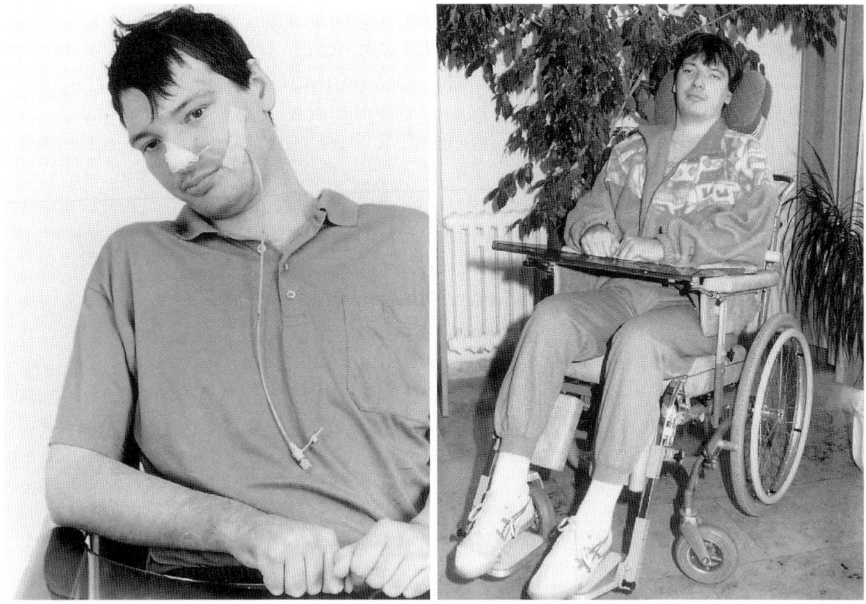 b

Abb. 5.41. **a** Eine Nasensonde, fixiert mit einem Heftpflaster, sieht unvorteilhaft aus. **b** Der gleiche Patient mit einer Magensonde, die unter seiner Kleidung nicht sichtbar ist

auch nicht festgebunden werden, wie dies oft bei Patienten mit einer Nasensonde der Fall ist. Larson et al. (1987) stellten bei einer Untersuchung von 235 Patienten mit neurologischen Behinderungen fest, daß die Verwendung einer Bauchbinde die Gefahr des zufälligen Ablösens der Gastrostomie-Sonde, das in sechs Fällen beobachtet wurde, verringerte; aber diese Maßnahme ist jedoch selten erforderlich. Falls ein Verschieben oder Ablösen der PEG-Sonde erfolgt, kann dies leicht wieder behoben werden. „Die Gastrostomiesonde kann ohne große Probleme wieder eingesetzt werden, wenn sie unbeabsichtigt entfernt wurde“ (Foutch et al. 1986).

Das Durchführen einer PEG ist ein relativ einfaches Verfahren und führt beim Einsetzen kaum zu Komplikationen (Moran et al. 1990; Ponsky et al. 1989). Weil sie unter Lokalanästhesie durchgeführt werden kann, werden alle Risiken einer Vollnarkose vermieden. In der Larson-Studie waren tatsächlich 23 der 314 Patienten in ambulanter Behandlung, als die PEG-Sonde eingeführt wurde. Die Operation dauert in der Regel nur 15–30 min laut Foutch (1986) und laut Larson et al. (1987) weniger als 10 min.

Kirby et al. (1986) berichten von 51 Fällen, bei denen mit Erfolg eine PEG durchgeführt wurde. Sie stellen fest, daß „im Zusammenhang mit dem Eingriff keine Todesfälle zu verzeichnen waren“, und daß „bei keinem Patienten eine Laparotomie erforderlich war oder sich eine Fistel bildete“. Auch Burghart et al. (1989) sowie Foutch (1986) berichten, daß keine Todesfälle infolge des Eingriffs auftraten. Peritubare Infektionen sowie Wundinfektionen konnten mit Antibiotika erfolgreich behandelt oder völlig vermieden werden.

Ein weiterer Vorteil der PEG, der betont werden muß, besteht darin, daß sie es Patienten offensichtlich ermöglicht, das Schlucken schneller wiederzulernen und schneller ohne enterale Ernährung auszukommen als Patienten mit einer Nasensonde. Möglicherweise facilitiert das Fehlen eines Fremdkörpers im Nasen-Rachen-Raum, der die Schleimhaut irritiert und das Anheben des weichen Gaumens beeinträchtigen kann, den gesamten Prozeß. Sicher wird das sensorische Feedback weniger gestört als durch den anästhesierenden Effekt, der durch die Anpassung an den anhaltenden Druck der Nasensonde entsteht. Unter Bezugnahme auf die klinischen Resultate nach einer PEG schreiben Moran und Frost (1992): „Die Toleranz der Patienten und die Zufriedenheit ihrer Betreuerinnen war ausgezeichnet, und die ersten Resultate lassen vermuten, daß das Wiedererlernen des Sprechens und Schluckens bei akuten neurologischen Störungen beschleunigt wird". Interessant ist, was die Autoren hinzufügen: „Wir waren überrascht über die Zahl der Patienten, bei denen die Sonde ganz entfernt werden konnte". Sie stellten nämlich fest, daß 11 ihrer Patienten im Durchschnitt 122 Tage (bei real 20–390 Tagen) nach dem Einsetzen der PEG-Sonde wieder anfingen zu schlucken. Winstein (1983) meint zwar, daß das Einsetzen einer Gastrostomiesonde während der ersten fünf Monate nach der Verletzung für gewöhnlich nicht indiziert wäre, räumt dann aber ein, daß ihrer klinischen Erfahrung zufolge „Patienten mit hartnäckiger neurogener Dysphagie nach dem Entfernen der Nasensonde und dem Einsetzen einer Gastrostomiesonde oft schnellere Fortschritte machten".

Da der Patient während seiner Ruhepausen über die PEG-Sonde ernährt werden kann (Abb. 5.42), bleibt mehr Zeit für die so dringend benötigten ver-

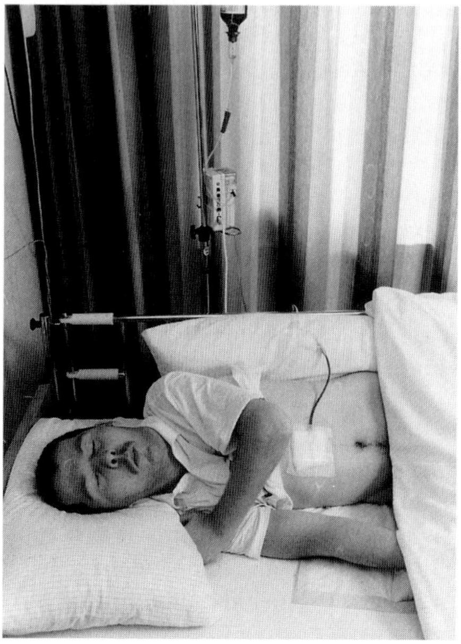

Abb. 5.42. Ernährung im Schlaf schafft Zeit für die Behandlung

schiedenen Therapien. Die Gastrostomiesonde kann ohne Gefahr so lange wie es nötig ist liegenbleiben, wenn der Patient lange, vielleicht sogar über Jahre hinweg noch enterale Ernährung braucht, und sei es auch nur noch, um eine ausreichende Flüssigkeitsaufnahme sicherzustellen. Vielleicht kann der Patient für seinen Nahrungsbedarf genügend essen und trinken, aber nur mit viel Aufwand an Kraft und Zeit, so daß die Belastung dabei für ihn und für seine Betreuungspersonen zu groß ist. Da die PEG-Sonde auch langfristig gesehen so sicher ist, stellt sie eine vorzügliche Alternative dar, vermindert Streß und schafft Zeit für Therapie und Unterhaltung. Der Patient kann essen und trinken, was und soviel wie ihm behagt, denn den Rest seines täglichen Bedarfs nimmt er über die PEG-Sonde zu sich.

Wenn der Patient wieder richtig essen und trinken kann, wird die Gastrostomiesonde einfach entfernt. Die Öffnung schließt sich in der Regel spontan innerhalb von 48 h, ohne daß ein operativer Eingriff nötig wäre.

Da die PEG-Sonde so viele Vorteile bietet, ist die Schlußfolgerung von Larson et al. verständlich: „Eine PEG-Sonde ist die Methode der Wahl für enterale Langzeiternährung bei Patienten, die nicht schlucken können, aber einen intakten Darm haben." Diese Kriterien werden sicherlich auf fast alle Patienten mit traumatischen Hirnläsionen zutreffen.

Die PEG dem Team und den Angehörigen erklären

Alle, die sich um den Patienten kümmern, sollten über die PEG gut informiert sein, vor allem hinsichtlich des Einsetzens, des Funktionierens und des Entfernens, damit alle möglichen Bedenken und Ängste zerstreut werden können. Vor allem die Familie des Patienten muß den gesamten Eingriff genau verstehen, da ein naher Angehöriger des Patienten seine schriftliche Einwilligung dazu geben muß. Unglücklicherweise kursieren immer wieder Fehlinformationen über die PEG, und wenn die Angehörigen davon hören, sind sie verständlicherweise nicht bereit, ihre Zustimmung zu etwas zu geben, das für den Patienten von Nachteil sein könnte. Ein weiterer wichtiger Aspekt besteht darin, daß es sich die Angehörigen viel früher zutrauen, den Patienten zumindest zeitweise zu Hause zu versorgen – obwohl er noch nicht essen und trinken kann – wenn sie in den routinemäßigen Gebrauch der PEG genau eingewiesen wurden und damit vertraut sind.

Eine große Hilfe sind auch leicht verständliche und anschaulich illustrierte Handblätter, durch die sich die Betreuer in aller Ruhe mit den Details der PEG vertraut machen können. Kirby et al. (1986) bestätigen die positiven Ergebnisse, nachdem sie für die Krankenschwestern und für das gesamte Klinikpersonal, von denen sie annahmen, „daß sie zuwenig über die PEG (oder sogar über Standardgastrostomien) wissen", ein Informationsblatt entwarfen. Es kann auch hilfreich sein, wenn eine PEG-Sonde direkt gezeigt wird und untersucht werden kann, und die Aufmerksamkeit auf ihre geringe Größe und ihr harmloses Aussehen gelenkt wird (Abb. 5.43).

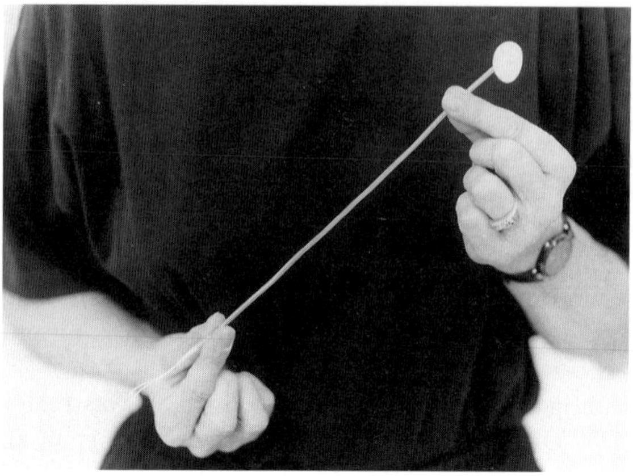

Abb. 5.43. Die kleine Sonde kann nach dem Einsetzen bequem an der richtigen Stelle fixiert werden

Die Gastrostomiesonde einsetzen

Der Patient liegt in Rückenlage und ist wach. Mit einem Spray wird der hintere Teil von Mund und Rachen örtlich betäubt, damit ein eventuell vorhandener Würgreflex unterdrückt wird und das Einführen des Gastroskops weniger unangenehm ist. Ein Patient, der sehr unruhig und unkontrolliert ist, kann vor dem Eingriff intravenös sediert werden.

Die Außenseite der Bauchwand wird sorgfältig desinfiziert, und sobald durch das eingeführte Endoskop der Magen deutlich sichtbar ist, wird der Bereich, durch den die Sonde gelegt werden soll, lokal anästhesiert (Abb. 5.44a). Vor Betäubung der Bauchwand lokalisiert die Assistentin die optimale Stelle, indem ihre Finger auf den Bereich, wo sich der Magen befindet drücken. wobei sie durch das Feedback des Arztes, der das Gastroskop bedient, und durch das Bild auf dem Monitor geleitet wird (Abb. 5.44b, c). Anschließend wird an der ausgewählten Stelle eine perkutane Kanüle durch die anästhesierte Bauchwand in den Magen geschoben. Durch die Kanüle wird ein Faden eingeführt, dessen eines Ende mit dem Endoskop oder mit einer Biopsiezange ergriffen und zusammen mit dem Endoskop aus dem Mund des Patienten gezogen wird, während das andere Ende aus der Bauchwand herausragt. Dann wird der spitz zulaufende Teil der Sonde an den Faden gebunden, und die Sonde wird mit Hilfe des Fadens durch den oberen Verdauungstrakt in den Magen und durch die Bauchwand gezogen, bis sie mit ihrem Flansch auf der Magenschleimhaut aufliegt und dadurch in der richtigen Position gehalten wird. An der Austrittsstelle der Sonde wird eine Deckplatte befestigt, die die Sonde von außen in der richtigen Position hält (Abb. 5.45a). Die Stelle wird mit einem kleinen Gazestück bedeckt, das mit einem hautfreundlichen Heftpflaster befestigt wird (Abb. 5.45b).

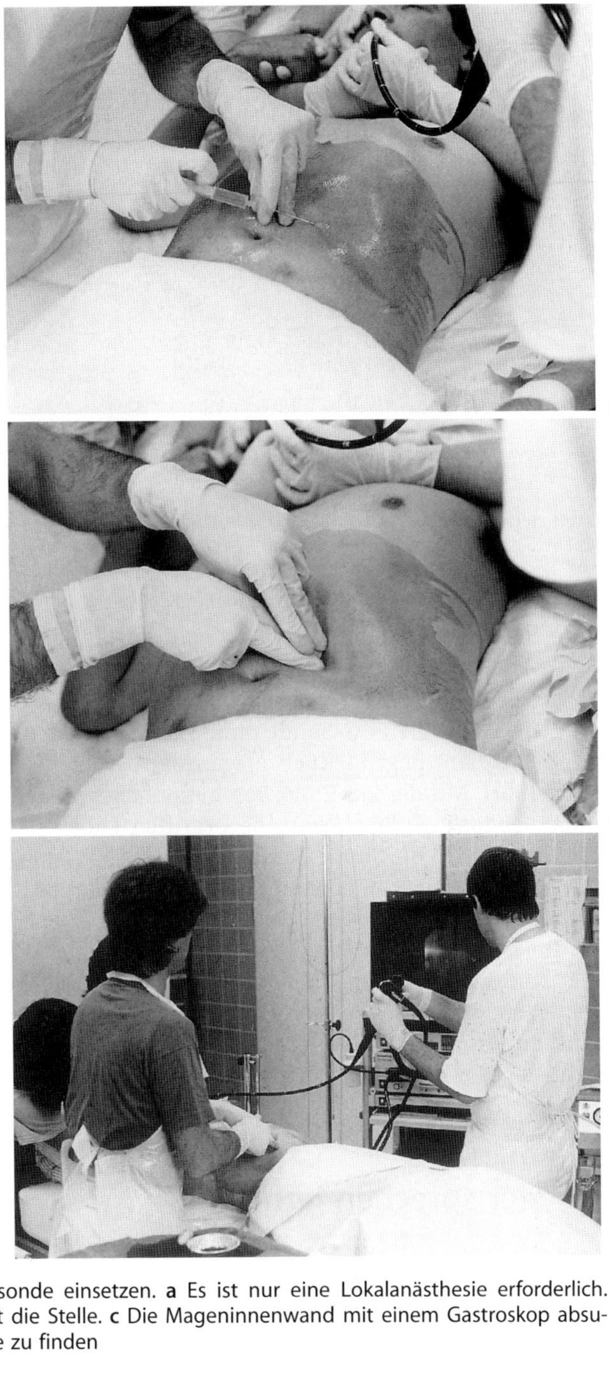

a

b

c

Abb. 5.44 a–c. Die Magensonde einsetzen. **a** Es ist nur eine Lokalanästhesie erforderlich. **b** Die Assistentin lokalisiert die Stelle. **c** Die Mageninnenwand mit einem Gastroskop absuchen, um die richtige Stelle zu finden

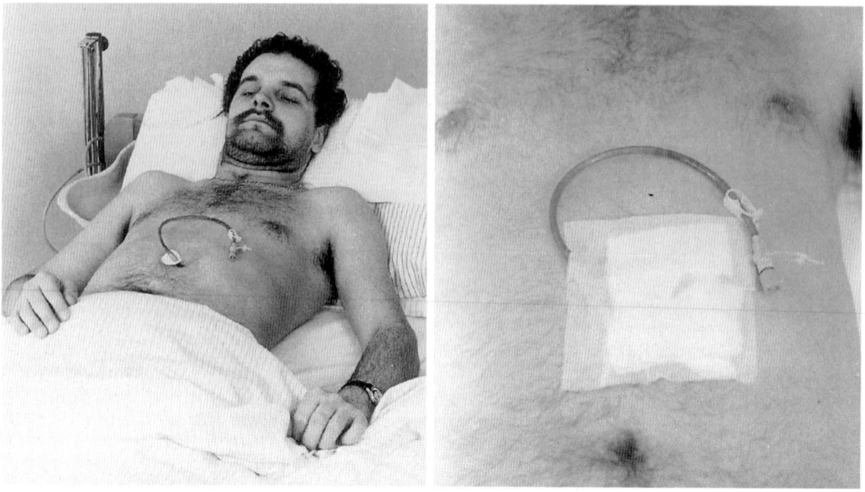

a b

Abb. 5.45. a Der Patient fühlt sich unmittelbar nach dem Einsetzen der Magensonde wohl. b Die Stelle wird mit einem kleinen Verband abgedeckt

Die Sonde entfernen

Wenn der Patient wieder essen und trinken kann und nicht zuviel Zeit dazu benötigt, wird die PEG-Sonde ohne Narkose wieder entfernt.

Der Patient liegt in Rückenlage, und das Endoskop wird in seinen Magen eingeführt. Mit der am Endoskop befindlichen Zange wird das Ende der Sonde unter endoskopischer Kontrolle ergriffen (Abb. 5.46a). Zusammen mit dem Endoskop wird die Sonde herausgezogen (Abb. 5.46b, c). Über dem Stoma wird ein Verband angelegt, obwohl selbst unmittelbar nach dem Entfernen der Sonde kaum etwas heraussickert.

Innerhalb weniger Tage ist das Stoma normalerweise völlig verheilt, und der Verband wird nicht mehr benötigt (Abb. 5.47). Während der Patient mit der PEG-Sonde enteral ernährt wird, kann er uneingeschränkt an einem aktiven und umfassenden Rehabilitationsprogramm teilnehmen, so daß er in den verschiedensten Bereichen Fortschritte machen kann.

Wieder sprechen lernen

Viele der bereits beschriebenen Aktivitäten, und hierzu gehört auch das Wiedererlenen von Essen und Trinken, werden zur Verbesserung der Bewegungen von Zunge und Gesichtsmuskulatur beitragen, die für die Artikulation notwendig sind. Gewiß müssen sich die Zunge und der weiche Gaumen beim Sprechen viel schneller bewegen als beim Schlucken, aber die Bewegungen sind grund-

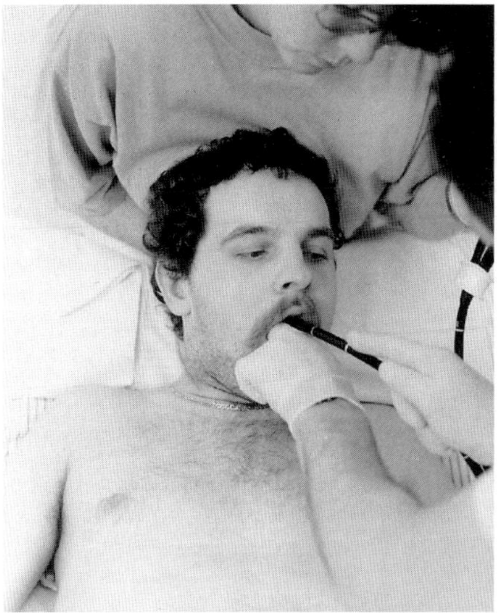
a

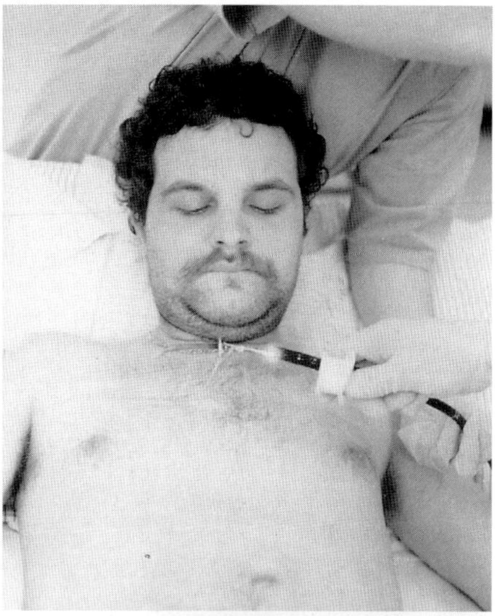
b

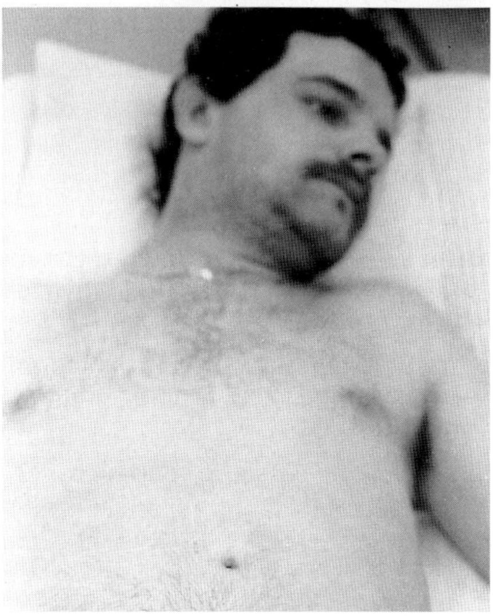
c

Abb. 5.46 a–c. Entfernen der Sonde. **a** Einführen des Endoskops, um das Ende der Sonde zu ergreifen. **b** Sonde durch den Mund des Patienten herausziehen. **c** Austrittstelle unmittelbar nach dem Entfernen der Sonde

sätzlich sehr ähnlich. Eine weitere wesentliche Voraussetzung für die Artikulation und die Erzeugung von Sprechlauten sind ein adäquates Atemvolumen und die Fähigkeit, den Ausatmungsstrom zu kontrollieren.

Mit anderen kommunizieren zu können, ist für den Patienten äußerst wichtig, denn nur so kann er seine Wünsche und Bedürfnisse mitteilen und andere wissen lassen, was er denkt. Wenn seine Stimme zu leise ist oder er nicht deutlich artikulieren kann, wird er sich ständig wiederholen müssen, da ihn der Zuhörer gar nicht oder oft falsch versteht. Dies wird nicht nur für ihn entmutigend und frustrierend sein, sondern auch für seine Gesprächspartner, weil sie

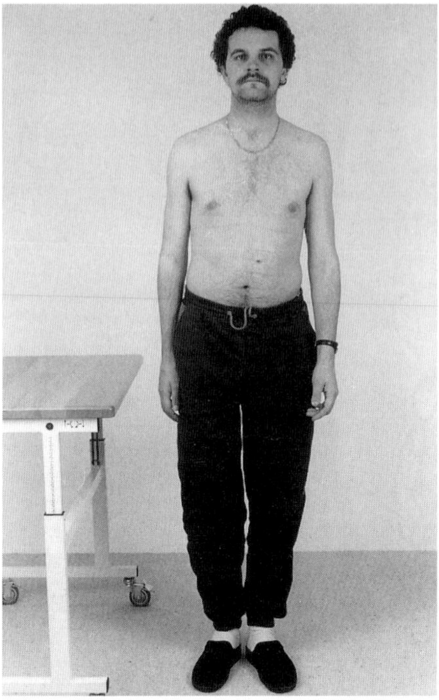

Abb. 5.47. Vier Tage nach dem Entfernen der Magensonde ist der Verband nicht mehr erforderlich. Die Fortschritte des Patienten sind durch die 3monatige Intubation nicht beeinträchtigt worden

nicht verstehen, was er ihnen sagen möchte. Deshalb müssen, zusätzlich zu den bereits beschriebenen Maßnahmen, spezielle Aufgaben in die Behandlung integriert werden, um die Stimmbildung und die Sprechlautbildung zu ermöglichen und zu verbessern. Auch Patienten mit einer Aphasie profitieren von einer solchen Behandlung, weil die Lautbildung die Stimmbänder aktiviert, die Patienten beim Essen sicherer werden, und auch die Atmung sich verbessert. Schließlich trägt die Tatsache, daß sich der Patient auch durch Laute äußern kann, wenn andere mit ihm sprechen, viel zu seiner Reintegration in die Bezugsgruppe bei.

Mobilisation des Kehlkopfes

Die Bildung von Sprechlauten ist für den Patienten sehr schwierig, wenn sein Kehlkopf durch Spannung in den ihn umgebenden Muskeln nicht frei beweglich ist, oder auch durch eine abnormal fixierte Nackenstellung, wenn dieser z.B. im Sitzen extendiert und das Kinn nach vorn geschoben ist. Auch während des Schluckens muß sich der Kehlkopf schnell auf- und abbewegen, um die Atemwege zu schützen. Deshalb kann mit dem Mobilisieren des Kehlkopfs auch schon vor den ersten Eßversuchen begonnen werden. Bevor die Therapeutin aber den Kehlkopf bewegt, muß sie die gesamte Körperhaltung des Patienten korrigieren und eine angemessene Unterstützung anbieten. Es kann zu Beginn

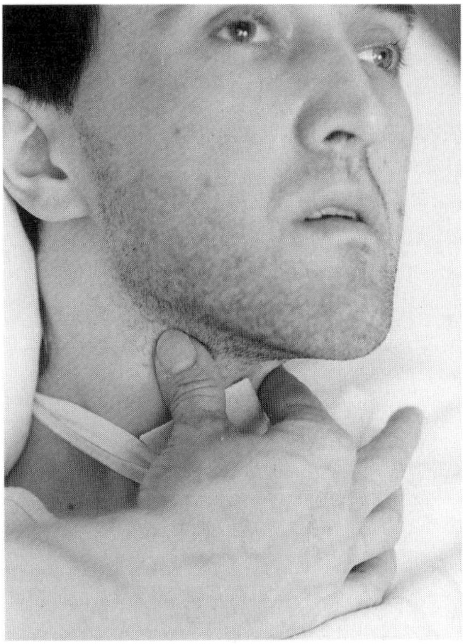

Abb. 5.48. Direktes Mobilisieren des Kehlkopfs bei korrigierter Kopfstellung

nötig sein, den Patienten in einer halbliegenden Stellung im Bett völlig unterstützt zu lagern, damit er seinen Kopf nicht gegen die Schwerkraft halten muß.

Die Therapeutin steht neben dem Patienten und hält seinen Kehlkopf sanft zwischen Finger(n) und Daumen, wobei keinerlei Druck ausgeübt werden darf, weil dies äußerst unangenehm sein kann (Abb. 5.48). Sie bewegt den Kehlkopf von einer Seite zur anderen und diagonal nach oben und unten. Dabei erhöht sie Ausmaß und Geschwindigkeit der Bewegung, in dem Maß, wie sie spürt, daß der Widerstand nachläßt.

Hilfestellung beim tiefen Ausatmen

Die Therapeutin mobilisiert von Anfang an, noch während der Patient auf der Intensivstation ist, seinen Brustkorb und stimuliert mit ihren Händen die Bewegungen, die beim Ausatmen erfolgen.

Während der Patient in der Seitenlage liegt, steht die Therapeutin hinter ihm und legt ihre Hände übereinander auf seine Rippen (Abb. 5.49). Sie wartet, bis der Patient spontan oder mit Hilfe des Atmungsgeräts eingeatmet hat. Dann drückt sie während der Ausatmungsphase fest nach unten und zur Mitte in Richtung seines Bauchnabels und bewegt die Rippen in dieser Richtung durch ihr ganzes Bewegungsausmaß hindurch. Durch diese Facilitation wird nicht nur die Ausatmung verbessert, sondern auch die Flexibilität der Rippen bleibt passiv erhalten. Wenn der Patient mithelfen kann, wird er aufgefordert, die Ausatmungsphase mit Hilfe der Therapeutin zu verlängern, was er auch beim Sprechen benötigt. Bei der normalen Ruheatmung sind die Ein- und Aus-

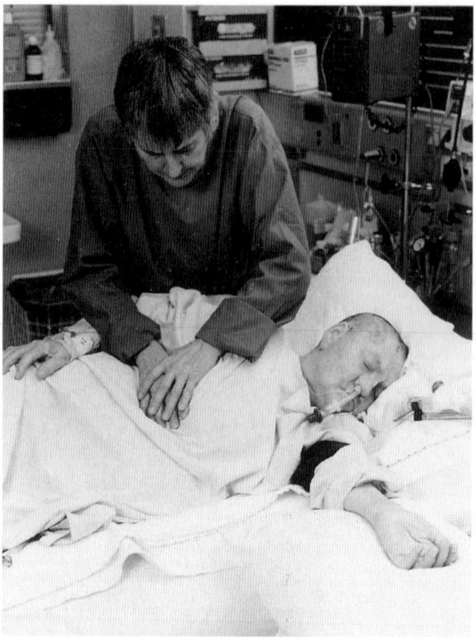

Abb. 5.49. Die Therapeutin erhält die Ausatmungsbewegungen des Brustkorbs bei einem bewußtlosen Patienten aufrecht

atmungsphasen etwa gleich lang, hingegen ist bei der Sprechatmung die Ausatmungsphase 10mal länger, während die Einatmungsphase verkürzt wird, um schnell Luft holen zu können.

Zu einem späteren Zeitpunkt, wenn der Patient während der Behandlung sitzt oder steht, unterstützt die Therapeutin die Ausatmung indem sie beide Hände rechts und links auf seine Brustwand legt und diese, während der Patient ausatmet, nach unten/innen zusammendrückt.

Facilitieren der Phonation

Viele Patienten benötigen am Anfang Hilfe, um Laute stimmhaft zu bilden, und wenn sie auch noch nicht sprechen können, werden sie sich freuen, wenn sie wieder ihre eigene Stimme hören können. Die Lautbildung erfordert, daß die Stimmbänder aktiv geschlossen werden, d.h. einen Vorgang durch den beim Essen auch die Atemwege geschützt werden und der daher äußerst wichtig ist.

Der Patient sitzt in einer guten Stellung und seine Arme sind auf einem Tisch vor ihm unterstützt. Die Therapeutin legt ihre Hände auf sein Brustbein und unterstützt die Ausatmung, indem sie das Sternum und die vordere Brustwand fest nach unten führt. Der Patient versucht, einen Ton zu erzeugen. Wenn er sich dabei zu sehr anstrengt, wird er kaum Erfolg haben, da sich dabei der Muskeltonus erhöht (Abb. 5.50a). Die Therapeutin wendet Griff B in etwas modifizierter Form an und hilft dem Patienten, seinen Mund genau in dem Moment zu öffnen, in dem er mit dem Ausatmen beginnt. Gleichzeitig hält sie mit ihrem Mittelfinger, der unter dem Kinn des Patienten liegt, seine Zunge

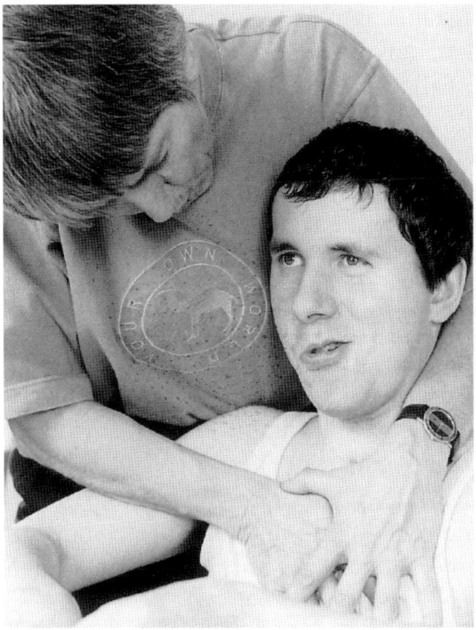
a

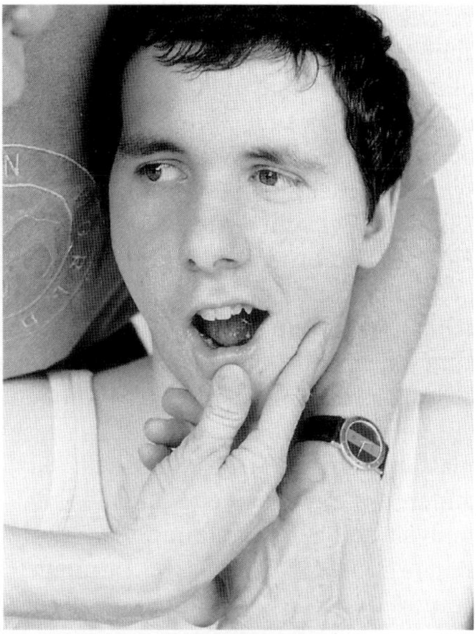
b

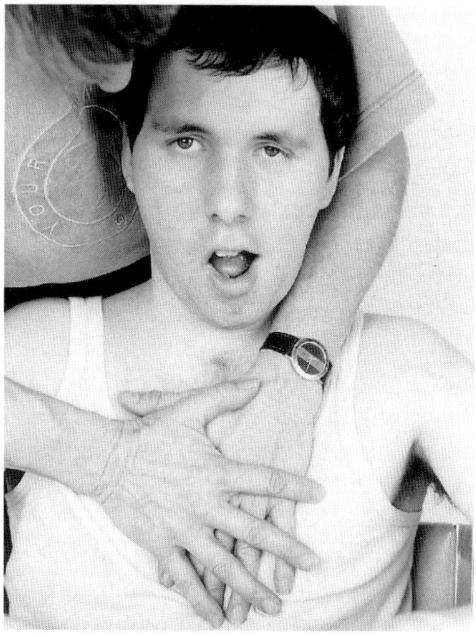
c

Abb. 5.50 a–c. Die Lautbildung einleiten. **a** Der Patient strengt sich übermäßig an und kann keinen Laut erzeugen. **b** Die Therapeutin facilitiert das Öffnen des Munds und die Ausatmung. **c** Einen Laut bilden mit anschließender Hilfestellung beim Atmen

vorn (Abb. 5.50b). Oft kann der Patient unmittelbar nach dem ersten Laut, den er bildete, während die Therapeutin mit ihrer Hand die Bewegung seines Munds zeitlich abstimmte, einen weiteren Laut bilden, während sie mit beiden Händen die Ausamtungsphase verlängert wie zuvor beschrieben (Abb. 5.50c). Die gleiche Facilitation kann auch bei einem Patienten angewandt werden, der in halbliegender Position auf dem Bett oder auf der Behandlungsbank liegt (s. Abb. 5.4b).

Der Patient sollte ermutigt werden, tagsüber immer wieder Laute zu bilden, aber es sollte streng darauf geachtet werden, daß dies während der Ausatmungsphase auf normale Art und Weise erfolgt. Falls der Patient die Laute beim Einatmen bildet, was bei vielen Patienten mit schweren Problemen der Fall ist, z.B. beim Lachen oder Weinen, entsteht daraus leicht eine Gewohnheit, die nur sehr schwer wieder zu ändern ist und sich auf das Sprechenlernen äußerst nachteilig auswirkt. Aus diesem Grund sollte dieser Tendenz von allen, die mit dem Patienten zu tun haben, aktiv entgegengewirkt werden. Sie sollte auf keinen Fall provoziert werden, was geschehen kann, wenn die Gefahr nicht richtig eingeschätzt wird. Jemand aus dem Team sagt oder tut z.B. etwas, was den Patienten zum Lachen bringt. Er lacht stimmhaft, aber während des Einatmens. Das Team, das so lange keinen Ton von dem Patienten gehört hat, ist begeistert, und der Satz oder die Handlung wird deshalb wiederholt, damit der Patient nochmals lacht, was die Gewohnheit verstärkt. Wenn die Therapeutin oder eine andere Person in seiner Nähe hört, daß der Patient auf diese Weise Laute bildet, muß sie sofort die Situation verändern: Sie geht zu ihm und legt ihre Hände auf seinen Brustkorb, um das Ausatmen zu unterstützen und hilft ihm dadurch, den Ton während des Ausatmens zu erzeugen.

Verschiedene Vokale facilitieren

Sobald der Patient einen Laut bilden und für einige Sekunden halten kann, fordert ihn die Therapeutin auf, verschiedene Vokale zu bilden. Durch die Bildung der verschiedenen Vokale werden die Muskeln seiner Lippen und Wangen automatisch aktiviert, und er lernt, die Laute länger zu halten. Infolge des Sensibilitätsverlusts hat der Patient oft Mühe, seine Kieferbewegungen fein abzustufen, und öffnet deshalb seinen Mund immer ganz weit, ganz gleich ob er nun „ah“ sagt, lacht oder einen Bissen zu sich nimmt. Wie bereits in Kap. 1 erläutert, bewegt er seine Gelenke und Muskeln in die Endstellungen; denn hier endet die Bewegung infolge mechanischen Widerstands, und diese Information hilft ihm, die Stellung seines Kiefers zu erspüren. Beim Bilden der verschiedenen Vokale erhält er ein auditives Feedback, durch das es ihm ermöglicht werden kann, das Ausmaß des Kieferöffnens zu variieren. Obwohl es für ihn zunächst leichter sein kann, ein „ah“ zu bilden, verleitet gerade dieser Vokal zu einem weiten Öffnen des Munds und zu einer Extension des Nackens. Sollte der Patient mit einem „ah“ beginnen müssen, um überhaupt einen Laut bilden zu können, dann sollte er gleich anschließend z.B. ein „u“ bilden um seine Lippen nach vorn und seine Kiefer in eine etwas mehr geschlossene Stellung zu bringen.

Die Therapeutin sitzt dem Patienten gegenüber, damit er die Form ihres Munds beobachten kann. Um die Bewegungen seiner Lippen und seiner Kiefer zu facilitieren, wendet sie Griff B an. Wenn der Patient ein langes „ah“ bildet, hilft sie ihm mit Daumen und Mittelfinger, die Bewegung seines Kiefers etwas einzuschränken (Abb. 5.51a).

Um ein „u“ zu facilitieren, ändert die Therapeutin die Stellung ihres Daumens und ihres Zeigefingers. Sie zieht die Lippen des Patienten mit Daumen

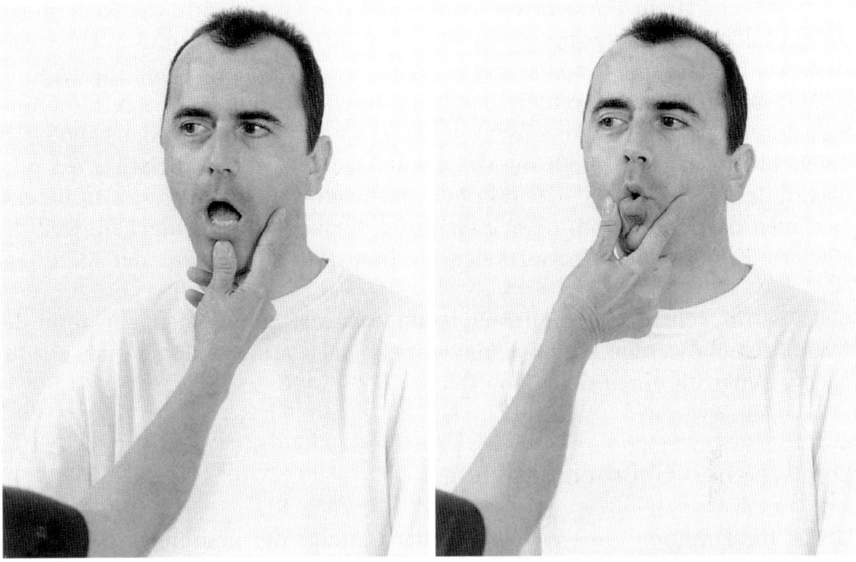

a b

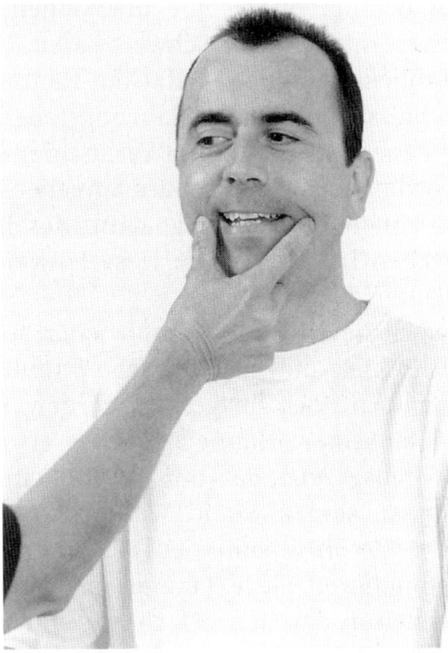

c

Abb. 5.51 a–c. Mit Facilitation verschiedene Vokale bilden. **a** Griff B für „ah". **b** Die Lippen nach vorn bringen zum „oh". **c** Die Lippenstellung für „ee" ändern

und Zeigefinger nach vorn und hebt mit ihrem Mittelfinger seinen Kiefer leicht an, um ihm dabei zu helfen, das Öffnen seines Mundes zu begrenzen (Abb. 5.51b).

Wenn der Patient ein „ie" zu bilden versucht, zieht die Therapeutin mit ihrem Daumen auf der einen und dem Zeigefinger auf der anderen Seite seine Lippen nach außen, und bringt dabei gleichzeitig mit ihrem Mittelfinger seinen Unterkiefer nach oben, bis die Zähne fast zusammen sind (Abb. 5.51c).

Zeigt der Patient Fortschritte, dann kann die Therapeutin die Reihenfolge der zu bildenden Laute immer wieder ändern. Der Patient muß auch wieder lernen, seine Stimmlage zu verändern, damit er die verschiedenen Intonationsmuster seiner Sprache bilden kann. Dadurch wird die typisch monotone Sprechweise verhindert, die sehr abnormal klingt. Darüber hinaus muß sich der Kehlkopf bei der Änderung der Stimmlage entsprechend nach oben oder nach unten bewegen. Das Üben hoher und tiefer Töne verringert also für den Patienten das Risiko, sich beim Essen und Trinken zu verschlucken, weil der elevierte Kehlkopf Teil des normalen Mechanismus zum Schutz der Atemwege ist.

Es ist für den Patienten leichter, wenn zunächst große Unterschiede in der Tonhöhe geübt werden. Dabei eignet sich ein „ie" eher für einen hohen, ein „u" dagegen eher für einen tiefen Ton.

Den weichen Gaumen aktivieren

Oft ist die Funktion des weichen Gaumens infolge der neurologischen Läsion oder bedingt durch eine über einen langen Zeitraum angelegte Nasensonde beeinträchtigt. Dies erschwert Essen, Trinken und auch das Sprechen. Wenn das Abschließen des Nasen-Rachen-Raums unzureichend ist oder völlig fehlt, können Flüssigkeiten oder Nahrungsteile in den Nasenraum gepreßt werden, wenn der Patient schluckt. Der Verlust der schnellen selektiven Aktivitäten des weichen Gaumens während des Sprechens beeinträchtigt die Stimme des Patienten ganz erheblich, sie klingt dann nasal, oder besonders eigenartig, wenn beim Sprechen Luft durch die Nase entweicht. Dadurch ist es oft sehr schwer, den Patienten zu verstehen.

Nach bevor der Patient wieder sprechen kann, muß der weiche Gaumen durch aktive und mechanische Stimulation behandelt werden. Die Stimulation sollte auch noch fortgesetzt werden, wenn der Patient wieder spricht, um die Qualität seiner Stimme zu verbessern.

Vorausgesetzt, daß der Patient keinen ausgeprägten Beißreflex hat und dazu fähig ist, seinen Mund willkürlich zu öffnen, kann die Therapeutin Eis in direkte Berührung mit dem weichen Gaumen bringen, um Aktivität mechanisch zu stimulieren. Sie legt einige Stunden vor der Behandlung einige feuchte Wattestäbchen in das Gefrierfach und nimmt sie erst kurz vor der Behandlung heraus, da das Eis sehr schnell schmilzt.

Die Therapeutin drückt die Zunge des Patienten, dessen Mund gut ausgeleuchtet ist, mit einem Spatel nach unten, damit sie den weichen Gaumen gut einsehen kann, und bringt den geeisten Wattebausch in die richtige Stellung. Manchmal kann die Therapeutin dazu neben dem Patienten stehen, damit sie mit ihrem Brustkorb und mit ihrer Schulter seinen Kopf in der korrekten Position halten kann, um so beide Hände für Spatel und Wattestäbchen frei zu haben (Abb. 5.52a). Falls aber der Patient seinen Kopf nicht aktiv halten kann, ist es meist leichter, wenn er in einer halbliegenden Position gelagert wird, so daß die Therapeutin von vorn in seinen Mund sehen kann.

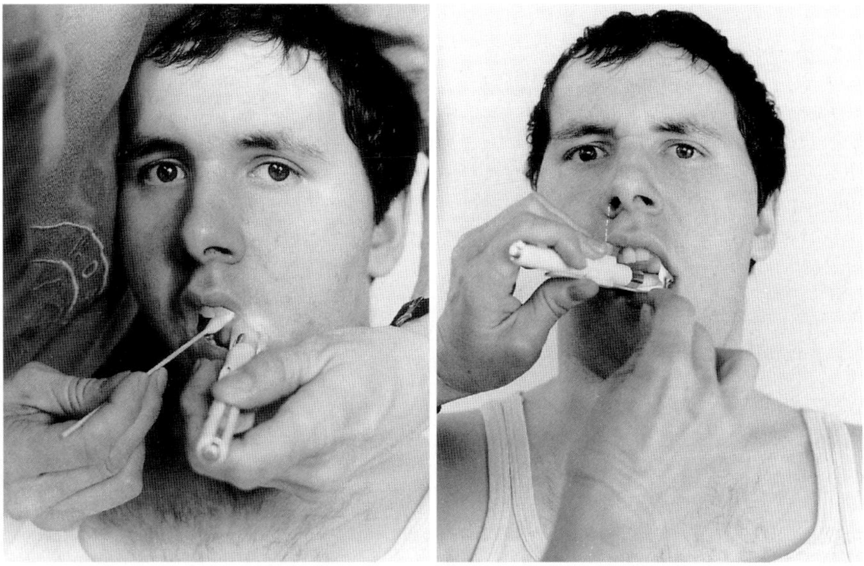

a b

Abb. 5.52 a,b. Den weichen Gaumen mit einem gefrorenen Wattebausch stimulieren. **a** Der Kopf des Patienten wird durch Brustkorb und Schulter der Therapeutin gestützt. **b** Den Mund von vorne ausleuchten und den weichen Gaumen mit dem vereisten Wattestäbchen berühren

Die Therapeutin sitzt vor dem Patienten, dessen Kopf entweder durch den Kopfteil des Betts gestützt oder durch seine eigene Aktivität gehalten wird, und stimuliert seinen weichen Gaumen mit dem geeisten Wattebausch (Abb. 5.52b). Die Stimulation kann sie entweder in der Mitte des Gaumens unmittelbar über der Uvula (Zäpfchen) anwenden, oder lateral an der einen oder an der anderen Seite der Gaumenbögen, indem sie den Wattebausch schnell und fest gegen den anterioren Aspekt der beiden Bereiche preßt. Sie kann auch das Wattestäbchen den Gaumenbögen entlang von medial nach lateral führen mit leichtem Druck nach oben, wobei zusätzlich die Hebemuskeln des weichen Gaumens gedehnt werden. Das Ergebnis wird darüber entscheiden, welcher Stimulationsort der effektivste ist, und deshalb ist es wichtig, daß die Therapeutin eine Vergleichsmöglichkeit hat, um die Aktivität des weichen Gaumens vor und nach der Stimulierung vergleichen und kontrollieren zu können. Zu diesem Zweck wählt sie einen Laut, ein Wort oder eine Wortfolge, welche die Fehlfunktion des weichen Gaumens deutlich demonstriert. Nach der Stimulation mit dem Eis fordert sie den Patienten auf, die gewählte Äußerung zu wiederholen. Die Wirkung kann auch durch Vergleichen des nachfolgenden Schluckens mit dem Schlucken vor der Stimulation überprüft werden, wie es von Logemann (1986) vorgeschlagen wird, die den weichen Gaumen mit Hilfe eines Laryngealspiegels stimulierte. Obwohl das Eis es etwas erträglicher macht, ist die direkte Stimulation des weichen Gaumens relativ unangenehm und deshalb sollte sie nur dann benutzt werden, wenn spezifische Funktionen danach eine deutliche Verbesserung zeigen.

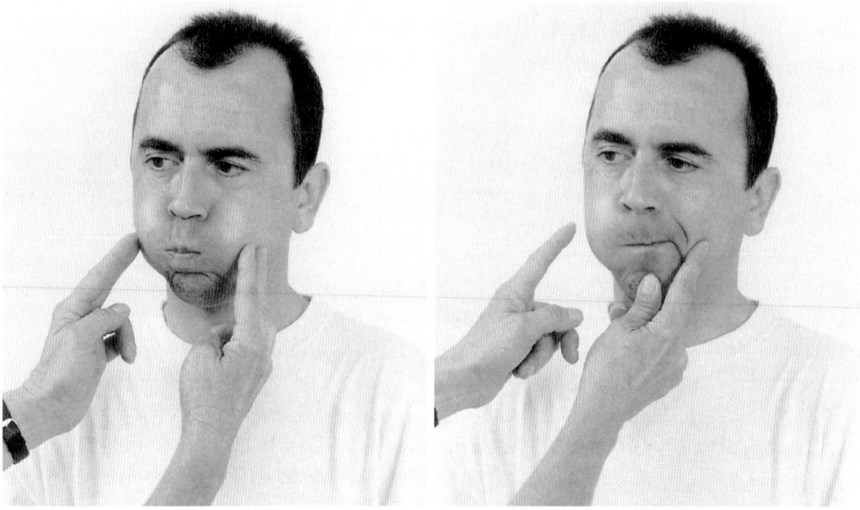

a b

Abb. 5.53 a,b. Aktive Elevation des weichen Gaumens. a Luft in beide Wangen blasen und nicht entweichen lassen. b Die Luft von einer Wange in die andere transportieren

Unmittelbar nach der mechanischen Stimulation werden solche Aktivitäten geübt, die eine Elevation des weichen Gaumens und das Abschließen des Nasen-Rachen-Raums fördern. Darunter fällt z.B. die Bildung von Explosivlauten, wobei die Therapeutin die schnelle Ausatmung unterstützt. Die Wangen aufzublasen und die Luft dort zu halten ist eine einfache aber effektive Übung, und gewöhnlich gefällt diese Aufgabe auch dem Patienten, so daß er sie deshalb gerne alleine übt. Am Anfang wird die Therapeutin dem Patienten oft helfen müssen, seine Lippen geschlossen zu halten. Sobald er es aber selbst schafft, kann sie mit ihren Fingern gegen seine Wangen drücken, während er versucht, das Entweichen der Luft sowohl durch die Nase als auch durch die zusammengepreßten Lippen zu verhindern (Abb. 5.53a).

Als Steigerung preßt der Patient alle Luft in eine Wangenseite, was Aktivität der Wangen- und Lippenmuskeln der kontralateralen Seite sowie der Muskeln des weichen Gaumens verlangt (Abb. 5.53b). Der Patient bewegt dann die Luft zur anderen Seite und fährt fort, sie mit zunehmender Geschwindigkeit von einer Seite zur anderen zu bringen. Je schneller er die Seiten wechselt, desto schwieriger ist es, das Abschließen des Nasen-Rachen-Raums aufrechtzuerhalten.

Alternative Kommunikationsmittel zur Verfügung stellen

Von Anfang an sind Wege zu suchen, wie der Patient mit seinen Betreuungspersonen und später auch mit Personen in seinem sozialen Umfeld kommunizieren kann. Sobald irgendwelche Hinweise beobachtet werden, daß der Patient wieder zu Bewußtsein kommt, sollten Betreuerteam und auch seine Angehörigen verschiedene Möglichkeiten der Kommunikation ausprobieren, und während der Patient weitere Fortschritte macht, sind umfassendere und wirklich zufriedenstellende Mittel ins Auge zu fassen. Da viele Patienten erst nach langer Zeit wieder sprechen können und andere sogar über die Rehabilitationszeit hinaus andauernde Ausdrucksschwierigkeiten haben, muß für jeden Patienten die für ihn beste Lösung gefunden werden. Die moderne Technologie entwickelt sich so schnell, daß beinahe täglich noch ausgereiftere, ultraleichte alternative Kommunikationsgeräte entwickelt werden und auf den Markt kommen.

Bewegungssignale für „Ja" und „Nein"

Die einfachste Kommunikationsform für den noch sehr hilflosen Patienten besteht darin, daß er einen Teil seines Körpers bewegt, um Fragen zu beantworten, die so gestellt werden, daß er sie nur mit „Ja" oder „Nein" beantworten kann, wobei eine bestimmte Bewegung „Ja" signalisiert und eine andere „Nein". Die Art und Weise, wie die Antwort erfolgt, wird individuell erarbeitet, da sie davon abhängig ist, welche Körperteile der Patient am besten gezielt bewegen kann. Die folgende Liste enthält eine Auswahl gebräuchlicher Beispiele, die mit Erfolg eingesetzt wurden (jeweils in der Reihenfolge „Ja"/„Nein"):

- Die Augen einmal schließen/die Augen zweimal schließen.
- Nach oben schauen/zur Seite schauen.
- Angedeutetes Nicken/angedeutetes Kopfschütteln.
- Mit der Hand einmal drücken/mit der Hand zweimal drücken.
- Daumen oder Finger nach oben/Daumen oder Finger nach unten.
- Fuß auf- und abbewegen/Fuß hin- und herbewegen.

Es versteht sich von selbst, daß jede andere Bewegung, die der Patient spontan einsetzt oder leichter ausführen kann, auch benutzt werden kann. Die Betreuerin muß nur sicherstellen, daß die Frage eindeutig gestellt wird und keine Alternativen anbietet. Wenn der Patient z.B. unruhig ist und gefragt wird: „Möchten Sie sich auf die Seite drehen, oder möchten Sie lieber für eine Weile sitzen?", ist es ihm nicht möglich anzugeben, was er möchte. Deshalb sollte die Helferin ihre Fragen folgendermaßen stellen: „Ist es für Sie so unbequem?" Sie wartet dann seine Antwort ab, bevor sie weiter fragt: „Möchten Sie auf der Seite liegen?". Wenn nun die Antwort „Nein" ist oder unentschieden scheint, stellt die Hilfsperson eine weitere Frage: „Würden Sie lieber für eine Weile sitzen?".

Eine Alphabettafel benutzen

Beim Buchstabieren von Worten muß der Patient seine Augenbewegungen oder seine Handbewegungen aktiv steuern können, um auf die betreffenden Buchstaben auf der Tafel zu zeigen. Wenn er zwar seinen Kopf, aber nicht seine Hände bewegen kann, könnte er vielleicht mit dem Mund einen Stift halten, um auf die Buchstaben zu zeigen. Anstelle von Buchstaben kann auch eine Tafel mit einer strukturierten Liste der gebräuchlichsten Worte verwendet werden (Horner 1984). Es können anstelle von Buchstaben Abbildungen von alltäglichen Gebrauchsgegenständen eingesetzt werden, etwa bei Patienten, die auf Grund einer zusätzlichen Aphasie nicht buchstabieren oder lesen können. Die beiden letztgenannten Möglichkeiten schränken natürlich die Kommunikation sehr stark ein. Nur mit Hilfe der Alphabettafeln kann der Patient ein breites Spektrum von Ideen und Wünschen äußern. Außerdem ist sie leicht, kann überall hin mitgenommen werden und kostet fast nichts; andererseits geht die Kommunikation nur langsam vonstatten und kann für den Patienten und seine Gesprächspartnerin sehr lästig und langwierig werden.

Das ZYGO-Zusatzkommunikationssystem (ZYGO Industries, Inc., Portland, Oregon; Horner 1984) hat ein Display mit 16 Anzeigefeldern, das sehr leicht mit Wörtern oder Bildern individualisiert werden kann. Auch ein Patient mit sehr wenig Bewegungsmöglichkeiten kann dieses Gerät bedienen, weil der Lichtpunkt, der über die Anzeigefelder wandert, über eine Fernbedienung, die an seine Möglichkeiten angepaßt werden kann, auf dem gewünschten Feld gestoppt wird.

Komplexe computerunterstützte Kommunikationssysteme

In den verschiedenen Stadien ermöglichen es unterschiedliche Systeme dem Patienten, auf einer Tastatur Sätze zu schreiben, die entweder auf einem Bildschirm erscheinen oder auf Papier ausgedruckt werden. Alle diese Systeme setzen voraus, daß der Patient die notwendigen sprachlichen Fähigkeiten besitzt und irgendeinen Körperteil kontrolliert genug bewegen kann. Eines der bekanntesten Systeme ist der Canon Communicator. Seine geringe Größe bietet viele Vorteile, da er problemlos auf einen Rollstuhltisch paßt, an der Armlehne des Rollstuhls befestigt oder auf dem Schoß des Patienten gehalten werden kann. Ein weiterer Vorteil besteht darin, daß die Mitteilungen auf Papierstreifen gedruckt und dadurch aufbewahrt werden können, bis sie gebraucht werden, oder auch zu Untersuchungszwecken gespeichert werden. Wenn der Patient die zur Bedienung der kleinen Tastatur erforderliche Feinabstimmung seiner Bewegungen nicht beherrscht, kann eine vergrößerte Tastatur benutzt werden, die auf die kleinere aufgesetzt werden kann. Auch mit jeder beliebigen elektrischen Schreibmaschine kann der Patient seine Gedanken mitteilen, wobei auch hier spezielle Vorrichtungen erhältlich sind, wenn der Patient seine Finger oder einen Finger nicht selektiv bewegen kann. Eine schwer behinderte Patientin, die nur ihren Fuß selektiv bewegen konnte, war z.B. in der Lage, mit Hilfe eines Plastikstifts, der an ihrem rechten Fuß befestigt wurde, Buchstaben zu tippen. Der Gebrauch eines Computers hat den Vorteil, daß der Patient seine Mitteilungen speichern und einer anderen Person die unangenehme Situation ersparen kann, daß eine Mitteilung eigentlich nicht für ihn geschrieben wurde.

Wenn ein Patient nur ganz geringe Bewegungsmöglichkeiten besitzt, wird sich mit viel Zeit und Anstrengung immer eine Möglichkeit finden, etwa das „Aufzeichnen einzelner Augenstellungen zur alternativen Kommunikation" (discrete eye position recording for alternative communication; Kate et al. 1985) oder eine „Tastatur mit Augensteuerung" („eye operated keyboard", Ignazzi u. Ramsden 1984) oder auch ein „Kommunikator auf der Basis von Augenfixierungen" („eye gaze communicator"; Downing 1985), in dem ein mehrseitiges Wörterbuch, auf der Grundlage von Worthäufigkeitslisten zusammengestellt, gespeichert ist, so daß nicht immer jeder Buchstabe einzeln gesucht werden muß. Dadurch wird die Kommunikation deutlich beschleunigt. Kommunikationssysteme können sogar für Patienten adaptiert werden, die zusätzlich zu den sensomotorischen Problemen auch in ihrem Sehvermögen stark beeinträchtigt sind (Beukelmann et al. 1984).

Leider haben aber die meisten Systeme, wenn sie für schwer behinderte Patienten adaptiert werden, einen großen Nachteil, der zur Frustration, in manchen Fällen sogar zu Resignation führen kann. Im Verlauf einer Unterhaltung äußern Menschen normalerweise bis zu 150 Wörter pro min. Mit einer Kommunikationshilfe schafft der Patient in der gleichen Zeit aber nur etwa 3–5 Worte, je nachdem wie gut er gezielte kontrollierte Bewegungen ausführen kann und ob ein Scanner, ein Enkodiergerät oder eine direkte Wahlverfahrenmethode eingesetzt wird (Downing 1985). Da eine kurze Mitteilung ein derart hohes Maß an Anstrengung und Konzentration erfordert, bleibt für viele der Gebrauch des Computer eher eine theoretische Möglichkeit als eine praktizierbare Realität.

Benutzen eines Hilfsmittels (Voice Output Communication Aid: VOCA) für die Produktion einer künstlichen Stimme

Der Patient sehnt sich danach, wieder sprechen und seine Stimme wieder benutzen zu können. Er will nicht, daß ihm ständig jemand über die Schultern sieht oder zu lesen versucht, was er buchstabiert, oder auch geduldig wartet, bis er langsam seine Mitteilung getippt hat. „In einer Welt, in der das Sprechen ein integraler Bestandteil des Lebens ist" (Creech 1980) möchte auch der Patient sprechen können. Creech, der selbst einen „Phonic Mirror 120 Handi-Voice" benutzt, da er ohne diese Hilfe nicht sprechen kann, erklärt: „Sprechen zu können ist die wichtigste Fähigkeit des Menschen. Wir sind soziale Wesen. Unsere psychologische Entwicklung und unser Wohlbefinden sind abhängig von der Interaktion mit anderen – und ohne Kommunikation findet keine Interaktion mit anderen statt. Wenn nur wenig oder gar keine Interaktion mit anderen besteht wirkt sich dies nachteilig auf die psychologische und soziale Entwicklung aus." Er bestätigt, was auch viele andere Patienten erfahren haben, daß nämlich mit einer Person, die nicht sprechen kann, auch geistig etwas nicht

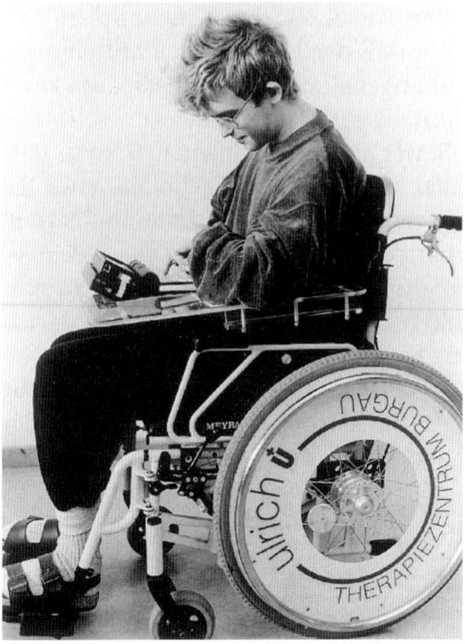

a

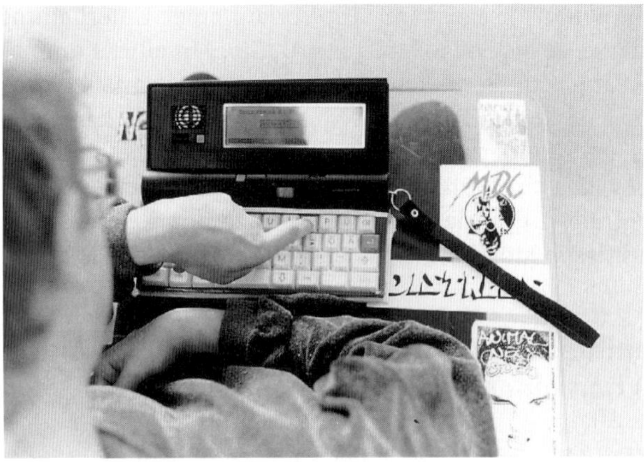

b

Abb. 5.54 a,b. Ein künstliches Stimmgebungsgerät. **a** Batteriebetriebenes Gerät, klein genug für den Rollstuhl. **b** Der schwer gelähmte Patient berührt die sensible Tastatur, um zu „sprechen" oder Botschaften für den späteren Gebrauch zu speichern

stimmen kann, d.h. sie muß geistig behindert sein. Der Patient möchte als das behandelt werden was er ist: als ein erwachsener Mensch.

Der vielleicht größte Fortschritt in der Technologie der alternativen Kommunikation ist die Entwicklung der künstlichen Stimmgebungssysteme, die durch druckempfindliche Platten aktiviert werden, so daß die Mitteilungen mit Hilfe einer synthetisierten (elektronischen) Stimme geäußert, oder zum späteren Gebrauch gespeichert werden. Mit jemandem zu „sprechen" erschließt dem Patienten eine völlig neue Welt. Diese batteriebetriebenen Geräte sind mittlerweile in Größen erhältlich, die es dem Patienten ermöglichen, sie im Rollstuhl ständig bei sich zu haben (Abb. 5.54). Das Bedienungssystem kann individuell angepaßt werden, so daß selbst der schwerst gelähmte Patient das Gerät bedienen kann, wenn er nur einen Körperteil willentlich bewegen kann, das komplizierte System versteht und natürlich auch buchstabieren kann.

Ganz gleich, welches System der Patient am besten bedienen kann, er sollte trotzdem immer wieder ermuntert werden, so intensiv wie möglich auf diese Weise zu kommunizieren, da dies zunächst seine einzige Möglichkeit ist, bis er wieder seine Stimme einsetzen kann. Dennoch muß die intensive Therapie fortgesetzt werden, damit er die Möglichkeit erhält, wieder sprechen zu lernen. Der Einsatz einer Kommunikationshilfe wird das Wiedererlernen des Sprechens weder verzögern noch verhindern. Es wird dem Patienten auch nicht die Motivation nehmen, wieder sprechen zu lernen. Diese irrigen Annahmen bestehen leider immer noch, aber tatsächlich ist genau das Gegenteil der Fall. Sprechen ist eine der Kommunikationsformen des Menschen und somit ein Teil dieses äußerst komplexen Prozesses, der die Kommunikation und den Erwerb der kommunikativen Fähigkeiten ermöglicht. Die einzelnen Formen sind keine separaten Einheiten und sie sind nicht isoliert erlernt worden. Daher wird die Stimulation, das Üben und der Fortschritt in einem Bereich auch Auswirkungen auf die anderen Bereiche haben; genauso hilft jemandem, der eine Fremdsprache lernt, das Hören und Lesen auch beim Sprechen.

Überlegungen

Es ist für jeden Menschen von größter Wichtigkeit, mit anderen Menschen zu kommunizieren, nicht nur, um zu überleben, sondern auch um Gedanken, Ideen und Gefühle auszutauschen und Teil einer Gruppe zu sein. Essen und Trinken spielen für die Lebensfreude und für das Zusammensein mit anderen eine wichtige Rolle. Dies gilt umso mehr für den Patienten, der an vielen Freizeitvergnügungen wie Sport, Tanzen oder Gartenarbeit, um nur einige zu nennen, nicht mehr teilhaben kann. Aus diesen Gründen ist die orofaziale Behandlung ein unabdingbarer Bestandteil eines jeden Behandlungsprogramms und darf auf keinen Fall aus Zeitmangel oder aus Unwissenheit vernachlässigt werden, genauso wie Wiedererlernen des Gehens oder den alltäglichen Verrichtungen in jeder Form von Behandlung und Bewertung Vorrang gegeben wird.

Nicht nur, daß der Mund und das Gesicht eine große Rolle bei der Erhöhung von Lebensqualität spielen – es gibt noch einen weiteren Grund für die Behandlung beider Bereiche: durch ihre reiche Innervation bieten sie ideale Voraussetzungen für eine Stimulation, die nicht nur das Gesicht und den Mund, sondern den ganzen Patienten mit einbezieht und dadurch auch seinen Allgemeinzustand erheblich beeinflussen kann.

Die Informationen in Kap. 5 basieren auf Vorträgen und Demonstrationen, die von Kay Coombes in Kursen über die Rehabilitation des Gesichts und des oralen Trakts im Fortbildungszentrum Hermitage, Bad Ragaz (1977–1990) angeboten wurden. Zusätzliche Information wird in Coombes' eigenem Buch zu finden sein, das sich seinem Abschluß nähert (Coombes 1995).

6 Überwinden von Bewegungseinschränkungen, Kontrakturen und Fehlstellungen

Das Entstehen von Kontrakturen in Muskeln und Gelenken kann im Grunde genommen verhindert werden, wenn die therapeutischen Maßnahmen, die in den vorausgegangenen Kapiteln beschrieben wurden, von Anfang an sorgfältig durchgeführt werden. Auch die mechanische Gegenspannung im Nervensystem kann auf ein Minimum reduziert werden und sofern sie durch die Hirnläsion verursacht wurde, kann sie soweit mobilisiert werden, daß alle Bewegungen ohne Einschränkungen möglich werden. Auf Grund der verheerenden körperlichen und psychologischen Folgen von Kontrakturen muß alles unternommen werden, um sie zu vermeiden. Erfahrungen haben gezeigt, daß große Muskel- und Gelenkkontrakturen zwar überwunden werden können, daß aber wie bei den feinmotorischen Funktionen der Hände und Finger dennoch dauerhafte Beeinträchtigungen zurückbleiben könnten. Gerade deshalb ist das Vorbeugen besonders wichtig.

In zahlreichen Studien werden Prognosen für Patienten mit traumatischen Hirnschädigungen diskutiert (Lewin u. Roberts 1979; Jennett et al. 1979, 1981; Teasdale et al. 1979). Nur selten wird aber erwähnt, daß das Entstehen von Kontrakturen das Erreichen besserer Resultate erheblich beeinträchtigen kann. Derart schmerzhafte und einschneidende Bewegungseinschränkungen wirken sich mit Sicherheit nachteilig auf das Potential des einzelnen Patienten aus, und nicht einfach nur die Faktoren „Zufall", „Ausmaß und Ort der Läsion" oder „Schicksal", wie in einigen Studien vermutet wird. Es ist ausgeschlossen, daß bei einem Patienten, der sich in einem Zustand vergleichbar dem von T.B. (s. Abb. 2.40a) oder von E.S. (s. Abb. 4.25a) befindet, Fortschritte im Hinblick auf seine funktionellen Möglichkeiten erzielt werden können und er so in irgendeinem Befundbogen höhere Punktwerte erreichen könnte. Ein solcher Patient ist gewissermaßen in seinen Kontrakturen „eingemauert", und der daraus entstehende Teufelskreis aus Schmerzen, Trauer, Mißerfolg und schließlicher Resignation machen es ihm unmöglich, von jeglicher spontan auftretenden Rückkehr sensomotorischer oder intellektueller Fähigkeiten profitieren zu können. Cope and Hall (1982) weisen mit Nachdruck auf diese Problematik hin. Sie zitieren eine Studie mit 127 Patienten mit Schädel-Hirn-Verletzungen, deren durchschnittliche Komadauer 3 Wochen betrug und bei denen sich der Beginn der Rehabilitation verzögerte. Bei der Einweisung in ein Rehabilitationszentrum wurden 30 schmerzhaft eingeschränkte (frozen shoulders) und 200 weitere schwere Gelenkeinschränkungen festgestellt.

Die Entwicklung von Kontrakturen sollte nie als unausweichlich angesehen werden, da Kontrakturen kein Symptom einer Hirnschädigung sind, sondern das Resultat ihres Managements. Wenn in einem Zentrum umfangreiche Korrekturen von Kontrakturen durchzuführen sind, muß die therapeutische Vorgehensweise unbedingt überprüft werden. Bereits in der Akutklinik muß dem Entstehen von Kontrakturen durch eine angemessene Behandlung vorgebeugt werden, weil viele Patienten auf Grund des Schweregrades ihrer Läsion oder wegen der begrenzten Zahl an Plätzen längere Zeit in den Akutkliniken bleiben müssen, bevor sie in ein spezialisiertes Rehabilitationszentrum eingewiesen werden können. Den Kontrakturen vorzubeugen oder sie zu überwinden ist einfacher, wenn die Ursachen für ihr Entstehen verstanden werden.

Ursachen für das Entstehen von Kontrakturen

In stereotypen Stellungen sitzen oder liegen. Wenn der Patient immer nur in einer gleichbleibenden Stellung sitzt oder liegt, kommt es zu einer adaptiven Verkürzung der Muskeln. Der Patient kann auf Grund von Spastizität in diese Stellung gezogen werden, z.B. mit ständig flektierten Ellbogen, oder vielleicht hält er seine Extremitäten aktiv in einer bestimmten Stellung fest und widersetzt sich jedem Versuch, diese Haltung zu verändern. Wenn der Patient sich gar nicht aktiv bewegen kann, bleibt er in den Stellungen liegen oder sitzen, wie ihn das Team gelagert hat, und wenn er nicht regelmäßig umgelagert wird, dann verkürzen sich die Muskeln.

Gestörte oder widersprüchliche Wahrnehmung. Ein Patient mit einer gestörten oder widersprüchlichen Wahrnehmung sucht auf andere Art und Weise nach verläßlicheren Informationen beispielsweise indem er seine Extremitäten in Endstellungen bringt. Wenn die Gelenke bis an die Grenze ihres Bewegungsausmaßes bewegt werden, ist keine Weiterbewegung mehr möglich und der Patient spürt einen maximalen Widerstand. So zieht ein Patient beispielsweise seine Extremitäten in totale Flexion, ein anderer stößt in totale Extension, und bei einem dritten kann eine Kombination von totaler Flexion und totaler Extension beobachtet werden.

Ein Patient, der seine Beine extendiert und in den Hüften und Knien adduziert und dessen Füße in Plantarflexion gehalten werden (Abb. 6.1a), zeigt das klassische Muster einer Extensorspastizität, wie es von B. Bobath (1968, 1971, 1978) und K. Bobath (1966) beschrieben wurde. Infolge dieser Haltung kann es zu einer Verkürzung der Achillessehne kommen, durch die es dem Patienten unmöglich ist, mit seinen Füßen flach auf dem Boden zu stehen, bevor korrektive Maßnahmen durchgeführt worden sind (Abb. 6.1b). Der stereotype Charakter des spastischen Musters in den oberen und unteren Extremitäten wurde durch Karel Bobaths Feststellung (1988) klar hervorgehoben: „Wenn die Therapeutin die exakte Haltung und die Bewegungssynergien ihres Patienten imitie-

a 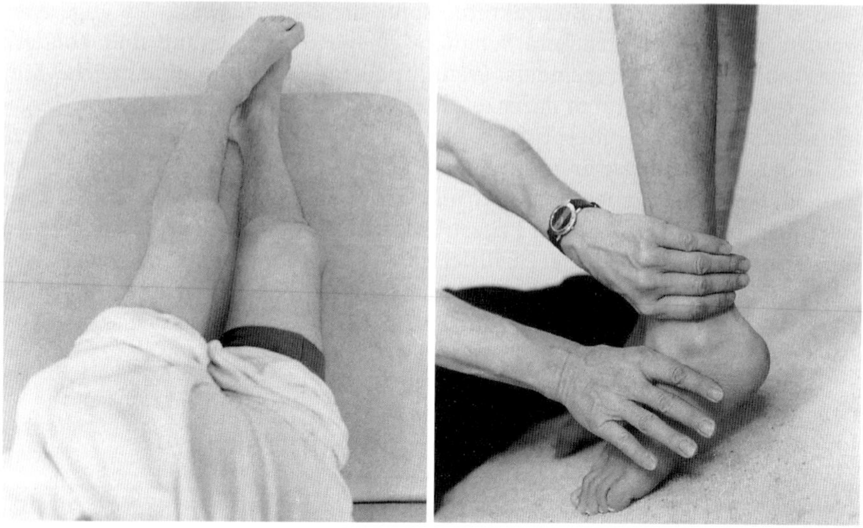 b

Abb. 6.1 a,b. Das klassische Muster der Extensorspastizität: **a** Beine extendiert und adduziert, Füße in Plantarflexion. **b** Verkürzte Achillessehne

ren kann, handelt es sich um Spastizität, weil diese bei Spastizität immer gleich sind. Wenn sie dagegen die Stellung seines Arms oder seines Beins nicht nachahmen kann und sagt, daß diese variiert, kann es keine Spastizität sein."

Wenn bei einem Patienten verschiedene Stellungen oder eine Kombination extremer Positionen der Extremitäten beobachtet werden können, ist dies möglicherweise keine Folge von Spastizität, sondern ein Ausdruck der Anstrengungen des Patienten, zusätzliche Informationen zu erhalten. Um mehr Informationen zu erhalten, kann er die Muskelspannung erhöhen, Gelenke bis zum Ende ihrer Bewegungsmöglichkeit bewegen oder den eigenen Körper berühren. Zum Beispiel kann ein Patient seine Knie in Flexion ziehen, während seine Hüften in Adduktion und seine Füße in Plantarflexion sind (Abb. 6.2). Bei einem anderen

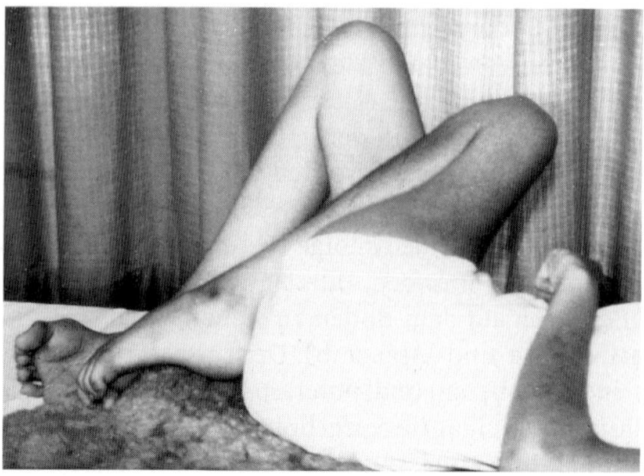

Abb. 6.2. Beine in Flexion, aber adduzierte Hüften und plantarflektierte Füße

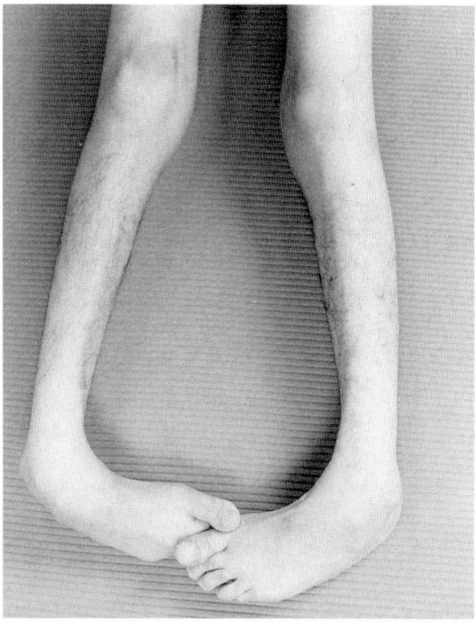

Abb. 6.3. Füße in Dorsalflexion und in Supination, trotz extendierter und nach innen rotierter Beine

Patienten sind die Hüften und die Knie vielleicht in Extension, die Füße aber in Dorsalflexion und in Supination, so daß sie einander berühren (Abb. 6.3). Bei den Händen kann beobachtet werden, daß einzelne Finger extendiert sind, während die übrigen stark flektiert sind.

Die Gründe für die großen Variationen von Flexion und Extension bei verschiedenen Patienten oder für die unterschiedlichen Stellungen an den Extremitäten eines einzelnen Patienten sind noch nicht klar. Ebensowenig kann zur Zeit hinreichend erklärt werden, warum manche Patienten ihre Hände und Füße von jeder Art Unterstützungsfläche wegheben, während sich andere mit aller Kraft gegen das Bett, den Boden oder gegen einen Tisch drücken. Vielleicht sind verschiedene Arten taktil-kinästhetischer Störungen dafür verantwortlich, oder einige scheinbar unbedeutende Faktoren oder Begebenheiten führen zum Vorherrschen einer bestimmten Stellung.

Wird ein gesunder Säugling ohne Kontakt zu anderen Personen und ohne Gegenstände in seiner unmittelbaren Nähe auf den Boden gelegt und allein gelassen, kann ein ähnliches Phänomen beobachtet werden. Während der Säugling in dieser Streßsituation zu schreien beginnt, extendiert er entweder seine Extremitäten oder er zieht sie in Flexion zusammen (Abb. 6.4a, b). Sobald er mit seiner Mutter oder seinem Vater wieder Kontakt aufnimmt und nach einem interessanten Gegenstand greifen kann, verschwinden diese extremen Körperstellungen und weichen normalen Haltungen und Bewegungen (Abb. 6.4c, d).

Ausgeprägte Gegenspannung im Nervensystem. Durch eine ausgeprägte Gegenspannung im Nervensystem wird der Patient in bestimmte Stellungen gezogen und fixiert, was zu einem progressiven Verlust der Beweglichkeit und schließlich zu Kontrakturen führt. Das Ausmaß der abnormalen Spannung im

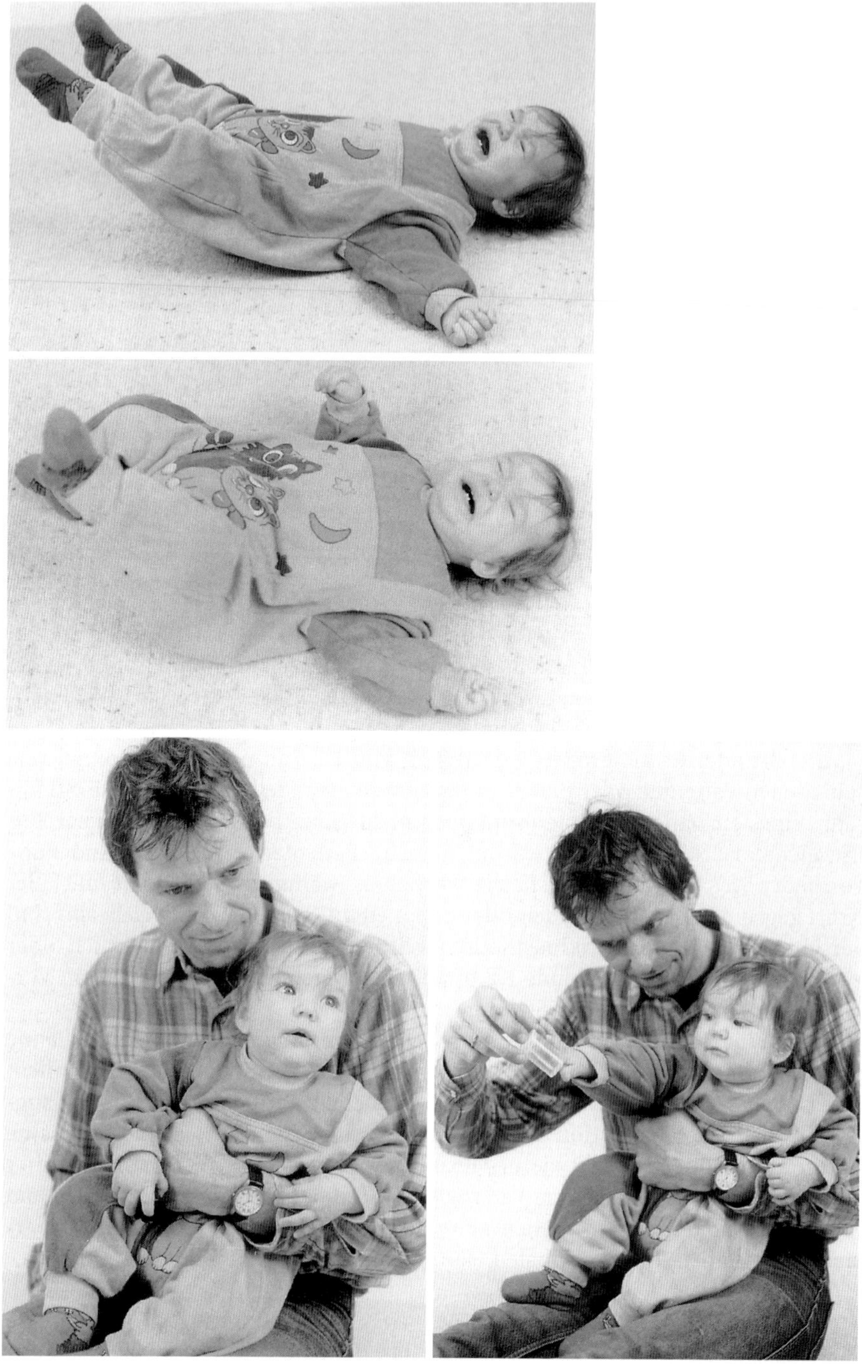

a b c d

Abb. 6.4 a–d. Ein gesunder Säugling. **a** Allein gelassen und ohne Kontakt zu anderen Personen extendiert er seine Beine stark und seine Füße sind in Plantarflexion. **b** Beine und Arme werden flektiert, als seien sie spastisch. **c** Der Säugling wird von seinem Vater gehalten. Die Haltung normalisiert sich sofort. **d** Ohne Anzeichen eines abnormalen Tonus nach einem Gegenstand greifen

Nervensystem ist nicht nur von dem Schweregrad und dem Ort der Läsion, sondern auch von individuell prädisponierenden Faktoren abhängig. Bei manchen Personen zeigt sich auch nach geringfügigen traumatischen Schädigungen neuraler Strukturen eine übermäßige Spannung im Nervensystem. Diese Personen werden dann als Patienten nach einer Verletzung des zentralen Nervensystems möglicherweise eher zu Kontrakturen neigen. Mit Sicherheit ist aber bei jedem Patienten, bei dem Kontrakturen entstehen, auch eine signifikant erhöhte neurale Gegenspannung festzustellen.

Vorfälle, die Schmerzen verursachen. Jeder Vorfall, durch den der Patient Schmerzen empfindet, kann den Prozeß der Entstehung von Kontrakturen beginnen. Zum Beispiel kann während der Therapie oder während der Pflege ein Muskel überdehnt werden, der Patient kann aus dem Bett fallen und eine Extremität verletzen, oder er verbrennt sich an einer Wärmflasche. Was immer das auslösende Ereignis gewesen sein mag, der Patient hält den schmerzenden Körperteil in einer schützenden Position, damit er weder aktiv noch passiv bewegt wird. Sogar Flüssigkeit, die bei einer Infusion in das Gewebe um den Ellbogen hinausläuft kann zu einem erheblichen Verlust an Extension führen.

Verzögerter Beginn der Mobilisation. Schmerz kann auch dadurch verursacht werden, daß nach Einsetzen des Komas zu spät mit dem Mobilisieren begonnen wird. Der Patient wird den betroffenen Körperteil später ständig so halten, daß die verkürzten Muskeln oder die weichen Gewebestrukturen nicht schmerzen, wenn sie entweder durch den Einfluß der Schwerkraft oder während der Therapie passiv bewegt werden. Dadurch entsteht gewissermaßen ein Teufelskreis. Bedingt durch die schmerzhaften Bewegungseinschränkungen hält der Patient seine Gelenke in einer Schutzstellung, was das weitere Verkürzen des Gewebes begünstigt.

Frakturen. Frakturen, die der Patient während des Unfalls oder bei einem Sturz in der Klinik erlitten hat, können ebenfalls eine adäquate Mobilisation verhindern, besonders wenn sie nicht stabilisiert werden und über lange Zeit nicht zusammenwachsen. Nicht nur Frakturen, sondern auch andere traumatische Verletzungen wie Verstauchungen oder Blutergüsse können zu Kontrakturen führen, wenn sie nicht sorgfältig behandelt werden.

Heterotope Ossifikation. Heterotope Ossifikationen (HO) an einem oder mehreren größeren Gelenken können gravierende Bewegungseinschränkungen verursachen; denn sie verhindern oder blockieren – je nach Größe und Ort des Auftretens – die Bewegung in bestimmte Richtungen durch eine mechanische Sperre. Laut Literatur ist das Auftreten dieser einschränkenden Komplikationen relativ häufig nach Rückenmarkverletzungen oder nach traumatischen Schädel-Hirn-Verletzungen.

Überwinden von Kontrakturen und Wiederherstellen funktioneller Bewegung

Vorbeugen ist, wie immer, besser und weniger beschwerlich als Heilen. Wenn aber aus irgendeinem der oben angeführten Gründe Kontrakturen entstanden sind, müssen sie sofort beseitigt werden, damit der Patient uneingeschränkt an einem umfassenden Rehabilitationsprogramm teilnehmen kann und in einem Zustand ist, in dem er normale Bewegungen erfährt, aus normalem Input lernen und sich ohne den hemmenden Einfluß von Schmerz bewegen kann. Schmerz hemmt die Aktivität der Muskeln, und da Kontrakturen schmerzhaft sind, können die motorischen Funktionen erst dann verbessert oder wiedererlangt werden, wenn das volle, schmerzlose Bewegungsausmaß wiederhergestellt worden ist.

Theoretische Prinzipien

Die Prinzipien zur Überwindung bestehender Kontrakturen und zur Vermeidung ihrer weiteren Verschlechterung stehen in engem Zusammenhang mit den Gründen, die bereits als Ursache für ihr Entstehen dargelegt wurden. Sie können wie folgt zusammengefaßt werden:

1. Den Patienten bewegen, regelmäßig seine Stellung verändern und mit unterstütztem Stehen beginnen.
2. Dem Patienten durch Führen und aktives Bewegen beim Lösen alltäglicher Probleme verläßliche taktil-kinästhetische Informationen verschaffen.
3. Das Nervensystem mobilisieren und die Gegenspannung reduzieren.
4. Es vermeiden, dem Patienten Schmerzen zuzufügen, damit er nicht zum Schutz vor weiteren Schmerzen seine Extremitäten aktiv festhält und in fixierten Stellungen verharrt.
5. Alle Frakturen auf die bestmögliche Art und Weise, genau wie bei Patienten ohne eine Hirnverletzung stabilisieren. Den Patienten zum Stehen bringen und ihn trotz der Fixationsmaßnahmen bewegen. Jede Verletzung von Weichteilgeweben mit den gleichen modernen Behandlungsmethoden behandeln, mit denen auch andere junge Erwachsene behandelt werden.
6. Wenn HO entstanden ist, alle umliegenden Bereiche mobilisieren, damit der Patient einen Verlust an Beweglichkeit in einem oder mehreren betreffenden Gelenken kompensieren kann. Sorgfältig abklären, ob die Ossifikation tatsächlich der Grund dafür ist, daß der Patient eine bestimmte Funktion nicht ausführen kann, so daß mit der entsprechenden Behandlung eingesetzt werden kann und fruchtlose Operationen vermieden werden.

Die Prinzipien in die Tat umsetzen

Den Patienten bewegen und seine Stellung regelmäßig ändern

Wenn die Kontrakturen nicht schon zu lange bestehen und nicht zu extrem sind, kann das volle Bewegungsausmaß oft allein durch das Bewegen und Aktivieren des Patienten zurückgewonnen werden. Auch wenn zu einem späten Zeitpunkt weitere Maßnahmen nötig werden sollten, muß das Mobilisieren immer zuerst durchgeführt werden.

Der Patient muß täglich aus dem Bett gebracht werden und für immer längere Perioden im Rollstuhl sitzen. Der Rollstuhl wird sich auf viele verschiedene Arten verstellen lassen müssen, damit der Patient trotz der Kontrakturen an Rumpf und Extremitäten sitzen kann (Abb. 6.5a, b). Mit zunehmender Gelenk-

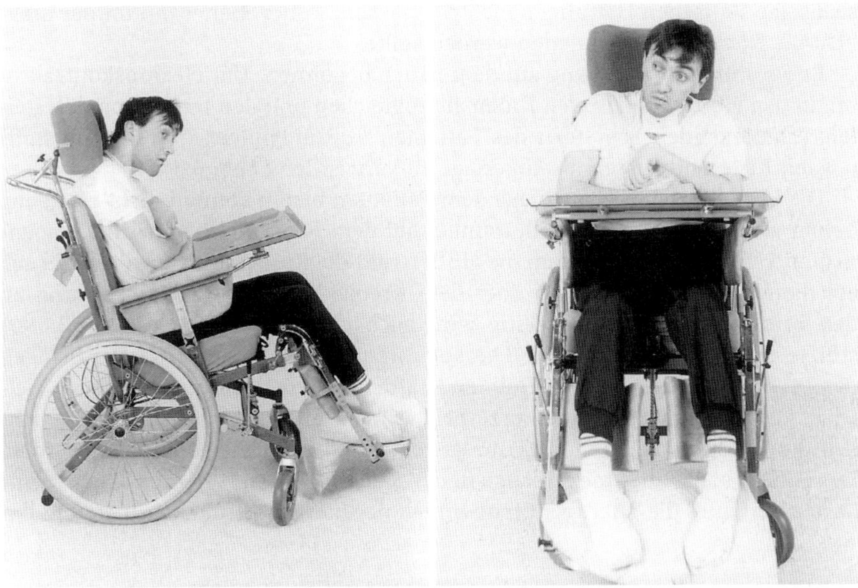

a b

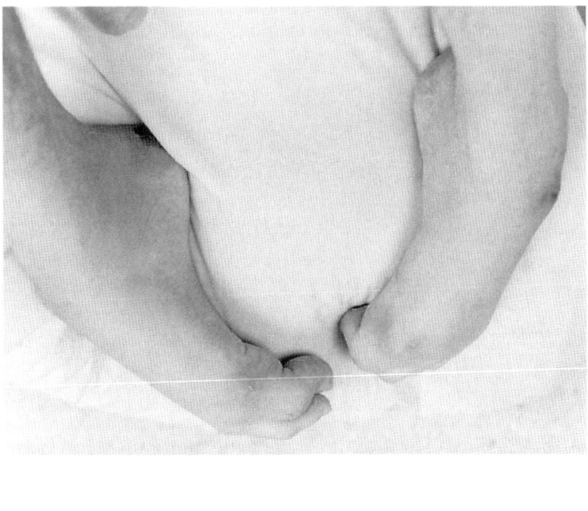

c

Abb. 6.5.a–c. Den Patienten mit Kontrakturen aus dem Bett bringen. **a, b** Ein adaptierbarer Rollstuhl, durch den Sitzen möglich wird. **c** Zusätzliche Kissen, um die stark kontrakten Füße ausgleichend zu lagern beweglichkeit kann der Stuhl so verstellt werden, daß eine zunehmend bessere Sitzhaltung erzielt wird. Der Patient sollte so bequem wie möglich gestützt werden, wenn nötig mit zusätzlichen Kissen, um seine schweren Kontrakturen auszugleichen und um Druck auf bereits bestehende Druckstellen zu vermeiden (Abb. 6.5c).

Wenn der Patient gut unterstützt sitzen kann, wird er gelehrt, seinen Rollstuhl selbst zu bewegen, was oftmals dazu beiträgt, seine Kontrakturen zu verringern. Falls möglich, bewegt der Patient den Rollstuhl durch Drehen der Räder mit seinen Händen, und die zielgerichtete Aktivität der Arme und Hände fördert die Extension der Ellbogen. Ihm kann aber auch dabei geholfen werden, den Rollstuhl mit seinen Füßen fortzubewegen wobei die aktiven Bewegungen die Mobilität seiner Knie verbessern.

Während der Patient im Bett liegt, wird er regelmäßig umgelagert, damit sich seine statischen Haltungen nicht verstärken, wobei aber, wenn immer möglich, die Rückenlage vermieden werden sollte.

Es wird mit der Lagerung auf dem Bauch begonnen. Um Flexionskontrakturen in den Hüften und in den Knien auszugleichen und den Druck von den steifen, schmerzenden Schultern des Patienten wegzunehmen, sind Schaumstoffpolster, Keile und Kissen als Unterlage zu verwenden (Abb. 6.6).

Die Vorteile, die die Bauchlage dem Patienten bietet, können nicht oft genug betont werden, denn jedes Mal, wenn er auf dem Bauch gelagert wird, entspannen und strecken sich langsam die Hüften und die Knie und es wird kein Druck auf die empfindlichen Stellen über dem Kreuzbein, den Gesäßbacken und an den Fersen ausgeübt; gleichzeitig wird auch die Spastizität durch die unterstützte Lagerung reduziert. Die Therapeutin und die Krankenschwester bringen den Patienten behutsam mit vereinten Kräften in diese Position, wenn auch vielleicht zu Anfang nur für eine kurze Zeit. Je mehr aber Toleranz und Beweglichkeit des Patienten zunehmen, desto länger wird die Bauchlage möglich werden. Der Patient sollte aber nie zu lange in der Stellung gelassen werden. Zur vereinbarten Zeit muß die Therapeutin oder die Pflegeperson zurückkommen und ihn

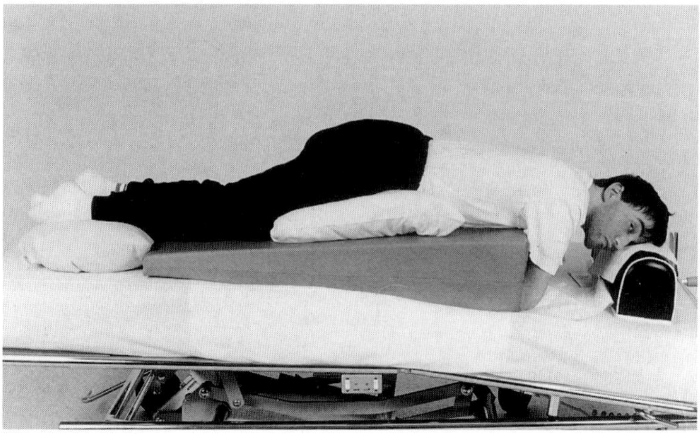

Abb. 6.6. Trotz Kontrakturen wird mit der Bauchlage begonnen

wie versprochen in eine bequemere Seitenlage umlagern oder ihn aus dem Bett holen. Da sich der Patient selbst nicht bewegen kann, wird er sich gegen das Lagern auf dem Bauch wehren, wenn er einmal allein gelassen wurde und es ihm dabei unbequem war oder er dabei in eine Notsituation geriet.

Wenn der Patient seine Beine aktiv bewegen kann, können trotz leichter Kontrakturen in der Hüfte und in den Knien Gehversuche unternommen werden. Dabei unterstützt ihn die Therapeutin entsprechend, und möglicherweise kann er besser gehen, wenn er hinter seinem Rollstuhl steht und diesen vor sich herschiebt.

Leichte Kontrakturen im Bereich der Hüften und in den Knien oder Verkürzungen der Achillessehne können fast immer durch Stehen mit Knieextensionsschienen, wie in Kap. 4 beschrieben, überwunden werden (s. Abb. 4.6 u. 4.15).

Knieextensionsschienen

Bei allen Patienten, die eine selektive Knieextension nicht ohne kompensatorische Bewegungen und nur unter größter Anstrengung aufrechterhalten können, werden Knieextensionsschienen benutzt. Ein unnachgiebige Schiene ist für Aktivitäten im Stehen erforderlich, wenn eines der folgenden Probleme festgestellt wird:

- Wenn der Patient versucht, seine Knie zu strecken, stößt sein Fuß in Plantarflexion, und es ist dann sehr schwierig, seine Ferse nach unten auf den Boden zu bringen.
- Klonus im Fußgelenk verhindert die Belastung der Beine.
- Der Patient streckt seinen Rumpf und/oder seinen Kopf sehr stark nach hinten, wenn er versucht, seine Knie zu strecken.
- Der Patient kann seine Knie bei gleichzeitiger Hüftextension nicht strecken, sondern kann die Extension nur mechanisch erreichen, indem er seine Hüfte nach hinten in Flexion drückt und seinen Rumpf nach vorn neigt.
- Für gewöhnlich steht der Patient mit etwas flektierten Knien. Wenn keine strukturellen Verkürzungen der Weichteile vorhanden sind, wird das Entstehen von Kontrakturen durch das Stehen mit der Schiene verhindert, und dem Patienten kann gleichzeitig das Gefühl des normalen Stehens gegeben werden. Bei bereits vorhandenem Verlust an Extension kann durch das Stehen mit der Schiene der Grad der Extension schrittweise vermehrt werden.
- Wurde eine schon seit langem bestehende Knieflexionskontraktur durch die Anwendung von zirkulären Gipsen überwunden, wird mancher Patient seine Knie zunächst nicht aktiv strecken können. Das Stehen mit der Schiene wird ihm aber helfen, die aktive Kontrolle wiederzuerlangen.

Durch das Stehen mit der Schiene verbessert sich die aktive Knieextension, und es kommt nicht – wie manchmal angenommen wird – zu einer Verminderung der Muskelkraft durch geringere Beanspruchung. Deshalb sollte es nicht als ein Rückschritt für Patienten angesehen werden mit einer Schiene zu stehen, auch wenn sie in irgend einer Weise ohne eine Unterstützung stehen können. Im Gegenteil, unmittelbar nach dem Stehen mit Knieextensionsschienen können sie entfernt werden, und der Patient wird dann besser stehen und sein Knie ohne kompensatorische Bewegungen aktiv kontrollieren.

Die Art der Schiene

Die Schienen müssen aus unnachgiebigem Material bestehen und werden mit leicht elastischen Bandagen fest an das Bein gewickelt damit das Knie des Patienten ausreichend gestützt ist. Mit jeder Umwicklung bringt die Therapeutin sein Knie langsam immer mehr in Extension.

Verschiedene Arten von Fertigschienen sind erhältlich, die für alle Größen passen. Solange sie wirklich stabil sind und das Knie des Patienten im Stehen so stützen, daß es nicht nach vorn in Flexion absacken kann, können sie benutzt werden (s. Abb. 4.1). Die festen Schalen können auch aus einem ausreichend harten Material individuell für den jeweiligen Patienten durch die Therapie angefertigt werden, z.B. aus Gips. Er ist leicht erhältlich, relativ billig und schnell und einfach für die Therapeutin zu benutzen.

Gipsschienen herstellen

Die Knieextensionsschale aus Gips kann auf der Station angefertigt werden, während der Patient im Bett liegt oder in der Physiotherapieabteilung, wobei er auf einer Behandlungsbank liegt. Das Bett, die Behandlungsbank und der Boden werden mit Plastik oder mit alten Zeitungen abgedeckt.

Bevor die Therapeutin den Patienten richtig lagert, bereitet sie die drei Gipsstreifen vor, die sie für die Schiene benötigt und mißt zunächst das Bein des Patienten. Die Schiene sollte etwa 7 cm unter seinem Tuber ischiadicum beginnen und etwa 3 cm über dem äußeren Knöchel enden. Sie schneidet anschließend drei Gipsstreifen auf die erforderliche Länge zu, von denen jeder aus sieben Lagen besteht. Ein Streifen wird als Mittelstück verwendet, die beiden anderen jeweils für den medialen und lateralen Bereich des Beins. Je nach Größe des Beins verwendet die Therapeutin 10cm, 12cm oder 15cm breite Gips-

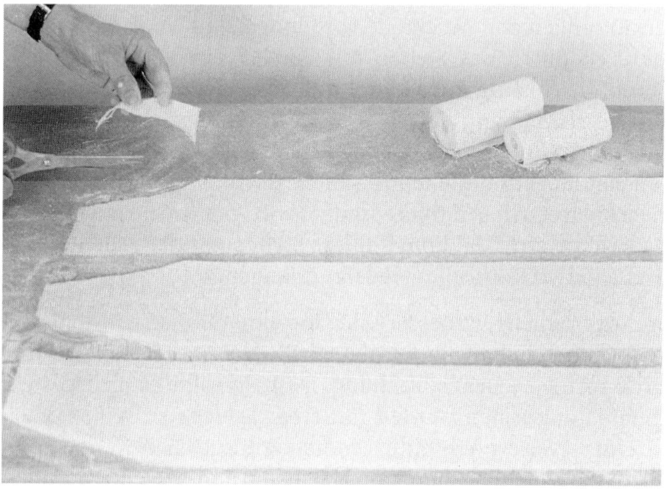

Abb. 6.7. Gipsstreifen für eine Knieextensionsschiene. Jeder Streifen besteht aus 7 Lagen und wird so zugeschnitten, daß er sich der Form der unteren Wade anpaßt

rollen. Die Therapeutin verschmälert die Gipsstreifen an einem Ende und schneidet diagonal je ein Stück von den Streifen für die Außenseiten der Gipsschale ab, so daß der Gips etwa der Form der Fesseln des Patienten entspricht. Der mittlere Streifen wird auf beiden Seiten zugeschnitten (Abb. 6.7).

Während der Patient weiterhin in Rückenlage liegt, zieht ihm die Therapeutin einen Gazestrumpf an, der oben und unten etwas länger sein sollte als später der hartgewordene Gips (Abb. 6.8). Anschließend wird der Patient mit völlig gestreckten Beinen auf den Bauch gedreht. Eine Helferin hält eines seiner Beine in der richtigen Stellung, indem sie eine Hand auf eine seiner Gesäßhälften legt und mit der anderen Hand seine Ferse nach unten festhält, damit sein Knie nicht plötzlich, bevor der Gips hart geworden ist, in Flexion zieht.

Die Therapeutin hält beide Enden des mittleren Streifens jeweils mit Daumen und Zeigefinger, faltet den dazwischenliegenden Teil mit ihren übrigen Fingern wie eine Ziehharmonika zusammen (Abb. 6.9a) und taucht ihn in lauwarmes Wasser. Sobald keine Luftblasen mehr aufsteigen, ist der Gips naß genug. Die Therapeutin drückt das überflüssige Wasser aus den Gipsstreifen, legt die Lagen von hinten auf das Bein des Patienten und streicht sie glatt (Abb. 6.9b). In gleicher Weise wird der mediale Streifen angefeuchtet und an die Innenseite des Beins so angelegt, daß er den mittleren überlappt, aber trotzdem halb die Innenseite des Knies bedeckt, so daß die Gipsschale genügend Unterstützung beim Stehen bietet. Dann wird der laterale Streifen auf der anderen Seite des mittleren Streifens aufgesetzt, und es wird abgewartet, bis der Gips hart wird (Abb. 6.9c).

Sobald die Schiene hart geworden ist, wird das Bein des Patienten entweder medial oder lateral rotiert, je nachdem, was leichter möglich ist, damit die Therapeutin den Gazestrumpf auf einer Seite aufschneiden kann (Abb. 6.10a). Die Therapeutin hebt das Bein des Patienten an, um es von dem Gazestrumpf zu befreien, während die Helferin die Gipsschiene ablöst (Abb. 6.10b). Schließlich wird die Gaze entlang der Kanten der Schiene zurechtgeschnitten und mit

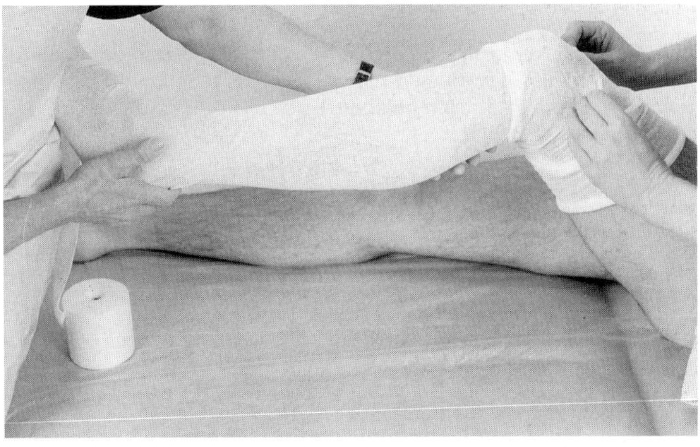

Abb. 6.8. Ein Gazestrumpf wird vor dem Gipsen über das Bein des Patienten gezogen

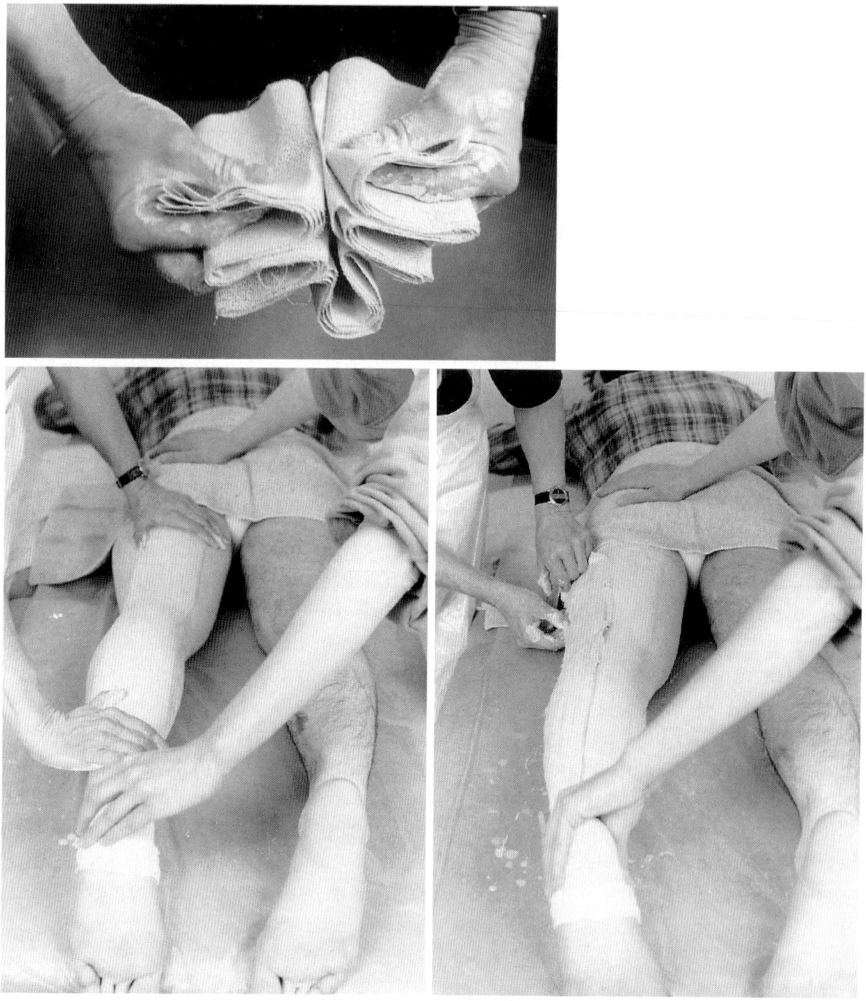

a

b

c

Abb. 6.9.a–c. Die dorsale Gipsschiene anfertigen. **a** Den zusammengefalteten Gipsstreifen festhalten, um ihn in warmes Wasser zu tauchen. **b** Den mittleren Streifen gleichmäßig anpassen. **c** Den lateralen Streifen anlegen

einem einzelnen schmalen Gipsstreifen befestigt, der angefeuchtet und dann entlang der Schnittlinien an den Außenseiten der Schiene glattgestrichen wird. Da der Patient die Schiene jeweils nur für kurze Zeit trägt, wenn er während der Behandlung steht, muß sie nicht gepolstert werden. Die Beinschale sollte weder nach der Therapie noch im Bett zu Lagerungszwecken benutzt werden.

Problemlösung

Wenn der Patient aus irgendwelchen Gründen nicht auf dem Bauch liegen kann, ist es möglich die Beinschale auch während er auf dem Rücken liegt anzulegen.

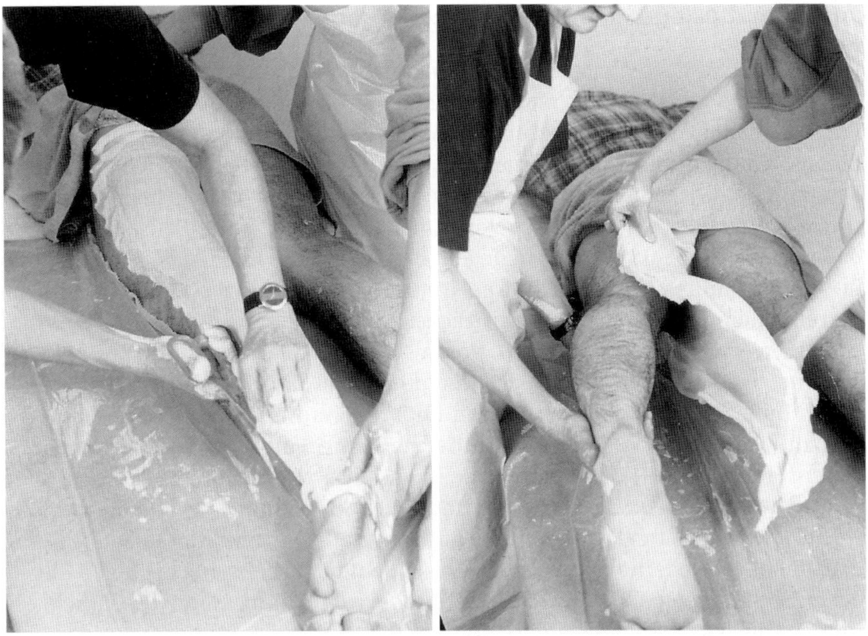

a b

Abb. 6.10 a,b. Die dorsale Schiene entfernen. **a** Während des Aufschneidens der Gaze ist das Bein lateral rotiert. **b** Das Bein wird angehoben, und die Gipsschale wird entfernt

Dabei ist sein Bein auf einem Block gelagert, damit die Therapeutin den nassen Gips von unten her an sein Bein anpassen kann (Abb. 6.11) Diese Art des Gipsens ist etwas schwieriger, weil die Gipsstreifen nach unten fallen, wenn sie nicht von der Helferin festgehalten werden, während die Therapeutin sie „anmodelliert“. Wenn der Gips trocken ist, klebt er an dem Gazestrumpf.

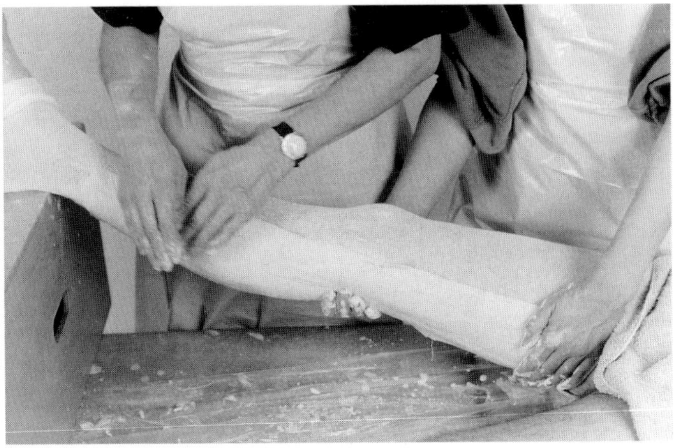

Abb. 6.11. Eine Schiene anlegen während der Patient in Rückenlage ist

Für ein reichhaltiges Informationsangebot sorgen

Durch regelmäßiges Umlagern werden immer wieder andere Körperteile des Patienten mit seiner Umgebung in Kontakt gebracht. Schon dadurch läßt bei ihm die Tendenz nach, die Extremitäten und den Rumpf ständig in einer stereotypen Stellung zu halten. Wenn er auch noch aus dem Bett in einen Rollstuhl gesetzt wird, der ihn angemessen stützt, erhält er noch zusätzlichen nützlichen Input, vor allem wenn der Tisch vor ihm stabil ist und seine Brust berührt, so daß seine Arme bequem auf ihm liegen. Bereits der Umstand, daß er nicht allein in seinem Zimmer auf dem Rücken im Bett liegt, verringert die Tendenz, die Extremitäten zu beugen oder zu strecken wie ein gesunder Säugling in einer ähnlichen Situation (Abb. 6.4a, b). Wenn seine Hände und sein Körper bei zielgerichteten Aktivitäten geführt werden, kann ihm noch zu zusätzlichem sinnvollen Input verholfen werden. Wie in Kap. 1 erläutert, wird durch die Informationen, die er durch den Kontakt mit seiner Umgebung und von vorhandenen Gegenständen erhält, das Bedürfnis sinken, die Extremitäten bis an das Ende ihres Bewegungsausmaßes zu ziehen oder den Muskeltonus zu erhöhen.

Bevor das Seriengipsen oder eine andere Art der Intervention als notwendig erachtet oder wiederholt wird, sollte der Patient bei vielen verschiedenen alltäglichen Situationen geführt werden. Dadurch wird nicht nur seine Beweglichkeit, sondern auch seine Fähigkeit zur Kooperation bei Maßnahmen, die möglicherweise zu einem späteren Zeitpunkt erforderlich sein könnten, verbessert.

Wenn die Extremitäten des Patienten sehr starke Kontrakturen aufweisen, wählt die Therapeutin eine angemessene Aufgabe zum Führen, wobei kein größeres Bewegungsausmaß, als zur Zeit möglich ist, verlangt wird. Es wäre daher nicht günstig, daß er z.B. versucht, einen großen Gegenstand zu ergreifen, der etwas weiter entfernt steht, wenn er in seinem Ellbogen nicht einmal eine Extension von 90 ° erreicht und er in seinem Handgelenk und an seinen Fingern

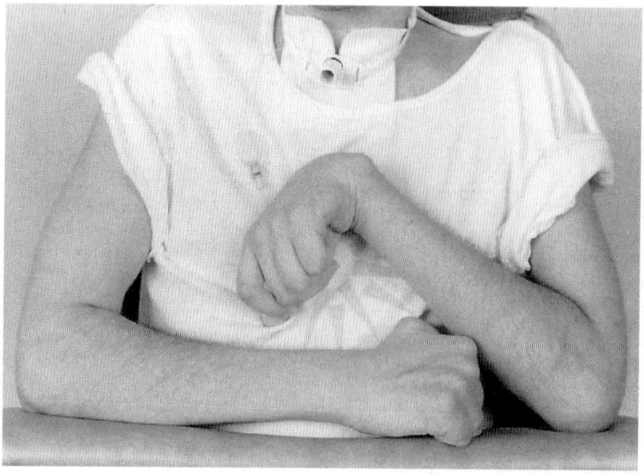

a

Abb. 6.12 a–e. Führen, um Kontrakturen der oberen Extremitäten zu überwinden. **a** Patient mit ausgeprägten Kontrakturen. **b** Die Erde einer Topfpflanze prüfen. **c** Den Blumentopf dicht am Körper des Patienten halten. **d** Die Gießkanne zur Pflanze bringen. **e** Die Kanne in die andere Hand nehmen und die Pflanze gießen

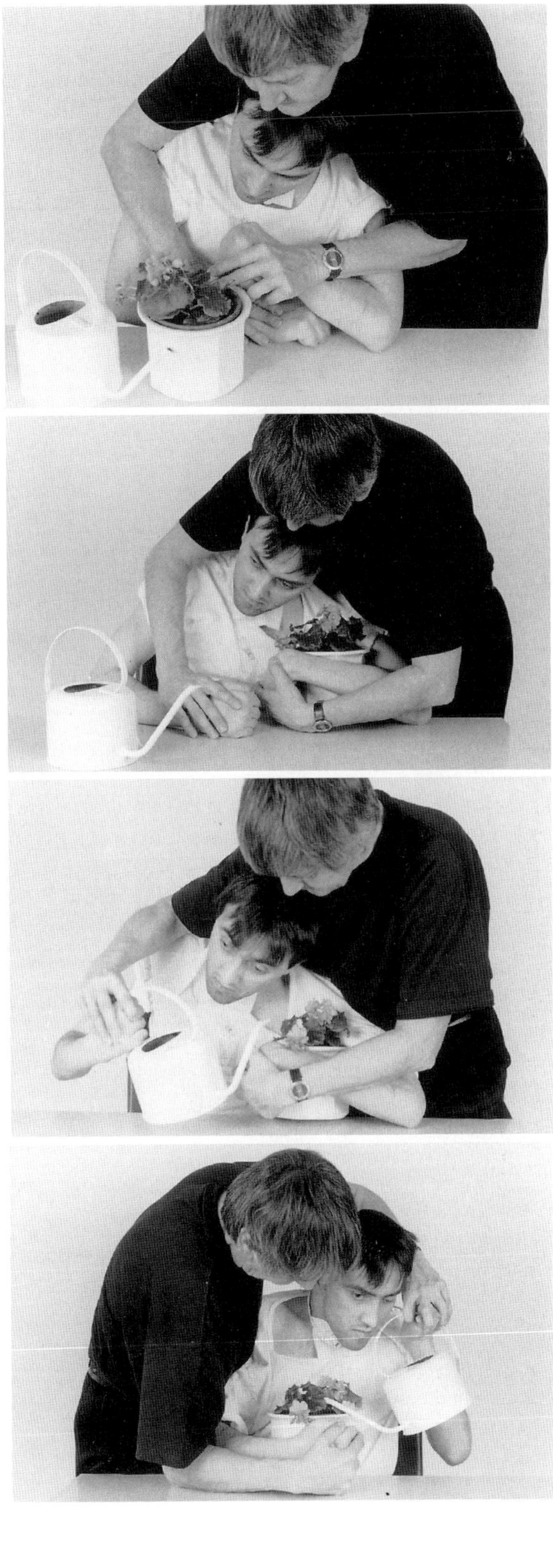

b

c

d

e

Abb. 6.12 b–e

schwere Flexionskontrakturen hat (Abb. 6.12a). Dadurch, daß die Therapeutin eine geeignete Aufgabe vorbereitet, beispielsweise das Begießen einer Topfpflanze mit einer kleinen Gießkanne mit Henkel, ermöglicht sie es dem Patienten, die Aufgabe erfolgreich zu beenden (Abb. 6.12b–e). Auch viele Aufgaben des täglichen Lebens eignen sich dazu, den Patienten zu führen, und wenn sie entsprechend ausgesucht und strukturiert sind, wird das Bewegungsausmaß in den betreffenden Bereichen immer größer werden.

Die Familie des Patienten kann hierbei eine große Hilfe sein, wenn sie ihn im Laufe des Tages auch immer wieder bei kleinen Aktivitäten führt. Der Patient ist oft entspannter bei jemandem, den er gut kennt, dem er unbedingt vertraut und den er nicht mit einer schmerzhaften oder unbequemen Therapie in Verbin-

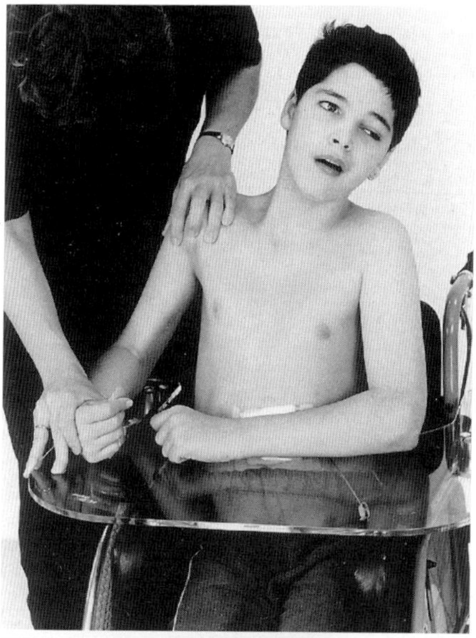
a

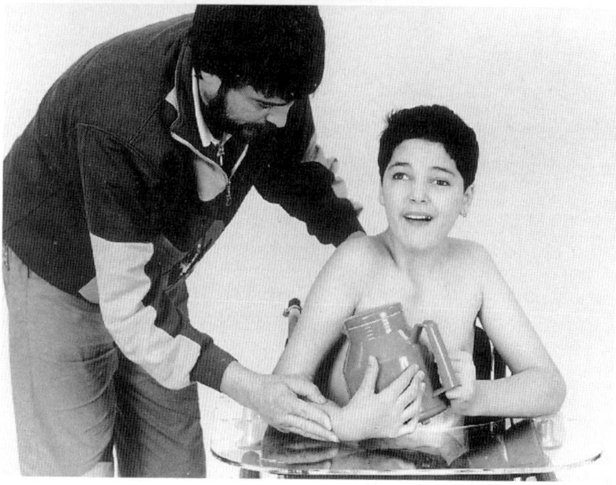
b

Abb. 6.13. **a** Der Patient wehrt sich gegen schmerzhaftes passives Bewegen seines kontrakten Ellbogens. **b** Zielorientierte Aktivität mit Hilfe seines Vaters dung bringt. Mit Sicherheit ist es für ihn leichter zuzulassen, daß ein enger Verwandter seine kontrakten Extremitäten während des Führens bewegt, als wenn die Therapeutin sie passiv und isoliert dehnt (Abb. 6.13).

Mechanische Gegenspannung im Nervensystem mobilisieren

Es sollte auch im Auge behalten werden, daß die volle Bewegungsfreiheit nicht nur durch die Elastizität der Muskeln und des Weichteilgewebes oder durch die Beweglichkeit der Gelenke ermöglicht wird, sondern auch durch das sich anpassende Verlängern des Nervensystems selbst. Jede Kontraktur weist mit Sicherheit eine zusätzliche Komponente abnormaler neuraler Spannung auf und deshalb kann die Mobilisation des Nervensystems erheblich dazu beitragen, alle möglichen Kontrakturen zu überwinden.

Die Therapeutin kann die betroffenen Bereiche beeinflussen, indem sie einen Körperteil des Patienten bewegt, der nicht schmerzt, wie z.B. seinen Nakken, seinen Rumpf oder eine weniger betroffene Extremität. Es ist erstaunlich, wie beispielsweise die laterale Flexion des Nackens das Bewegungsausmaß in einem kontrakten Ellbogen vergrößert, ohne daß der Arm des Patienten direkt behandelt wurde. Schritt für Schritt sollten alle im Kap. 3 beschriebenen Mobilisierungsmaßnahmen in die Behandlung einbezogen und täglich durchgeführt werden. Die Betonung liegt auf Bewegen, um zu mobilisieren und nicht auf Dehnen, um zu verlängern.

Schmerzhaftes Dehnen kontrakter Strukturen beim Vergrößern des Bewegungsausmaßes ausschließen

Da ein Patient mit einer Hirnschädigung keine Schmerzen aushalten kann, wird jede Behandlung zur Überwindung von Kontrakturen, die ein aktives oder passives Dehnen mit einbezieht, keinen Erfolg haben. Der Patient widersetzt sich aktiv jedem Versuch, den kontrakten Körperteil über den Schmerzpunkt hinaus zu bewegen. Örtliche Betäubung oder starkes Sedieren des Patienten sind kontraindiziert; denn der Schmerz ist ein Schutzmechanismus, der verhindert, daß Strukturen im Körper geschädigt werden.

Auch in Situationen, in denen die verkürzten Muskeln durch die Schwerkraft verlängert würden, hält der Patient aktiv dagegen und verhindert so das schmerzhafte Verlängern. Bei einem Extensionsverlust im Ellbogen sind die Ellbogenflexoren z.B. ständig aktiv oder ein Patient mit Knieflexionskontrakturen getraut sich selbst in Rückenlage nicht, seine Flexoren zu entspannen, weil dann seine Knie unter dem Einfluß der Schwerkraft immer stärker gestreckt würden.

Schmerz ist der Schlüsselfaktor, der eine Kontraktur, wenn sie einmal entstanden ist, aufrechterhält. Der Schmerz ist die Ursache für die konstanten Schutzhaltungen und den Widerstand gegen die Bewegung, durch die ein Teufelskreis entstehen kann. Der Patient bewegt sich weniger, weil er Schmerzen hat, was aber zu immer mehr Schmerzen beim Bewegen führt und er deshalb bei Bewegungen immer früher im Bewegungsbereich Widerstand gibt.

Schwere Kontrakturen sind deshalb bei Patienten mit Schädel-Hirn-Verletzungen, Hemiplegie oder multipler Sklerose häufiger problematisch als bei Patienten mit einer totalen Rückenmarksverletzung, die kein Schmerzempfinden mehr haben. Wenn sich bei einem Patienten mit einer kompletten Durchtrennung des Rückenmarks unterhalb der Läsionshöhe Kontrakturen entwikkeln, sind sie durch Lagern, passives Dehnen und Stehen mit Unterstützung viel leichter zu überwinden, da der Patient keine Schmerzen empfindet. Bei einer spinal bedingten Tetraplegie mit einer Läsion in Höhe von C5/6, fehlt allerdings die Funktion der Ellbogenextensoren. Dadurch besteht die Gefahr, daß sich im Ellbogen eine Flexionskontraktur entwickelt, denn der Patient empfindet Schmerzen in dem entsprechenden Bereich und verfügt über aktive Flexoren, mit denen er Bewegungen über die Schmerzgrenze hinaus verhindern kann.

Falls ein Patient mit einer Hirnschädigung so ausgeprägte Kontrakturen hat, daß er dadurch nicht stehen oder andere funktionelle Aktivitäten ausführen kann und wenn die Kontrakturen trotz einer intensiven Behandlungsphase mit Lagern, aktiver Therapie und geführten Aktivitäten nicht überwunden werden konnten, müssen andere Maßnahmen erwogen werden. Folgende drei Möglichkeiten kommen in Betracht:

- Seriengips
- Chirurgische Eingriffe
- Nervenblockaden

Seriengipse

Die Anwendung von Seriengipse, wobei die kontrakte Extremität in einer zunehmend korrigierten Stellung gehalten wird, ist die Methode der Wahl und sollte allen anderen Maßnahmen vorgezogen werden. Dieses Verfahren ist erstaunlich effektiv, selbst bei der Überwindung schwerster und bereits seit Jahren bestehender Kontrakturen.

Redressionsgipse können zur Überwindung folgender Kontrakturen erfolgreich eingesetzt werden:

- Knieflexion. Dadurch wird gleichzeitig auch eine Hüftflexionskontraktur reduziert, die möglicherweise als Begleiterscheinung aufgetreten ist, da das Bein des Patienten nicht mehr in eine flektierte Position ziehen kann. Wird der Kniegips in Verbindung mit Bauchlage und unterstütztem Stehen eingesetzt, dann kann dadurch sowohl die fehlende Hüftextension wiedererlangt als auch die Flexionskontraktur des Knies korrigiert werden.
- Plantarflexion des Fußgelenks mit Verkürzung der Achillessehne und mit möglicher Verkürzung der Zehenreflexoren.
- Ellbogenflexion.
- Handgelenkflexion, gewöhnlich zusammen mit Verkürzungen der Fingerflexoren.

Vorteile der Seriengipse gegenüber anderen Methoden

Das Seriengipsen ist anderen Maßnahmen aus verschiedenen Gründen vorzuziehen, weil alle Muskeln für den späteren Gebrauch intakt, und ihre ursprüngliche Länge, ihre Koordination und ihre Funktion erhalten bleiben. Sobald die Kontraktur überwunden ist und die Extremität wieder eingesetzt wird, kehrt die erforderliche Kraft schnell und leicht zurück.

Jeder Muskel des Körpers spielt beim normalen Bewegen eine bedeutende Rolle, und zwar sowohl bei der ersichtlichen Aktivität des Kontrahierens, um einen Körperteil zu bewegen, als auch bei den subtilen Spannungsveränderungen, die andere Muskeln dadurch effizienter arbeiten lassen. Es wird oft übersehen, daß diese Veränderungen in der Spannung sowohl für das Halten des Gleichgewichts bei aufrechter Haltung als auch für die Kontrolle der Bewegung wertvolle sensorische Informationen liefern, weil die Muskeln auch ein unentbehrlicher Teil des menschlichen Sinnessystems sind. Eine weitere wichtige Funktion ist die bremsende Aktivität, die durch exzentrische Kontraktionen entsteht und die Geschwindigkeit der Bewegung in bezug auf die Schwerkraft reguliert, während isometrische Kontraktionen statische Haltungen ermöglichen. Leider gibt es in diesem Zusammenhang noch viel zu häufig Aussagen wie: „Einfach die ischiokrurale Muskelgruppe durchtrennen", wenn eine Knieflexionskontraktur Probleme bereitet. Diese wichtigen Muskeln sind aber von grundlegender Bedeutung für ein normales Gangbild, für das Stabilisieren des Knies, für das Strecken der Hüfte und für das Rückwärtsgehen. Es wäre äußerst schade, sie zu durchtrennen oder ihre Länge zu verändern, wenn die Knieextension auch mit zirkulären Seriengipsen erfolgreich und ohne Funktionsverlust wiederhergestellt werden kann.

Weil nie im voraus abzusehen ist, inwieweit sich ein Patient erholt, sollten alle Möglichkeiten offengehalten werden, damit bereits durchgeführte Maßnahmen nicht im nachhinein bedauert werden, wenn eine funktionelle Aktivität wiederkehrt. Das Potential für normales Bewegen bleibt erhalten.

Es ist auch keine Narkose erforderlich, und jedes Risiko, wie gering es auch immer sein mag, das bei einem chirurgischen Eingriff besteht, kann vermieden werden. Sobald der Gips hart geworden ist, können die physiotherapeutische Behandlung und andere Behandlungen ohne Unterbrechung fortgesetzt werden. Der Patient kann auch weiterhin bei zielorientierten Aufgaben geführt werden, weil er auch durch den Gips hindurch die Widerstandsveränderungen spüren kann. Die Informationen, die er durch den Kontakt mit realen Gegenständen erhält, helfen noch zusätzlich, die Spannung in dem kontrakten Körperbereich des Patienten zu verringern.

Der Patient erfährt sowohl beim Anbringen des Gipses als auch während der nachfolgenden Periode des Gipsens, die zur Überwindung der Kontraktur notwendig ist, sehr wenig Schmerzen. Da die Extremität sicher umhüllt ist, können sich die betroffenen Muskeln entspannen und der Patient muß sich nicht länger vor einer möglichen Vergrößerung des Bewegungsausmaßes vorsehen, das durch aktives oder passives Bewegen erfolgen könnte. Aus diesem Grund wird der Gips zirkulär angelegt und so belassen; denn sobald er aus zwei Schalen besteht oder ein Teil davon entfernt wird, muß sich der Patient sofort wieder gegen jedes schmerzhafte Verlängern der Strukturen schützen, das während pflegerischer oder therapeutischer Maßnahmen erfolgen könnte. Darüber hinaus gibt es ohne chirurgischen Eingriff auch keine schmerzhaften Narben.

Wenn die Therapeutin einen Verlust an Bewegungsmöglichkeit in einem der Gelenke befürchtet, kann durch das prophylaktische Anlegen eines zirkulären Gipses das Entstehen einer Kontraktur sogar schon in der Frühphase verhindert werden.

Notwendigkeiten für das Anlegen von Seriengipsen

Allgemeine Gesichtspunkte

Wenn kein spezieller Raum zur Verfügung steht, kann ein Gips auf der Intensivstation, auf der Station oder in der physiotherapeutischen Abteilung angelegt werden. Plastikfolie wird benutzt, um das Bett des Patienten, die Behandlungsbank und den Boden zu schützen; zusätzlich können Zeitungen darüber gelegt werden – eine preisgünstige und zeitsparende Art, um die Oberflächen sauber zu halten.

Es ist notwendig, genügend Zeit für das Anlegen eines Gipes zu reservieren, und meistens dauert es etwa 30 min; wenn aber die Vorbereitung des Materials und des Patienten einkalkuliert werden, ist eine Stunde eher realistisch. Während der Gips angebracht wird, muß eine Helferin die Extremität in der richtigen Stellung halten, eine Aufgabe die körperlich sehr anstrengend sein kann. Bei einem unruhigen Patienten sollte immer noch eine weitere Person anwesend sein, die mit ihm spricht, ihn unterhält und ihn in seinem Bett festhält, falls er sich winden oder wegrutschen sollte; einer seiner Angehörigen könnte für diese Rolle ideal sein.

Materialien

Folgende Gebrauchsartikel sind für das Seriengipsen erforderlich:

- Genügend Gipsrollen der entsprechenden Breite, d.h. 12 cm für einen Kniegips, 10 und 12 cm für einen Fußgelenkgips, 10 cm für einen Ellbogengips und 8 und 10 cm für einen Handgelenkgips. Für den Gips genügen in der Regel 6 bis 8 Rollen; es ist allerdings empfehlenswert, immer ein paar zusätzliche Rollen vorrätig zu haben.
- Ein Becken oder ein Eimer mit warmem Wasser, um die Gipsrollen einzutauchen.
- Glattes, weiches Polstermaterial, um die betreffende Extremität des Patienten zu umwickeln, bevor der Gips angelegt wird. Dieses Material darf nicht zu sperrig sein, und die Rollen sollten genauso breit wie die Gipsrollen sein oder vielleicht etwas schmäler, damit sich beim Anlegen keine Falten bilden.

Manche Therapeutinnen und Orthopädiepfleger bevorzugen es noch, über dem Polstermaterial eine Binde aus Kreppapier anzulegen, durch die es glatt gehalten wird und die auch etwas Feuchtigkeit aufsaugt. Dies ist im allgemeinen nicht erforderlich, es kann aber z.B. beim letzten Gips am Handgelenk nützlich sein, wenn die Kontraktur fast überwunden ist, damit der Gips tadellos sitzt.

Instrumente

Um Streß zu vermeiden und das Entfernen und Erneuern des Gipses zu erleichtern, sind die folgenden vier Instrumente sehr zu empfehlen (Abb. 6.14):

- *Eine Gipssäge* (Abb. 6.15). Eine elektrische Gipssäge mit einer oszillierenden Scheibe ist sehr wichtig, die weder durch das Polstermaterial noch in die Haut des Patienten schneiden könnte. Von den verschiedenen Modellen, die angeboten werden, sind diejenigen empfehlenswert, die am wenigsten Lärm machen und einen Geschwindigkeitsregler haben.
- *Die Spreizzange* (Abb. 6.16). Da der Gips relativ dick ist, ist es schwierig, die beiden Kanten nach dem Aufschneiden auseinanderzuziehen. Die Spitzen der Spreizzange können einfach in den Spalt geschoben werden, um durch

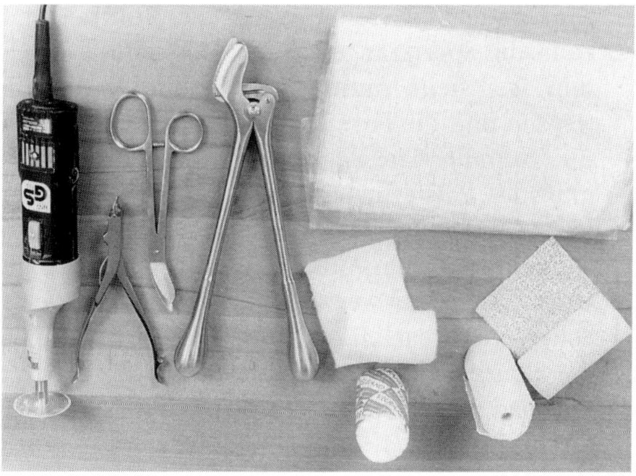

Abb. 6.14. Erforderliche Instrumente und Materialien für das Seriengipsen

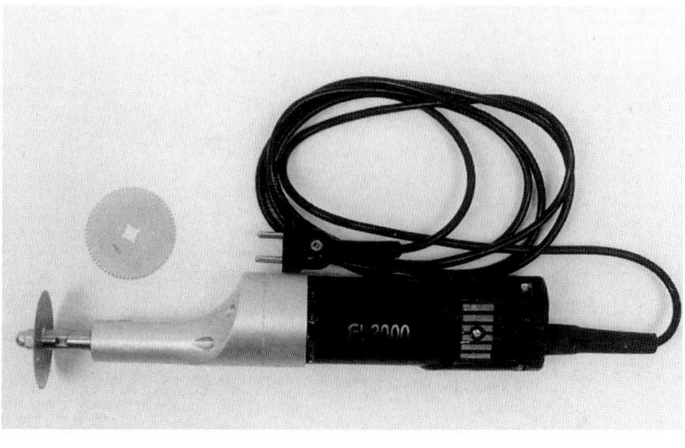

Abb. 6.15. Eine elektrische Gipssäge zum leichten Entfernen des Gipses

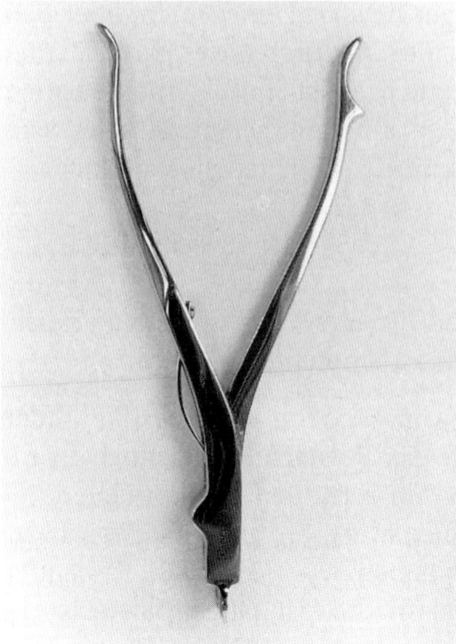

Abb. 6.16. Eine Spreizzange zum Auseinanderziehen der Kanten des aufgesägten Gipses

Zusammendrücken der Griffe den Spalt mühelos zu erweitern. Nach Gebrauch der Spreizzange kann das Polstermaterial mühelos geteilt und der Gips entfernt werden. Wenn die Kontraktur schließlich überwunden ist, kann die Spreizzange bei der Herstellung eines Scharniergips sehr nützlich sein, weil beim Aufmachen des Gipses die Schnittkanten nicht beschädigt werden und die Form des Gipses unverändert bleibt.

- *Eine stumpfe Gipsschere* (Abb. 6.17). Bevor der Gips entfernt werden kann, muß das Polstermaterial aufgeschnitten werden. Nachdem der Gips aufgemacht worden ist, liegt das Polstermaterial eng an der Haut des Patienten an. Deshalb muß zum Aufschneiden des Polstermaterials eine scharfe Schere mit stumpfen Enden verwendet werden, um Verletzungen zu vermeiden. Die Schere muß regelmäßig geschärft werden, weil es sehr frustrierend ist, wenn das Polstermaterial nicht einfach und schnell aufgeschnitten werden kann und dadurch vielleicht ein gerade erreichtes Bewegungsausmaß wieder verlorengeht.

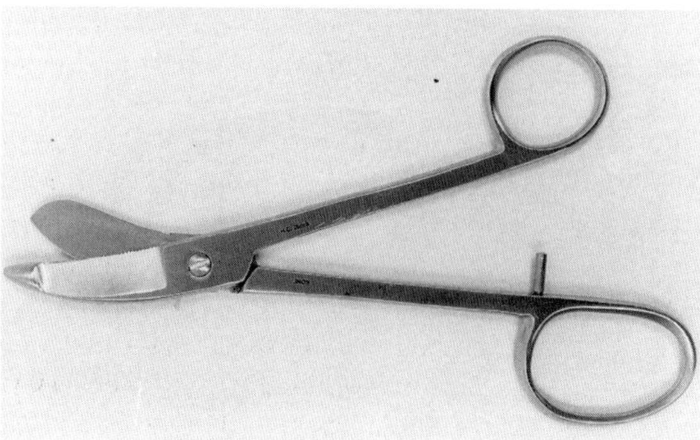

Abb. 6.17. Eine Knopfschere zum Durchschneiden des Polstermaterials

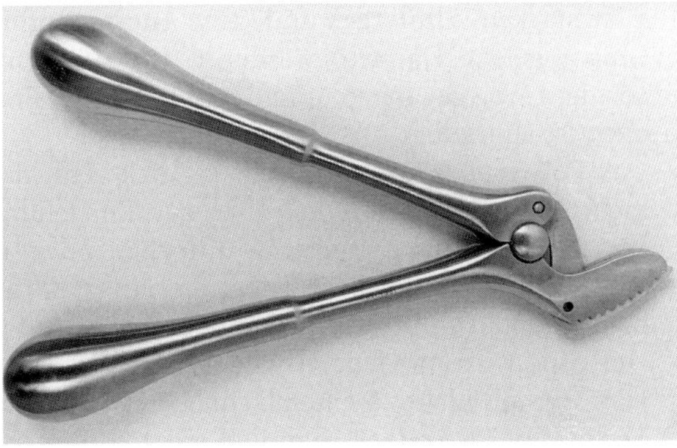

Abb. 6.18. Eine Gipsschere zum Aufschneiden und Zurechtschneiden des Gipses

- *Die Gipsschere* (Abb. 6.18). Um die dünneren Teile des Gipses aufzuschneiden, kann statt der Säge auch eine Gipsschere verwendet werden, vor allem aber wenn der Patient aufgeregt wird. Mit dieser Schere kann der Gips auch zurechtgeschnitten werden, falls irgendwelche harten Teile auf die Haut des Patienten drücken. Bei Stromausfall oder wenn ein Kind große Angst vor der Gipssäge hat, kann der ganze Gips mit der Schere aufgeschnitten werden.

Allgemeine Prinzipien für das Seriengipsen

Wenn entschieden wurde, eine Kontraktur durch Seriengipse zu überwinden, sollten folgende Grundsätze um ein Maximum an Sicherheit und Erfolg zu gewährleisten, beachtet werden:

- Falls der Patient ambulant behandelt wird, sollte er, wann immer möglich, für die Dauer der Seriengipse in einem Krankenhaus oder in einer Rehabilitationsklinik stationär aufgenommen werden. Dadurch werden die Beobachtungen, das gesamte Management und die intensive Therapie für alle Beteiligten erleichtert.
- Um Komplikationen zu vermeiden, sollte immer nur ein Gelenk eingegipst werden, obwohl das Team vielleicht gerne das Knie und den Fuß oder den Ellbogen und das Handgelenk gleichzeitig eingipsen möchte, wofür sich auch tatsächlich in einzelnen Fällen ein sehr erfahrenes Team entscheiden könnte.
- Wenn in beiden unteren Extremitäten Knieflexionskontrakturen bestehen, empfiehlt es sich, beide Beine zur gleichen Zeit einzugipsen, weil die Haut des nicht eingegipsten Beins, wenn es an dem eingegipsten Bein reibt, verletzt werden könnte.
- Um das Bewegungsausmaß zu vergrößern und ein noch besseres Ergebnis zu erzielen, darf bei der Anwendung eines Gipses keine Gewalt angewendet werden, noch sollte ein Narkosemittel zum Einsatz kommen. In seltenen Fällen kann ein sehr unruhiger und ängstlicher Patient leicht sediert werden. Die bestmögliche Stellung der kontrakten Extremität, bei der der Patient keine

allzu starken Schmerzen und keine Angst empfindet, wird akzeptiert und der Gips angelegt. Dadurch werden Gelenkverletzungen und Muskelzerrungen aus dem Weg gegangen, und die Gefahr einer Fraktur bei osteoporösen Knochen ist eliminiert.

- Das Polstermaterial darf nicht zu dick sein, da der Patient sonst im Gips mehr Bewegungsraum hat, was zur Entstehung von Druckstellen führen könnte. Über hervorstehende Knochen oder andere empfindliche Stellen sollte kein zusätzliches Polstermaterial gelegt werden, da es keinen Schutz bietet, sondern nur den Druck über der betreffenden Stelle erhöht.
- Der Gips wird nur jede Woche gewechselt, weil häufigeres Wechseln erfahrungsgemäß nicht zu einem schnelleren Erfolg führt, sondern nur zu einem Verlust an wertvoller Behandlungszeit. Während der 7 Tage hat die Extremität Zeit, sich an die neue Stellung anzupassen, und bei Gipswechsel kann eine beträchtliche Vergrößerung des Bewegungsausmaßes erreicht werden.
- Beim Wechseln des Gipses muß der neue Gips sofort nach dem Entfernen des alten angelegt werden. Während der alte Gips entfernt wird, hält die Hilfsperson schon ihre Hände bereit, um die Extremität in ein vergrößertes Bewegungsausmaß zu bringen und sie in dieser neuen Stellung festzuhalten. Die Therapeutin überprüft kurz die Haut des Patienten, legt dann das neue Polstermaterial an und beginnt mit dem Gipsen. Auf keinen Fall darf der betreffende Körperteil passiv in Flexion bewegt werden, bevor der neue Gips angelegt wird; weil dadurch die neu gewonnene Anpassung an die Verlängerung und das vergrößerte Extensionsausmaß leicht wieder verlorengehen.
- Druckstellen sind unbedingt zu vermeiden; aber falls sich eine kleine offene Stelle oder eine Blase entwickelt hat, sollte sie kurz gesäubert und mit Zinksalbe versorgt werden, bevor der neue Gips angebracht wird. Mit dem neuen Gips verschwindet der Druck auf diese Stelle, und höchstwahrscheinlich ist die Haut bis zum nächsten Gipswechsel verheilt.
- Nur in dem höchst seltenen Fall wenn sich ein großes und tiefes Druckgeschwür gebildet hat, sollte das Gipsen vorzeitig abgebrochen werden, weil dabei das wiedergewonnene Bewegungsausmaß mit Sicherheit wieder verlorengeht. In vielen Zentren wird das Seriengipsen aus Angst vor Dekubitus nicht eingesetzt, aber der Patient würde weitaus weniger an einer Druckstelle leiden als an einer permanenten Kontraktur und unter der Aussicht, den Körperteil nie wieder bewegen zu können. Sobald die Kontraktur überwunden worden ist, wird der Dekubitus durch eine angemessene Behandlung schnell heilen.
- Der Patient kann den Gips anfänglich als unbequem empfinden, weil sein Bein in einer ihm ungewohnten extendierten Stellung gehalten wird. Es ist nicht so ungewöhnlich, daß er sich darüber beklagt, der Gips bereite ihm Schmerzen. Wichtig ist, hier zwischen Schmerz und Unbehagen zu unterscheiden. Wenn die Beobachtung der Hautfarbe und der Temperatur zeigt, daß die Durchblutung ausreichend ist, könnte dem Patienten durch Umlagern Erleichterung verschafft werden. Es sollte kein Fenster in den Gips geschnitten werden, um die betreffende Stelle zu überprüfen, da dessen Kanten nur noch mehr Druck verursachen würden. Besonders in der ersten

Nacht ist die Entscheidung, ob ein Gips sofort wieder entfernt werden muß, sehr schwierig. Es ist nicht ratsam den Gips in zwei Schalen zu zerlegen, da es sehr schwierig ist, die beiden Hälften anschließend in der richtigen Stellung wieder zu fixieren, und die Gefahr des Entstehens einer Druckstelle wird dadurch sogar beträchtlich erhöht. Der Patient könnte dann den Verband auch selbst entfernen, oder die Nachtschwester könnte ihn für eine Weile lockern, um dem Patienten Erleichterung zu verschaffen. In beiden Fällen wird kostbare Zeit verloren, denn der Körperteil zieht wieder in Flexion, und das Korrigieren wird am folgenden Tag wieder auf neuen Widerstand stoßen.

- Die meisten Patienten bedürfen während der ersten Nacht oder der ersten beiden Nächte geringfügige Beruhigungsmittel, bis sie sich daran gewöhnt haben, daß ihr flektierter Körperteil stärker in Extension gehalten wird. Sobald die Muskeln sich entspannt haben, verschwindet das Unbehagen, und eine weitere Medikation wird nicht mehr erforderlich sein.
- Während der gesamten Dauer des Seriengipsens muß der Patient intensiv physiotherapeutisch behandelt werden, weil das gewünschte Resultat durch den Gips allein nicht erreicht werden kann. Besonders wichtig ist die Mobilisation des Nervensystems, wobei die Therapeutin bei allen Ausgangsstellungen den Schwerpunkt auf das Mobilisieren der Halswirbelsäule, des Schultergürtels und des Rumpfs legt. Wenn ein Knie oder ein Ellbogen eingegipst wird, muß vor allem dem Fuß und der Hand mehr Aufmerksamkeit geschenkt werden, damit die Spannung oder „Spastizität" nicht auf die distale Muskelgruppe übergeht und Muskelverkürzungen in diesem Bereich bewirkt.
- Wann immer angezeigt, werden auch lokalisierte Bewegungen durchgeführt, in dem der Patient - besonders dann, wenn er sein Gewicht selbst übernimmt - von proximal her bewegt wird. Sobald das Knie soweit extendiert ist, daß Stehen wieder möglich wird, stützt ihn die Therapeutin, während er seinen Rumpf beugt und dann wieder eine aufrechte Haltung einnimmt (s. Abb. 4.22). Im Stehen verlagert sie sein Gewicht von seinem einen auf das andere Bein. Dabei wird eine aufgerollte Bandage unter seine Zehen gelegt, um die Verlängerung der Wadenmuskulatur und seiner kleinen Fußmuskeln zu steigern.
- In der Regel kann eine Kontraktur innerhalb von 6 Wochen überwunden werden. Nach der letzten Gipsentfernung kann sich im vorher fixierten Bereich leicht vorübergehend ein Ödem bilden, was aber nicht weiter alarmierend ist. Die Schwellung wird mit Eis, durch Hochlagern und durch aktives Bewegen behandelt, und sich sehr bald zurückbilden. In der Nacht und während des Tages, wenn der Patient sich selbst überlassen ist, sollte die angeschwollene Extremität in einen Scharniergips gelegt werden. Die Therapeutin mag befürchten, daß der Patient nicht mehr in der Lage sein wird, das Gelenk wieder zu beugen, aber es besteht kein Grund zu dieser Sorge. Solange das Ödem nicht verschwunden ist, sollte jedes passive Durchbewegen in Flexion vermieden werden, weil es die Reizung nur verschlimmern würde. Sobald der Patient für die Verrichtungen des täglichen Lebens bewegt wird oder sich dabei aktiv bewegt, kehrt die Flexion zurück, und zwar in einem solchen Ausmaß, daß aufgepaßt werden muß, damit sich die Flexoren nicht wieder verkürzen.

Seriengipsen des Knies

Im Vergleich zu allen anderen Gelenken bereitet die Korrektur einer Knieflexionskontraktur mit Hilfe von wiederholten Gipsen die wenigsten Probleme, selbst dann, wenn das Knie um mehr als 90 ° gebeugt ist und die Kontraktur schon längere Zeit besteht. Durch die Korrektur dieser Fehlstellung wird viel gewonnen, weil Stehen wieder möglich wird und Gehen versucht werden kann, was die gesamte Verfassung des Patienten und seine Aufgeschlossenheit der Therapie gegenüber insgesamt verbessert.

Den ersten Gips anwenden

Der Patient liegt in Rückenlage und um sein Bein wird eine Schicht Polstermaterial gewickelt. Diese Schicht muß an den beiden Enden etwas dicker sein, weil dort durch den Gips ein stärkerer Druck ausgeübt wird. Das Polstermaterial muß vor allem am oberen Ende des Oberschenkels so hochgewickelt werden, daß es deutlich aus dem fertigen Gips herausragt (Abb. 6.19). Während die Hilfspersonen das Bein des Patienten in der richtigen Stellung halten, indem die eine Flexion in der Hüfte verhindert und die andere vom Fußgelenk her ständig Traktion ausübt, wickelt die Therapeutin das Polstermaterial von proximal nach distal glatt um das Bein. Das Polstermaterial sollte unten bis über die Malleoli reichen und lückenlos angelegt werden, indem jede Umdrehung die vorherige etwas überlappt (Abb. 6.20). Der Reihe nach taucht nun die Therapeutin die Gipsrollen in warmes Wasser, und sobald keine Luftblasen mehr aufsteigen, wickelt sie die Gipsrollen um das Bein des Patienten. Sie beginnt am Oberschenkel und wickelt dann nach unten in Richtung Knie. Die Helferin, die das Fußgelenk hält, vermehrt die Extension des Knies, indem sie das Schienbein des Patienten nach oben hält und gleichzeitig während des gesamten Eingipsens Traktion anwendet. Die andere Helferin übt Gegendruck aus und drückt fest auf den schmalen freien Bereich des Oberschenkels, damit nicht das ganze Bein angehoben wird (Abb. 6.21).

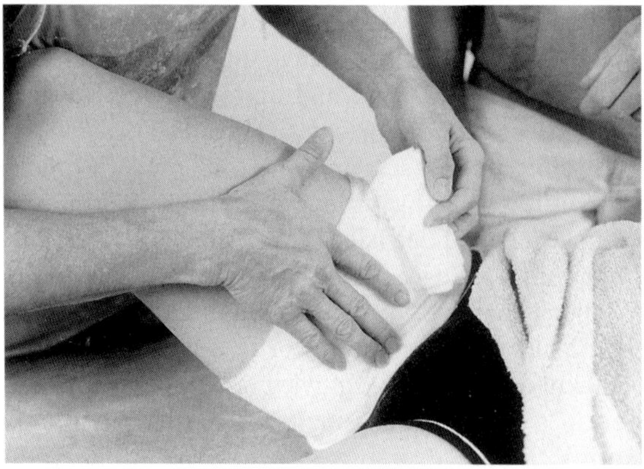

Abb. 6.19. Polstermaterial wird um den Oberschenkel gelegt

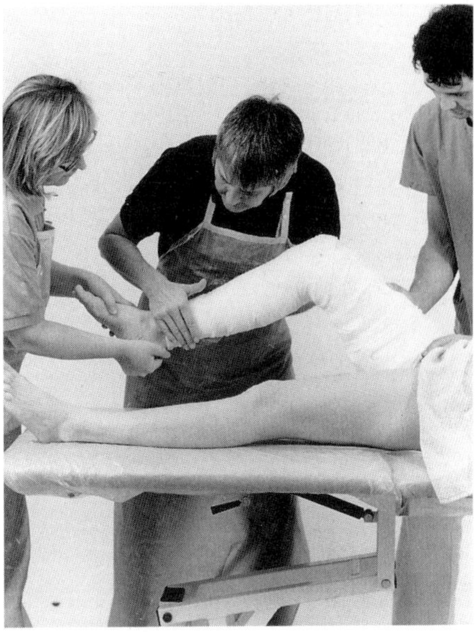

Abb. 6.20. Das Bein des Patienten wird von zwei Helferinnen in der korrigierten Stellung gehalten, während das Polstermaterial angelegt wird

Sobald der Gips über dem Oberschenkel etwas fester geworden ist, kann ihn die Helferin mit ihrer flachen Hand sanft nach unten drücken, um ein Maximum an Knieextension zu erreichen. Gleichzeitig gipst die Therapeutin den Unterschenkel ein (Abb. 6.22a). Therapeutin und Helferin achten darauf, daß keine Dellen im Gips entstehen.

Sobald die letzte Gipsrolle angebracht wurde, wird das Polstermaterial über die Kante des Gipses zurückgefaltet, und der Patient muß nun so lange liegenbleiben, bis der Gips hart geworden ist (Abb. 6.22b).

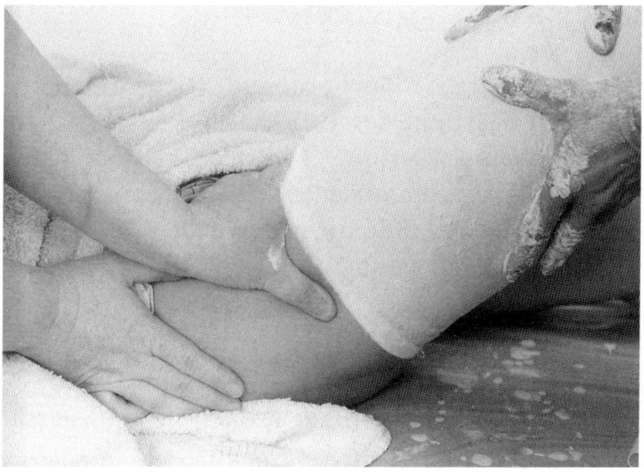

Abb. 6.21. Einer der Helfer drückt den Femur nach unten, während der Oberschenkel eingegipst wird

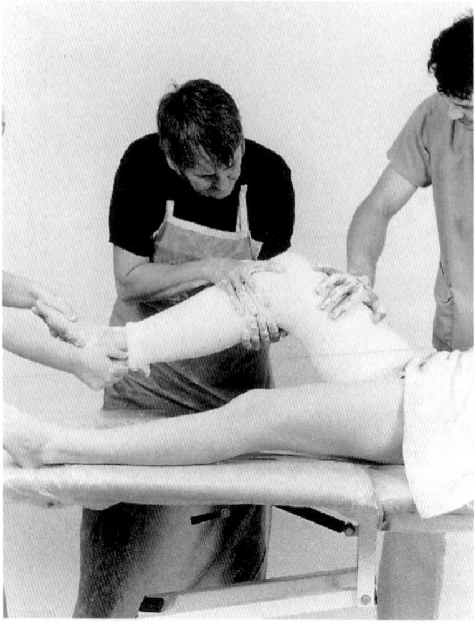

a

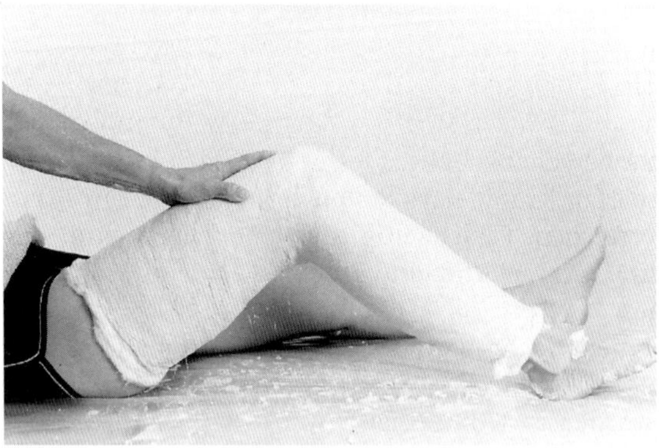

b

Abb. 6.22 a,b. Das Eingipsen beenden. **a** Die Helfer erzielen die bestmögliche Korrektur der Kontraktur, bevor der Gips hart wird. **b** Das Polstermaterial muß länger sein als der Gips

Den Gips wechseln

Der Gips wird jede Woche auf die gleiche Art gewechselt. Dabei halten die Hilfspersonen das Bein des Patienten bereits in Position, bevor der Gips entfernt wird. Bei Gipsentfernung wird jedesmal die Knieextension in der Regel durch festes Drücken und gleichzeitige Traktion beträchtlich erhöht. Dabei muß das Bein des Patienten dann in der neuen korrigierten Stellung solange gehalten werden, bis die Therapeutin es wieder eingegipst hat.

Ein Hinunterrutschen des Gipses verhindern

Sobald das Knie des Patienten mehr extendiert ist, tendiert der Gips, vor allem bei Aktivitäten im Stehen dazu, nach unten zu rutschen, aber auch wenn er ins

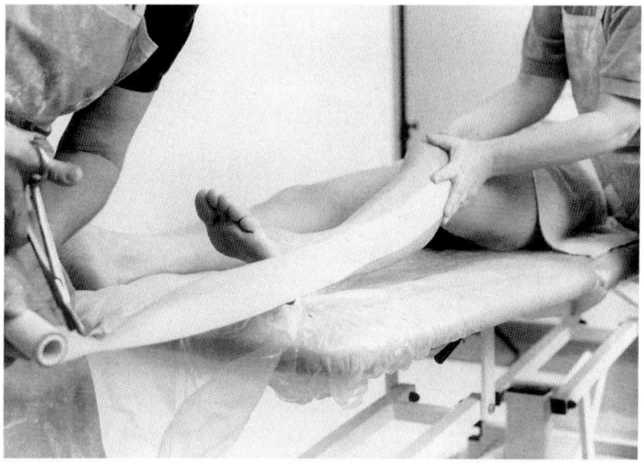

Abb. 6.23. Auf beiden Seiten des Beins wird ein Heftpflaster angeklebt und weit unterhalb des Fußes abgeschnitten

oder aus dem Bett transferiert wird. Um dieses Hinunterrutschen und daraus entstehende Verletzungen der Haut über dem Knie, im Bereich der Achillessehne und am Fußgelenk zu verhindern, wird beim Anbringen des Gipses eine Haltevorrichtung mit eingearbeitet.

Medial und lateral werden am Bein des Patienten unterhalb des Knies zwei Streifen rasiert. Auf diese rasierten Streifen wird jeweils ein 4cm breiter Heftpflasterstreifen aufgesetzt. Die Heftpflasterstreifen sollten etwa 30cm über den Fuß des Patienten hinausreichen (Abb. 6.23).

Vor Anlegen des Gips wird das Bein und mit ihm die Pflasterstreifen wie zuvor beschrieben mit Polstermaterial umwickelt. Bevor die letzte Gipsrolle angelegt wird, läßt die Therapeutin den Gips etwas antrocknen. Dann zieht sie beide Heftpflasterstreifen an den Seiten entlang nach oben, und die Helferin hält die beiden Enden fest (Abb. 6.24a). Mit der letzten Gipsrolle fixiert die Therapeutin die beiden Streifen am Gips, und sobald der Gips hart geworden ist, wirken diese als Aufhängesystem für den gesamten Gips (Abb. 6.24b, c).

Druck auf die Ferse des Patienten vermeiden

Wenn das Knie des Patienten sich der Extensionsstellung nähert, drückt das Gewicht des Gipses zusammen mit dem des ausgestreckten Beins beträchtlich auf die Ferse des Patienten, wie in Abb. 6.24c zu sehen ist. Da die Ferse, bedingt durch die Flexion des Knies, über einen längeren Zeitraum hinweg keine Unterlage berührt hat, ist die Haut über der Ferse sehr weich und empfindlich. Nur allzu leicht kann ein Dekubitus entstehen, wenn die Ferse nun ständig die Unterlage berührt.

Damit das Gewicht des Gipses nicht von der Ferse des Patienten getragen werden muß, plaziert die Therapeutin eine trockene Gipsrolle unter dem distalen Ende des neu angelegten Gipses und befestigt sie dort mit Gips, während die Assistentin das Bein des Patienten anhebt (Abb. 6.25a). Diese Gipsrolle bewirkt, daß die Ferse des Patienten weder im Bett noch im Rollstuhl jemals mit einer festen Unterlage in Kontakt kommt (Abb. 6.25b).

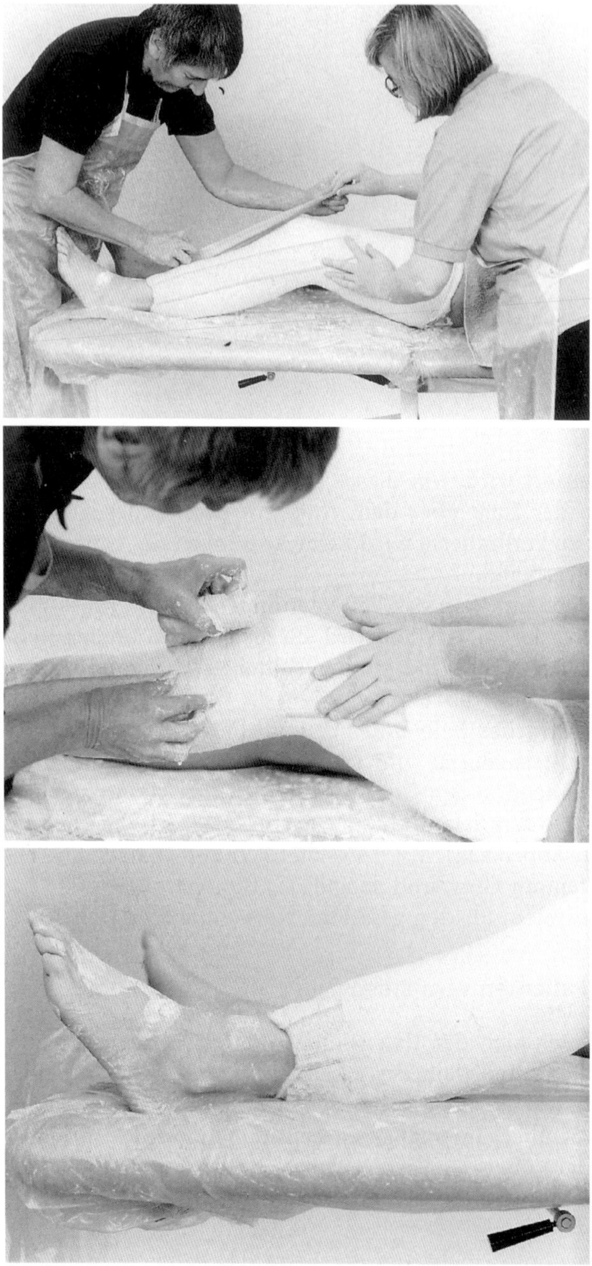

a

b

c

Abb. 6.24 a–c. Den Gips befestigen. **a** Die selbstklebenden Streifen werden auf beiden Seiten über den Gips nach oben gezogen. **b** Mit der letzten Gipsrolle wird das Heftpflaster am Gips fixiert. **c** Der Gips kann nicht nach unten rutschen

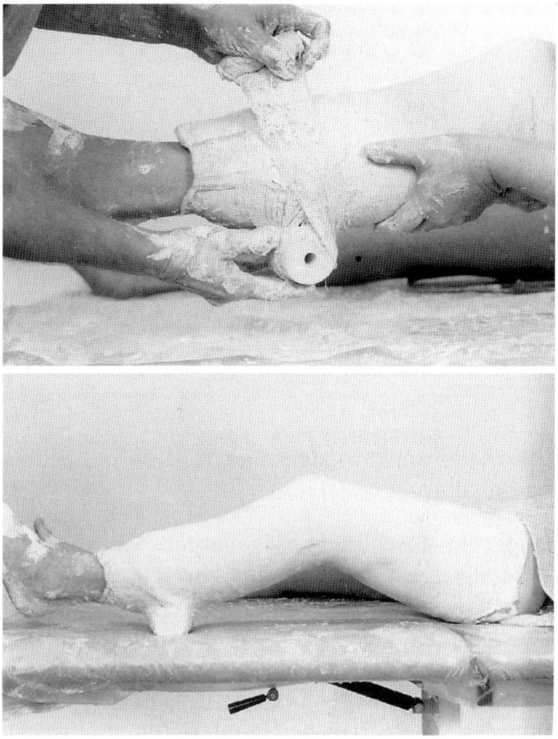

a

b

Abb. 6.25 a,b. Von der Ferse Druck wegnehmen. **a** Eine trockene Gipsrolle wird in entsprechender Position angegipst. **b** Die Ferse des Patienten ist nicht mehr in Kontakt mit der Unterlage

Zusätzlich kann die Gipsrolle eine mediale oder laterale Rotation des Beins verhindern helfen, indem an der Seite, zu der das Bein andernfalls ständig rotieren würde, die 12 cm breite Gipsrolle weiter heraussteht.

Dauer des Seriengipsens

Das Seriengipsen wird so lange fortgesetzt, bis die volle Knieextension wieder möglich ist. Wenn nämlich auch nur eine geringfügige Verkürzung zurückbleibt, wird mit großer Wahrscheinlichkeit wieder eine Kniekontraktur entstehen. Bevor die Behandlung mit Seriengipsen abgeschlossen wird, muß die volle Knieextension, auch wenn die Therapeutin Überdruck anwendet, für den Patienten vollkommen schmerzfrei möglich sein, und sie sollte auch bei der passiven Extension des Beines keinerlei Widerstand oder Spannung spüren (Abb. 6.26).

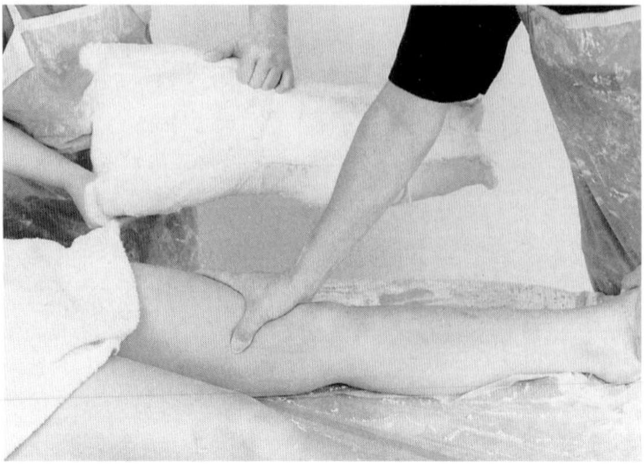

Abb. 6.26. Volle, schmerzfreie Knieextension ohne jeden Widerstand

Die wiedergewonnene Knieextension mit Hilfe eines Scharniergipses beibehalten

Direkt im Anschluß an das mehrere Wochen dauernde Seriengipsen muß das Knie für gewöhnlich in der korrigierten Position gestützt werden, bis der Patient die aktive Kontrolle wiedererlangt hat oder bis tägliches Stehen mit Hilfe von Schienen oder Stützapparaten zur Routine geworden ist. Um zu verhindern, daß das Knie des Patienten, während er im Rollstuhl sitzt zu lange in Flexion bleibt, wird ein wegnehmbarer Gips mit einem Scharniermechanismus angefertigt, der tagsüber zu bestimmten Zeiten angelegt werden kann. Während der Behandlung wird der Gips weggenommen, damit normale Bewegungen und Aktivitäten facilitiert werden können. Es ist wichtig, daß der Gips nachts getragen wird, weil sich der Patient wahrscheinlich beim Schlafen „zusammenrollen" und so mehrere Stunden mit gebeugten Knien liegen wird, wodurch die gerade wiedererlangte Extension leicht wieder verlorengehen könnte.

Den Scharniergips anfertigen

Wenn die volle, schmerzfreie Knieextension wieder möglich ist, legt die Therapeutin einen letzten leichten Gips mit dem Bein des Patienten in korrigierter Stellung an (Abb. 6.27a). Mit der Spitze einer Schere bohrt sie an der Außenseite des Gipses auf der ganzen Länge eine dichte Reihe kleiner Löcher (Abb. 6.27b). Dann markiert sie an der Innenseite mit einem Bleistift eine gerade Schnittlinie und sägt den Gips dieser Linie entlang auf (Abb. 6.27c). Sie drückt mit der Spreizzange die Kanten auseinander (Abb. 6.28a) und durchtrennt mit der stumpfen Schere das darunterliegende Polstermaterial (Abb. 6.28b).

Sorgfältig öffnen die Therapeutin und ihre Helferin den Gips, indem sie ihre Daumen gegen die Lochreihe pressen und darauf achten, daß diese Lochreihe zum „Drehpunkt" oder „Scharnier" wird, wenn der obere Teil des Gipses nach oben und außen aufgeklappt wird (Abb. 6.28c). Sobald die Öffnung weit genug ist, wird das Bein des Patienten angehoben und der Gips entfernt (Abb. 6.28d). Mit Hilfe einer Lage Gips oder eines Klebeverbands, der über die Kanten und das Polstermaterial gelegt wird, entsteht ein sauberer Rand.

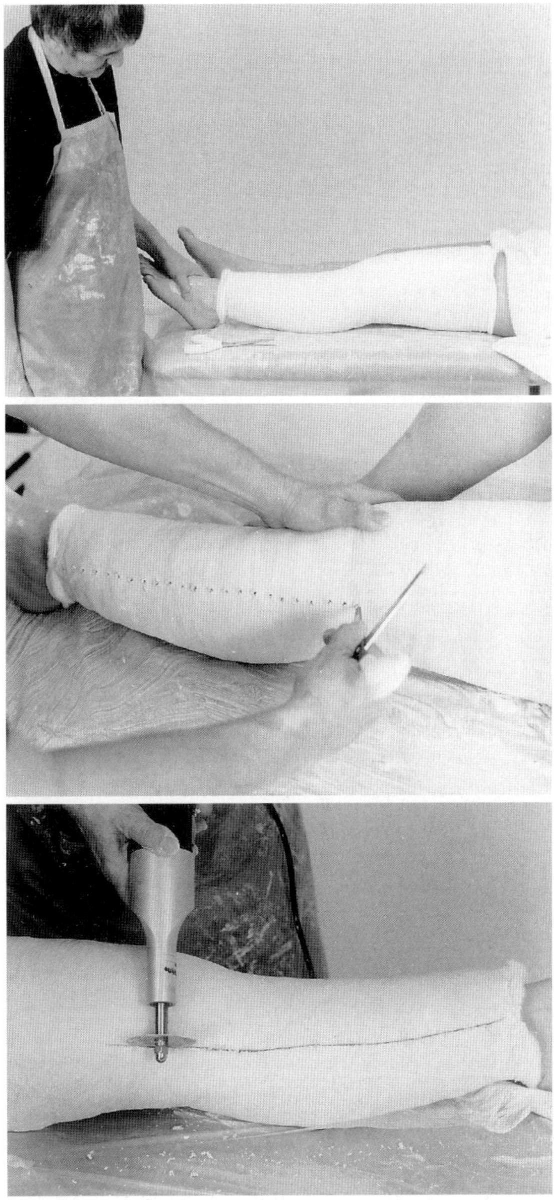

a

b

c

Abb. 6.27 a–c. Einen Scharniergips anfertigen. **a** Leichter Gips bei vollständig extendiertem Knie. **b** Mit einer spitzen Schere eine Reihe von Löchern bohren. **c** Die mediale Seite des Gipses aufschneiden

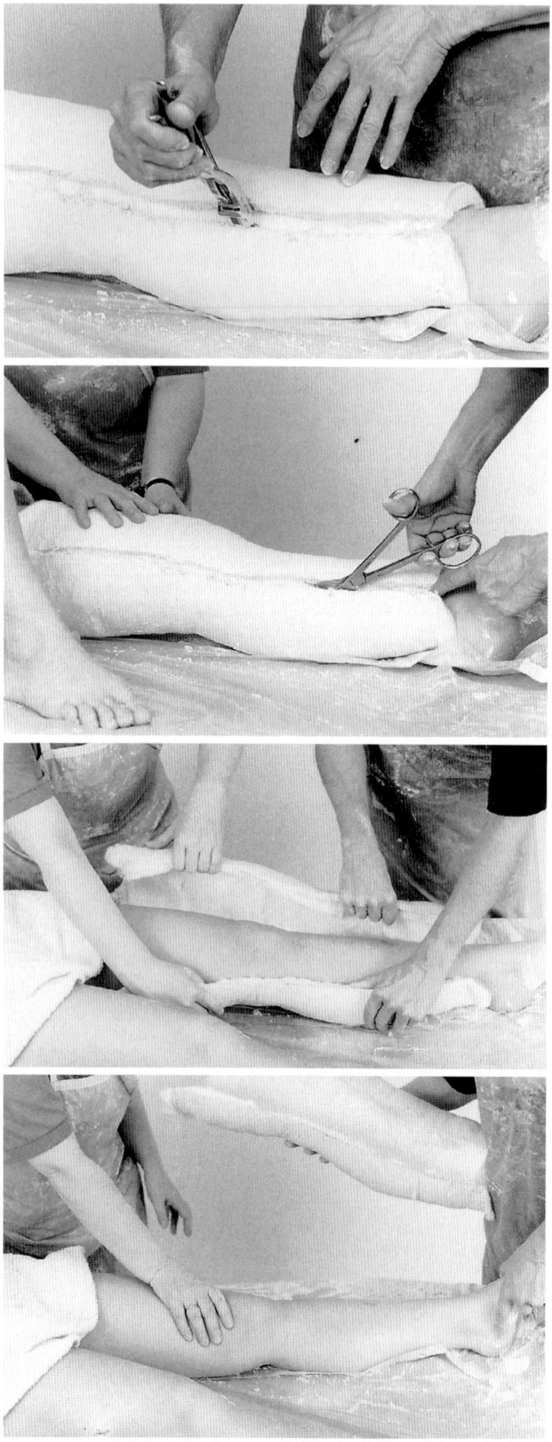

a b c d

Abb. 6.28 a–d. Den Gips entfernen. **a** Die aufgeschnittenen Kanten auseinanderdrücken. **b** Das Polstermaterial aufschneiden. **c** Den Gips auseinanderspreizen. **d** Den Gips abnehmen

Den Scharniergips anbringen

Die Therapeutin legt das Bein des Patienten in die untere Schale des Scharniergipses und schließt ihn sorgfältig, so daß keine Haut zwischen den beiden Kanten eingeklemmt wird (Abb. 6.29a). Wenn es besonders schwierig ist, den Gips zu schließen, ohne die Haut des Patienten einzuklemmen, etwa auf Grund eines Ödems oder weil das Knie ein wenig in Flexion zieht, drückt die Hilfsperson die Haut des Patienten mit der Kante eines Holzspatels von der Öffnung weg, während die Therapeutin den Gips mit Hilfe einer elastischen Bandage allmählich

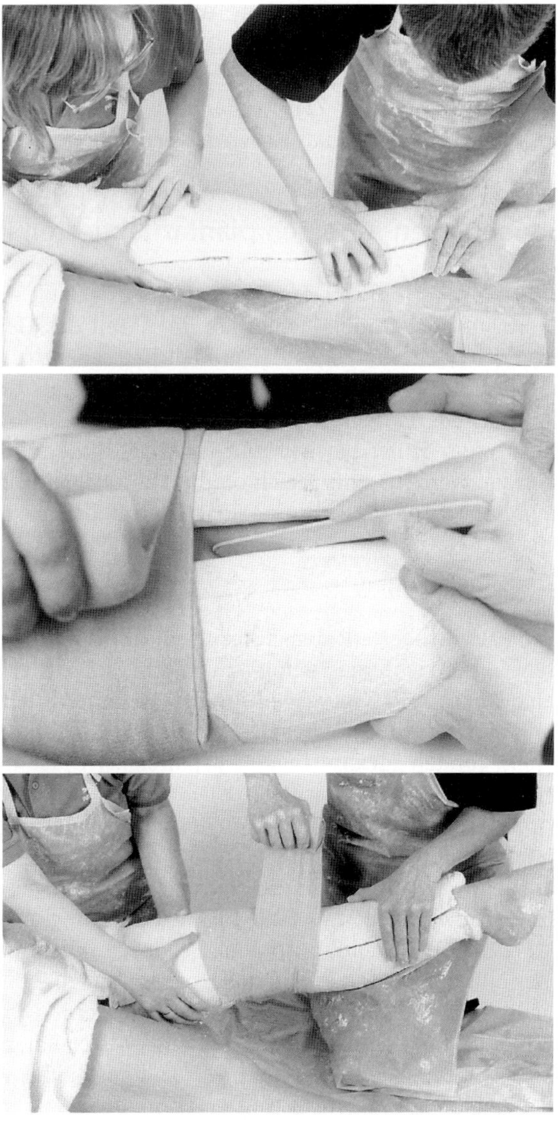

a b c

Abb. 6.29 a–c. Das Bein des Patienten in den Scharniergips legen. **a** Die Lücke vorsichtig schließen. **b** Die Haut mit einem Spatel zur Seite drücken. **c** Den Gips fest anbandagieren schließt (Abb. 6.29b). Die Therapeutin bandagiert den Gips fest an das Bein und beginnt über dem Knie, wickelt dann aber von ganz oben nach unten weiter, damit der Gips sicher sitzt (Abb. 6.29c).

Ein Patient, der noch sehr unruhig ist und nicht verstehen kann, warum der Gips notwendig ist, könnte während der Nacht die elastische Bandage lösen und den Gips entfernen. In einem solchen Fall wird der Scharniergips mit einer dünnen Schicht Gips befestigt. Wenn der Gips am folgenden Tag wieder entfernt werden muß, kann diese Gipsschicht leicht mit einer Schere aufgeschnitten werden.

Der Scharniergips wird tagsüber und später auch nachts immer länger weggelassen. Sobald aber ein Verlust an Knieextension beobachtet wird, muß er sofort wieder angelegt werden. Wenn ein Verlust an Bewegungsausmaß festgestellt wird, etwa nach einem verlängerten Wochenende ohne Therapie, kann der Scharniergips mit einer einzelnen Gipsrolle für ein paar Tage fest angelegt werden und nach kurzer Zeit werden sich die Muskeln wieder entspannen und das volle Bewegungsausmaß ist wieder erreicht.

Seriengipsen für einen plantarflektierten Fuß

Bei einem Verlust an Dorsalflexion im Fußgelenk wird der Patient nicht mit der Ferse auf dem Boden stehen können. Weil das Gewicht von seinen Fußballen getragen wird, die gegen den Boden pressen, wird die Aktivität der Plantarflexoren stimuliert, und die Achillessehne tendiert dazu, sich zu verkürzen. Das Gewicht des Patienten liegt immer hinter dem Körperschwerpunkt, was eine Flexion der Hüfte bewirkt. Mit Hilfe des Seriengipses kann das Problem überwunden werden, ganz gleich ob die Plantarflexion durch verkürzte Wadenmuskeln oder durch ausgeprägte Spastizität bedingt ist.

Den Gips anlegen

Der Patient liegt auf dem Rücken, und die Helferin steht neben ihm, um sein Bein in der richtigen Stellung zu halten. Sie flektiert und abduziert sein Hüftgelenk, beugt sein Knie gegen ihren Körper und hält mit beiden Händen seinen Fuß in der größtmöglichen Dorsalflexion (Abb. 6.30a). Weil so das Bein in einem totalen Flexionsmuster gehalten wird, ist mehr Dorsalflexion zu erreichen und aufrechtzuerhalten. Die Therapeutin legt das Polstermaterial an, formt es sorgfältig um die knöchernen Punkte des Fußgelenkes und bis unterhalb der Metatarsalköpfchen (Abb. 6.30b).

Kleine Schaumstoffstücke werden zwischen die Zehen des Patienten gelegt, um sicherzugehen, daß diese bei Fertigstellung des Gips genügend Platz haben (Abb. 6.31a). Die Abduktion der Zehen, die dadurch erreicht wird, hilft bei der Hemmung hypertoner Plantarflexoren und dabei die Dorsalflexion des Fußes zu facilitieren. Bevor die Therapeutin mit dem Anbringen des Gipses beginnt, schneidet sie mehrere Lagen Gips und Polstermaterial zurecht, die etwas breiter als der vordere Teil des Fußes sein sollten. Beides wird später unter den Zehen des Patienten angebracht werden (Abb. 6.31b).

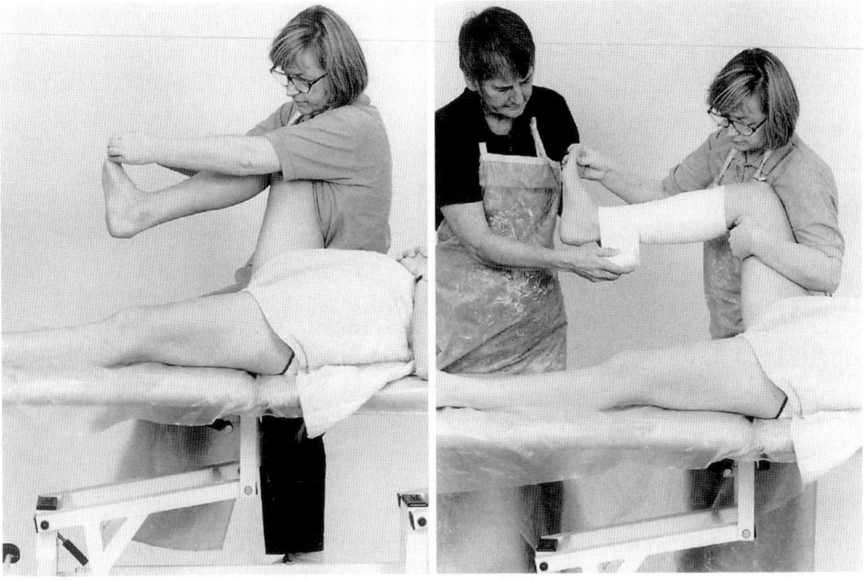

a b

Abb. 6.30 a,b. Vorbereitungen für das Gipsen eines plantarflektierten Fußes. **a** Das Bein in totaler Flexion halten. **b** Das Polstermaterial anlegen

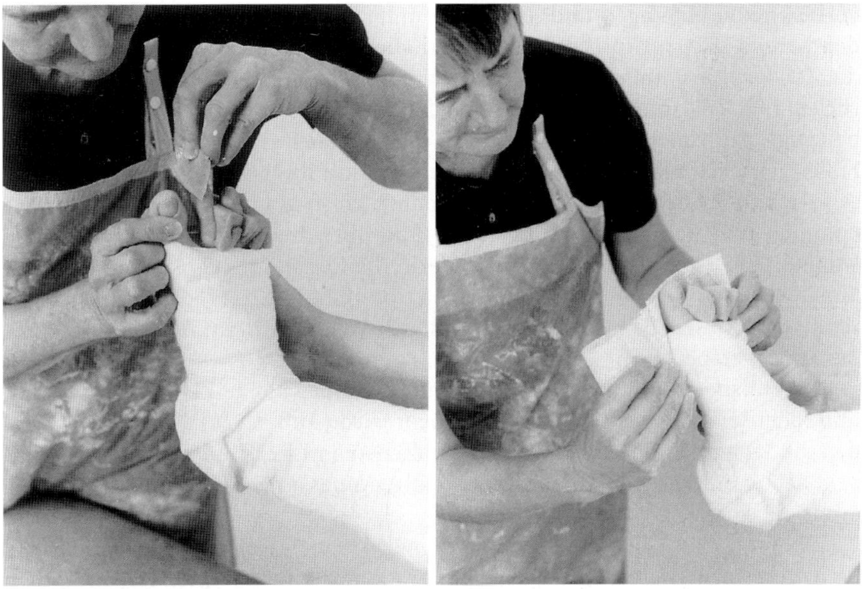

a b

Abb. 6.31. **a** Schaumstoffstücke zwischen die Zehen stecken. **b** Die Gipsschichten vorbereiten, die unter die Zehen kommen

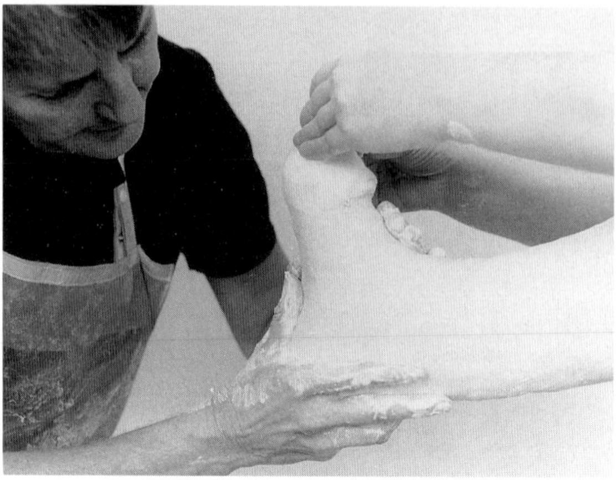

Abb. 6.32. Den Gips formen, so daß er gut am Fußgelenk ansitzt

Die Therapeutin beginnt mit dem Gipsen am Unterschenkel und wickelt die Gipsrollen dann weiter über das Fußgelenk bis hinunter zum Fußballen. Sie modelliert den nassen, weichen Gips sorgfältig, damit er um das Fußgelenk und an der Ferse gut paßt (Abb. 6.32). Die Assistentin hält die Zehen und behält die Stellung des Fußes bei, bis der Gips, der bis zu den Metatarsalköpfchen reicht, trocken geworden ist.

Wenn der Gips trocken ist, kann die Helferin ihre Hände von den Zehen lösen, um der Therapeutin die Möglichkeit zu geben, die vorbereitete Polsterung richtig anzulegen (Abb. 6.33a). Dann befeuchtet die Therapeutin die schon vorbereiteten Gipslagen und legt sie so unter die Zehen des Patienten, daß sie den bereits harten Gips unter dem Fußballen überlappen, aber trotzdem über die Zehenspitzen hinausragen und wickelt den Rest der Gipsrolle um den Fußrücken (Abb. 6.33b). Die Schichten werden nun mit einer weiteren Gipsrolle gut befestigt, die unter ihnen und um sie herum über den dorsalen Aspekt des Fußes gewickelt wird. Die Therapeutin drückt mit ihren Daumen den noch nassen Gips unter den Zehen nach oben, damit diese in eine extendierte Stellung kommen und benutzt ihre Finger, um von oben her Gegendruck auszuüben (Abb. 6.33c). Gleichzeitig zieht die Helferin die Kanten des Gipses von den proximalen Enden der Zehen weg und achtet besonders darauf, daß die Extensorsehne des großen Zeh ganz frei ist und sich später nicht an den oberen Kante des Gipses reiben kann (Abb. 6.33d).

Die Hilfsperson muß immer überprüfen, ob der kleine Zeh gut sichtbar ist und nicht seitlich gegen den Gips gedrückt wird (Abb. 6.34a). Zum Schluß werden die Schaumstoffstücke zwischen den Zehen entfernt, ihre Ruhestellung wird beobachtet, und es werden, falls notwendig, Anpassungen vorgenommen (Abb. 6.34b).

Während der Gips weiter trocknet, wird ein Kissen unter das Bein des Patienten gelegt, damit weder über der Wade noch an der Ferse Dellen in dem noch weichen Gips entstehen. Der Patient darf nicht stehen und auch nicht selbst ins Bett zurückgehen, weil der vordere Teil des Gipses durch diese Bela-

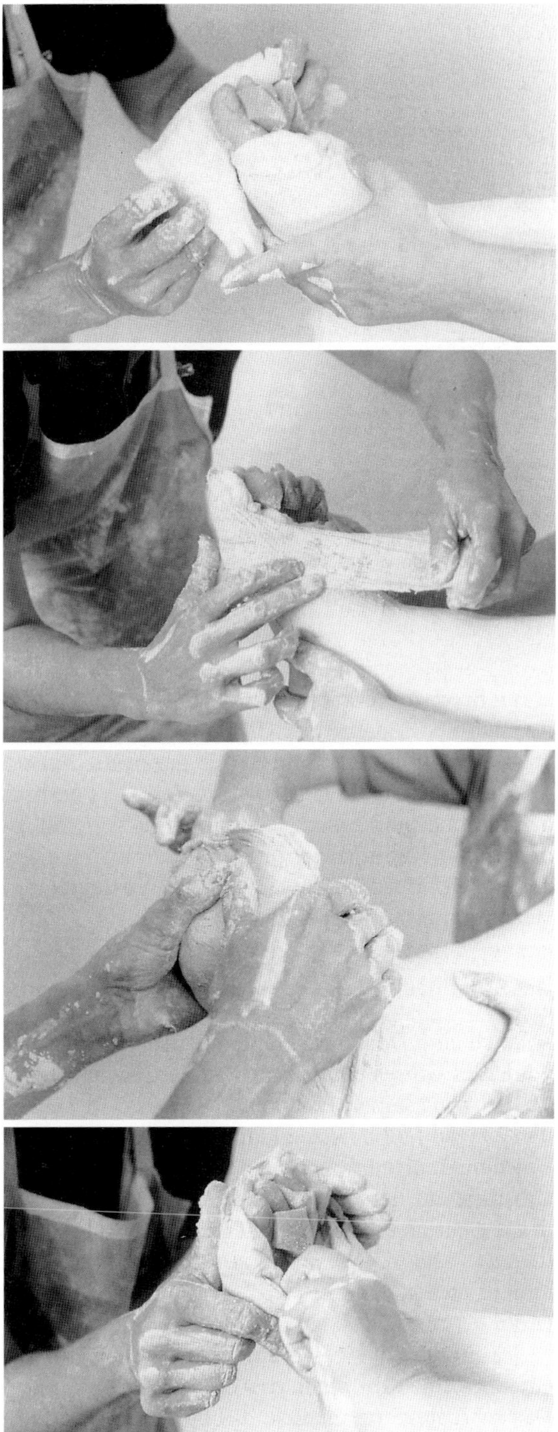

a

b

c

d

Abb. 6.33 a–d. Die Stellung der Zehen korrigieren. **a** Den nassen Gips unter den Zehen anbringen. **b** Ein weiteres, zusätzliches Stück angipsen. **c** Die Zehen von unten in Extension halten. **d** Die Extensorsehne des großen Zehs freilegen

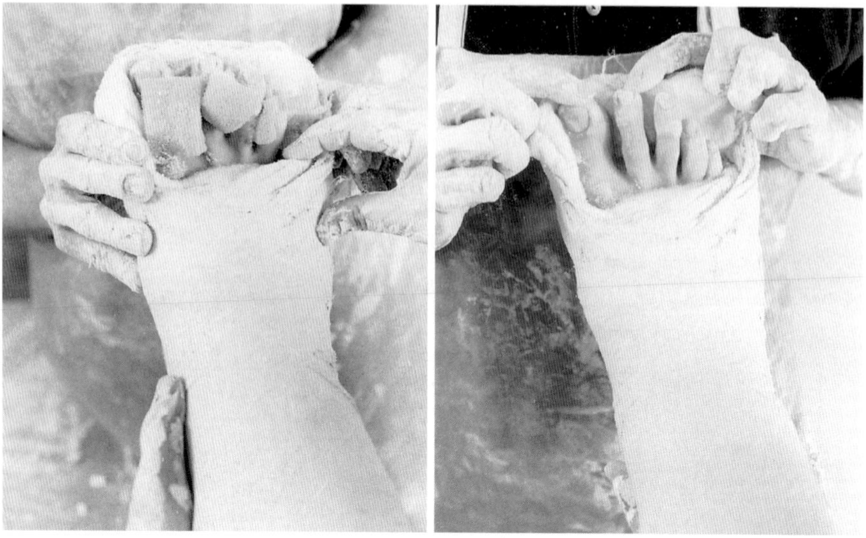

a b

Abb. 6.34. a Den Gips vom kleinen Zeh wegziehen. b Die Zehen haben genügend Platz, nachdem die Schaumstoffstücke entfernt worden sind

stung brechen könnte. Es ist oft besser, wenn der Patient bis zum nächsten Tag im Bett bleibt, damit der Gips völlig hart werden kann. Auch wenn er im Rollstuhl sitzt, könnte er seine Füße gegen die Fußstützen drücken und durch die damit verbundene Plantarflexion den Gips zerbrechen, wenn dieser noch nicht ganz hart geworden ist. Deshalb ist es sinnvoll, bei einem schwer behinderten oder einem übergewichtigen Patienten den Gips, während er im Bett liegt, anzulegen, um das Problem, ihn zu transferieren, ohne daß er auf den Füßen stehen kann, zu vermeiden.

Die Standfläche des Gipses für das Stehen vorbereiten

Solange eine Dorsalflexion des Fußes von 90 ° nicht möglich ist, wird auch die Sohle des Gipses nicht flach sein, und wenn der Patient steht, lastet sein ganzes Gewicht auf seinen Fußballen (Abb. 6.35a). Damit er aber mit seinem Gewicht den ganzen Fuß belasten kann, sollte die Sohle des Gipses ausgeglichen werden. Um den Hohlraum zwischen Fußballen und Ferse aufzufüllen, wird eine nasse Gipsrolle auf der Unterseite des Gipses zwischen Fußballen und Ferse plaziert, in die richtige Form gedrückt und dann mit einer weiteren Gipsrolle fest anbandagiert (Abb. 6.35b). Wenn der Gips hart und trocken geworden ist, kann der Patient stehen, und er wird sein Gewicht eher nahe seiner Ferse übernehmen (Abb. 6.35c).

Damit der Gips geschützt ist, der Patient im Stehen nicht ausrutscht und der Gips im Rollstuhl nicht von der Fußstütze abgleitet, ist eine Sohle notwendig. Das schmale Gummistück, das bei Frakturgipsen oft verwendet wird, ist keine

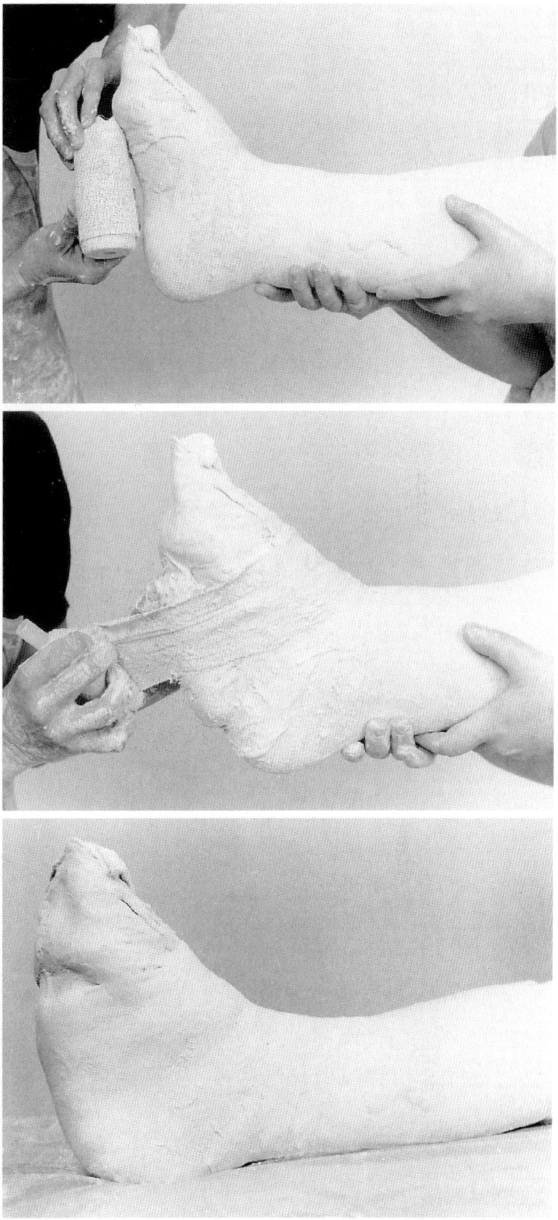

a

b

c

Abb. 6.35 a–c. Die Unterseite des Gipses nivellieren. **a** Im Stehen läge das Gewicht auf den Fußballen. **b** Den freien Raum mit einer zusätzlichen Gipsrolle ausfüllen. **c** Der gewichttragende Bereich ist nun vergrößert

befriedigende Lösung, weil sich der Patient mit einer so kleinen Unterstützungsfläche unsicher fühlt und dazu neigt, seinen Fuß nach außen zu drehen. Eine Gummisohle, die in den Gips integriert ist, hat den Nachteil, daß sie nicht entfernt werden kann, wenn der Patient zu Bett geht. Ein übergroßer Tennisschuh, dessen oberste Teile weggeschnitten werden, kann mit den Schnürsen-

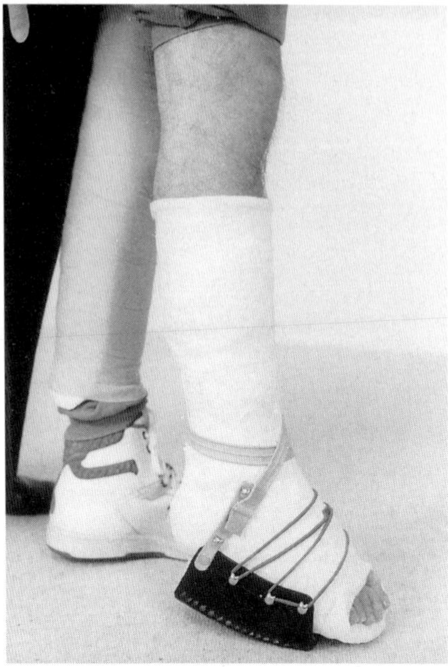

Abb. 6.36. An den Gips eine dicke Gummisohle anbinden

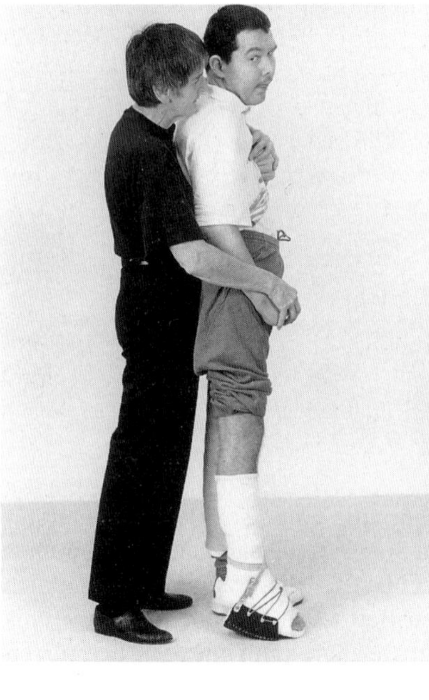

Abb. 6.37. Mit dem Fußgips stehen

keln als Sohle an den Gips gebunden werden. Eine ausgezeichnete Lösung bietet eine Vorrichtung, die von der Behindertenwerkstätte des Rehabilitationszentrums in Basel (Schweiz) angefertigt wird. Sie besteht aus einer dicken Gummisohle, die aus einem Autoreifen ausgeschnitten wurde. Durch ein breites, elastisches Band, das über den Fußrücken und um den Knöchel herum verläuft, wird die Sohle fixiert, und mit einer dicken Schnur aus Gummi werden die Seitenteile der Sohle am Gips festgehalten (Abb. 6.36).

Während der Fuß eingegipst ist, wird der Patient täglich mit Hilfe zum Stehen gebracht. Wenn er die Knieextension noch nicht selbst aufrechterhalten kann, wird eine Knieextensionsschiene, die so weit sein muß, daß sie über dem Gips angelegt werden kann, benutzt. Während der Patient sein Knie aktiv zu kontrollieren beginnt, fordert ihn die Therapeutin auf, es aktiv zu extendieren und seine Hüfte gleichzeitig vorne zu behalten (Abb. 6.37).

Den Gips wechseln

Nach einer Woche wird der Gips erneuert und mit jedem neuen Gips kann normalerweise das Ausmaß der Dorsalflexion signifikant vergrößert werden. Während die Therapeutin den Gips mit der elektrischen Säge lateral aufschneidet, spricht ein Angehöriger oder ein Teammitglied mit dem Patienten und achtet darauf, daß er ruhig liegenbleibt (Abb. 6.38a). Um den Gips einfach und sicher entfernen zu können, ist es wichtig, ihn auch an der Innenseite aufzuschneiden, damit der obere Teil entfernt werden kann, ohne daß der Fuß des Patienten stark nach unten stößt (Abb. 6.38b). Anschließend wird das Polstermaterial aufgeschnitten, und der obere Teil kann dann frei weggehoben werden (Abb. 6.39).

Bevor der Fuß des Patienten aus der unteren Gipsschale gehoben wird, ergreift die Helferin seine Zehen und ist in Bereitschaft, seinen Fuß in Dorsalflexion zu halten (Abb. 6.40a). In dem Augenblick in dem der Gips entfernt wird, steigert die Assistentin die Dorsalflexion so weit wie möglich und hält den Fuß in der korrigierten Stellung fest, damit die Therapeutin sofort damit beginnen kann, den neuen Gips anzulegen (Abb. 6.40b). Es wird eine maximale Verbesserung erzielt, wenn der neue Gips umgehend angelegt wird, und zwar noch, bevor der Fuß des Patienten wieder in Plantarflexion stoßen kann. Wie beim ersten Gips sollte der Patient ins Bett gehoben werden und bis zum nächsten Tag liegenbleiben, damit der Gips nicht beim Transfer oder durch plötzlichen Druck gegen die Fußstützen des Rollstuhls bricht.

Sobald die Kontraktur überwunden und die Dorsalflexion wiedererlangt wurde, kann die untere Schale des letzten Gipses während der ersten Nächte noch angelegt werden, um die richtige Stellung zu unterstützten. Das tägliche Stehen mit einer Knieextensionsschiene wird dafür sorgen, daß das gewonnene Ausmaß an Dorsalflexion erhalten bleibt.

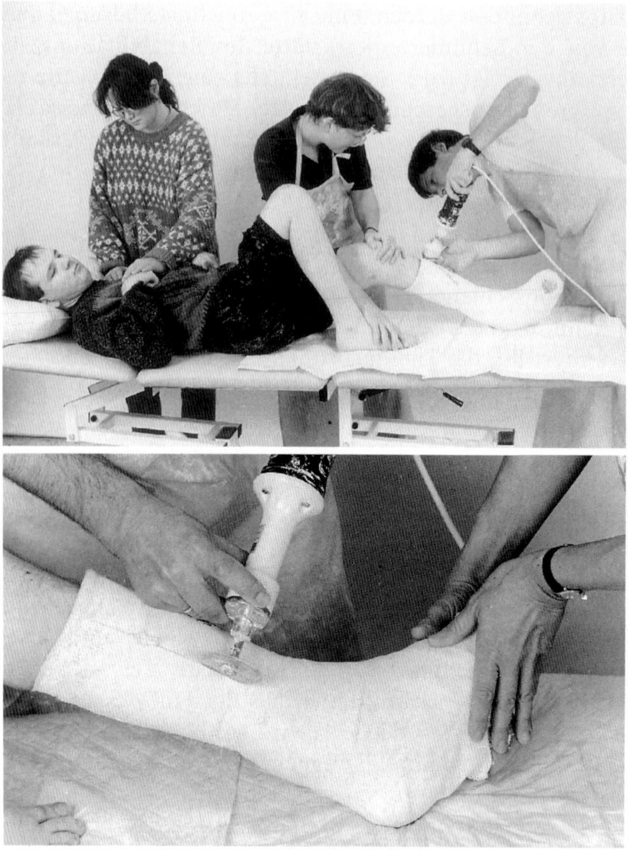

a

b

Abb. 6.38 a,b. Den Gips wechseln. **a** Den Gips an der Außenseite aufschneiden, während sich ein Angehöriger mit dem Patienten unterhält. **b** Das Aufsägen der medialen Seite erleichtert das Entfernen des Gipses

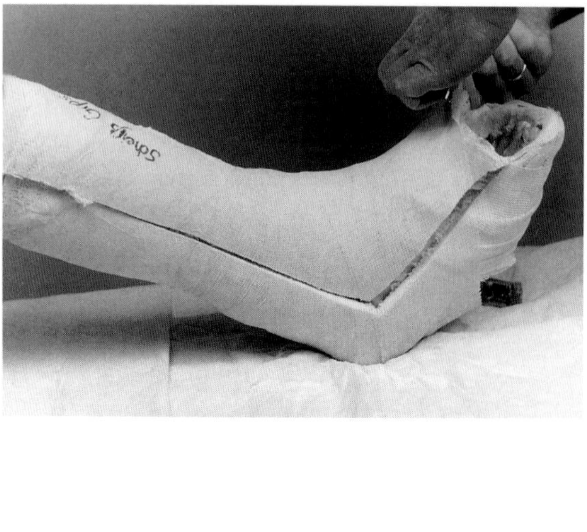

Abb. 6.39. Aufschneiden des Polstermaterials, bevor der obere Teil des Gipses abgenommen wird

Abb. 6.40. **a** Die Hände der Assistentin sind bereit zuzugreifen, bevor der Gips entfernt wird. **b** Der Fuß wird in der korrigierten Stellung gehalten, sobald der Gips entfernt wird

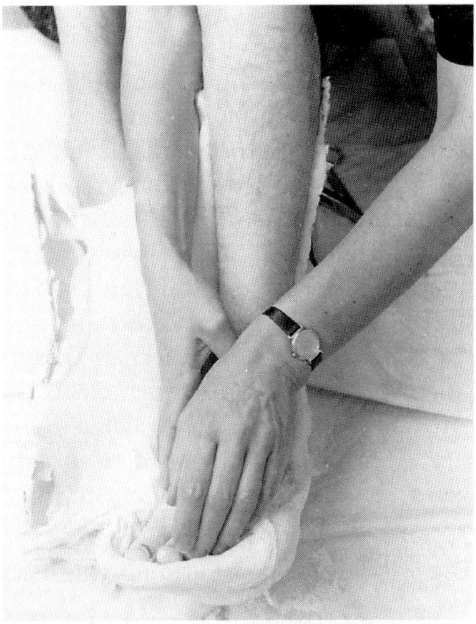

a

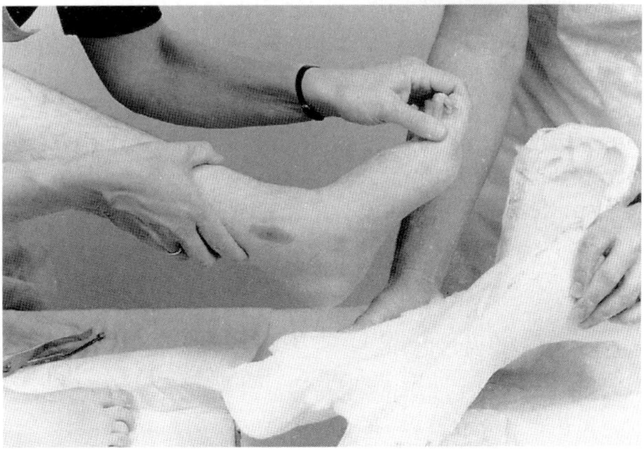

b

Seriengipsen für den flektierten Ellbogen

Es ist einfach, einen Ellbogengips anzulegen, aber an den nur mit Haut bedeckten Knochenvorsprüngen bilden sich leicht offene Druckstellen, vor allem wenn der Gips in Richtung Handgelenk herunterrutscht. Deshalb muß der Gips wie der zuvor beschriebene Kniegips aufgehängt werden (s. Abb. 6.23 u. 6.24), sobald die Flexionskontraktur soweit korrigiert ist, daß die Extension nur noch um weniger als 45 ° eingeschränkt ist.

Den Gips anbringen

Der erste und auch alle nachfolgenden Gipse werden auf die gleiche Art und Weise angelegt. Der Patient liegt dabei in Rückenlage, und die Helferin hält seinen Arm hoch, wobei die Schulter um etwa 90 ° flektiert ist. Sobald der Arm mit dem Polstermaterial umwickelt worden ist, legt die Therapeutin ein Tuch über die ihr zugewandte Kopf- und Gesichtshälfte des Patienten, um ihn vor herunterfallenden Gipstropfen zu schützen (Abb. 6.41). Das Polstermaterial sollte proximal und distal weit über den Gips hinausreichen.

Wenn der Gips angebracht, aber noch nicht hart geworden ist, formt die Therapeutin über dem knöchernen Vorsprung des Olekranon eine kleine Wölbung, um jeglichen Druck über dem Processus olecrani zu vermeiden (Abb. 6.42). Der Arm des Patienten wird so lange in Elevation gehalten, bis der Gips angetrocknet ist, und auch dann wird er auf ein Kissen gelagert, damit bis der Gips hart geworden ist, keine Dellen entstehen.

Die wiedererlangte Ellbogenextension erhalten

Sobald die volle Extension des Ellbogens wieder möglich ist, kann der Gips entfernt werden, so daß funktionelle Aktivitäten geschult werden können. Falls der Patient seinen Arm aber noch nicht benutzt, muß sorgfältig darauf geachtet werden, daß der Ellbogen nicht ständig in die Flexion zieht, da sonst wieder eine Kontraktur entstehen könnte. Während der Behandlung wird der Patient ermuntert, sich auf seinen ausgestreckten Arm zu zustützen, durch die Therapeutin geführte Aktivitäten auszuführen, bei denen Ellbogenextension sinnvoll

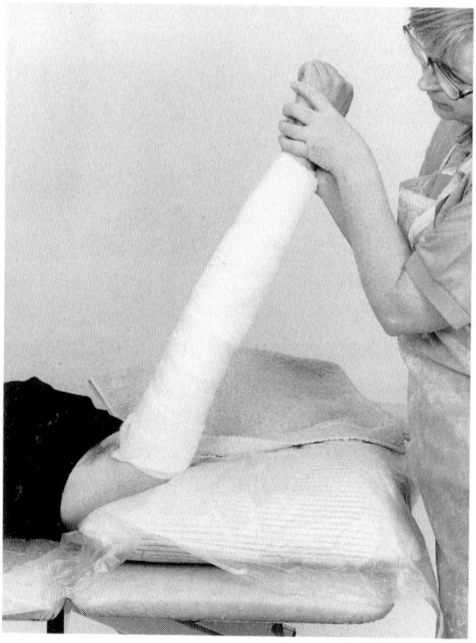

Abb. 6.41. Der Arm ist in Elevation, während das Polstermaterial angelegt wird. Ein Tuch schützt das Gesicht des Patienten

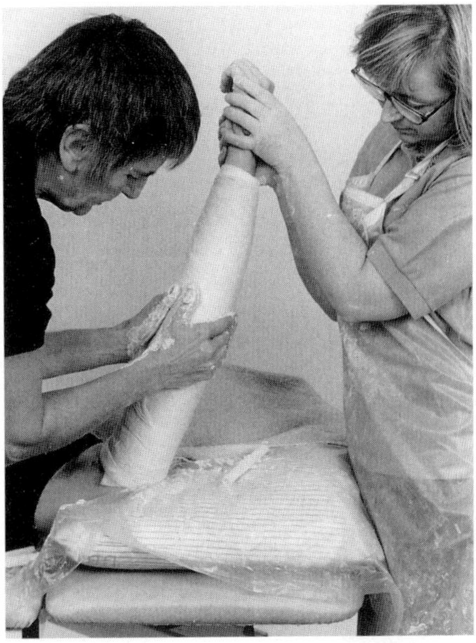

Abb. 6.42. Die Therapeutin macht eine kleine Wölbung in den nassen Gips, um Druck auf den Ellbogen zu vermeiden

und notwendig ist und zu lernen, selbst das passive Bewegungsausmaß aufrechtzuerhalten, bis er seinen Arm wieder funktionell einsetzen kann. Solange die Gefahr besteht, daß wieder eine Kontraktur entsteht, wird der Arm des Patienten während der Nacht und während er sich tagsüber selbst überlassen ist, in einen auf- und zuklappbaren Gips gelegt.

Der Scharniergips

Wenn die volle Ellbogenextension möglich ist, wird ein letzter leichter Gips angelegt. Bevor dieser Gips ganz trocken ist, macht die Therapeutin mit den Spitzen einer Schere oder mit einem anderen spitzigen Instrument auf der Außenseite des Gipses eine Reihe von Löchern, die als Scharnier dienen werden. Auf der gegenüberliegenden Seite dieser Lochreihe, d.h. auf der Innenseite des Gipses, wird mit einem Bleistift eine Linie gezogen (Abb. 6.43a) und mit der elektrischen Säge macht die Therapeutin einen sauberen Schnitt entlang der Bleistiftlinie (Abb. 6.43b).

Den Schnitt entlang werden mit der Spreizzange vorsichtig die beiden Kanten auseinandergedrückt, und die Helferin durchschneidet das Polstermaterial mit einer an der Spitze abgerundeten Gipsschere (Abb. 6.44a). Behutsam öffnen die Therapeutin und ihre Assistentin den Gips, indem sie mit ihren Daumen gegen die Löcher drücken, damit das Scharnier an der richtigen Stelle bleibt, bis sie den Arm des Patienten leicht aus dem Gips nehmen können (Abb. 6.44b). Die Polsterung wird etwas zurückgeschnitten und mit einer Lage Gips fixiert.

Der Arm des Patienten wird in den Scharniergips zurückgelegt, der dann durch Umwickeln mit einer elastischen Bandage zusammengehalten wird.

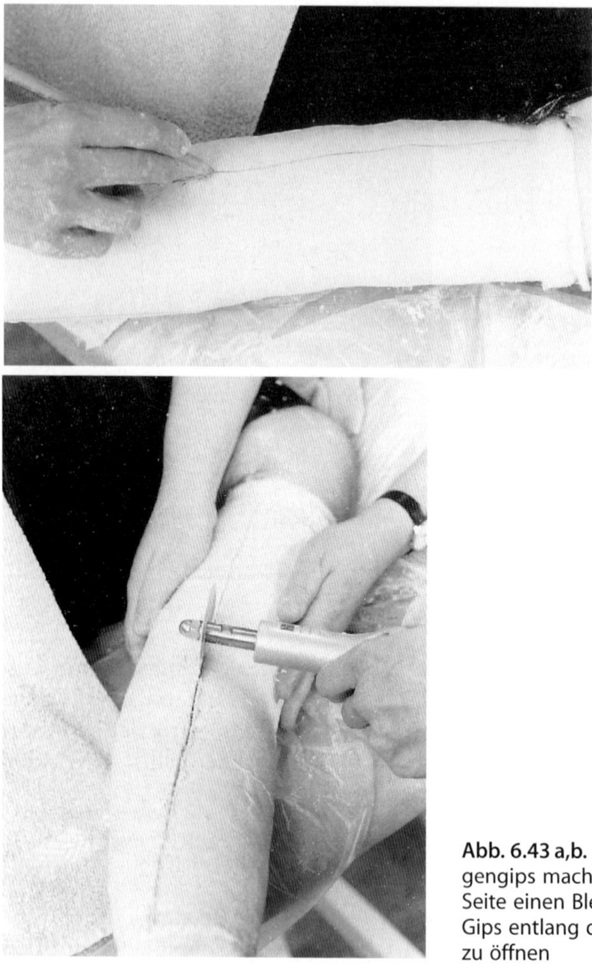

a

b

Abb. 6.43 a,b. Ein Scharnier in den Ellbogengips machen. **a** Entlang der medialen Seite einen Bleistiftstrich ziehen. **b** Den Gips entlang der Linie aufsägen, um ihn zu öffnen

Wenn es schwierig ist, die beiden Hälften um den Arm zu schließen, kann die Haut mit einem Holzspatel nach innen gedrückt werden, damit sie nicht zwischen den Kanten des Gipses eingeklemmt wird (s. Abb. 6.29b). Während der Behandlung, dem funktionellen Gebrauch und beim Waschen kann der Gips leicht entfernt und anschließend wieder angelegt werden (Abb. 6.45).

Wenn der Patient auf der Intensivstation liegt und noch nicht bei Bewußtsein ist, sollte die Therapeutin, falls sie einen Widerstand gegen die volle Extension spürt, einen zirkulären Gips am Ellbogen anbringen. Nach ein paar Tagen werden die Muskeln entspannt sein, der Gips kann zu einem Scharniergips umfunktioniert und dann nur zeitweise getragen werden, bis er schließlich ganz weggelassen werden kann. Dadurch kann sowohl die Entstehung einer Kontraktur als auch die Verletzung von Weichteilen verhindert werden, durch die die Bildung von HO beschleunigt würde.

a
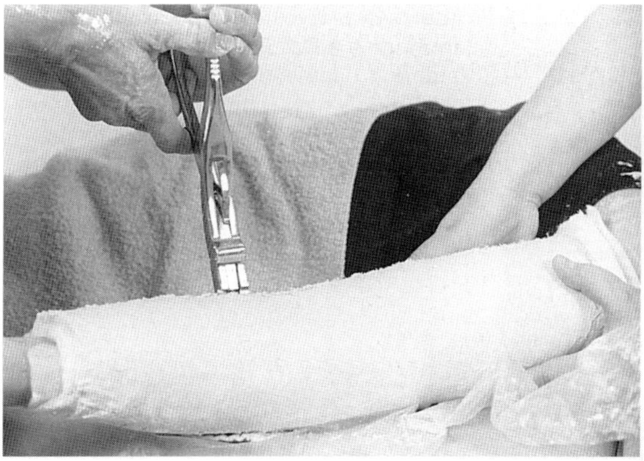
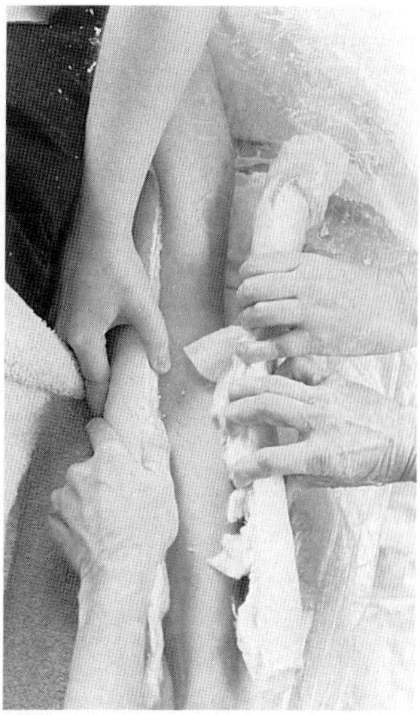
b

Abb. 6.44 a,b. Den Gips entfernen. **a** Die aufgeschnittenen Kanten auseinanderdrücken. **b** Das Polstermaterial durchschneiden und den Gips öffnen

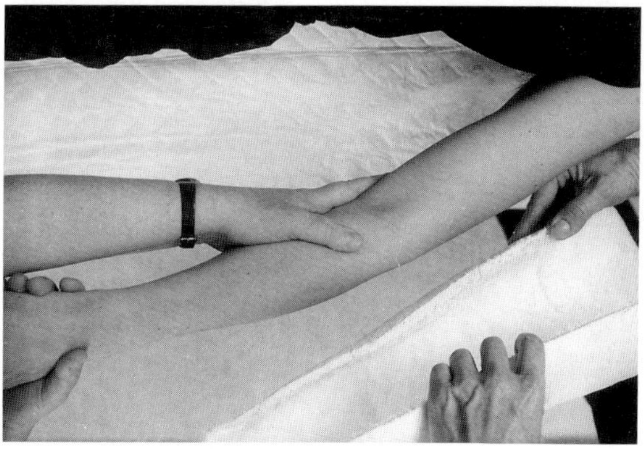

Abb. 6.45. Der Ellbogengips kann nach der Therapie leicht wieder angelegt werden

Seriengipsen für das flektierte Handgelenk

Bei einer Kontraktur des Handgelenks hat der Patient oft auch verkürzte Fingerflexoren. Durch Seriengipse für das Handgelenk kann das Problem der flektierten Finger meist gleichzeitig behoben werden, wenn zusätzlich schon während der Behandlung mit Gipsen aber auch darüber hinaus eine intensive Therapie durchgeführt wird, die Mobilisieren und Führen einschließt. Wenn die Fingerflexoren trotz der Behandlung weiterhin stark verkürzt bleiben, müssen auch die Finger mit in eine weitere Gipsbehandlung einbezogen werden.

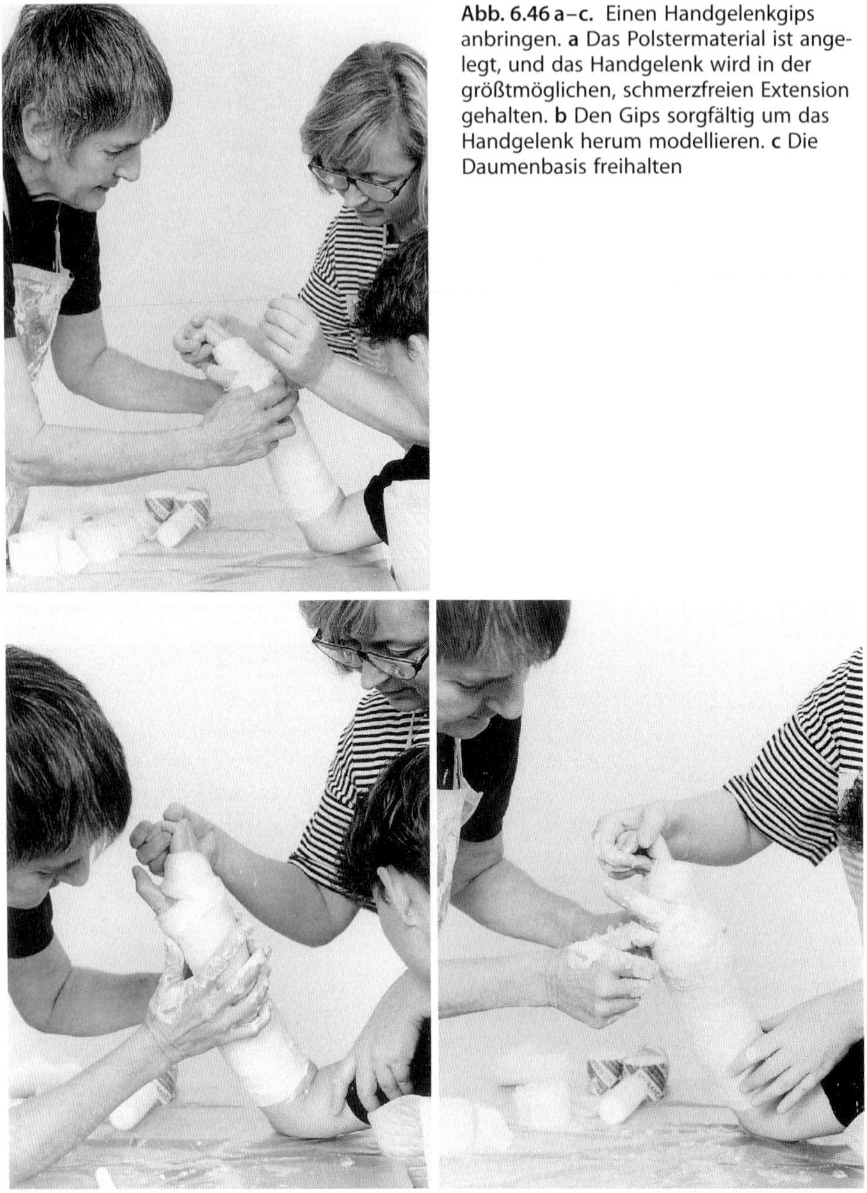

a b c

Abb. 6.46 a–c. Einen Handgelenkgips anbringen. **a** Das Polstermaterial ist angelegt, und das Handgelenk wird in der größtmöglichen, schmerzfreien Extension gehalten. **b** Den Gips sorgfältig um das Handgelenk herum modellieren. **c** Die Daumenbasis freihalten

Den ersten Gips anlegen

Der Patient sitzt an einem Tisch, auf dem sein Ellbogen abgestützt wird. Die Helferin steht neben ihm und hält seinen Ellbogen auf dem Tisch, indem sie seine Schulter mit ihrem Körper nach vorne schiebt. Sie hält die Hand des Patienten hoch und paßt ihren Griff so an, daß die Therapeutin das Polstermaterial

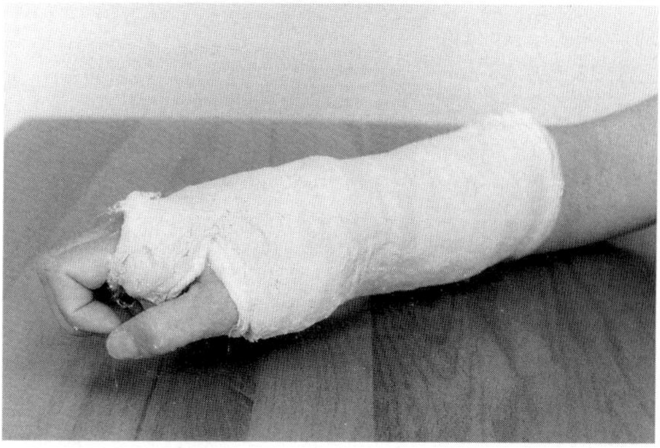

Abb. 6.47. Der erste Gips. Daumen und Ellbogen sind freibeweglich

anwickeln kann (Abb. 6.46a). Es wird darauf geachtet, daß vor allem der Bereich um die Daumenbasis ausreichend gepolstert ist.

Zuerst umwickelt die Therapeutin mit den 6cm breiten Gipsrollen distal die metakarpophalangealen Gelenke. Dann benutzt sie die 8cm breiten Rollen, um nach proximal bis etwa 3 Finger breit unterhalb der anterioren Ellbogenfalte einzugipsen, so daß das Ellbogengelenk beim Beugen nicht behindert wird. Sie modelliert den Gips sorgfältig um das Handgelenk, hält die korrigierte Position aufrecht, bis der Gips hart geworden ist und achtet dabei darauf, daß sie mit ihren Daumen keine Dellen in den Gips drückt (Abb. 6.46b).

Bevor der Gips ganz fest geworden ist, zieht die Therapeutin die Kanten um die Daumenbasis weg und kontrolliert, ob die Polsterung über die Kanten des Gipses hinausreicht (Abb. 6.46c). Beim ersten Gips wird selten eine optimale Korrektur des Handgelenks erreicht, sondern die zu diesem Zeitpunkt bestmögliche Korrektur, die dem Patienten keine Schmerzen bereitet, wird akzeptiert (Abb. 6.47). Erst mit dem zweiten oder dritten Gips wird für gewöhnlich eine deutliche Verbesserung des Bewegungsausmaßes erreicht.

Den Gips wechseln

Wie beim Fußgips ist es auch hier ratsam, den Gips mit zwei Schnitten lateral und medial zu öffnen, um ihn leicht wegnehmen zu können, ohne daß das Handgelenk von neuem in Flexion zieht. Zuerst schneidet die Therapeutin den Gips zwischen Daumen und Zeigefinger auf, den Unterarm entlang nach oben (Abb. 6.48a) und dann an der Außenseite des Gipses (Abb. 6.48b).

Der Gips wird mit der Spreizzange auseinandergedrückt und die Polsterung durchgeschnitten, damit beide Teile entfernt werden können. Während die Therapeutin den Gips weiter öffnet und schließlich wegzieht, hält die Helferin das Handgelenk so, daß es in Dorsalflexion bleibt (Abb. 6.49a). Unmittelbar nachdem der Gips entfernt worden ist, erhöht die Therapeutin das Ausmaß an Dorsalflexion im Handgelenk, indem sie mit ihren Fingern den Karpalbereich nach unten und gleichzeitig mit ihrem Daumen in der Handinnenfläche die Hand nach oben hebt (Abb. 6.49b). Die Assistentin hält die Hand in dieser korrigier-

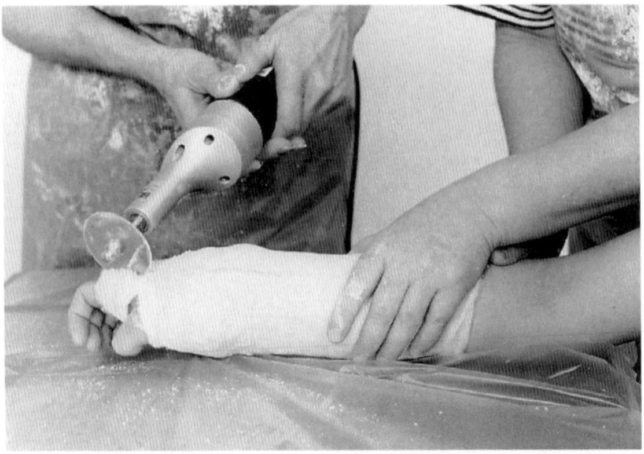
a

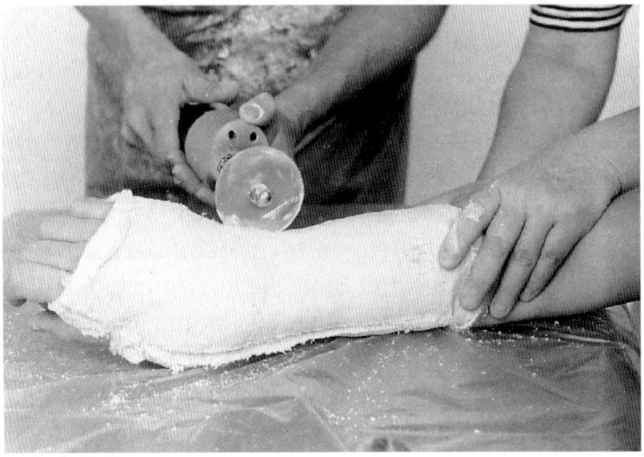
b

Abb. 6.48 a,b. Den Gips wechseln. **a** Den Gips zwischen Daumen und Zeigefinger aufschneiden. **b** Auch die gegenüberliegende Seite aufschneiden, damit der Gips leichter entfernt werden kann

ten Stellung, während die Therapeutin kurz die Haut des Patienten kontrolliert und dann beginnt, das Polstermaterial für den neuen Gips anzulegen (Abb. 6.49c). Es ist kontraproduktiv, die Hand des Patienten zu waschen oder einige passive Bewegungen durchzuführen, weil das vom Gips befreite Handgelenk innerhalb weniger Minuten wieder stark in die Flexion zu ziehen beginnt und das gerade erlangte erweiterte Bewegungsausmaß wieder verlorengehen könnte.

Die Extension im Handgelenk nach Seriengipsen bewahren

Nachdem die volle Extension im Handgelenk wieder hergestellt ist, kann in gleicher Weise wie beim Knie oder Ellbogen ein Scharniergips verwendet werden. Der letzte Gips wird dazu vorsichtig auf der Daumenseite aufgesägt, während die Lochreihe für das Scharnier auf der Ulnarseite angebracht wird. Allerdings ist für das Handgelenk eine kleine Schiene von volar handlicher, leichter und wesentlich einfacher in der Anwendung. Mit Sicherheit ist eine gewisse Unterstützung des Handgelenks notwendig, bis der Patient gelernt hat, es aktiv zu extendieren, oder bis mehr Extensortonus vorhanden ist. Andernfalls wird die

Abb. 6.49. **a** Die Assistentin hält die Extension im Handgelenk aufrecht, wenn der Gips entfernt wird. **b** Die Therapeutin vergrößert das Bewegungsausmaß. **c** Sofort wird das Polstermaterial für den neuen Gips angelegt

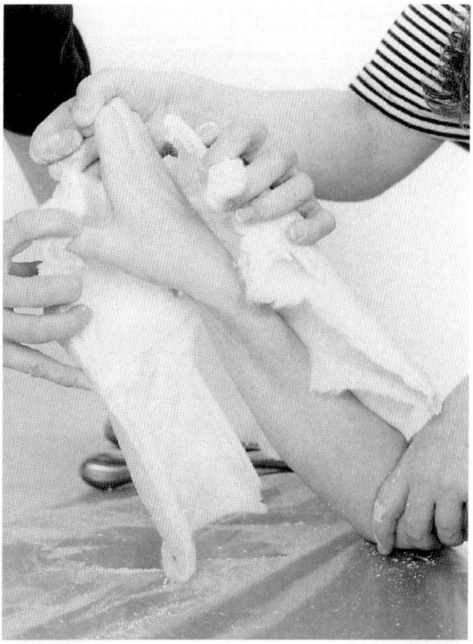

a

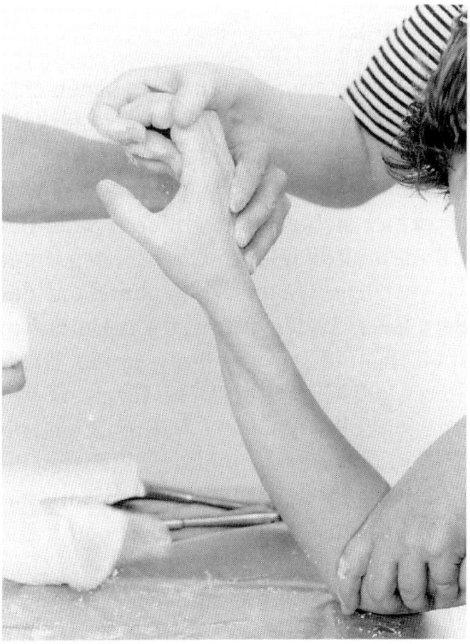

b

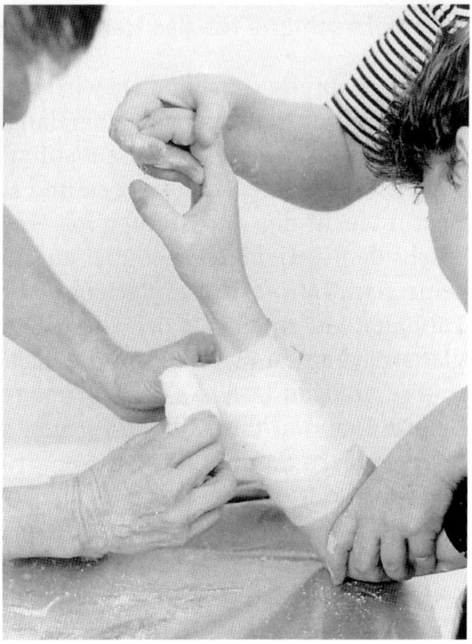

c

Hand nach der wochenlangen Ruhigstellung sehr wahrscheinlich mit ständig flektiertem Handgelenk nach unten hängen, wenn der Arm von der Unterstützungsfläche abgehoben wird (Abb. 6.50).

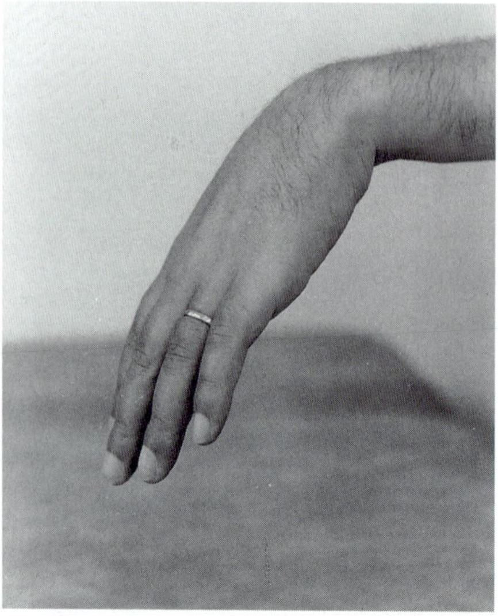

Abb. 6.50. Nach dem mehrere Wochen dauernden Reihengipsen muß das Handgelenk anfangs noch gestützt werden

Eine Volarschiene für das Handgelenk anfertigen

Eine 10cm breite Gipsbandage wird so gefaltet, daß ein Streifen aus 7 Lagen entsteht und von den metakarpophalangealen Gelenken bis etwa 5cm unterhalb des Ellbogens reicht. Der Patient stützt seinen Ellbogen auf einen Tisch, und die Helferin hält seine Schulter vorn und sein Handgelenk in Extension. Die Therapeutin taucht den Gipsstreifen ins Wasser, kniet sich auf der anderen Seite des Tischs dem Patienten gegenüber auf den Boden und legt den Gipsstreifen unter seine Hand und sein Handgelenk (Abb. 6.51a). Die Helferin läßt die Hand des Patienten los, so daß sie den Gips über dem Bereich der Flexoren am Unterarm glattstreichen kann, während die Therapeutin eine gute Stellung seiner Hand und seines Handgelenks beim Anmodellieren des Gipses erreicht. Sie preßt mit beiden Daumen den Gips fest gegen seine Handinnenfläche. während sie mit ihren Fingern auf den Handrücken drückt um das Handgelenk in Extension zu halten, bis der Gips fest wird (Abb. 6.51b). Mit ihren Daumen in seiner Handfläche, und mit ihren Fingern auf seinem Handrücken modelliert sie nun die Schiene, um die normalen Konturen seiner Hand zu formen. Sobald der Gips fest geworden ist, wird die Schiene weggenommen und zurechtgeschnitten, wobei die Innenseite mit dem Griff einer Schere geglättet und mit einem letzten Stück nasser Gipsbandage fein abgerieben wird.

Wenn die Schiene ganz trocken ist, wird sie richtig an der palmaren Seite seiner Hand angelegt, wobei sie bis nach vorn zum proximalen Bereich der metakarpophalangealen Gelenke reicht (Abb. 6.52a). Die Schiene wird mit einer schmalen, nur wenig elastischen Bandage befestigt, und um unangenehme Kompression zu vermeiden, wird sie nicht festgezogen, sondern nur einfach um den Arm und um die Hand abgerollt (Abb. 6.52b). Mit Hilfe dieser Handschiene wird die Hand des Patienten in jedweder Stellung bequem gestützt, und sein

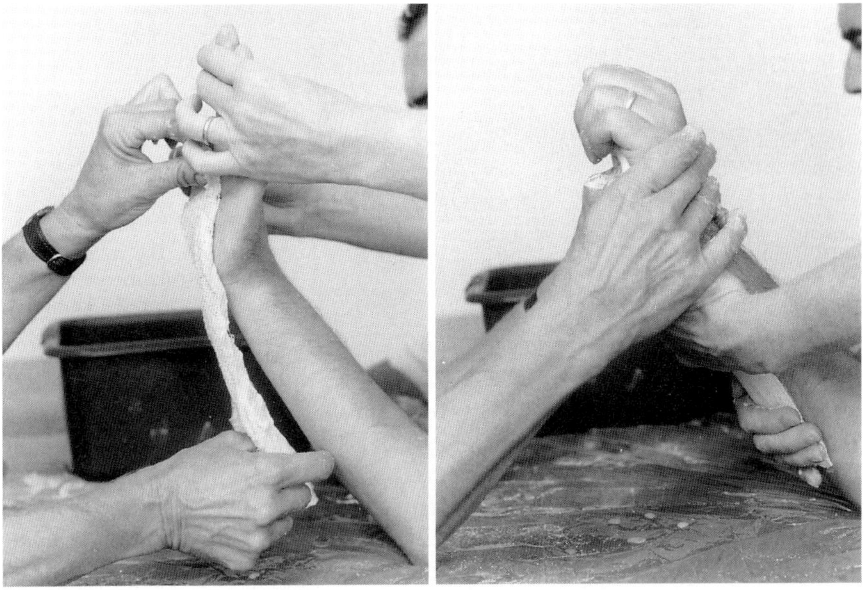

a b

Abb. 6.51 a,b. Eine volare Handschiene anfertigen. **a** Die nassen Gipslagen anbringen. **b** Die Schiene den normalen Konturen der Hand entsprechend modellieren

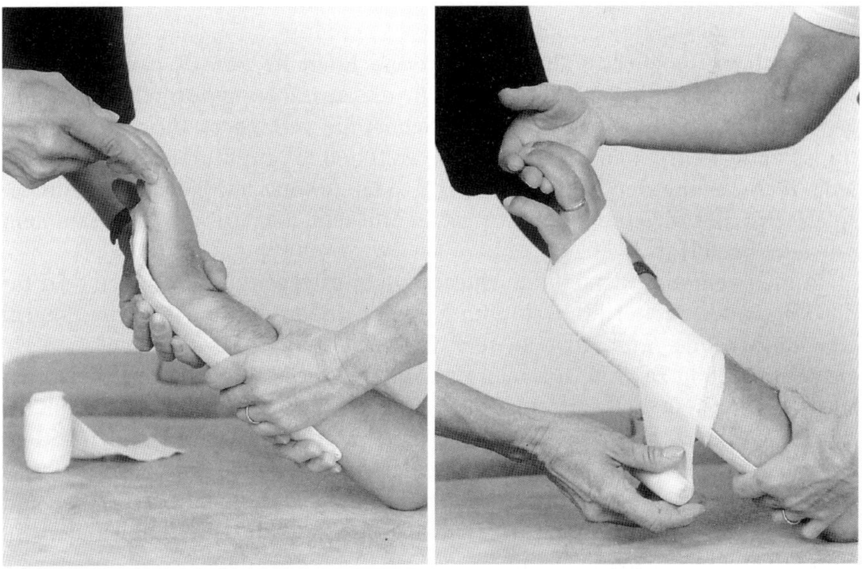

a b

Abb. 6.52 a,b. Die fertige Schiene anbandagieren. **a** Das Handgelenk exakt in die Schiene legen. **b** Die Schiene von distal nach proximal anbandagieren

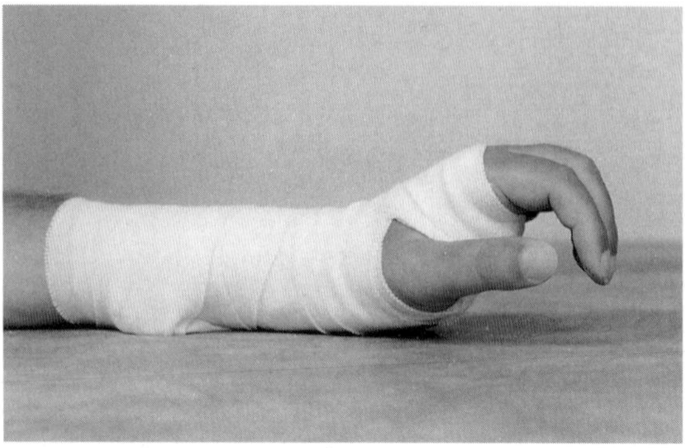

Abb. 6.53. Die volare Handschiene stützt bequem das Handgelenk in der korrigierten Stellung und läßt die Finger für Aktivitäten frei

Handgelenk immer in Extension unterstützt (Abb. 6.53). Durch die elastische Bandage wird das Entstehen eines Ödems in der Hand verhindert, das nach dem Entfernen des zirkulären Gipses auftreten könnte, besonders wenn der Arm des Patienten herunterhängt, wie z.B. beim Stehen oder Gehen. Die schmale Schiene kann leicht während der Behandlung entfernt werden, und es kann aktive Kontrolle beim Greifen und Loslassen alltäglicher Gegenstände mit Facilitation stimuliert werden.

Operative Eingriffe

Wann immer möglich, sollten chirurgische Eingriffe zur Überwindung von Kontrakturen vermieden werden, weil für die Ausführung normaler Bewegungen jeder Muskel benötigt wird. Eine Sehne, die verlängert, durchtrennt oder transplantiert wird, kann nicht mehr so vollkommen funktionieren wie früher. Jede Veränderung der Länge, der Stärke oder des ausgewogenen Zusammenspiels wird die effiziente Aktivität anderer Muskeln, die harmonisch zusammenarbeiten, beeinträchtigen.

Immer wenn das Rehabilitationsteam erfolglos gegen das Entstehen oder für die Überwindung von Kontrakturen kämpft, scheint der chirurgische Eingriff eine verlockende Alternative zu sein, weil sich sofort nach der Operation ein sichtbarer Erfolg zeigt. Später allerdings könnte diese Entscheidung die vorher so richtig erschien, bedauert werden, und ungünstige Resultate sind nur äußerst schwierig und oft sogar überhaupt nicht mehr zu korrigieren. Für den Patienten, dessen funktionelle Aktivitäten zu einem späteren Zeitpunkt zurückkehren, wird dadurch ein integraler Teil der Bewegung nicht mehr möglich sein. Evans (1981) fordert mit Nachdruck zur Vorsicht auf: „Die Langzeitwirkungen der chirurgischen Eingriffe müssen in Betracht gezogen werden: Manche Patienten werden z.B. nach einer Verlängerung der ischiokruralen Muskelgruppe Schwierigkeiten beim Aufstehen und Hinsetzen haben. Diese Auswirkungen können unter Umständen später schwerwiegender sein als die ursprünglichen Kontrakturen".

Durch die Verlängerung des Muskels und die daraus resultierende Schmerzhemmung kann eine spastische Kontraktur zwar eliminiert werden, die Spastizität selbst löst sich aber nicht in Luft auf. Sie wird sich an anderen Stellen des Körpers zeigen und neue Probleme hervorrufen, solange die dem Hypertonus oder den extremen Stellungen zugrundeliegenden Ursachen bestehen bleiben. Oft wird Spastizität und/oder eine Verkürzung der Plantarflexoren des Fußgelenks durch chirurgisches Verlängern behandelt, damit der Patient mit dem Stehen und Gehen beginnen kann. Der Verlust oder sogar die Verminderung der Plantarflexionsaktivität kann dem Patienten aber beträchtliche Schwierigkeiten bereiten. Die Wadenmuskeln sind eine wichtige sensorische Informationsquelle für das Gleichgewicht im Stehen, und ihre Kontraktion verhindert das Fallen nach vorn. In manchen Fällen ist nach der Operation eine übertriebene Dorsalflexion in allen Positionen und bei allen Aktivitäten die Folge, was die Funktionen behindert und während des Stehen bereitet das Zusammenkrallen der Zehen ein Problem (Abb. 6.54).

Nach einer Achillessehnenverlängerung und der Resektion der Zehenflexoren haben andere Patienten auf Grund des Verlusts an aktiver Zehenflexion und Plantarflexion des Fußes nicht nur wenig Gleichgewichtskontrolle, sondern der ganze Fuß könnte sich verkürzen, da der Aktivität der intrinsischen Muskulatur keine antagonistische Arbeit mehr entgegentritt. Mit der Zeit könnte auch eine fixierte Extensionsdeformität der Zehen entstehen (Abb. 6.55). Es gibt keine Garantie dafür, daß die Verlängerung der Achillessehne, das Aufspalten der Sehne des M. tibialis anterior und ihre Verlagerung, einhergehend mit der Durchtrennung der Zehenflexoren „zu einem ausgeglichenen Vorfuß führen werden" (Garland und Keenan 1983), obwohl eine solche Operation für manche Patienten einen gewissen Erfolg mit sich bringen kann. Bevor irgendein irrever-

a 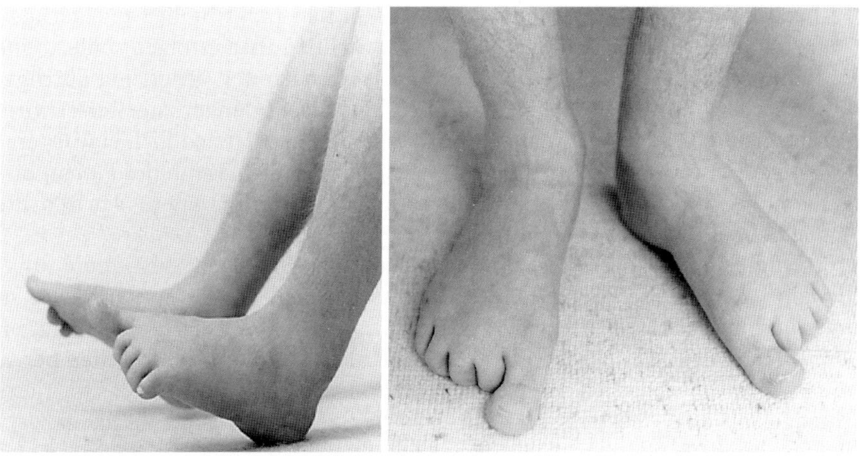 b

Abb. 6.54. a Ein Patient mit starker, anhaltender Dorsalflexion der Füße, nach Verlängerung der Achillessehne. **b** Starkes Flektieren der Zehen im Stehen

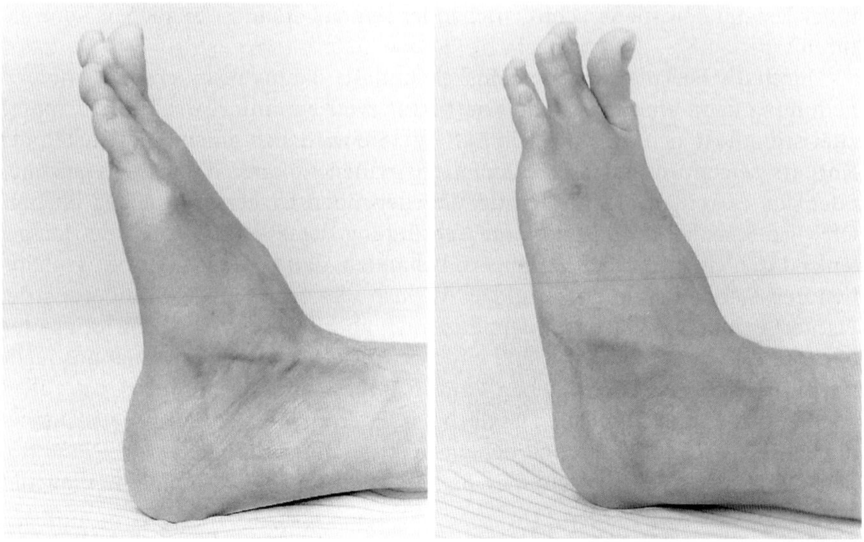

Abb. 6.55 a,b. Probleme mit dem Fuß nach Verlängerung der Achillessehne, Lösen der Zehenflexoren und anteriorem Transfer der geteilten Schienbeinsehne. **a** Der gesamte Fuß ist verkürzt. **b** Fixierte Extensionsdeformation der Zehen

sibler chirurgischer Eingriff vorgenommen wird, sollten deshalb folgende Punkte sorgfältig überlegt werden:

Vor allem in den ersten Jahren nach der Verletzung ist es schwierig vorherzusagen, inwieweit der einzelne Patient seine Extremitäten wieder funktionell gebrauchen kann. Basierend auf Erfahrungen und der statistischen Wahrscheinlichkeit können rechnerische Vermutungen angestellt werden, aber immer wieder sind entgegen jeder Erwartung erstaunliche und überraschende Fortschritte zu beobachten. Selbst Verfechter der chirurgischen Eingriffe bei andauernden Deformitäten betonen, daß die Intervention nicht zu früh erfolgen sollte. „Eine endgültige Operation sollte frühestens 11/2 Jahre nach der Verletzung durchgeführt werden“ (Garland und Keenan 1983). Auch wenn länger zugewartet wird, kann eigentlich nichts versäumt werden, und sollte sich letztendlich eine Operation doch als notwendig erweisen, ist sie eher erfolgreich, wenn der Patient insgesamt im Rahmen seiner allgemeinen Fähigkeiten weitere Fortschritte gemacht hat.

Irrtümlicherweise wird oft angenommen, daß ein Patient bestimmte funktionelle Aktivitäten aufgrund einer Kontraktur nicht ausführen kann, was zu Enttäuschungen und Frustration führen kann, wenn auch nach der Operation keine Veränderung eintritt. So ist z.B. eine Knieflexionskontraktur selten per se die Ursache dafür, daß ein Patient nicht gehen kann. Auch ist nicht das flektierte Handgelenk oder der gebeugte Ellbogen der alleinige Grund dafür, daß ein Patient seine Hand nicht funktionell einsetzen kann, was bei Patienten mit rheumatischer Arthritis deutlich wird, die ihre Hände trotz vergleichbarer Bewegungseinschränkungen gezielt und geschickt gebrauchen können. Deshalb müssen die Probleme des Patienten in ihrer Gesamtheit untersucht und beurteilt werden, bevor eine kostspielige, schmerzhafte und möglicherweise schädliche Operation durchgeführt wird.

Erst wenn alles unternommen wurde, um die Kontraktur/en durch Umlagern und Führen, durch Mobilisieren der Gegenspannung im Nervensystem, aktives Bewegen und selbstverständlich auch durch Seriengipse zu überwinden, sollte eine definitive Operation in Betracht gezogen werden, es sei denn, die Kontrakturen sind so extrem, daß sie mit konservativen Methoden nicht überwunden werden können (Abb. 6.56). Für solche Patienten ist dann ein operativer Eingriff die einzige Alternative.

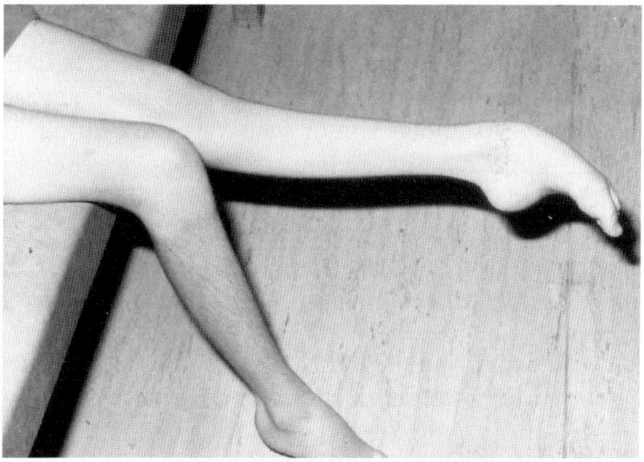

a

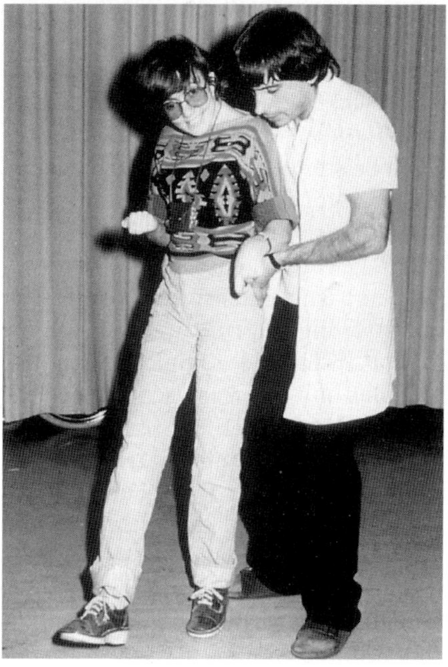

b

Abb. 6.56. **a** Die Fehlstellung des Fußes ist zu ausgeprägt, um mit konservativen Mitteln korrigiert zu werden. **b** Die Patientin lernt nach dem chirurgischen Eingriff gehen (Archivfotos von Diapositiven)

Antispastische Medikamente und Nervenblocks

Weil Medikamente zur Verminderung der Spastizität eine unspezifische Wirkung haben, ist ihre Verabreichung bei Patienten mit schwerem Hypertonus und/oder Kontrakturen wenig hilfreich. Sie bewirken alle eher eine allgemeine Entspannung und sedieren den Patienten zu stark. Landau (1988) hebt diesen Punkt pragmatisch hervor und schreibt: „In keiner kontrollierten Studie wird nachgewiesen, daß Sedative für das ZNS zu Verbesserungen des motorischen Verhaltens führen, auch wenn die tonischen und phasischen Dehnreflexe vermindert werden. Weil Dantrolene alle gestreiften Muskeln gleichzeitig schwächt, sind die Muskeln sowohl für zielgerichtete Aktivität als auch für hyperaktive Reflexreaktionen gleichermaßen beeinträchtigt. Es gibt keine kontrollierten Studien, die den Gedanken unterstützten würden, daß sich bei einem Patienten aufgrund der Behandlung mit Dantrolen durch abgeschwächte Kontraktionsreflexe das selbständige motorische Verhalten hinreichend verbessert", und das gleiche gilt auch für andere antispasmolytische Wirkstoffe. Schlegel (1993) berichtet, daß bei keinem der Patienten eine Veränderung im Ausmaß des Hypertonus, wohl aber bei vielen eine Verbesserung ihres Wachheitsgrads zu beobachten war, nachdem bei der Einweisung in das Therapiezentrum alle hohen Dosierungen antispastischer Medikamente abgesetzt worden waren.

Nervenblocks und örtliche motorische Blocks

Landau scheint von der Wirksamkeit gezielter Blocks durch Lokalanästhesie, die die Empfindlichkeitsschwelle der Dehnrezeptoren erhöht und dadurch Sehnenreflexe unterdrückt, auch nicht sehr überzeugt zu sein. „Ein ähnlicher Block unterdrückt bei Patienten, bei denen sowohl motorische Beeinträchtigungen als auch Hyperreflexie vorlagen die Sehnenreflexe. Die beeinträchtigten motorischen Leistungen besserten sich aber nicht, obwohl die Hyperreflexie als positiver Indikator verschwunden war."

Der Einsatz von Phenolblocks und örtlichen motorischen Blocks ist sehr beliebt geworden, aber sie sollten nur dann eingesetzt werden, wenn spezifische Probleme trotz intensiver konservativer Behandlung weiterbestehen und keine Verbesserung eintritt, und nicht routinemäßig bei allen spastischen Symptomen. Petrillo und Knoploch (1988) berichten z.B. von einer Studie mit 59 Patienten mit neurologischen Beeinträchtigungen und verweisen auf positive Resultate bei Spastizität nach selektivem Phenolblock des N. tibialis: „Die Studie zeigt, daß der Phenolblock zur Kontrolle der Spastizität in den Plantarflexoren und in den Invertoren des Fußgelenks und zur Eliminierung des Fußgelenkklonus bei allen 59 Patienten sehr wirksam war, und zwar führte er sowohl bei der Gruppe von gehfähigen Patienten als auch bei denen, die auf einen Rollstuhl angewiesen waren, zu signifikanten funktionellen Verbesserungen. Bei allen Patienten hielten die Auswirkungen der Maßnahme über einen längeren Zeitraum hinweg an, und nur bei 22 Patienten (37.2) mußte während der Studie ein

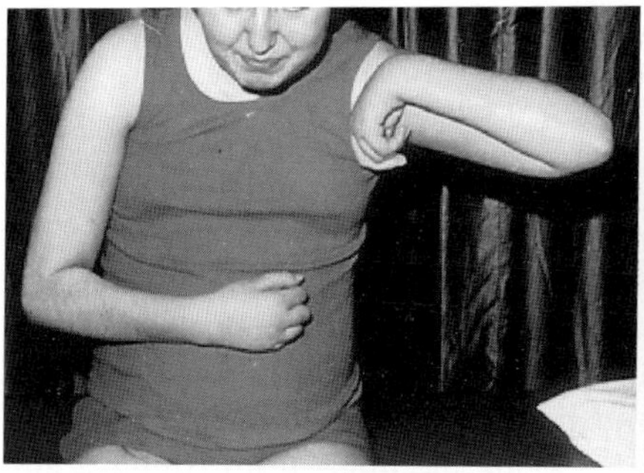
a

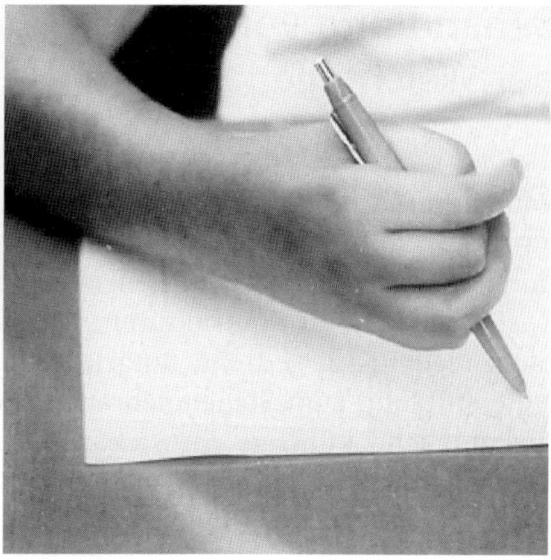
b

Abb. 6.57. **a** Schulterabduktion und Ellbogenflexionskontrakturen nach chirurgischem Eingriff am Ganglion stellatum bei Spastizität nach Hirntrauma. **b** Trotz guter motorischer Erholung in anderen Bereichen zeigt sich an den oberen Extremitäten eine Rückenmarkschädigung auf Höhe von C6 (Archivfotos von Diapositiven)

zweiter Block vorgenommen werden." Die Autoren beschreiben allerdings nicht näher, worin die „signifikanten funktionellen Verbesserungen" bestanden, sondern erwähnen nur, daß 19 Patienten trotz vorheriger Indikation keiner Operation mehr bedurften und daß Patienten mit Bewegungseinschränkungen nach dem Eingriff beweglicher waren. Phenol hat zwar den Vorteil die Reizleitung nicht für immer zu verändern, aber klinische Beobachtungen ergaben auch, daß in manchen Fällen bedauerliche Komplikationen auftraten und deshalb die Anwendung von Phenol doch mit gewissen Risiken verbunden ist.

Weil die in Kap. 3 und 4 beschriebenen sinnvolleren Aktivitäten zu vergleichbar positiven Resultaten führen, scheint es nur logisch zu sein, bei Patienten, deren Nervensystem bereits geschädigt ist, Maßnahmen zu vermeiden, die die Reizleitung der Nerven beeinträchtigen. Irreversible Resektionen der Nerven sollten zur Behandlung von Spastizität oder Kontrakturen nicht durchgeführt werden, weil diese Maßnahmen nicht notwendig sind und durch sie keine Verbesserung der Funktionen wiedererlangt werden. Das Risiko, das bei allen chirurgischen Eingriffen im Bereich des Ganglio stellatum zur Überwindung spastischer Kontrakturen in den oberen Extremitäten besteht, sowie die Tatsache, daß sie als schädlich einzustufen sind, machen solche Interventionen unannehmbar (Abb. 6.57).

Behandlung von Frakturen und Verletzungen der Weichteile

Patienten mit einem Hirntrauma können bei dem Unfall auch Frakturen oder andere Schädigungen des Stütz- und Bewegungsapparates erleiden. In Verbindung mit der Hirnläsion führen solche zusätzlichen und äußerst schmerzhaften Zustände leicht zu Kontrakturen, besonders wenn der Patient gerade deswegen nicht regelmäßig gedreht, umgelagert und bewegt sowie zum Sitzen und mit Unterstützung zum Stehen gebracht werden kann. Sie müssen im Hinblick auf die mögliche künftige Entwicklung des Patienten behandelt werden, in der Hoffnung, daß er vielleicht wieder gehen und seine Hand funktionell gebrauchen könnte.

Frakturen

Je schneller die Frakturen stabilisiert sind, desto einfacher ist es, den Patienten zu lagern und zu bewegen. Aus diesem Grund ist, wann immer möglich, die innere Fixierung die Methode der Wahl. Die Aussichten des Patienten auf ein gutes Endergebnis sollten aber nicht gefährdet werden, weil er eine Hirnläsion hat oder weil die tägliche Pflege und die Physiotherapie so leichter durchgeführt werden können. Die Fraktur muß genau so versorgt werden wie bei jedem anderen jungen Patienten ohne Hirnläsion und nicht nur einfach deshalb, um Übungen zur Erhaltung der Beweglichkeit durchführen zu können. Durch die Mobilisation der mechanischen Gegenspannung im Nervensystem wird die Gefahr der Verkürzung anderer Strukturen während der Zeit der Immobilisation verringert. Jede Einschränkung in der Beweglichkeit kann durch intensive Behandlung behoben werden, sobald die Fraktur zusammengewachsen ist. Wo eine innere Fixation angemessen ist, wird sie selbstverständlich alle pflegerischen und therapeutischen Aktivitäten erleichtern.

Eine Fraktur sollte nie unbehandelt bleiben in der Hoffnung, sie werde von selbst verheilen, weil sich der Patient im Koma nicht bewegt oder weil sein Arm oder sein Bein gelähmt ist. Wenn sie nicht richtig zusammenwächst, kann sie in der Früh- und Spätrehabilitation zu einem gewaltigen Hindernis werden.

Ein Beispiel aus der Praxis

N. N., ein großgewachsener 54jähriger Mann erlitt bei einem Verkehrsunfall eine schwere Hirnverletzung und eine Humerusfraktur knapp oberhalb des Ellbogengelenks. Sein rechtes Bein mußte etwa 12cm unter der Hüfte amputiert werden. N.N. erlangte langsam das Bewußtsein wieder, fiel während dieser Phase aus dem Bett und brach sich den linken Oberschenkelhals. Er litt an einer schweren, linksseitigen Hemiplegie. Es wurde nichts weiter unternommen, um seine Humerusfraktur zu stabilisieren, möglicherweise, weil sie so nahe am Ellbogengelenk war und vermutlich auch, weil sein Zustand so besorgniserregend war, daß nur geringe Hoffnung auf eine funktionelle Erholung bestand.

Zwei Jahre später wurde N.N. zur intensiven Rehabilitation überwiesen. Die Frakturen waren immer noch unstabil, und er hatte auch keine Beinprothese für sein rechtes Bein. Die Therapeutin mußte die Humerusfraktur manuell stabilisieren, um das erschreckende und schmerzvolle Wegrutschen des unteren Humerusendes bis unmittelbar unter die Haut zu verhindern. Deshalb war jeder Versuch, den schwergewichtigen und schwer behinderten Mann zu bewegen fast unmöglich. Patient und Therapeutin waren verständlicherweise gleichermaßen nervös, und wenn die Fraktur bewegt wurde, was äußerst schmerzhaft war, kam es seinerseits zu heftigen Wutausbrüchen. Die Flexoren des Handgelenks und der Finger waren bereits verkürzt, und das passive Verlängern gegen den spastischen Widerstand bewegte nur die Enden der Fraktur, so daß das Bewegungsausmaß nicht verbessert werden konnte. Bei so vielen ungelösten Problemen konnten keine Fortschritte erwartet werden, und N.N. ebenso auch das Rehabilitationsteam waren hilflos und frustriert.

Dann wurde der Humerus operativ erfolgreich fixiert, und in der Folge nahm N.N. begeistert am Rehabilitationsprogramm teil. Die Therapeutin konnte nun mit ihren Händen Bewegungen facilitieren, weil sie mit ihnen nicht länger die Fraktur stabilisieren mußte. Infolge der langen Verzögerung bereiteten aber Handgelenk und Hand N.N. leider weiterhin Probleme. Noch immer sind die Flexionskontrakturen nicht vollständig überwunden. Das Aufrechterhalten und das Erweitern der Bewegungsmöglichkeit erfordern weiterhin eine intensive Therapie. Da seine linke obere Extremität 2 Jahre lang so wenig stimuliert worden war, erwies es sich für ihn als äußerst schwierig, auch seinen Arm und seine Hand bei alltäglichen Verrichtungen einzubeziehen und aktive Kontrolle darüber zu gewinnen. Beides verbessert sich aber, wenn auch sehr langsam.

Wenn seine Fraktur wie bei einem Patienten ohne Hirnschädigung versorgt worden wäre, hätte N.N. sicher schneller Fortschritte machen können und hätte mit Sicherheit weniger gelitten. Wie dieser willensstarke Patient schließlich gehen lernte, ist in Kapitel 7 beschrieben.

Verletzungen der Halswirbelsäule

Viele Patienten ziehen sich bei ihrem Unfall auch eine Verletzung der Halswirbelsäule zu. Dazu bemerkt Jull (1986): „Es gibt nur wenige traumatische Kopfverletzungen, bei denen nicht auch gleichzeitig die Halswirbelsäule einbezogen ist.“ Solche Verletzungen werden oft nicht bemerkt und können eine Vielzahl von Symptomen verursachen. Am häufigsten führen sie zu Kopfschmerzen und zu Gesichtsschmerzen, die sich in verschiedenen Bereichen manifestieren. Was oft fälschlicherweise für langanhaltende Kopfschmerzen nach einer Gehirnerschütterung gehalten wird, sind eher nicht diagnostizierte zervikal bedingte Kopfschmerzen (Schultz u. Semes 1950; Knight 1963). Dabei können Verletzungen, von denen auch die Halswirbelsäule betroffen ist, nicht nur zu Schmerzen, sondern auch zu einer Reihe von anderen störenden Symptomen führen, wie z.B. visuelle Probleme mit Nystagmus, Schwindel, Übelkeit mit Erbrechen, Stimmstörungen, Taubheit der Zunge und der Lippen, Konzentrationsstörungen und sogar Ataxie (Jull 1986). Es konnte nachgewiesen werden, daß eine Injektion von Procain in die Nackenmuskulatur bei gesunden Versuchspersonen zu Stellungsnystagmus und zu einer Desorientierung des Körpers führt (Bower 1986).

Die häufigste Ursache für die Symptome ist eine Verletzung im oberen Bereich der Halswirbelsäule, wobei häufig auch C2/3 aber auch das atlantookzipitale oder das atlantoaxiale Gelenk einbezogen sind (Trott 1986). Die subokzipitalen Muskeln verkürzen sich, weil sie sich an die neuen Bedingungen anpassen. In klinischen Experimenten konnte nachgewiesen werden, daß die obere zervikale Muskulatur geleiteten Schmerz in den Kopfbereich senden kann, wenn diese Muskeln mit Kochsalzlösung injiziert und dadurch Schmerzen im Hinterkopf und in der Stirn ausgelöst wurden (Trott 1986).

Falls ein Patient über hartnäckige Kopfschmerzen oder Gesichtsschmerzen klagt oder über andere nicht zu erklärende Symptome wie Schmerzen in der Schulterregion oder im Arm, muß die Halswirbelsäule zunächst radiologisch und anschließend auch von der Therapeutin genau untersucht werden. Das gleiche gilt beim Auftreten anderer störender Symptome, die auch ein Anzeichen für eine zervikale Schädigung sein könnten. Damit die Symptome erfolgreich behandelt werden können, muß die tatsächliche Ursache des Problems differentialdiagnostisch erfaßt werden. Die Symptome dürfen nicht einfach unter dem diagnostischen Sammelbegriff „Thalamusschmerz“ oder „Thalamussyndrom“ zusammengefaßt werden, da diese Diagnose irreführend und auch falsch ist und zu einem therapeutischen Nihilismus führt. Die genaue Überprüfung durch Palpation, Untersuchung und Behandlung, wie sie von Maitland (1986, 1994) beschrieben worden ist, hat sich bei der Differentialdiagnose und Beseitigung von Schmerzen und der anderen vorherbeschriebenen Symptome als besonders erfolgreich erwiesen.

Abgesehen von einer zervikalen Beeinträchtigung infolge des Initialtraumas kann geleiteter Schmerz auch durch ständig gleichbleibende Kopfstellungen bedingt sein, vor allem durch Flexion im unteren und gleichzeitige Extension im oberen Bereich der Halswirbelsäule (Lewitt 1977). „Eine Extension im oberen Bereich der Halswirbelsäule oder im oberen zervikalen Quadranten führt häufig zu Kopfschmerzen, wenn die Stellung permanent gehalten wird“ (Magarey 1986). Deshalb können Patienten, deren Kopf im Sitzen oder im Liegen über einen längeren Zeitraum hinweg in Extension verharrt, vor allem wenn er gleichzeitig zu einer Seite hin gedreht gehalten wird, an heftigen Kopfschmerzen leiden. Der Patient, der intubiert wird oder/und sich einer Kopfoperation unterziehen mußte, lag mit Sicherheit für mehrere Stunden in einer solchen Stellung. Wenn der Patient später aktiver wird, kann er seinen Nacken bei dem Versuch überanstrengen, den Verlust selektiver Kontrolle beim Stehen und Gehen oder beim Bewegen der Arme zu kompensieren. Diesbezüglich falsche Bewegungsmuster können ebenfalls zu zervikalen Problemen führen (Janda 1980).

Behandlung

Die Korrektur der Positionen des Patienten im Bett und seiner gewohnten Haltungen im Sitzen und im Stehen werden die Symptome beseitigen helfen, ebenso wie das Wiedererlernen normalerer Bewegungsmuster. Sehr nützlich sind hierbei die Techniken zur passiven Mobilisation der Halswirbelsäule nach dem Maitland-Konzept. Maitland (1986) selbst beschreibt diese Art Mobilisation als „ein sanftes Entlocken einer Bewegung mittels passiver, rhythmischer und ossilierender Bewegungen, die innerhalb oder an der Grenze des Bewegungsausmaßes ausgeführt werden".

Die Mobilisation der Gegenspannung im Nervensystem nach Butler (1991) ist auch wichtig und Rolf (1993) empfiehlt das Mobilisieren der relevanten Nerven in ihrem peripheren Verlauf auch im Schmerzbereich. Zwei geläufige Beispiele sind der N. occipitalis major und die Äste des N. facialis. Mit den Fingern werden die Nerven zunächst lokalisierend palpiert, und anschließend bewegt die Therapeutin sie transversal im Umgebungsgewebe, ähnlich einer tiefen Friktionsmassage ohne Druck. Trott (1986) empfiehlt eine Kombination von „Tiefenmassage der verdickten interlaminaren Weichteile und des verdickten periartikulären Gewebes (um die betroffenen zygapophysealen Gelenke herum) und passive Bewegungstechniken."

Wenn die subokzipitale Muskulatur gespannt oder verkürzt ist, muß die Flexion der oberen Halswirbelsäule in Kombination mit der Extension der unteren Halswirbelsäule passiv durchgeführt werden, um die unbeweglichen Strukturen zu mobilisieren. Die Wiederherstellung der lateralen Halsflexion wurde in Kap. 3 in Verbindung mit der Mobilisation des Nervensystems beschrieben.

Das Wiedererlangen der vollen Bewegungsmöglichkeiten in der Halswirbelsäule ist äußerst wichtig, nicht nur um Erleichterung bei Symptomen wie geleitetem Schmerz oder Schwindel zu verschaffen, sondern auch weil der Hals beim Bewahren des Gleichgewichts eine sehr entscheidende Rolle spielt. Die Halswirbelsäule ist eine wichtige Quelle propriozeptiver Informationen, wenn sich der Körper gegen die Schwerkraft bewegt. Wenn Kopf und Nacken des Patienten in einer abormalen Stellung versteifen, steigt durch die tonische Reflexaktivität auch der Tonus in den übrigen Teilen seines Körpers.

Andere Weichteilverletzungen

Jede andere Schädigung der Weichteile und jede Gelenkluxation, die mit dem Initialtrauma einhergeht, muß untersucht, auf modernste Art und Weise und auch mit der gleichen Sorgfalt behandelt werden wie bei einem Patienten ohne neurologische Behinderung. Das gleiche gilt für Verletzungen, die sich der Patient später bei einem Sturz aus dem Bett oder durch andere Zwischenfälle zuzieht.

Heterotope Ossifikationen

Eine äußerst besorgniserregende Komplikation nach einer Hirnschädigung ist das Auftreten heterotopischer Knochen in Muskeln und in anderen Weichteilen, die die körpernahen Gelenke umgeben. Die Ossifikation scheint häufiger Muskeln zu betreffen, die ihren Ursprung in großen knöchernen Oberflächen haben. Der Fachliteratur zufolge finden sich solche pathologischen Knochenbildungen bei etwa 10–20 % der Patienten und werden allgemein als heterotope Ossifikationen (HO) bezeichnet (Garland 1991). Sazbon et al. (1981) berichten von einem weitaus höheren Prozentsatz. In einer Studie über weitverbreitete periartikuläre neue Knochenbildungen bei hirngeschädigten Patienten mit Langzeitkoma – bei vielen Patienten war das Koma nichttraumatischen Ursprungs – wurde bei 36 von 45 Patienten (76,8 %) an mindestens einem großen Gelenk eine Myositis ossificans festgestellt. Der Ausdruck „Myositis ossificans", mit dem sehr frei ektopische Knochenbildungen in verschiedenen Situationen bezeichnet wurden, steht im eigentlichen Sinn für heterotope Knochenbildungen in Muskeln (Puzas et al. 1989).

Auftreten und Entstehung von HO

Die ersten Anzeichen für das Entstehen einer HO zeigen sich in der Regel, wenn der Patient ungefähr 4–8 Wochen im Koma gelegen hat. Zieht sich die Komazeit lange hin, dann könnte sich die Ossifikation aber auch erst viel später bilden. „Unabhängig von der Ätiologie beginnt eine HO normalerweise nach ca. 4–6 Wochen, mit einer deutlichen Häufung des Auftretens mit 2 Monaten. Gelegentlich wird eine HO bereits vor Ablauf von 3 Wochen oder erst nach 3 Monaten entdeckt" (Garland 1991). Sazbon et al. (1981) stellten den Beginn bei 90 % ihrer Patienten innerhalb von 7 Monaten während des Komas fest, wobei das früheste Auftreten bei 8,6 % ihrer Patienten nach einem Monat zu beobachten war. HO kann bei traumatisch und nichttraumatisch bedingtem Koma auftreten (Rothmeier et al. 1990; Ant et al. 1987; Sazbon et al. 1981).

Klinisch gesehen ist die Entstehung von HO durch folgende Anzeichen charakterisiert:

- Ein ungewöhnlich, plötzlicher Verlust an passiver Beweglichkeit wird meistens von der Physiotherapeutin bemerkt, bevor irgendwelche anderen Anzeichen darauf hinweisen.
- Hinweise auf Schmerzen, wenn der Patient bewegt wird, die sich bei Patienten, die nicht sprechen können, in Unruhe, Grimassenschneiden oder anderen Zeichen vor Unbehagen wie erhöhtem Herzrhythmus oder erhöhter Atemfrequenz äußern.
- Charakteristisch sind auch Schwellungen, die möglicherweise mit anderen Symptomen für lokale Entzündungen wie Rötungen der Haut und Wärme einhergehen. Ein Ödem in den unteren Extremitäten kann den Anschein

erwecken, es bestehe eine Venenthrombose oder eine Thrombophlebitis; hier ist eine sorgfältige Differentialdiagnose erforderlich (Ragone 1986; Venier und Ditunno 1971).

- Fast immer ist Spastizität in der betroffenen Extremität festzustellen. Garland et al. (1980) weisen darauf hin, daß alle Patienten mit HO bei ihrer Einweisung in die Klinik Spastizität zeigten. Vermehrte Spastizität oder Schutzreaktionen in den Muskeln konnten gespürt werden.
- Die Werte alkalischer Phosphatase sind für gewöhnlich – wenn auch nicht immer – erhöht. „Die meisten Patienten, die klinisch signifikant HO entwikkeln, haben einen erhöhten SAP-Wert (serum alkaline phosphatase/Alkalische Serumphosphatase") (Garland 1991), aber der gleiche Autor weist auch darauf hin, daß die SAP-Werte, obwohl sie für gewöhnlich erhöht sind, auch bei Patienten, deren Frakturen gerade heilen, angestiegen sein können (Garland et al. 1980). Andererseits zeigten sich auch manchmal bei normalen SAP-Werten neue Knochenbildungen (Grüninger 1986).
- In den Fällen, in denen sich die Ossifikation immer stärker ausbildet, wird das Bewegungsausmaß der Gelenke zunehmend eingeschränkt, was schließlich zu einer Ankylose des betroffenen Gelenks führen kann mit totalem oder doch fast totalem Verlust an Beweglichkeit (Mital et al. 1987).
- Wenn sich die ersten Symptome zeigen, sind Röntgenaufnahmen noch unauffällig. Erst 2–3 Wochen später zeigt sich der Beginn der Ossifikation in unmittelbarer Nähe der Knochen (Garland 1991; Garland und Keenan 1983). Weitere Röntgenaufnahmen zeigen, daß sich über einen Zeitraum von mehreren Monaten massive neue Knochenformationen entwickeln.
- Oft ist der Knochen an gewissen Stellen von außen tastbar und kann z.B. vorn an der Hüfte, oder um den Ellbogen herum oder auch in der Achselhöhle deutlich gespürt werden.

Das durch HO eingeschränkte Bewegungsausmaß kann nicht nur nachteilige Auswirkungen auf den Verlauf der Rehabilitation haben, sondern auch den uneingeschränkten funktionellen Einsatz der betroffenen Extremitäten, wenn aktive Bewegungen wiederkehren sollten, verhindern. Da das Endergebnis der Rehabilitation nie vorhergesagt werden kann und angeblich nicht mit der Entstehung von HO korreliert, ist die Prävention von größer Wichtigkeit, vor allem auch deshalb, weil sich Maßnahmen zur Reduktion bestehender Knochenbildung, die die Beweglichkeit einschränken, nicht als besonders erfolgreich erwiesen haben. „Es gibt keine bekannte Behandlung, die die Knochenmasse reduzieren könnte" (Puzas et al. 1989).

Sobald sich der Zustand erst einmal stabilisiert hat, könnte das operative Entfernen zwar bei einer begrenzten Anzahl ausgewählter Patienten erfolgreich sein, bei vielen anderen zeigt sich aber eine stärkere Tendenz zu erneuter Bildung heterotoper Ossifikation. „Wenn die Spastizität um das Gelenk herum weiterhin vorhanden ist, tritt HO sehr häufig erneut auf, und eine entscheidende Verbesserung der Beweglichkeit ist eher ungewöhnlich" (Garland u. Keenan 1985). Dennoch wurde behauptet, daß das Bewegungsausmaß durch operative Entfernung von Knochenbildungen hinter dem Ellbogen, die zu einer

Ankylose geführt hatte, erfolgreich wiederhergestellt werden konnte (Garland et al. 1985; Mital et al. 1987). Mital und seine Mitarbeiter berichten auch von der erfolgreichen Entfernung ektopischer Knochen ohne eine spätere Neubildung, wenn als prophylaktische Maßnahme ab dem ersten Tag nach der Operation Salizylate oral verabreicht wurden. Vor dem Hintergrund dieser Befunde geben die Autoren zu bedenken, daß „durch eine Therapie mit Salizylaten das Fortschreiten ektopischer Knochenbildungen verhindert werden könnte und dadurch, wenn die Salizylate so bald als möglich nach Beginn des Prozesses verabreicht werden, ein späterer chirurgischer Eingriff nicht erforderlich sein würde."

Wegen der mit jeder Operation verbundenen Risiken und der häufigen Rückfälle sollten chirurgische Eingriffe nicht zu früh in Betracht gezogen und nur dann durchgeführt werden, wenn eine deutliche Verbesserung der Funktionen zu erwarten ist. So wird nachdrücklich darauf hingewiesen, daß mit chirurgischen Eingriffen mehr als 5 Jahre gewartet werden sollte, falls die Wiederkehr motorischer Fähigkeiten andauert (Garland 1991). Es sollte nur dann operiert werden, wenn alle Faktoren sorgfältig bedacht worden sind und der erhoffte Grad an Verbesserung die damit verbundenen Risiken überwiegt.

Damit wird klar, daß die Prävention von HO oder der Versuch, zumindest ihr Ausmaß oder die Zahl betroffener Stellen auf ein Minimum zu reduzieren, zu einem wichtigen Ziel des gesamten Rehabilitationsteams wird. Ebenso sind Behandlungsmaßnahmen, die die mit Bewegungsverlust durch HO verbundenen Probleme überwinden helfen, einer Operation grundsätzlich vorzuziehen. Eine wirksame Prävention hängt aber davon ab, inwieweit die möglichen Ursachen und die beschleunigenden Faktoren verstanden werden.

Faktoren, die das Entstehen von HO verursachen oder beschleunigen könnten

Leider ist die Ätiologie der heterotopen Ossifikation nach wie vor unklar (Ragone et al. 1986), „und ihre Pathogenese wird trotz zahlreicher klinischer und experimenteller Studien nach wie vor nicht völlig verstanden" (Michelsson und Rausching 1983) oder zufriedenstellend erklärt (Rothmeier et al. 1990). Die meisten Hypothesen, die bis heute aufgestellt worden sind, werden bei genauerer Betrachtung durch klinische Befunde widerlegt.

Beispielsweise wurde die Vermutung geäußert, daß eine genetische Prädisposition besteht. Da die Neigung zu HO unter Menschen beträchtlich variiert, wurde angenommen, daß ein intrinsischer Faktor, z.B. genetischer oder anderer Art, dafür verantwortlich sein muß. Dagegen spricht deutlich die Tatsache, daß die Ossifikation zu einem hohen Prozentsatz nur monofokal auftritt. In einer Übersicht mit 496 erwachsenen Patienten mit schwerem Hirntrauma fanden sich bei 57 Patienten und 100 Gelenken signifikante Ossifikationen. Bei 27 dieser Patienten (ca. 50 %) war nur ein Gelenk betroffen (Garland et al. 1980). Mital et al. berichten von einem noch höheren Prozentsatz: 17 ihrer 22 Patienten hatten unifokale Ossifikationen, und nur bei 5 Patienten war die Knochenformation multifokal.

Es erscheint nicht sehr plausibel, daß ein prädisponierender Faktor nur ein Gelenk im Körper betreffen sollte. Darüber hinaus wurde auch angedeutet, daß „Knochenbildungen in den proximalen Extremitäten unverhältnismäßig häufiger auftreten als in den distalen Extremitäten" (Puzas et al. 1989). Nach traumatischen Schädel-Hirn-Verletzungen bilden sich HO fast ausschließlich in der Hüfte, in der Schulter, im Knie und im Ellbogen und nur äußerst selten an anderen Stellen.

Das häufige monoartikuläre Auftreten von HO bei bilateral behinderten Patienten widerlegt auch die Vermutung, daß die Bewegungslosigkeit sekundäre vasomotorische, metabolische oder trophische Veränderungen hervorruft die zu metaplastischen Knochenbildungen führen (Mielants et al. 1975). Aus den gleichen Gründen ist der in den meisten Fällen erhöhte alkalische Phosphatasewert vermutlich eine Reaktion auf die pathologische Knochenbildung an sich oder doch auf die Faktoren, die zu der Ossifikation führten und nicht eine Ursache in sich selbst.

Einer anderen Theorie zufolge liegt die Ursache für die beschleunigte Entstehung von HO im initialen Trauma, wobei das Risiko durch jede Fraktur steigt. Diese Theorie kann nicht länger akzeptiert werden, denn in zu vielen Fällen wurde HO festgestellt und beschrieben, in denen das Koma nicht durch einen Unfall, sondern durch Anoxie, Thrombosen, Hämorrhagien oder infektiöse Prozessen verursacht worden war. Auch Spastizität allein kann keine HO bewirken, weil sie auch bei schlaffen Lähmungen bei Paraplegikern auftritt.

Die folgende, recht plausible Hypothese verdient eine genauere Betrachtung; denn auch wenn sie HO nur zum Teil erklärt, liefert sie doch Grundlagen dafür, wie das Entstehen von HO zu verhindern und zu begrenzen sein könnte:

HO kann durch wiederholtes Traumatisieren von zuvor immobilisierten Weichteilen, vor allem von Muskeln verursacht werden.

Die Möglichkeit, daß kleinere Traumen, die beim passiven Durchbewegen oder während pflegerischer Maßnahmen entstehen, zur Bildung von HO führen könnten, ist in den Kreisen, die sich mit der Behandlung von Patienten nach traumatischen Hirnschädigungen oder nach Rückenmarkverletzungen beschäftigen, heftig diskutiert worden. Die im folgenden aufgeführten Punkte scheinen diese Hypothese zu bestätigen und müssen deshalb bei der Prävention von HO in Betracht gezogen werden.

Verlust schützender Schmerzreaktionen

Neurologischer HO tritt nur bei Patienten auf, die zusätzlich zu einer bestehenden Lähmung entweder keine Schmerzempfindung haben oder bei Schmerz nicht protestieren oder ausweichende Bewegungen machen können. Zu dieser Gruppe gehören demnach Patienten mit einer kompletten Rückenmarkläsion, Patienten im Koma sowie Patienten, die das Bewußtsein wiedererlangt haben, aber weder verbal noch durch Schreien oder Fluchtbewegungen signalisieren können, daß sie Schmerzen haben, oder auch die keine Möglichkeiten haben, sich schmerzhaften Bewegungen durch Muskelkontraktionen zu widersetzen.

Fields (1987) definiert Schmerz für klinische Belange auf folgende Weise: „Eine unangenehme Empfindung, die in einem bestimmten Bereich des Körpers wahrgenommen wird und gemeinhin durch Prozesse hervorgerufen wird, die Körpergewebe schädigen oder schädigen könnten". Er erklärt weiter, daß „die Hauptfunktion des Schmerzwahrnehmungssystem darin besteht, Verletzungen zu verhindern", wobei „schädigende Stimuli eine Vielzahl von Verhaltensweisen auslösen, die alle dazu dienen, unverletzte Gewebe zu schützen". Field stellt weiterhin folgende Vermutung an: „Da der Schmerz so eng mit Verhaltensweisen zur Vermeidung von Verletzungen verbunden ist, ist es hilfreich, ihn als für die Wahrnehmung spezifischen Bestandteil der Schutzreaktionen anzusehen, die durch die schädigenden Stimuli hervorgerufen werden". Ohne Schutz durch den Schmerz kann ein Patient mit durchtrenntem Rückenmark Schädigungen des Gewebes nicht wahrnehmen, während der im Koma liegende Patient den Schmerz entweder nicht spürt oder auf die schädigenden Stimuli nicht mit einer der Verhaltensweisen zur Vermeidung von Verletzungen reagieren kann. Es gibt sehr viele Beweise dafür, daß ein intaktes Schmerzempfinden einen Schutz vor der Bildung von HO bedeutet:

Bei Patienten mit anderen schweren neurologischen Störungen, die jedoch Schmerz empfinden können, entstehen keine Ossifikationen. Daher treten sie auch nie in Verbindung mit multipler Sklerose oder bei zerebralgelähmten Kindern und Jugendlichen auf. Auch bei Hemiplegien nach Schlaganfällen finden sich nie HO. Ein Patient, der einen Schlaganfall erlitten hat, wird immer lautstark gegen Schmerzen protestieren, die beim Durchbewegen im Bett oder während der Behandlung verursacht werden, auch wenn er Störungen in anderen Wahrnehmungsbereichen hat. HO werden nur bei Patienten beobachtet, die nach dem Schlaganfall ungewöhnlich lange im Koma lagen.

Obwohl bei querschnittgelähmten Patienten, besonders schnell HO entstehen können, treten sie immer unterhalb der Läsionsebene auf (Rush 1989). Deshalb wird HO nicht in den oberen Extremitäten gefunden, in Bereichen, wo Schmerzempfinden vorhanden ist. Ein Patient mit einer Tetraplegie unterhalb vom C5 z.B. hat keine Ossifikationen im Bereich von Ellbogen oder Schulter, weil er sich sofort beschwert, wenn ihm passives oder dehnendes Bewegen Schmerzen bereitet. Andererseits könnten aber HO in den Fingern auftreten, da dort die Schmerzempfindung nicht mehr intakt ist.

Signifikant ist, daß bei einem Patienten mit einer Hirnverletzung, sobald er wieder soweit bei Bewußtsein ist, daß er vernehmlich protestieren kann, kein Risiko mehr besteht, daß sich HO bilden. In keinem Fall wurde das Auftreten von HO nach dem Ende des Komas beobachtet (Mital et al. 1987).

Wiederholte kleine traumatische Verletzungen

Bei Patienten ohne neurologische Beeinträchtigungen „treten heterotope Knochenbildungen an Stellen, die durch ein kleines Trauma verletzt wurden, nur selten auf. Dagegen aber sind heterotope Knochenformationen an Stellen, die wiederholt durch kleinere Traumen verletzt wurden, etwa während beruflicher oder Freizeitaktivitäten, recht häufig" (Puzas 1989). Mehrfach wird von Knochenbildungen infolge von Reiten, Schießen, Fechten und Tanzen berichtet (Connor 1983), und bei einem jungen, gesunden Mann entwickelte sich im Bereich einer Hüfte nach einem Marathonlauf eine ausgeprägte Ossifikation (v. Kesselring, persönliches Gespräch). Als auslösendes Geschehen wird in diesen Fällen die Ossifikation durch kleine, wiederholt entstehende Hämatome angesehen, die unausweichlich entstehen müssen.

Wiederholtes übertriebenes Dehnen von zuvor immobilisierten Weichteilen

Einen wesentlichen Beitrag zum Verständnis der Gründe für das Auftreten von HO bei Patienten mit Hirnverletzungen leistete eine Studie mit 216 erwachsenen Kaninchen, deren Extremitäten mit Plastikschienen immobilisiert wurden (Michelsson u. Rausching 1983). Die Schienen wurden täglich entfernt, um die Extremitäten, wenn nötig gewaltsam, durch das maximale Bewegungsausmaß hindurch passiv zu bewegen. Die Autoren halten fest, daß innerhalb von 2–5 Wochen in den Weichteilen um das Gelenk herum und im Bereich der geschädigten Muskeln heterotope Knorpel- und Knochenbildungen auftraten". Die Ossifikationen kamen vorwiegend dort vor, wo der Muskel im Knochen seinen Ansatz hat, und die weiterlaufenden Veränderungen während der folgenden 2–3 Monate entsprachen morphologisch und röntgenologisch der Myositis ossificans beim Menschen.

Interessanterweise traten bei den Tieren, deren Gelenke in Extension immobilisiert wurden, Ossifikationen in den Extensormuskeln auf und bei den Tieren, deren Gelenke in Flexion bewegungslos gehalten wurden, in den Flexormuskeln. Dies korreliert z.B. mit der Bildung von HO bei Patienten mit Schädel-Hirn-Verletzungen in der Hüfte und im Ellbogen (Garland 1991; Garland u. Keenan 1983; Garland et al. 1980). Die Kombination von Immobilisation und passivem Durchbewegen muß der entscheidende Faktor sein, weil es weder bei den Kaninchen, die nur Schienen trugen noch bei den Kaninchen, deren Extremitäten nur passiv durchbewegt wurden, zu einer Knochenbildung kam. Dagegen könnte eingewandt werden, daß der hirnverletzte Patient im allgemeinen nicht mit Schienen immobilisiert wird; da aber die Extremitäten des Patienten auf Grund der Lähmung und des Komas über längere Zeit in der gleichen Stellung verharren, kommt dies einem tatsächlichen Immobilisieren gleich.

Die meisten Patienten werden routinemäßig jeden Tag passiv durchbewegt, und vor allem bei Spastizität können passive Bewegungen relativ gewaltsam sein. Bei den meisten Patienten, bei denen HO entstehen, wird Spastizität als vorhanden beschrieben; durch Spastizität werden die Extremitäten entweder in Flexion oder in Extension immobilisiert. Obwohl Ossifikationen bei schlaffen Lähmungen nach Rückenmarkläsion relativ selten entstehen, wie von Hernandez et al. 1978; Hardy u. Dixon 1963 beobachtet wurde, entspricht aber die totale Inaktivität der Extremitäten in solchen Fällen einer Immobilisation.

Muskelverletzungen und Muskelschmerz stehen unmittelbar mit exzentrischen Kontraktionen im Zusammenhang

Im engen Zusammenhang mit der Korrelation zwischen Spastizität und dem Auftreten sowie dem Ort des Auftretens von HO stehen die Befunde bei hoher Muskelspannung. „Zahlreiche Untersucher haben nachgewiesen, daß Schädigungen und schmerzhafte Zustände an den Muskeln auftreten, wenn exzentrische Übungen durchgeführt wurden" (Lieber 1992). Darüber hinaus wurde auch festgestellt, „wenn bei isolierten Skelettmuskeln ein Muskel exzentrisch aktiviert wird, dann wird mehr Spannung erzeugt als durch einen Muskel, der isometrisch aktiviert wird". Der Muskel erzeugt auch dann eine relativ hohe Spannung, mit Sicherheit jedenfalls eine höhere als bei einer isometrischen Kontraktion, wenn er nur passiv gedehnt wird (Lieber 1992). Aktivitäten der Skelettmuskeln, die mit verlängernden (exzentrischen) Kontraktionen verbunden sind, erzeugen ebenfalls große Muskelkräfte.

Evans et al. (1985) wiesen nach, daß Muskelschädigungen nach exzentrischen Kontraktionen verzögert auftraten und lange anhielten. Der Befund, daß einige Tage nach intensiven exzentrischen Übungen bei normalen Versuchspersonen die Enzymwerte für Kreatinkinase erhöht waren, fünf Tage danach den Höchststand erreichten und noch einige Tage erhöht blieben, legt die Vermutung nahe, daß „die Muskeln auf eine Art und Weise geschädigt werden, durch die eine ‚Kettenreaktion' von Ereignissen ausgelöst wird, die im Brechen der Fasern ihren Höhepunkt erreichen" (Lieber 1991). Lieber postuliert auf der Grundlage weiterer Studien: „Obwohl eine mechanische Verletzung die Ursache für die ursprüngliche Verletzung sein kann, könnten weitere Verletzungen aber durch eine daraus folgende Entzündung des Gewebes verursacht werden". Mital et al. (1987) betonen mit Nachdruck die Bedeutung von Entzündungen im Zusammenhang mit der Bildung von HO: „Das einzige gemeinsame Merkmal, das bei allen heterotopen Ossifikationen festgestellt wurde, ob prätraumatisiert oder nicht, war eine intensive lokale Entzündung vor Beginn und während der aktiven Phase der ektopischen Knochenbildung."

Die Prävalenz von Verletzungen, die während exzentrischer Aktivität vorkommen, kann mit Mikrotraumen verglichen werden, die durch passive Bewegungen der spastischen Körperteile verursacht werden und dadurch die Entstehung von HO beschleunigen. So wie sich die Extremitäten der Kaninchen nach Entfernen der Schienen dem passiven Bewegen widersetzten, spielt sich dieses Geschehen bei Extension und auch bei Flexion der Extremitäten des Patienten aufgrund der Spastizität ab. In beiden Fällen müssen die passiven Bewegungen exzentrische Kontraktionen überwinden.

Bei der Beschreibung der Lokalisation der HO bei hirngeschädigten Patienten wird immer wieder die Beziehung zwischen der vorherrschenden Zugrichtung der spastischen Muskeln und der Stelle an der die Ossifikation auftritt, hervorgehoben. In Übereinstimmung mit dem spastischen Flexionsmuster in der oberen Extremität, bei dem die Schulter adduziert und nach innen rotiert ist, „lag bei allen Patienten die Stelle mit den Knochenbildungen inferomedial zum glenohumeralen Gelenk", während am Ellbogen „bei 6 Patienten die HO anterior zum Gelenk und in Verbindung mit Flexorspastizität auftrat" (Garland u. Keenan 1983). Im Gegensatz dazu tritt die HO bei Extensorrigidität gewöhnlich posterior zum Ellbogengelenk auf (Garland 1991).

An der Hüfte, die den häufigsten HO-Bereich darstellt, bildet sich die Ossifikation in Verbindung mit Adduktorspastizität oft im Bereich der Adduktoren oder, wenn ein Flexionsmuster vorhanden ist, in den Hüftflexoren. Extensorspastizität im Knie ist besonders in der Akutphase häufig ein Problem, und Ossifikationen können im Quadrizeps auftreten und dadurch die Knieflexion beträchtlich einschränken.

HO tritt fast ausschließlich in der Umgebung proximaler Gelenke auf

Unabhängig von der Ätiologie „scheinen Knochenbildungen in den proximalen Extremitäten unverhältnismäßig häufiger aufzutreten als in den distalen Extremitäten" (Puzas et al. 1989). Diese Tatsache konnte bislang noch nicht erklärt werden. Garland (1991) stellt die relevante Frage: „Warum sind nur proximale Gelenke betroffen?" Wenn wiederholte kleine Traumen bei der Entstehung von HO tatsächlich eine wichtige Rolle spielen, können bei neurologischen Patienten zwei Faktoren für das häufigere Auftreten von Ossifikationen in proximalen Bereichen verantwortlich sein. Erstens haben die Muskeln, die die proximalen Gelenke bewegen, ihren Ursprung an großen knöchernen Oberflächen, und die Größe ihres knöchernen Ursprungs und Ansatzes könnte ein beschleunigender Faktor bilden. Zweitens verschleiert die Länge der Hebelarme der Extremitäten die Tatsache, daß während des passiven Bewegens sehr große Kräfte auf das Gelenk und das umgebende Gewebe einwirken. Dieser zweite Faktor scheint der plausiblere Grund zu sein, da der mechanische Vorteil, den der lange Hebelarm bietet, dazu führen könnte, daß die Hebelkraft um den Drehpunkt unterschätzt wird.

Ossifikationen treten deshalb nicht im Gastrocnemius und im Soleus auf, weil durch den kurzen Hebelarm des Fußes ein Überdehnen der Wadenmuskeln fast unmöglich ist. Im Bereich des Hüftgelenks dagegen bildet sich sehr häufig HO; denn wenn die Therapeutin oder die Schwester das Bein des Patienten bewegt, kann sie über diesen sehr langen Hebelarm unbeabsichtigt eine große Krafteinwirkung auf den Drehpunkt ausüben. Die Krankenschwester kann z.B. das Bein des im Koma liegenden Patienten abduzieren, um den Urinkatheter einzuführen, ohne sich bewußt zu sein, wie groß die mechanische Krafteinwirkung ist, wenn sie mit ihren Händen seine Oberschenkel auseinanderdrückt. Die Therapeutin legt ihre Hände auf die mediale Seite des Knies und des Fußgelenks des Patienten und setzt automatisch ihr Körpergewicht ein, wenn sie passive Bewegungen durchführt, um die volle Abduktion zu erhalten oder wenn sie das ausgestreckte Bein anhebt, um die ischiokrurale Muskelgruppe zu verlängern. Um einem schmerzvollen Versteifen vorzubeugen, wird die Schulter oft übereifrig bewegt, ohne gleichzeitig das glenohumerale Gelenk adäquat zu unterstützen oder die notwendige Rotation des Schulterblatts mitzubegleiten (Davies 1985). Auf diese Weise können die Weichteile sowohl während pflegerischer Maßnahmen als auch während der physiotherapeutischen Behandlung geschädigt werden, wobei das Risiko bei Hypertonus in den Adduktoren und den inneren Schulterrotatoren deutlich größer zu sein scheint. Wenn der Unterarm als Hebelarm benutzt wird, können im Ellbogen anteriore Ossifikationen beschleunigt werden. Die Hebelwirkung ist noch größer, wenn der Oberarm auf dem Bett liegt und die Therapeutin oder die Schwester den Unterarm gegen den starken Gegenzug der Flexoren herunterdrückt, um den Ellbogen gerade zu machen, etwa um das Bewegungsausmaß aufrechtzuerhalten, den Blutdruck zu messen, einen intravenösen Tropf anzulegen oder den Arm wieder in eine Ruheschiene zurückzulegen.

Unter diesen Umständen entstehen leicht kleine Traumen, und Ragone et al. (1986) bemerken dazu: „Eine andere mögliche Erklärung für das Auftreten von heterotopen Ossifikationen und von Hämatomen könnte die wiederholte Traumatisierung der gleichen Muskelgruppen durch eine zu kräftige physiotherapeutische Behandlung in Form von passiven Gelenk- und Dehnbewegungen gegen die Extensorspasmen sein. Dieser Theorie zufolge verursachen die Traumen Blutungen in diesen Bereichen, die innerhalb der Muskeln und des umgebenden Bindegewebes posttraumatische entzündliche Veränderungen auslösen, und möglicherweise dazu führen, daß es zu einem Ersetzen von Knochensubstanz kommt“. Die starke Hebelwirkung des Arms und des Beins kann leicht proximale Traumen verursachen nicht nur während der Physiotherapie, sondern auch wenn der bewußtlose Patient, der keine schützenden Schmerzreaktionen und keine aktive motorische Kontrolle hat, im Bett gedreht, umgelagert, gewaschen oder nach oben und nach unten bewegt wird.

Weitere Risikofaktoren in Verbindung mit HO

Druckgeschwüre und offene Korrekturen und Fixationen von Frakturen, vor allem von Oberarm- oder Oberschenkelfrakturen, werden als weitere Faktoren im Zusammenhang mit einem erhöhten Risiko für HO genannt. Es wird auch vermutet, daß örtliche Verletzungen, die bei dem Initialtrauma entstanden sind, an dem Entstehen von HO beteiligt sind, und daß die gewaltsame Manipulation einer Ellbogenkontraktur den Prozeß in Gang setzen kann.

Überlegungen zur Prävention von HO

Es wird noch vielfach bezweifelt, daß kleine Traumen nach Immobilisation HO verursachen können, und die Möglichkeit wird weiterhin diskutiert: „Ob passives Durchbewegen der Extremitäten eine prophylaktische Wirkung hat oder die Prädisposition zur Entwicklung von HO verstärkt, ist strittig“ (Lynch et al. 1981). In ihrem Bericht über eine Studie zu den häufig beobachteten periartikulären neuen Knochenbildungen bei Patienten im Langzeitkoma bestreiten Sazbon et al. entschieden, daß Physiotherapie dazu eine Ursache sein könne, allerdings ohne überzeugende Argumente. Sie stellen lediglich fest: „Alle Patienten wurden in gleicher Weise mit Stehbrett und passivem Durchbewegen physiotherapeutisch behandelt. Deshalb ergab sich kein Zusammenhang zwischen der Art der Physiotherapie und der Entwicklung einer Myositis ossificans“.

Eine solche Argumentation ist aber nicht akzeptabel, weil selbst, wenn die gleichen Behandlungsmodalitäten eingesetzt wurden, die Physiotherapie aber nicht bei allen Patienten ganz gleich gewesen sein könnte. Es ist z.B. höchst unwahrscheinlich, daß die gleiche Therapeutin eine so große Zahl von Patienten über einen so langen Zeitraum hinweg allein behandelt hat. Selbst wenn dies der Fall gewesen wäre, hätte sie wohl kaum bei jeden Patienten und an verschiedenen Tagen genau die gleiche Therapie durchgeführt. Wenn aber mehrere Therapeutinnen die Behandlung durchführten, wird jede Person, die selbst schon einmal in physiotherapeutischer Behandlung war, sofort bestätigen, daß es beträchtliche Unterschiede dabei gibt, wie die jeweilige Therapeutin Gelenke und Extremitäten anfaßt und manuelle Behandlungstechniken durchführt. Deshalb sind schon allein die „passiven Bewegungen", die von verschiedenen Therapeutinnen durchgeführt werden, eine Variable, ganz zu schweigen von den Aktivitäten, die unter den Begriff „Einsatz eines Kippbretts" fallen. Anstatt jegliche Möglichkeit zu bestreiten, daß bestimmte physiotherapeutische Behandlungen HO verursachen oder deren Entwicklung beschleunigen können, sollte zumindest in Betracht gezogen werden, daß passive Bewegungen durch das ganze Bewegungsausmaß hindurch ein daran beteiligter Faktor sein könnten, wenn auch vielleicht nicht die direkte Ursache, wie Stover et al. vorschlagen (1975).

Nur eine der Hypothesen, die zur Erklärung der Ursache für HO aufgestellt wurden, bietet eine Grundlage für präventive Maßnahmen, nämlich die, daß die Entstehung von Ossifikationen durch Mikrotraumen ausgelöst wird, wenn der Patient keine schützenden Schmerz- und Verletzungsreaktionen in seinem Verhalten zeigt. Obwohl der Beweis für die Richtigkeit dieser Hypothese noch nicht abschließend erbracht wurde, wirkt sie überzeugend. Darüber hinaus kann zumindest dieser bedeutende Risikofaktor ausgeschlossen werden, indem pflegerische und therapeutische Maßnahmen entsprechend angepaßt werden. In Anbetracht der zusätzlich zu den neurologischen Behinderungen schwerwiegenden Auswirkungen von HO ist es wichtig, ihr Auftreten und ihr Ausmaß zu minimieren oder ihre Beschleunigung zu reduzieren.

Präventivmaßnahmen

Lagern

Durch regelmäßiges Drehen und korrektes Lagern wird die Spastizität vermindert und die Entwicklung von Druckgeschwüren verhindert. Damit sind zwei der bekannten Risikofaktoren bereits eliminiert. Sobald der Patient nicht mehr künstlich beatmet wird, sollte er auch in Bauchlage gelagert werden, um dadurch Flexionskontrakturen in der Hüfte und damit die Wahrscheinlichkeit einer Entwicklung von HO in ihrem anterioren Bereich zu verhindern. Darüber hinaus werden durch die Bauchlage die für die Entstehung eines Dekubitus anfälligsten Stellen entlastet. Das Vermeiden der Rückenlage hilft die Extensorspastizität zu hemmen.

Der Patient darf nie mit Kraftanwendung in die gewünschte Stellung gebracht werden. Wenn der Widerstand zu groß ist, ist es ratsamer, die Extremitäten in einer flektierten Stellung zu belassen, als sie mit Kraftanwendung in eine korrigierte Stellung zu bringen und dadurch Schädigungen des Gewebes zu riskieren. Etwas später, wenn sich der Patient in der neuen Lage entspannt hat, sind meist weitere Korrekturen in der Körperstellung möglich.

Wenn der Patient regelmäßig aus dem Bett gebracht und in einen Rollstuhl gesetzt wird, reduziert sich die Spastizität, und damit werden auch die anhaltenden stereotypen Stellungen der Extremitäten vermieden. Patienten, die bereits, während sie noch bewußtlos waren, außerhalb des Betts zum Sitzen und mit Knieextensionsschienen zum Stehen gebracht wurden, zeigen äußerst selten HO.

Umdrehen

Um Spastizität optimal zu reduzieren und der Entstehung eines Dekubitus vorzubeugen, wird der Patient alle 2 Stunden gedreht. Ein im Koma liegender Patient sollte von mindestens zwei Pflegepersonen gedreht werden, um jegliche Verletzungsgefahr an seinen Extremitäten zu vermeiden. Wenn er nur von einer Person gedreht wird, können seine Arme und Beine leicht herunterfallen oder in extreme Stellungen gezerrt werden, was kleine Traumen erzeugen könnte. Es zeugt von Kurzsichtigkeit, einen Patienten allein zu drehen, etwa um Zeit zu sparen oder um andere nicht zu stören, weil plötzliche unvorhergesehene Bewegungen erfolgen und zu Verletzungen führen könnten.

Wenn der Patient gedreht wird, sollten seine Extremitäten flektiert sein, um dadurch die Hebelarme zu verkürzen, und sobald er dann auf der Seite liegt, können sie vorsichtig in die korrigierte Stellung bewegt werden.

Den Patienten transferieren

Wird der Patient aus dem Bett transferiert, sollte eine der in Kap. 2 beschriebene Methode angewandt werden, um Verletzungen seiner Schultern oder Ellbogen zu vermeiden. Wenn die Krankenschwester oder die Therapeutin nicht völlig davon überzeugt ist, daß sie den Patienten alleine und sicher transferieren kann, sollte ihr eine Assistentin helfen oder zumindest in Reichweite sein. Auf keinen Fall darf der Patient unter den Armen gefaßt und hochgehoben oder an den Händen gezogen werden, um ihn in den Rollstuhl zu setzen, seine Haltung zu korrigieren oder ihm zu helfen, sich auf die Toilette zu setzen oder ins Bett zurückkehren. Durch die empfohlenen Methoden des Transferierens wird auch der Rücken des Pflegepersonals geschont.

Weitere pflegerische Maßnahmen

Die Durchführung bestimmter pflegerischer Maßnahmen kann sehr schwierig sein, wenn Spastizität ein zusätzliches Problem darstellt. Wird ein Urinkatheter eingeführt oder der inkontinente Patient soll gewaschen werden, müssen seine Beine abduziert und in dieser Position gehalten werden. Deshalb muß die Therapeutin die Spastizität oft erst hemmen, bevor seine Beine abgespreizt werden können, damit einer Traumatisierung der Adduktoren, die so häufig von HO betroffen sind, aus dem Weg gegangen wird. Eine enge Zusammenarbeit zwischen Therapeutin und Krankenschwester ist dabei für Koodinierung und Ausführung erforderlich. Falls aber die Beine des Patienten hypoton sind, können sie auseinanderfallen, und es müssen rechts und links Kissen plaziert werden, um in so einer Stellung am Ende der Beweglichkeit einer Verletzung vorzubeugen.

Der leicht verletzbare flektierte Ellbogen muß äußerst vorsichtig gestreckt werden, wenn der Blutdruck gemessen oder ein intravenöser Tropf angelegt wird. Wann immer möglich, sollten beide Maßnahmen an anderen Teilen des Körpers vorgenommen werden. Flüssigkeit, die aus einer Infusion in den Ellbogen austritt und eine Entzündung verursacht, könnte ein zusätzlicher beschleunigender Faktor für das Entstehen von HO sein.

Passives Bewegen der Extremitäten

Während der Patient im Koma liegt und weder Schmerzen noch Unbehagen zum Ausdruck bringen kann, sollte er nur äußerst vorsichtig und nicht bis zum Ende der Bewegungsmöglichkeit passiv durchbewegt werden. Die Therapeutin beschränkt die Bewegung auf ein sicheres Ausmaß, unterstützt die Arme und Beine des Patienten dabei vollständig und bewegt seine Extremitäten nicht in extreme Stellungen. Sie wiederholt jede Bewegung mehrere Male, um die Durchblutung zu verbessern und die Beweglichkeit des Gewebes und das adaptive Verlängern des Nervensystems aufrechtzuerhalten. Die Hüfte, die Knie und die Schulter werden jedesmal nur bis etwa 90 ° flektiert und nie in die volle Flexion gebracht. Die Therapeutin kann aber jeden Tag versuchen, die volle Dorsalflexion der Füße zu erreichen, weil in diesem Bereich die Gefahr des Traumatisierens praktisch kaum vorhanden sind.

Im Gegensatz dazu ist der Ellbogen sehr gefährdet. Sobald Widerstand gegen die Extension durch Flexorspastizität oder durch aktive Schutzhaltung besteht, sollte der Ellbogen nie mit Gewalt extendiert werden. Wenn die Therapeutin große Schwierigkeiten hat, den Ellbogen des Patienten vollständig zu extendieren, sollte der Arm prophylaktisch für ein paar Tage zirkulär eingegipst werden, weil gerade der Ellbogen besonders anfällig für die Myositis ossificans ist. HO im Ellbogen ist oft besonders behindernd, weil sie für gewöhnlich einen Verlust an Flexion verursacht.

Passive Dorsalflexion des Handgelenks und der Finger kann durch Dehnen aufrechterhalten werden, aber auf keinen Fall dürfen das Handgelenk und die Finger gleichzeitig gebeugt werden, da die Fingerextensoren in dem Bereich, in dem sie über den Handrücken verlaufen, leicht traumatisiert werden können. Versehentliches Überdehnen kann zum Auftreten von Ossifikationen in ihren phalangealen Ansätzen führen.

Sowohl in der Literatur als auch während der Physiotherapieausbildung wird die Bedeutung eines ausgiebigen und bis zum Erreichen des vollen Bewegungsausmaßes ausgeführten passiven Bewegens bei neurologischen Patienten mit großem Nachdruck betont. Daher fühlen sich Therapeutinnen in ihrem Bemühen, dem Patienten zu helfen, oft verpflichtet, die gelernte Zielsetzung um jeden Preis in die Tat umzusetzen. Angesichts des heutigen Kenntnisstands und der möglichen Gefahren müssen allerdings diese Prämissen neu überdacht werden.

Ein prädisponierender Faktor für das Auftreten von HO kann möglicherweise die genetisch bedingte Variation der prämorbiden Gelenkbeweglichkeit und Gewebeelastizität sein. Die Therapeutin kann diese individuellen mechanischen Gegebenheiten jedes einzelnen Patienten nicht kennen. Wenn der Patient keinerlei Schmerzreaktionen zeigen kann, ist es für die Therapeutin vor allem bei bestehender Spastizität sehr schwer abzuschätzen, welche Bewegungen für den Patienten noch angenehm und sicher sind. Das Auftreten monofokaler HO kann durch die relative Begrenzung der mechanischen Reichweite in einem Gelenk im Vergleich zu anderen erklärt werden. Multifokales Auftreten könnte das Ergebnis eines allgemeinen Verlusts an Beweglichkeit in Gelenken und/oder anderen Geweben sein.

Wo aufgrund dieser Annahme passives Durchbewegen mit deutlich reduziertem Bewegungsausmaß durchgeführt wurde, z.B. Hüftflexion bis maximal 90 °, konnte ein signifikant geringeres Auftreten von HO festgestellt werden. Interessanterweise führte dieses reduzierte passive Durchbewegen nicht, wie erwartet zu einem erhöhten Risiko vermehrten Entstehens von Kontrakturen. Auf jeden Fall darf nie außer acht gelassen werden, daß kleine Verluste an Beweglichkeit – sollten sie später vorkommen – immer wieder überwunden werden können, während Ossifikationen jedoch zu permanenten Bewegungseinschränkungen oder sogar zu einer Ankylose führen können.

Den proximalen Hebelarm beim passiven Durchbewegen benutzen. Wird beim passiven Durchbewegen der proximale und nicht der distale Hebelarm benutzt, werden die latenten Kräfte, die auf die Gelenke ausgeübt werden könnten, reduziert, und die Spannung des Nervensystems dient als Schutz. Das Bewegungsausmaß von Schulter und Hüfte kann durch das Bewegen des Rumpfs des Patienten anstelle des Anhebens seines Arms oder seines Beins erreicht werden. Die Gelenke werden mobilisiert, und die Gefahr eines Traumas wird auf ein Minimum beschränkt. Zum Beispiel kann statt eines wiederholten Anhebens des gestreckten Beins der Rumpf des Patienten im Langsitz nach vorn bewegt werden; und anstatt seine Hand anzuheben und den Arm seitlich in Abduktion zu bewegen, kann der Rumpf des Patienten in Seitenlage immer weiter nach hinten bewegt werden, während sein extendierter Arm in einer Abduktion von 90 ° liegen bleibt.

Wenn der Patient mit Knieextensionsschienen zu Stehen gebracht wird, wird dadurch die Spastizität reduziert, das Bewegungsausmaß der unteren Extremitäten aufrecht erhalten und eine gute Ausgangsposition geschaffen, um den Rumpf des Patienten proximal zu bewegen, damit distale Strukturen mobilisiert werden. Wenn die Therapeutin den im Koma liegenden Patienten bewegt, läßt sie sich dabei durch sorgfältiges Beobachten möglicher Anzeichen von Schmerz oder Überdehnen leiten. Sie muß ständig aufpassen und darf Hinweise wie Änderungen des Blutdrucks oder der Herz- oder Atemfrequenz ebensowenig übersehen wie übermäßiges Schwitzen oder plötzlich auftretende reflexartige Spasmen.

Passives Durchbewegen nach Seriengipsen. Besonders vorsichtig muß beim passiven Bewegen eines Patienten vorgegangen werden, der kurz zuvor mit Seriengipsen zur Überwindung von Kontrakturen behandelt wurde. Solange noch irgendwelche Anzeichen von Ödemen oder Entzündungen vorhanden sind, werden keine passiven Bewegungen in die Flexion durchgeführt.

Behandeln von Frakturen und Verletzungen der Weichteile

Operative Korrektur der Frakturenstellung und inneres Fixieren von Frakturen sind als Risikofaktoren für die Bildung von HO anerkannt. Deshalb muß mit Extremitäten, die operativ versorgt werden mußten, äußerst vorsichtig umgegangen werden. Passives Bewegen des/der am nächsten liegenden Gelenks/Gelenke darf erst erfolgen, wenn postoperative Schwellungen und akute Entzündungen abgeklungen sind. Ebenso ist das volle passive Durchbewegen bei Entzündungszuständen infolge von Verletzungen der Weichteile durch den Unfall kontraindiziert. Es ist besser, diesen Körperteil optimal zu lagern und erst dann mit dem passiven Durchbewegen der Gelenke in der Nähe der Verletzungsstelle zu beginnen, wenn die akute Entzündung abgeklungen ist.

In beiden Fällen kann das Bewegungsausmaß durch proximales Bewegen des Patienten erhalten und die Gefahr der Entstehung weiterer Reizzustände vermieden werden. Durch die proximalen Bewegungen und das korrekte Lagern in Verbindung mit der Mobilisation der neuralen Gegenspannung proximal wie auch distal des Verletzungsorts wird das Entstehen schwerer Kontrakturen verhindert.

Die Probleme der schon bestehenden HO überwinden

Wenn sich unglücklicherweise HO soweit entwickelt hat, daß die Beweglichkeit erheblich eingeschränkt ist, steht der Patient zusätzlichen Problemen gegenüber, die er nur mit angemessener Hilfe durch die Therapeutin meistern kann. HO ist aber nur selten der Grund dafür, daß der Patient eine Aufgabe oder eine Bewegungsabfolge nicht ausführen kann, obwohl dies immer wieder angenommen wird. Tatsächlich ist dieses Scheitern viel eher auf eine gestörte Wahrnehmung zurückzuführen. Das Rehabilitationsteam muß immer bedenken, daß sich ein gesunder Mensch trotz völligem Verlust an Beweglichkeit in einem Gelenk bemerkenswert gut bewegen und Aktivitäten ausführen kann, wie auch das folgende Beispiel zeigt. In der Schweiz wurde für Ärzte, Physiotherapeutinnen und Ergotherapeutinnen ein Fortbildungskurs über die Analyse funktioneller Bewegungen angeboten. Eine der Teilnehmerinnen, eine Ergotherapeutin, hatte infolge einer Kindheitskrankheit eine totale Arthrodese eines Hüftgelenks. Obwohl es sich um einen praktischen Kurs handelte, der detailliertes Beobachten und das Untersuchen normaler Bewegungen einschloß, bemerkten weder die Instruktorin noch die Kursteilnehmerinnen die Behinderung der Therapeutin. Erst in der zweiten Woche wurde die Arthrodese auf Grund kompensatorischer Bewegungen bemerkt, als nämlich die Teilnehmerinnen das Sitzen auf einem Gymnastikball analysieren mußten. Etwas später nahm die gleiche Ergotherapeutin an einem anderen Kurs teil, in dem niemand von ihrem Problem Kenntnis hatte, und einmal mehr fiel sie nicht auf. Erst bei der Analyse des Gangbilds wurden leichte Abweichungen von der Norm festgestellt und diskutiert. Die Knieflexion zu Beginn der Schwungbeinphase schien etwas übertrieben zu sein, was Anlaß zu allerlei Spekulationen gab, bis die Therapeutin selbst die Begründung dafür lieferte.

Wie das obige Beispiel zeigt, konnte diese Frau über kompensatorische Bewegungen den totalen Verlust der Beweglichkeit in einem Hauptgelenk ausgleichen und sich frei, ohne aufzufallen, und behende bewegen. Sie war völlig unabhängig bei den Aktivitäten des Alltags und war als Ergotherapeutin fähig, alle Aufgaben und Pflichten zu übernehmen. Für die anderen Kursteilnehmerinnen war dies eine sehr aufschlußreiche, unvergeßliche Erfahrung.

Deshalb muß die Behandlung eines Patienten mit HO, der seine Beweglichkeit in einem bestimmten Gelenk verloren hat, auf die Verbesserung kognitiver Funktionen abzielen, und auf die Mobilisation seines ganzen übrigen Körpers, damit er die eingeschränkte Beweglichkeit so wie die Ergotherapeutin es tat, kompensieren kann.

Behandlungsmaßnahmen

Die Therapeutin versucht während der HO-aktiven Phase, das betroffene Gelenk oder die betroffenen Gelenke nicht direkt zu mobilisieren, weil dies zu einer weiteren Reizung oder zu einem weiteren Trauma führen könnte, und noch mehr Knochenbildungen zur Folge hätte. Stattdessen legt sie den Schwerpunkt auf das Mobilisieren der anderen Körperteile, vor allem derjenigen, die er später benutzen könnte, um die durch die Ossifikationen bedingten Einschränkungen zu kompensieren. Die Mobilisation der Lendenwirbelsäule wird die Kompensation für eine versteifte Hüfte ermöglichen, und mit einer voll beweglichen Brustwirbelsäule in Verbindung mit einem frei beweglichen Schulterblatt können Arm und Hand trotz einer versteiften Schulter funktionell gebraucht werden.

Wenn der Patient das Bewußtsein soweit wiedererlangt hat, daß er bei der Behandlung aktiver mitmachen kann, wird durch Bewegungen seines Rumpfs im Sitzen, Liegen und Stehen die Spastizität gehemmt, die Weichteile werden mobilisiert, und dadurch ein vergrößertes Bewegungsausmaß in dem betroffenen Bereich ermöglicht. Garland et al. (1983) stellten fest, daß „23 von 28 Gelenken unter Narkose einen größeren Bewegungsradius aufwiesen". Dies ist ein Beweis dafür, daß die HO nicht die alleinige Ursache für die eingeschränkte Beweglichkeit ist. Einer der Faktoren, die die größten Einschränkungen verursachen, besteht in einer ausgeprägten mechanischen Gegenspannung im Nervensystem. Die Mobilisation der vertikalen und der horizontalen Strukturen des Nervensystems wird die Beweglichkeit des Patienten im allgemeinen fördern. Stehen, Gehen und aktives Bewegen helfen dem Patienten, wieder ein funktionelles Bewegungsausmaß zu erlangen und führen manchmal sogar zur Verminderung oder dem völligen Verschwinden der HO. Über eine Rückbildung der Ossifikationen wurde in einer Langzeitstudie bei 36 % der Fälle berichtet (Thorndike 1940).

Nicht HO, sondern zentrale Störungen der Wahrnehmung insbesondere Störungen des taktil-kinästhetischen Systems, sind der Hauptgrund dafür, daß Patienten mit traumatischen Hirnverletzungen beim Bewältigen von Aktivitäten des täglichen Lebens und dem Ausführen funktioneller Bewegungen scheitern. Bezeichnenderweise können Patienten mit schweren Hirnverletzungen und spastischer Tetraplegie auch ohne HO im Sitzen kaum nach vorn bewegt werden, da sie äußerst stark nach hinten in die Extension stoßen. Bei der gleichen Patientengruppe treten aber verschiedenen Studien zufolge HO häufiger auf. „Bei einem Patienten mit spastischer Quadriplegie nach Hirnstammverletzung treten besonders häufig heterotope Ossifikationen in mehreren Gelenken auf" (Garland et al. 1985). Wenn die Behandlung der Wahrnehmungsstörung gemäß den in Kap. 1 beschriebenen Prinzipien durchgeführt wird, kann die Therapeutin die anstehenden Probleme besser meistern, wie anhand des folgenden typischen Beispiels deutlich wird.

Ein Patient, der sieben Monate zuvor eine Hirnverletzung erlitten hatte, zeigt in seiner Hüfte ausgedehnte HO, die seine Bewegungsmöglichkeiten erheblich einschränken (Abb. 6.58a). Die Therapeutin kann seinen Rumpf kaum nach vorn bewegen, wenn sie seine Sitzhaltung im Rollstuhl anpassen oder das Auf-

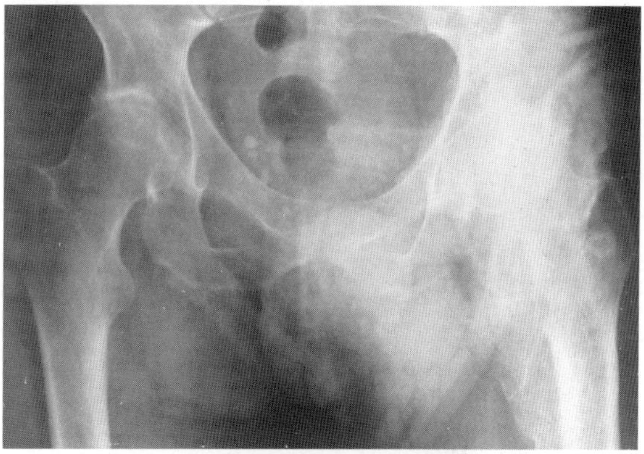

a

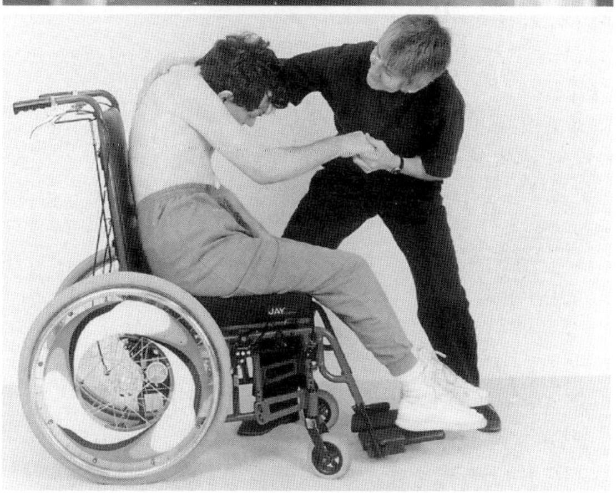

b

Abb. 6.58 a–e. Wahrnehmungsprobleme und nicht HO verhindern, daß der Rumpf im Sitzen nicht nach vorn bewegt werden kann. **a** Eine Röntgenaufnahme der Hüfte zeigt ausgedehnte HO. **b** Der Patient widersetzt sich der Flexion nach vorn. Der Widerstand nimmt ständig ab, wenn die Therapeutin vor ihm kniet (**c**), seine Arme auf einem Tisch liegen (**d**), oder wenn er bei einer Aufgabe geführt wird (**e**)

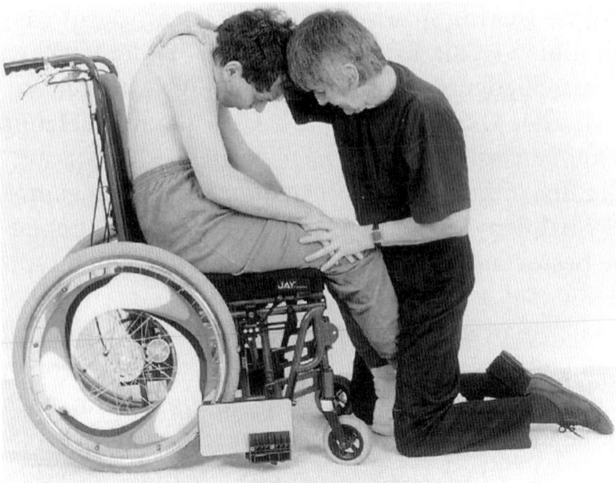

c

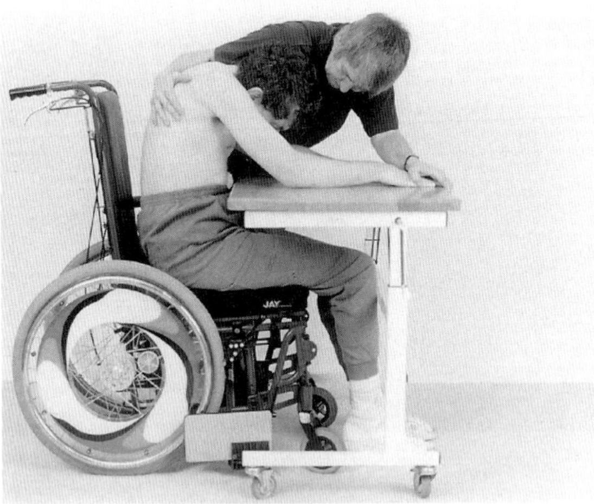

d

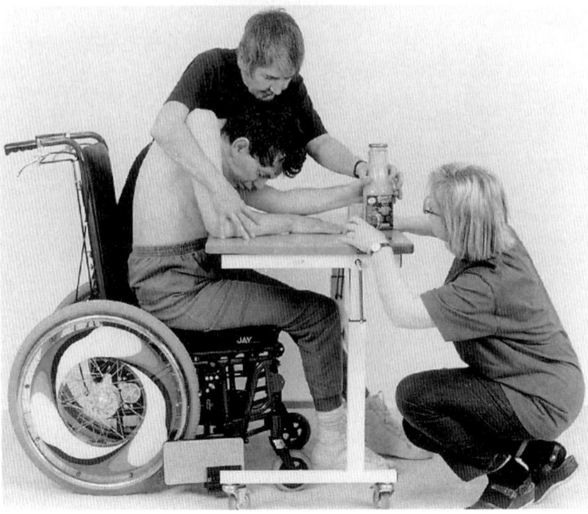

e

Abb. 6.58 c–e

stehen vorbereiten will. Sie spürt massiven Widerstand, wenn sie ihn in den freien Raum nach vorn bewegen möchte, und es gelingt ihr nicht, diesen Widerstand zu überwinden (Abb. 6.58b). Anhand der ausgedehnten Ossifikationen auf dem Röntgenbild könnte leicht angenommen werden, daß der HO-bedingte Verlust an Hüftflexion die Bewegung des Rumpfs nach vorn blockiert. Wenn die Therapeutin in engem Kontakt mit den Beinen des Patienten vor ihm kniet, wird der Widerstand aber spürbar geringer, und sie kann ihn etwas nach vorn bewegen (Abb. 6.58c). Sobald ein Tisch vor ihm steht und seine Arme darauf abgestützt werden, kann ihn die Therapeutin ohne jeden Kraftaufwand nach vorne bringen (Abb. 6.58d). Unter dem Führen seiner Hände bei einer sinnvollen Aufgabe, die Ergreifen und Heranholen beinhaltet, spürt sie noch weniger Widerstand, weitere Hüft- und Rumpfflexion sind möglich, und das starke Zurückstoßen in die Extension verschwindet (Abb. 6.58e).

Eine Bewegung nach vorn ohne Widerstand kann auch facilitiert werden, wenn die Hände des Patienten an sein Gesicht und an seinen Mund gebracht werden, während seine Ellbogen abgestützt sind (Abb. 6.59).

Wenn der Patient für längere Zeit in Rückenlage im Bett liegt und dann, ohne einen Tisch vor sich zu haben, im Rollstuhl sitzt, wird er ständig nach hinten gegen die Unterstützungsfläche stoßen und das Problem dadurch noch weiter verstärken. Regelmäßige Lagerung auf dem Bauch verändert die Situation, während er im Bett liegt und den Angehörigen sollte gezeigt werden, wie sie die Vorwärtsbewegung seines Rumpfs und die richtige Stellung, während er im Rollstuhl sitzt, erreichen können (Abb. 6.60a). Innerhalb erstaunlich kurzer Zeit wird diese Haltung möglich und kann auch beibehalten werden (Abb. 6.60b). Der Patient kann sowohl während der Behandlung von der Therapeutin als

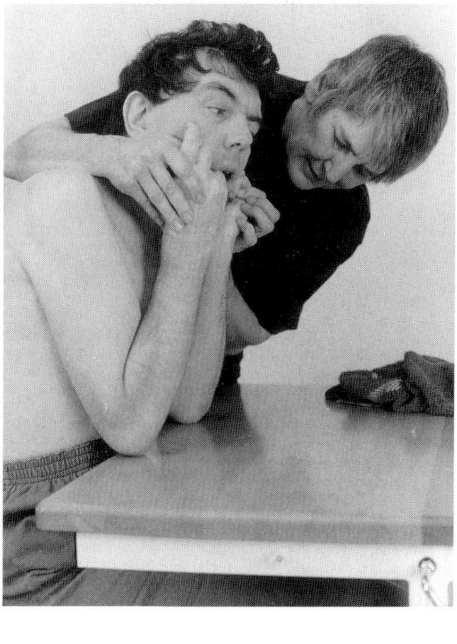

Abb. 6.59. Die Hand des Patienten zu seinem Gesicht führen, während seine Ellbogen auf einem Tisch aufliegen

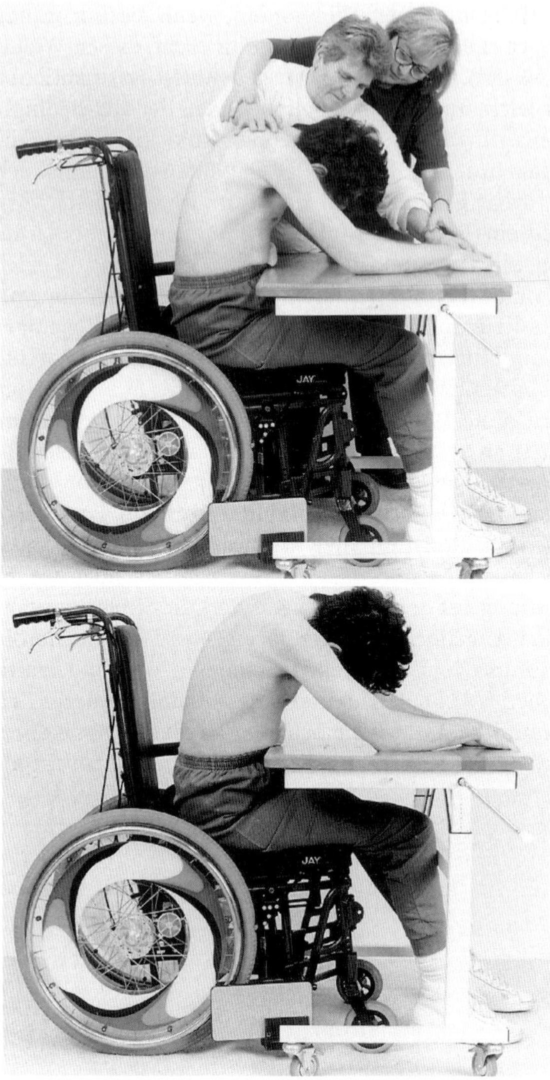
a

b

Abb. 6.60. **a** Die Mutter des Patienten lernt, wie sie die Vorwärtsbewegung seines Rumpfs unterstützen kann. **b** Er kann die korrigierte Stellung allein aufrechterhalten

auch außerhalb der Behandlungszeiten von seinen Angehörigen bei Aktivitäten des täglichen Lebens, während er an einem Tisch sitzt, geführt werden, was noch größere Fortschritte bringt.

Die Komplexität der geführten Aktivitäten kann allmählich gesteigert werden, und je mehr sich seine kognitiven Möglichkeiten verbessern, desto besser wird er für den Verlust an Gelenkbeweglichkeit kompensieren können. Innerhalb des Behandlungsprogramms sollte der Patient immer Aktivitäten im Stehen mit Belastung der Beine ausführen, da sie möglicherweise die Ossifikation zum Abklingen bringen können. Angemessene problemlösende Aufgaben können auch in der aufrechten Haltung ausgeführt werden. Da HO medizinisch nicht erfolgreich behandelt werden können und sowohl die Manipulation unter Narkose als auch die operative Resektion das Risiko des oft sogar verstärkten Wiederauftretens in sich bergen, sollte die Behandlung gemäß der hier vorgestellten Richtlinien gewissenhaft durchgeführt werden, bevor Alternativen in Betracht gezogen werden.

Ein Beispiel aus der Praxis

F. D., eine junge Mutter von zwei Kindern, erlitt durch einen Verkehrsunfall eine schwere Hirnschädigung und lag lange Zeit im Koma. In ihrer rechten Hüfte entwickelte sich eine ausgeprägte monofokale HO (Abb. 6.61a). Eine operative Entfernung der Knochenformationen verlief ohne Verbesserung der Funktion und ließ nur eine häßliche Narbe an ihrem Oberschenkel zurück. Sie saß mit weit extendiertem Hüftgelenk und mit einer starken Kyphose (Abb. 6.61b). Durch das Drücken gegen die Rückenlehne des Rollstuhls entstanden im Bereich der Lendenwirbelsäule Druckstellen. Nach zwei Jahren kontinuierlicher Rumpfflexion war sie nicht mehr in der Lage, ihre Wirbelsäule aktiv zu strecken, und die kompensatorische Extension ihres oberen Nackens verstärkte ihre Eß- und Stimmprobleme. Im Sitzen stieß F.D. so stark nach hinten, daß ihr Stuhl oft umzukippen drohte und immer von jemandem festgehalten werden mußte. Das Gehen war nicht erfolgreich, denn F.D. verlor völlig ihr Gleichgewicht, wenn sie versuchte aufzustehen oder sich hinzusetzen, da die starke Hüft- und Knieextension es unmöglich machten, ihr Gewicht vorn über ihren Füßen zu behalten. Gegen Ende des 3. Jahres lernte F. D. durch intensive Physiotherapie im Sinne des hier dargelegten Konzepts, ihren Rumpf aktiv zu extendieren und ihr Gewicht im Sitzen und beim Aufstehen nach vorn zu verlagern. Ihre Wirbelsäule wurde zunächst passiv in Extension mobilisiert, während sie mit einem Tisch vor sich saß. Später wurde fleißig aktive, selektive Extension geübt (Abb. 6.62a). In dem Maß, wie ihre Sitzhaltung korrigiert werden konnte, verbesserten sich auch ihre Stimmbildung und ihre Fähigkeit zu essen erheblich (Abb. 6.62b). F.D. lernte wieder, sicher aufzustehen, sich sicher mit nach vorn verlagertem Gewicht hinzusetzen und mit einem Rollator zu gehen. Später lernte sie, an zwei Krücken und in Begleitung zu gehen, und konnte so z.B. wieder mit ihrer Familie zum Essen in ein Restaurant ausgehen.

Verlust der Ellbogenflexion durch HO

Posteriore und anteriore HO im Ellbogen blockiert mechanisch die Flexion und verursacht dadurch besondere Probleme. Während ein eingeschränktes Bewegungsausmaß in der Hüfte und in der Schulter kompensiert werden kann, ist dies bei einem totalen Verlust an Ellbogenflexion nicht möglich. Viele Aktivitäten des täglichen Lebens wie Waschen, Essen, Rasieren und Schminken sind nicht mehr mit der Hand, sondern nur noch mit Hilfe von unhandlichen Vorrichtungen mit langen Griffen möglich. Wenn nur ein Ellbogen des Patienten betroffen ist, wird das Wiedererlangen der Selbständigkeit im täglichen Leben

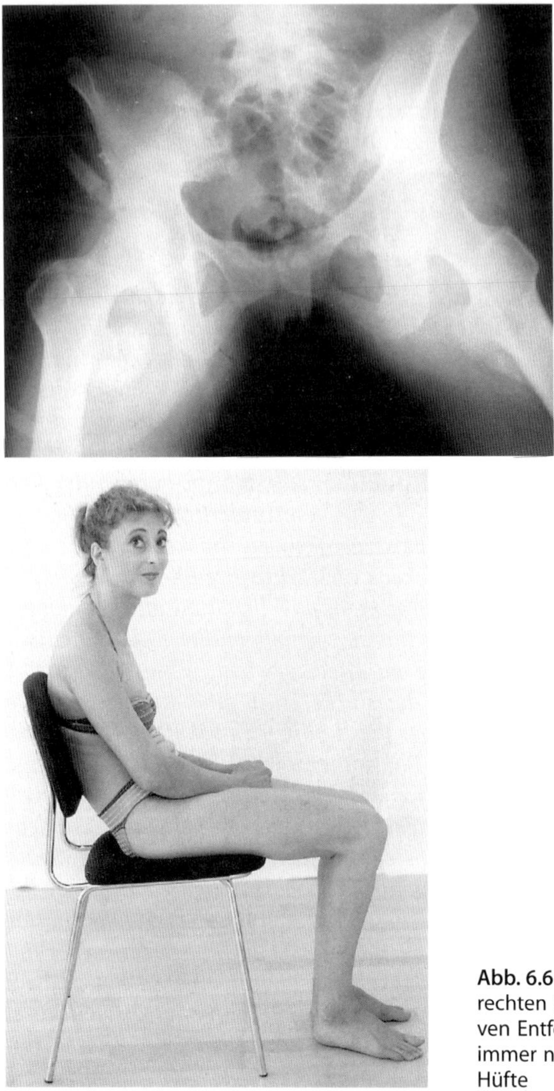

a

b

Abb. 6.61. a Monofokale HO in der rechten Hüfte. **b** Auch nach dem operativen Entfernen der HO sitzt die Patientin immer noch mit zu stark extendierter Hüfte

nicht besonders erschwert werden, weil der Patient sich anpassen kann, den nicht betroffenen Arm einzusetzen. (Ein Ellbogen, der nicht vollständig extendiert werden kann, bereitet bei der Durchführung von Aktivitäten des täglichen Lebens keine großen Schwierigkeiten und hat für den Patienten eigentlich keine negativen Konsequenzen, außer daß es vielleicht störend für sein Aussehen wirkt.)

Wenn der Patient seine Hände und Arme wieder willkürlich bewegen kann, und es wird festgestellt, daß er bestimmte Aufgaben auf Grund des Verlusts an Ellbogenflexion nicht ausführen kann, könnte eine operative Resektion möglicherweise die einzige verbleibende Lösung sein. Durch die Benutzung langstie-

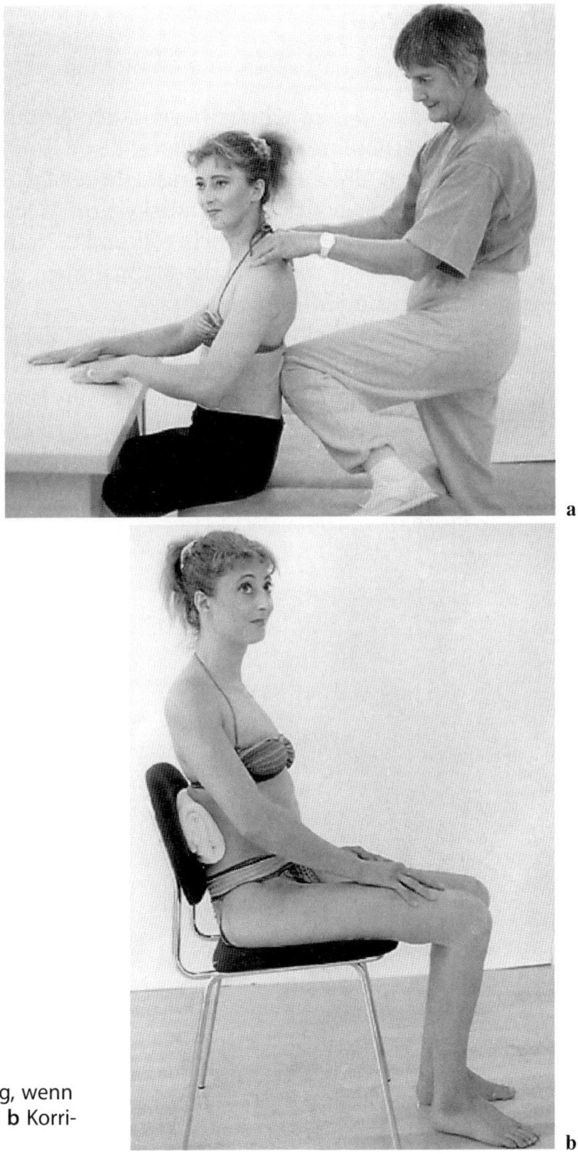

Abb. 6.62. a Verbesserte Haltung, wenn ein Tisch vor der Patientin steht. b Korrigierte Sitzhaltung

liger Vorrichtungen beim Durchführen von Aufgaben, die Ellbogenflexion erfordern, kann festgestellt werden, ob die Schwierigkeiten durch Einschränkungen im Gelenk oder durch Störung der Wahrnehmung bedingt sind. Wenn nur ein Ellbogen des Patienten betroffen ist, wird ein chirurgischer Eingriff in der Regel nicht erforderlich sein. Kann aber ein Patient beide Ellbogen nicht flektieren, seine Hände aber ansonsten funktionell gebrauchen, scheint eine Resektion die einzige Alternative zu sein.

Überlegungen

Unabhängig davon, wie schwerwiegend der Zustand eines Patienten erscheint, muß alles unternommen werden, damit keine Kontrakturen und keine Fehlstellungen auftreten, da diese so viel zusätzliches Leiden verursachen können und dem Wiedererlangen der Selbständigkeit im Wege stehen. Obwohl Präventivmaßnahmen kostspielig, anspruchsvoll und zeitraubend zu sein scheinen, sind sie es durchaus nicht mehr als die Maßnahmen, durch die bereits entstandene Probleme überwunden werden müssen.

Jeder Patient verdient die Chance, sich wieder frei und ohne die Bürde von Schmerzen bewegen zu können. Wenn bereits Kontrakturen aufgetreten sind, müssen sie überwunden werden, und es muß ein neuer Anfang gemacht wer-

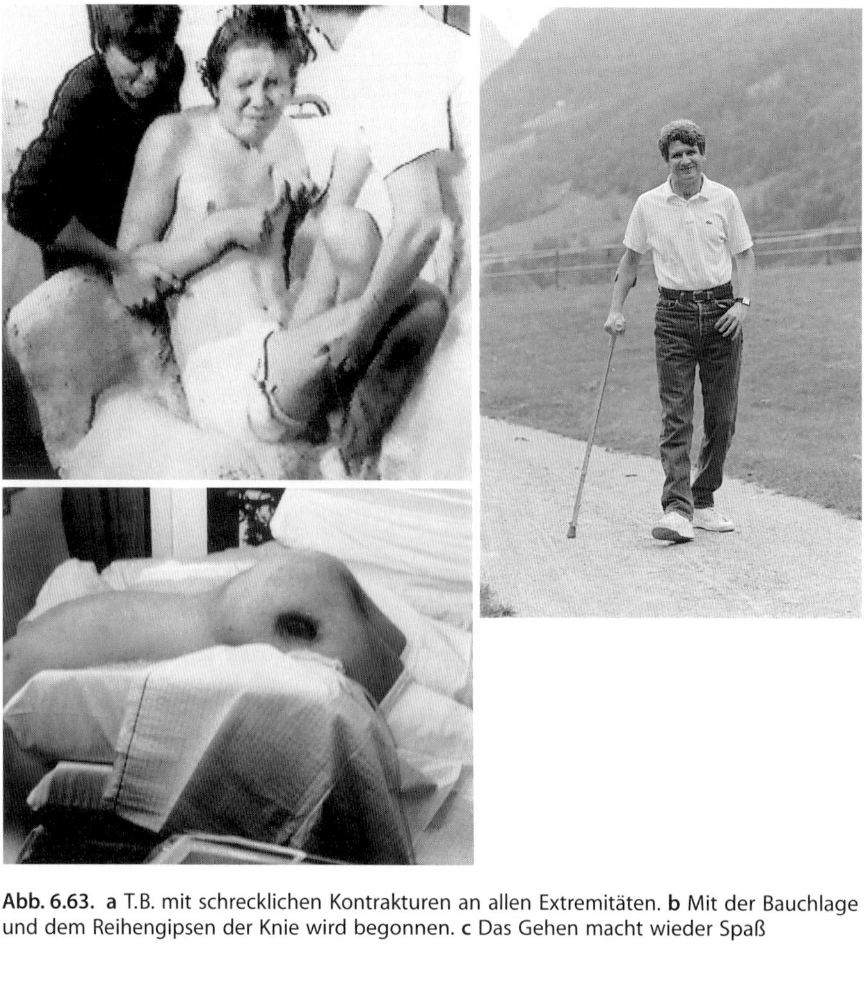

a b c

Abb. 6.63. **a** T.B. mit schrecklichen Kontrakturen an allen Extremitäten. **b** Mit der Bauchlage und dem Reihengipsen der Knie wird begonnen. **c** Das Gehen macht wieder Spaß den. Ganz abgesehen von praktischen Gesichtspunkten der Rehabilitation ist es moralisch unentschuldbar, junge Menschen in einem „Gefängnis“ aus Fehlstellungen und Schmerzen gefangenzuhalten, ohne die Aussicht auf einen Ausweg. Dazu stellt Maier (1988) fest: „Das Gegenteil von Liebe ist nicht Haß, sondern Gleichgültigkeit“. Auch wenn die Kontrakturen schon lange bestehen und der Zustand des Patienten wenig Hoffnung auf Erholung gibt, muß er mit einer positiven Einstellung behandelt werden, und es darf keine Anstrengung gescheut werden, weil die Resultate überraschend sein können und ihm vielleicht doch ein erfülltes Leben ermöglichen. TB., dessen Geschichte in Kap. 2 im Abschnitt „Ein Beispiel aus der Praxis“ beschrieben wurde, ist nur eines solcher eindrucksvollen Beispiele:

Es bestand kaum Hoffnung, daß T.B. wieder gehen, seine Hände gebrauchen und das Leben genießen würde, als er 9 Monate nach seinem Unfall mit schweren Kontrakturen an allen vier Extremitäten und völlig unfähig, sich selbst zu bewegen, in der Rehabilitationsklinik ankam (Abb. 6.63a). Nach der Behandlung mit Seriengipsen und einer intensiven Behandlung, wie sie in diesem Kapitel (Abb. 6.63b) und auch in den vorausgegangenen Kapiteln beschrieben wurde, gewann T.B. nicht nur seine Unabhängigkeit zurück, sondern konnte schließlich, nach einer langen und harten Rehabilitationszeit, Verabredungen treffen, tanzen gehen, Auto fahren und lange Spaziergänge über Land unternehmen (Abb. 6.63c).

7 Auf dem Weg zum selbständigen Gehen: Vorbereitung und Facilitation

Es ist der Traum jedes Patienten, wieder gehen zu können, und auch seine Angehörigen hoffen so sehr, daß er dieses Ziel eines Tages wieder erreichen wird. Das Gehen wird von Morris (1987) als „die glorreiche Vollendung der menschlichen freien Bewegung“ beschrieben, eine Beschreibung, die verdeutlicht, warum das Wiedererlernen des Gehens für den Patienten so wichtig ist. Schon in frühester Kindheit kann beobachtet werden, wie das Kleinkind hartnäckig versucht, dieses Ziel zu erreichen, indem es sich immer wieder auf seine Füße aufstellt und mit seinen Eltern gehen möchte. Das Gehen ist aber ein äußerst komplexer Vorgang und, wie Morris schreibt, „so kompliziert, daß sich die Muskelexperten noch immer nicht über die feineren Details dieses Vorgangs einig sind und darüber, wie wir es schaffen, so erfolgreich zu gehen“. In Studien konnte nachgewiesen werden, daß ein Kind erst mit 7 Jahren das Gangbild eines Erwachsenen hat (Okamato 1977), nachdem es ca. 3 Mio. Schritte gemacht hat (Kottke 1978). Es überrascht daher nicht, daß ein hirngeschädigter Patient manchmal Zeit braucht, um diese Fähigkeit wiederzuerlangen und dabei langer Perioden intensiver Behandlung bedarf.

Weil die mechanische Aktivität derart komplex ist, kann das Gehen weder durch Üben des Gehens an sich wieder gelernt werden, noch durch das Herumgehen des Patienten zwischen zwei Helfern, die ihn stützen. Ebenso wird auch ein Musikinstrument nicht dadurch besser beherrscht, indem jeden Tag die gleichen Stücke gespielt werden, sondern nur durch fleißiges Üben von Tonleitern und verschiedenen Techniken kann wirklich ein Vorankommen erzielt werden.

Überlegungen zur Behandlung

Damit der Patient sicher und funktionell zielgerichtet gehen kann, müssen folgende Voraussetzungen durch eine entsprechende Behandlung geschaffen werden:

- Gleichgewichtsreaktionen,
- selektive Bewegungen der unteren Extremitäten,
- selektive Rumpfaktivitäten,
- Gehen verbunden mit der Ausführung einer Aufgabe.

Um diese therapeutischen Ziele zu erreichen, muß die Behandlung an den einzelnen Patienten und an seine Probleme individuell angepaßt werden. Während manche Patienten schon in einem frühen Stadium mit Facilitation sehr gut gehen können, brauchen andere einen schrittweisen Aufbau mit spezifischen Aktivitäten. Wieder andere erlernen das Gehen im Rahmen problemlösender Aufgaben, die auch von einer Therapeutin geführt werden können. Aufgrund der eingebenden Beobachtung des Patienten während seiner Gehversuche entscheidet die Therapeutin, welcher Weg für diesen Patienten in seinem momentanen Zustand der angemessenste ist. Die Beobachtungen helfen ihr auch zu entscheiden ob der Patient schon mit dem Gehen beginnen sollte und welche Unterstützung oder welche technischen Hilfsmittel er benötigt.

Wann mit Gehen begonnen werden sollte

Es kann für alle Beteiligten sehr schwierig sein zu entscheiden, wann ein Patient mit unterstütztem Gehen beginnen soll, weil dies ganz individuell gehandhabt werden muß und von einer ganzen Reihe von Faktoren abhängt. Dennoch können gewisse Richtlinien der Therapeutin bei der Entscheidungsfindung und beim Vermeiden erfolgloser Versuche helfen:

- Das unterstützte Gehen sollte ohne übertriebenen manuellen Aufwand der Begleitpersonen möglich sein. Es hat keinen Sinn, das Risiko einzugehen, daß sich die Therapeutin bei dem Versuch, den Patienten in einer aufrechten Position zu halten, am Rücken verletzt oder daß der Patient stürzt, weil die Therapeutin physisch nicht in der Lage war, dies zu verhindern (Abb. 7.1). Auch wenn sich eine Therapeutin kräftig genug fühlt, einen Unfall zu verhindern, ist dadurch nichts gewonnen, wenn der Patient beim Gehen wie eine Marionette gehandhabt wird, denn er kann dadurch nicht lernen, die Bewegungen selbst auszuführen.
- Nur wenn mit angemessener Unterstützung weder sehr abnormale Bewegungen und Haltungen noch ausgeprägte Spastizität auftreten, ist es sinnvoll, mit dem Patienten zu gehen. Das Gehen wird dann helfen, normale motorische Aktivitäten zu stimulieren und wird auch von psychologischem Vorteil für den Patienten sein der ganz aktiv mitarbeitet, weil er versteht, welches Ziel erreicht werden soll und was von ihm erwartet wird. Auch den Angehörigen wird es Mut machen, und wenn irgend möglich, sollte ihnen gezeigt werden, wie sie den Patienten auch außerhalb der Therapie beim Gehen unterstützen können.
- Wenn das Knie des Patienten während der Standbeinphase ständig hyperextendiert ist, sollte das Gehen so lange nicht geübt werden, bis das Problem entweder durch andere Facilitationsarten oder durch das Üben selektiver Bewegungen behoben worden ist (Abb. 7.2). Durch wiederholtes Gehen mit hyperextendierten Knien (oder hyperextendiertem Knie) wird ein abnorma-

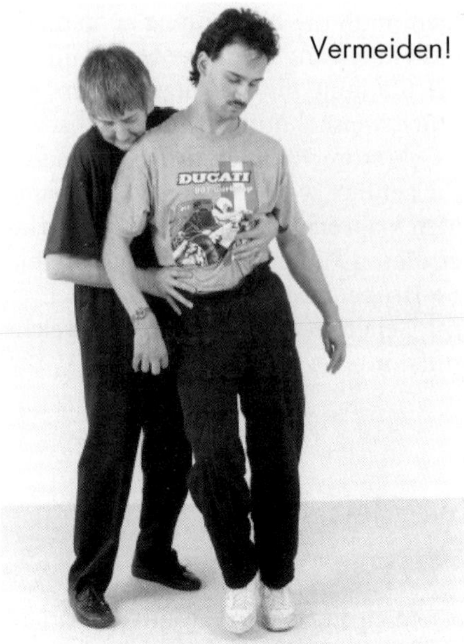

Abb. 7.1. Die Therapeutin kann das Hinfallen des ataktischen Patienten kaum verhindern

les Bewegungsmuster gelernt, das später nur schwieritg zu verändern ist, und die richtigen Muskeln werden dabei nicht aktiviert (Kottke 1982a, b). „Wenn nicht korrigiert, kann fehlerhafte motorische Kontrolle zu einem äußerst verstärkenden Programm werden", wie Bach-y-Rita und Balliet (1987) warnen. Zusätzlich bewirkt die Hyperextension eine sich selbst verstärkende Steigerung der Plantarflexion: da der Fuß, der das Gewicht übernimmt, nie in Dorsalflexion ist, wird der Patient später entweder eine Fußschiene benötigen oder es müssen möglicherweise sogar Maßnahme zur Verlängerung einer verkürzten Achillessehne durchgeführt werden. Gerade weil sein Knie zu Beginn der Standbeinphase nach hinten stößt, kann der Patient sein Gewicht nicht über seinen Fuß, der in Plantarflexion bleibt, verlagern (Bobath 1990; Davies 1990). Sein Hüftgelenk bewegt sich nach hinten und nicht, wie beim normalen Gehen, immer vorwärts in die Bewegungsrichtung (Klein-Vogelbach 1987). Die Knieflexion, die die nachfolgende Schwungbeinphase initiiert, ist stark behindert und der Patient neigt dazu, sein steif gestrecktes Bein mit auf einer Seite angehobenem Becken zu zirkumduzieren, um so einen langsamen, mühsamen Schritt zu machen. Dadurch werden schnelle, automatische Schritte, die das Gleichgewicht bewahren, verhindert, und der Patient wird mit jeweils nur einem Fuß auf einer Stufe nicht auf normale, ökonomische Art und Weise Treppen zu steigen lernen.

- Falls ein Patient jedesmal trotz Hilfe und Ermutigung vonseiten der Therapeuten in Panik gerät, wenn er zu gehen versucht, darf er nie zum Gehen gezwungen oder wegen fehlenden Mutes bestraft werden, auch wenn seine motorischen Fähigkeiten adäquat dafür zu sein scheinen. Der Grund der

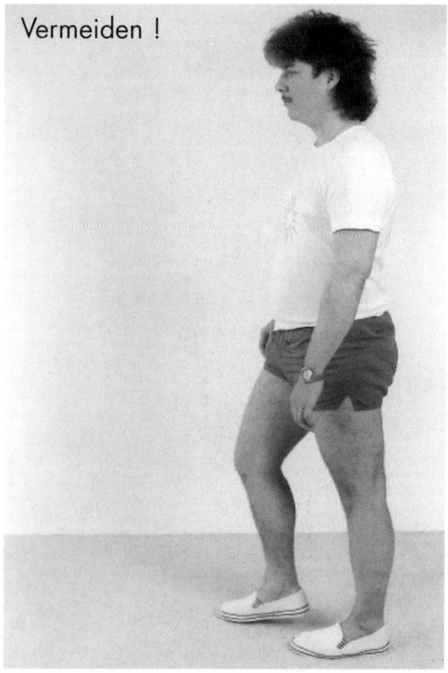

Abb. 7.2. Gehen mit hyperextendiertem Knie

Panik ist ausnahmslos eine Störung der Wahrnehmung und dadurch wird das Gehen für den Patienten zu einer zutiefst erschreckenden Erfahrung (Abb. 7.3). Sie ist vergleichbar mit der Erfahrung, über einen gefrorenen See zu gehen, dessen dünne Eisschicht sich ständig bewegt und zu brechen droht; oder mit der Erfahrung, vom zehnten Stockwerk eines Hochhauses über ein schmales Brett zu dem benachbarten Hochhaus zu balancieren. Deshalb wird jeder Versuch, das Gehen zu üben, nur die Panik verstärken und in vielen Fällen zu aggressiven und möglicherweise auch gewalttätigen Angriffen führen.

Während der Gehversuche können besonders bei Patienten mit Wahrnehmungsstörungen Symptome wie Schwindelanfälle und Übelkeit als Antwort auf die widersprüchlichen Bewegungsanhaltspunkte („discordant motion cues", Benson 1984) hervorgerufen werden. Probleme wie Panik und Schwindelanfälle verschwinden nicht einfach mit der Zeit, sondern scheinen vielmehr noch größer zu werden, je länger der Patient im Rollstuhl bleibt. Um diesen Patienten zu helfen, ohne Angst zu gehen, müssen während des Gehens zielgerichtete Handlungen ausgeführt und die Wahrnehmung durch das in Kap.1 beschriebene Behandlungskonzept verbessert werden.

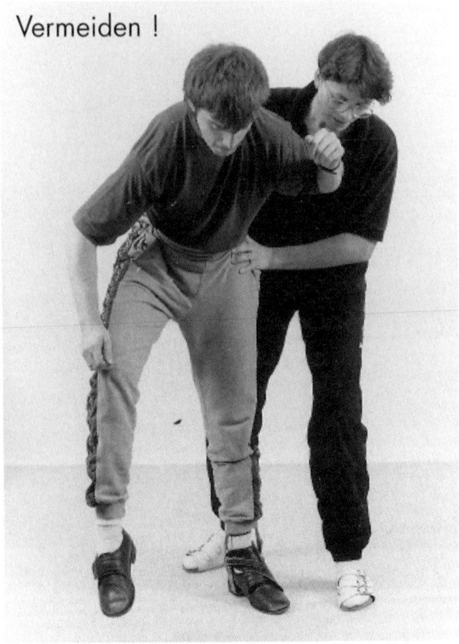

Abb. 7.3. Mit einer gestörten Wahrnehmung kann Gehen zu einer erschreckenden Erfahrung werden

Ein Beispiel aus der Praxis

M.C. wurde nach einer Hirn-Verletzung, die er sich bei einem Verkehrsunfall zugezogen hatte, 9 Monate lang nach konventionellen Ansätzen rehabilitiert. Obwohl sich sein Allgemeinzustand deutlich gebessert hatte, stellte sein unsoziales Verhalten weiterhin ein großes Problem dar. Er konnte die Aufgaben des täglichen Lebens nur in sehr beschränktem Rahmen selbständig bewältigen, und es schien, als werde er nie wieder lernen, selbständig zu gehen. Jeder Gehversuch löste große Panik aus, die entweder in verbalen Obszönitäten oder in gewalttätigen Angriffen endete, und er machte keine weiteren Fortschritte (s.Abb. 7.3). Als einzige Möglichkeit für MC. schien nur noch die Unterbringung in einem psychiatrischen Wohnheim in Frage zu kommen. Glücklicherweise wurde für den jungen Patienten buchstäblich in letzter Minute eine Einweisung in ein spezialisiertes Rehabilitationszentrum für Patienten mit Hirn-Verletzungen möglich, was für ihn eine letzte Chance bedeutete. Die Wahrnehmungsstörungen von M.C. wurden nun nach dem in Kap.1 beschriebenen Konzept behandelt, und innerhalb kurzer Zeit machte M.C. erstaunliche Fortschritte. Das Gehtraining wurde mit problemlösenden Aufgaben verbunden, wodurch das Gehen als Mittel zum Zweck eingesetzt wurde und dadurch jede Panikreaktion vermieden werden konnte (s.Abb. 1.21a, b).

M.C. lernte innerhalb einer relativ kurzen Zeit, mit zwei Ellbogenkrücken selbständig zu gehen (Abb. 7.4). Er lernte, beim Treppensteigen nur jeweils einen

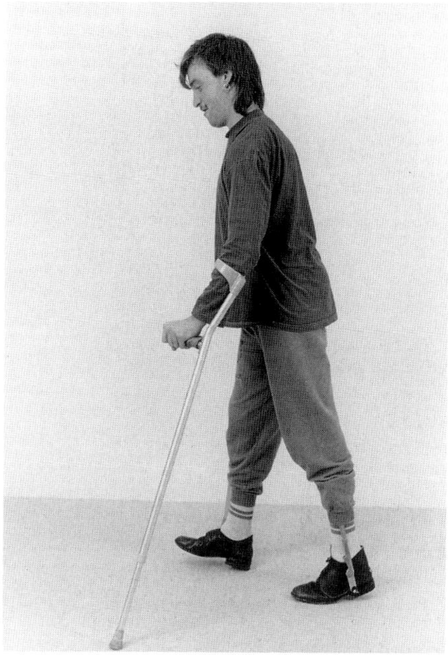

Abb. 7.4. Nach angemessener Behandlung kann M.C. mit zwei Krücken sicher gehen

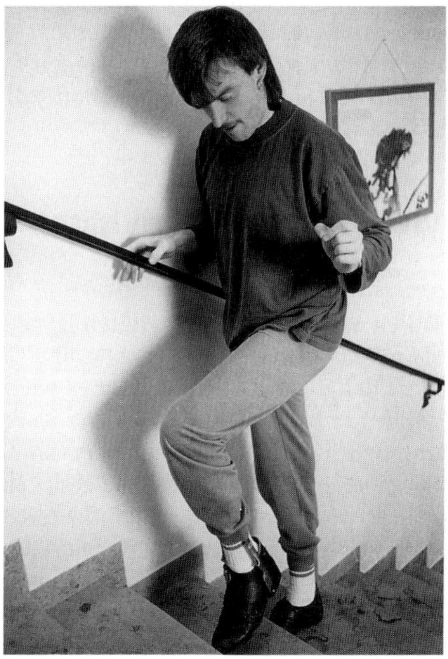

Abb. 7.5. M.C. beim Treppensteigen in einem normalen Muster

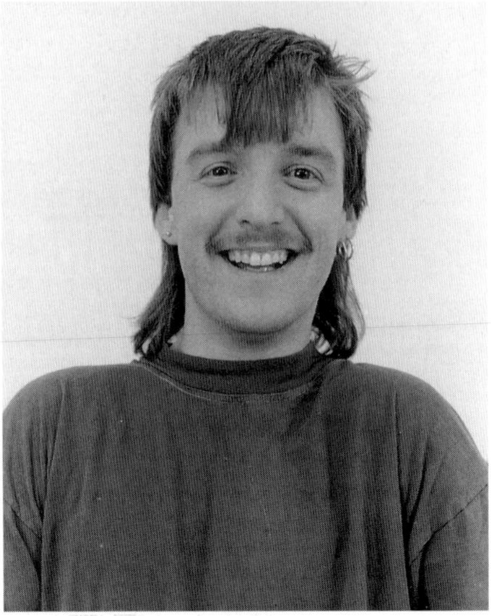

Abb. 7.6. Eine Chance für M.C., das Leben wieder zu genießen

Fuß auf eine Stufe zu setzen (Abb. 7.5), und, was vermutlich das Wichtigste war, sein Verhalten veränderte sich. Er ist nun kooperativ, zeigt Einsicht, hilft, wo er nur kann und zeigt in den meisten Situationen ein angemessenes und sogar charmantes Verhalten. Das ganze Team arbeitete bis zu seiner Entlassung gern mit M.C. zusammen. Als er nach Hause entlassen wurde, bestanden gute Aussichten, daß er eine berufliche Umschulung meistern würde. In der Tat wäre es tragisch gewesen, wenn dieser tüchtige und sympathische junge Mann in ein psychiatrisches Wohnheim eingewiesen worden wäre und so die Chance verpaßt hätte, ein erfüllteres Leben zu genießen (Abb. 7.6).

Vorbereitende Aktivitäten

Durch angemessene Aktivitäten lernen Patienten, wieder zu gehen oder, wenn sie bereits gehen gelernt haben, ihr Gangbild zu verbessern. Die Therapeutin klärt bei jedem Patienten immer wieder individuell ab, welche aktiven Bewegungen er beherrscht und welche Bewegungen für ihn noch schwierig oder gar unmöglich sind, und entscheidet dann, welche Aktivitäten für die gegenwärtig durchgeführte Behandlung wichtig sind und, wenn der Patient Fortschritte macht, welche auch in jedem weiteren Stadium seiner Rehabilitation sinnvoll sind. Viele Aktivitäten, mit denen selektive Bewegungen der unteren Extremitäten und des Rumpfs als Vorbereitung oder zur Verbesserung des Gehens für Patienten in verschiedenen Phasen der Rehabilitation durchgeführt werden können, wurden von der Autorin bereits klar beschrieben und durch Beispiele veranschaulicht (Davies 1985, 1990). Die nachfolgenden Aktivitäten wurden ausgewählt, weil sie für die Mehrzahl der Patienten relevant sind und helfen, eine solide Grundlage für das Gehen zu schaffen.

Wiedereinüben selektiver Bewegungen der unteren Extremität

Selektive Hüftextension („Bridging")

Sobald der Patient beginnt, das Bewußtsein wiederzuerlangen, kann er während der Physiotherapie oder während der Pflege sein Gesäß im Bett anheben. Wenn die Bettlaken gewechselt werden, wenn er seitwärts bewegt wird, um auf die Seite zu drehen oder wenn ihm seine Hose angezogen wird – immer kann er aufgefordert werden, sein Gesäß aktiv anzuheben. Da die Knie des Patienten gebeugt und seine Füße in Dorsalflexion sind, werden die Hüftextensoren selektiv und nicht in Massensynergien der Extensoren aktiviert.

Der Patient liegt mit angebeugt aufgestellten Beinen auf dem Rücken, und seine Füße stehen parallel nebeneinander, wobei die Fersen unter den Knien auf dem Bett stehen. Die Therapeutin oder die Schwester legt ihre Hände rechts und links an seine Beckenseiten an und unterstützt den Patienten, während er versucht, sein Gesäß vom Bett abzuheben (Abb. 7.7). Um sich zu einer Bettseite hinzubewegen, hilft die Schwester dem Patienten, sein Gesäß anzuheben und dann seitwärts in die Richtung der gewünschten Seite zu bewegen. Anschließend werden seine Schultern angehoben und zur gleichen Seite hin bewegt.

Die Brücke („Bridging") kann in ähnlicher Weise eingesetzt werden, wenn der Patient im Bett nach oben oder nach unten bewegt werden muß. Das Bridging ist von der Entwicklung her gesehen eine verhältnismäßig einfache Bewegung, und der Patient wird schnell verstehen, was von ihm verlangt wird. Schon ein 6 Monate alter gesunder Säugling, der sich auf das Aufstehen vorbereitet,

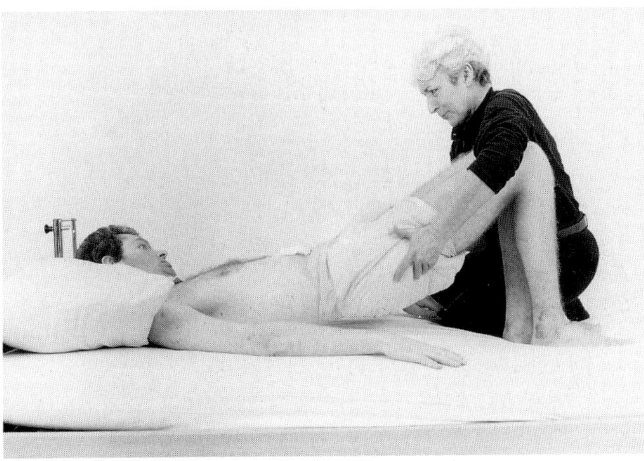

Abb. 7.7. „Bridging", um selektive Hüftextension in der Akutphase wieder aufzubauen

hebt zu diesem Zweck sein Gesäß immer wieder vom Boden weg. Wenn der Patient Fortschritte macht, kann er diese Bewegung noch selektiver üben. Er hebt zunächst sein Gesäß an, hält es in dieser Stellung und hebt dann gleichzeitig einen Fuß vom Bett ab. Dabei darf er aber, was oft geschieht, weder mit dem Becken nach unten absinken noch mit dem Fuß, der das Gewicht trägt, nach vorn rutschen. Die Therapeutin facilitiert die richtige Bewegung, indem sie ihre Hand auf das Knie des Patienten legt, das Knie nach vorn über seinen Fuß zieht und es gleichzeitig nach unten drückt, damit der Patient Gewicht auf seine Ferse übernimmt, bevor er das kontralaterale Bein anhebt (Abb. 7.8a). Mit den extendierten Fingern ihrer anderen Hand stimuliert die Therapeutin durch festes Anklopfen in dem Bereich die Aktivität der Gesäßmuskeln oder sie hilft dem Patienten mit ihrer Hand, das Becken zu stabilisieren, während er den Fuß hochhebt (Abb. 7.8b).

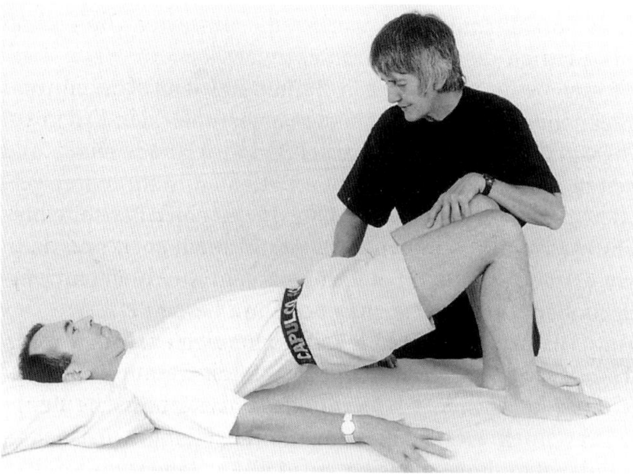
a

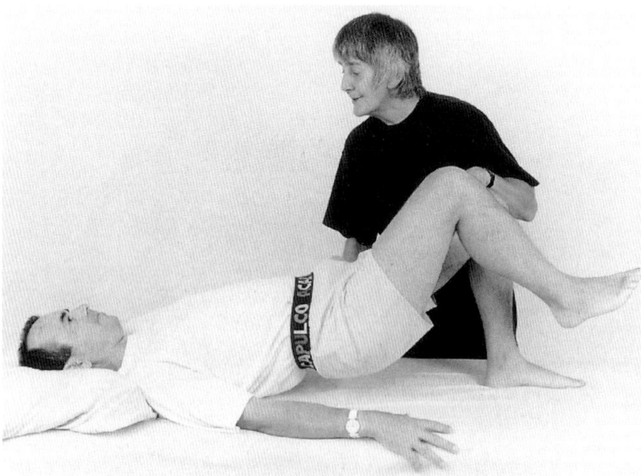
b

Abb. 7.8 a,b. Einen Fuß vom Bett anheben und eine Brücke machen. **a** Das Knie des Patienten über seinen Fuß ziehen. **b** Die Beckenhöhe bei angehobenem Fuß beibehalten

Selektive Knieextension

Die selektive Knieextension ist für das normale Gehen von größter Wichtigkeit. Isometrische Kontraktionen sollten deshalb sorgfältig aktiviert und geübt werden. Der Patient muß lernen, seine Knieextensoren anzuspannen, ohne daß sein Fuß dabei in Plantarflexion stößt oder seine Zehen flektiert werden. Diese Aktivität ist während der Standbeinphase sehr wichtig, damit sich der Körper über den gewichttragenden Fuß nach vorn bewegen kann, aber auch am Ende der Schwungbeinphase, damit eine normale Schrittlänge gewährleistet ist und die Ferse zuerst den Boden berührt, bevor der Rest des Fußes nachfolgt. Ein Patient, der seinen Quadrizeps wieder selektiv anspannen kann, wird später nur selten eine Fußschiene tragen müssen, um die Dorsalflexion des Fußes zu unterstützen.

Der Patient liegt auf dem Rücken. Die Therapeutin bewegt sein Bein langsam nach unten in die Extension und hält dabei seinen Fuß gegen ihren Oberschenkel oder gegen ihren Unterbauch, damit er in voller Dorsalflexion bleibt. Während die Ferse des Patienten auf dem Bett aufliegt, lehnt sich die Therapeutin mit ihrem Gewicht nach vorn und hält so den Fuß des Patienten in Dorsalflexion. Dann fordert sie ihn auf, seine Knie aktiv anzuspannen und deutet mit ihrem Finger die genaue Stelle an (Abb. 7.9).

Es empfiehlt sich, diese Aufgabe zuerst mit dem Bein des Patienten auszuführen, daß er besser kontrollieren kann. Dadurch kann sich die Therapeutin vergewissern, daß er weiß, was von ihm verlangt wird. Für gewöhnlich strengt sich der Patient zu sehr an. Die Überanstrengung verursacht eine Plantarflexion des Fußes, und die Hüftextensoren werden in Massensynergien aktiviert. Durch sorgfältige Wortwahl und einen modulierten Tonfall kann die Therapeutin dazu beitragen, die richtigen, selektiven und isometrischen Aktivitäten abzurufen.

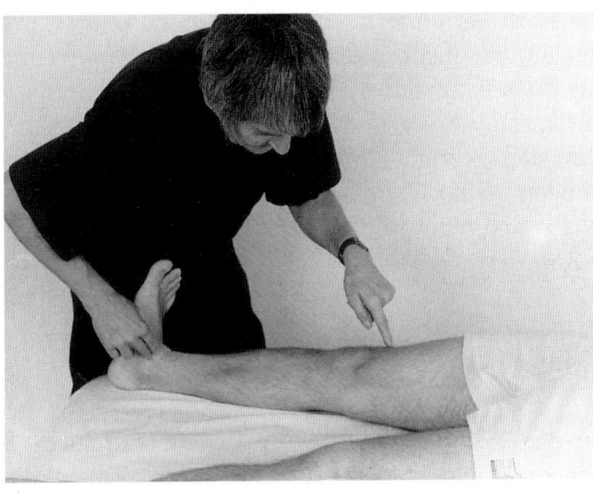

Abb. 7.9. Isometrische Kontraktion der Knieextensoren, wobei der Fuß in Dorsalflexion ist

Selektive Hüft- und Knieextension im Stehen

Der Patient sitzt, und seine Füße stehen flach und parallel nebeneinander auf den Boden. Die Therapeutin sitzt direkt vor dem Patienten auf einem Hocker. Sie hält eines seiner Knie zwischen ihren Knien, so daß die medialen Kondylen ihrer Oberschenkelknochen direkt hinter seinen Kondylen anliegen. Sie stützt seinen schwerer betroffenen Arm, indem sie ihn unter ihren Arm legt und an ihren Körper hält, während sie mit der Hand seinen Ellbogen stützt, um diese Stellung zu bewahren. Sie legt ihre andere Hand hinten auf den unteren Teil seiner Brustwirbelsäule und bringt seinen Rumpf nach vorn, um sein Gewicht über seine Füße zu verlagern, während er sein Gesäß von dem Stuhl oder der Behandlungsbank, auf der er sitzt, anhebt (Abb. 7.10a).

Auf Grund der gleichzeitigen Plantarflexion seiner Füße werden sich die Knie des Patienten meist, wenn er beginnt, sein Gewicht auf seine Beine zu verlagern, nach hinten bewegen. Deshalb zieht die Therapeutin sein Knie mit ihren Knien nach vorn über seinen Fuß und hält dadurch auch seine Ferse auf dem Boden. Sobald der Patient aufrecht steht, läßt die Therapeutin seinen Arm los und bewegt seine Hüfte mit ihrer Hand in Extension, um eine gute Haltung im Stehen zu erzielen. Der Patient kann nun seinerseits das Heben und Aufsetzen der Ferse des anderen Fußes üben (Abb. 7.10b). Um zu verhindern, daß sich der Patient nach hinten lehnt und damit den Verlust aktiver Hüftextension kompensiert, legt die Therapeutin ihre Hand vorn auf seine unteren Rippen, bewegt sie nach unten in Richtung seines Bauchnabels, und facilitiert dadurch Aktivitäten seiner Bauchmuskeln. Sollte die Plantarflexion des Fußes weiterhin ein Problem darstellen, kann eine Bandage unter seine Zehen gelegt werden, um dadurch die Plantarflexion zu hemmen und zu verhindern, daß die Zehen flektieren oder gegen den Boden drücken (Abb. 7.10c).

Wenn der Patient sicher steht und es ihm möglich ist, sein Gewicht ohne übermäßige Anstrengung auf ein Bein zu verlagern, kann er versuchen, seinen anderen Fuß zunächst ganz kurz und später etwas länger vom Boden abzuheben und in der Luft zu halten (Abb. 7.10d). Dabei wird die Therapeutin zu Beginn ihre Beine stark adduzieren müssen, um eine Hyperextension seines Knies zu verhindern. Sobald sie spürt, daß sein Knie nicht mehr nach hinten drückt, verringert sie ihre Hilfestellung immer mehr, indem sie ihre Knie von dem des Patienten wegbewegt. Der Patient lernt, sein Gewicht auf ein Bein zu verlagern, ohne daß sein Knie ständig rekurviert im Extensionsmuster. Wenn ihm dies gelingt, können ein größeres Tempo und plötzliche Richtungsänderungen beim Gehen faciliert werden, während sein Bein immer noch beweglich bleibt und nicht in eine blockierte Stellung übergeht.

Wiedererlangen von Gleichgewichtsreaktionen und selektiver Rumpfkontrolle

In der Frühphase wird der Patient durchweg Schwierigkeiten haben, sein Gleichgewicht zu halten. Es scheint oft, als bemerke er es gar nicht, wenn er hin-

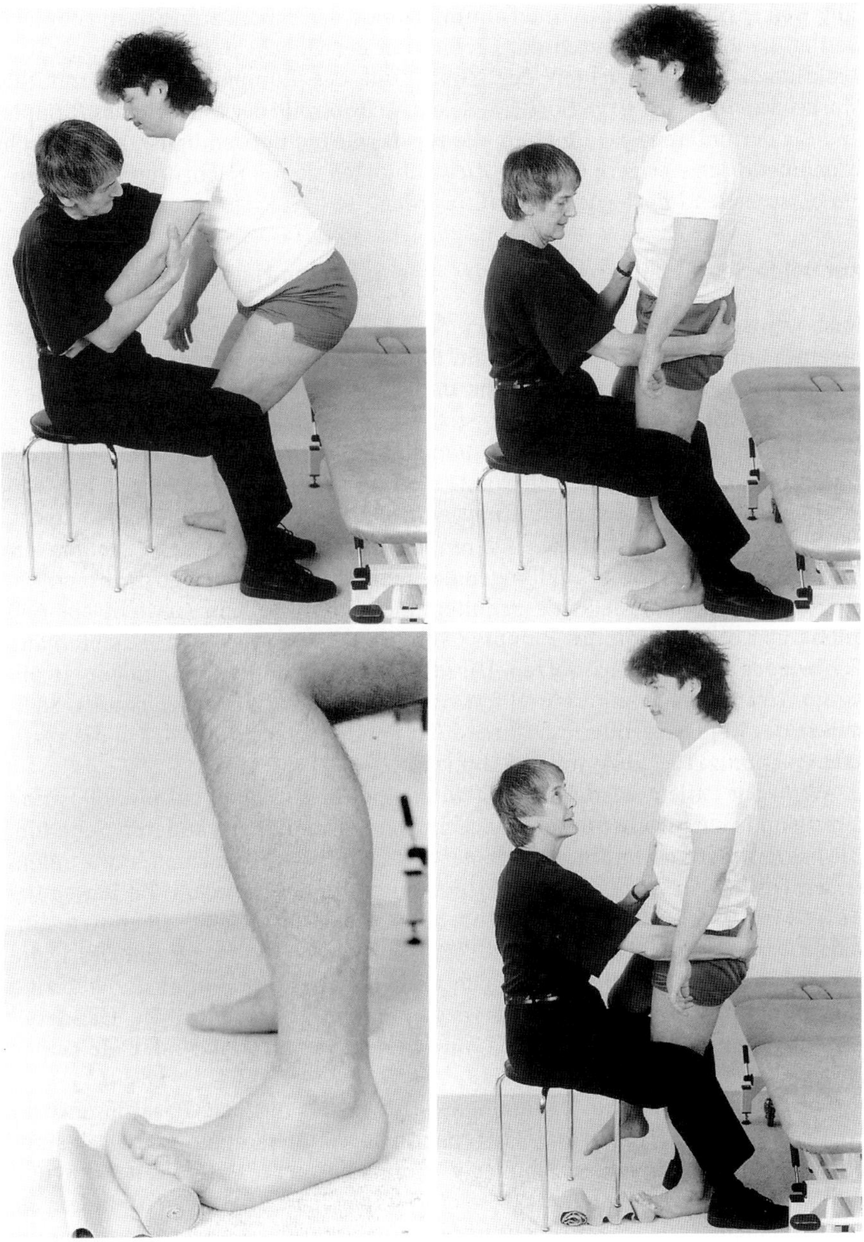

a b c d

Abb. 7.10 a–d. Aufbau selektiver Beinextension im Stehen. **a** Das Gewicht des Patienten über seine Füße verlagern. **b** Seine beiden Knie vorn halten. **c** Eine Bandage unter seinen Zehen hemmt die Plantarflexion. **d** Die Hüftextension aufrechterhalten während ein Fuß vom Boden abgehoben wird fällt, weil er nichts dagegen unternimmt. Sobald der Patient zum Sitzen gebracht werden kann, werden durch die Facilitation der Gleichgewichtsreaktionen die Reaktionen zum Aufrichten des Kopfs und des Rumpfs aktiviert und die Muskelaktivität wird stimuliert. Die selektive Kontrolle der Muskeln des Rumpfs und die der unteren Extremitäten, die für das Gehen notwendig ist, kann durch zunehmend schwierigere Gleichgewichtsübungen den Fortschritten des Patienten entsprechend fördernd angepaßt werden.

Auf beide Seiten lehnen und wieder eine aufrechte Haltung einnehmen

Auch wenn der Patient noch nicht wieder bei Bewußtsein ist, kann ihn die Therapeutin auf den Bettrand setzen und ihn aus der Vertikalen nach hinten oder zur Seite hin bewegen. Während sie die korrekte Bewegung facilitiert, fordert sie ihn auf, wieder in die aufrechte Stellung zurückzukommen.

Wenn die Therapeutin den Patienten auf dem Bettrand zum Sitzen gebracht hat und seine Beine über der Bettkante hängen, stellt sie sich so vor ihn hin, daß ihre Oberschenkel gegen seine Knie lehnen, damit er nicht vom Bett rutscht, falls seine Hüften plötzlich extendieren. Sie lehnt den Rumpf des Patienten zur einen Seite hinüber, bis sein Ellbogen das Bett berührt. Dabei legt sie ihren Arm über seine gegenüberliegende Schulter und nimmt so sein Gewicht ab, und unterstützt die Position des Rumpfs (Abb. 7.11a). Sie fordert den Patienten auf, sich wieder aufrecht hinzusetzen. Diese Bewegung facilitiert sie, indem sie mit ihrem Arm seinen Schultergürtel fest nach unten drückt. Der Druck hilft, Stellreflexe des Kopfs auszulösen, während der Patient versucht, wieder in die vertikale Position zurückzukommen (Abb. 7.11b).

Wenn der Patient wieder aufrecht sitzt, ändert die Therapeutin die Position ihrer Hände entsprechend und wiederholt die Aktivität zur anderen Seite hin. Oft beginnt der Patient, in irgendeiner Weise aktiv mitzumachen, etwa indem er seinen Kopf in Richtung der Vertikalen aufrichtet, nachdem die Bewegung einige Male durchgeführt wurde (Abb. 7.11c). Wenn der Patient seinen Arm einsetzen kann, wird er versuchen hochzukommen, indem er sich an der Hand der Therapeutin hochzieht oder sich vom Bett abstößt. Damit die Aktivität aber vom Rumpf her ausgeführt wird, hält die Therapeutin die Hand des Patienten nur ganz leicht von oben, und bewegt sie mit ihm, so daß sie keinen Halt bietet.

Sobald der Patient von beiden Seiten aus in die vertikale Position zurückkommen kann, verringert die Therapeutin ihre Unterstützung und setzt nur noch ihre Hand an seiner Schulter ein, um die Stellreaktion von Kopf und Rumpf zu stimulieren (Abb. 7.12). Sie erhöht den Schwierigkeitsgrad, indem sie den Patienten schneller und nicht immer zuerst auf die eine und dann auf die andere Seite bewegt, sondern unerwartet die Richtung ändert.

Bei seitlicher Gewichtsverlagerung im Sitzen das Gleichgewicht bewahren

Die Gleichgewichtsreaktionen im Sitzen sind für die meisten funktionellen Aktivitäten wesentlich, aber das Wiederschulen der normalen Reaktionen wird

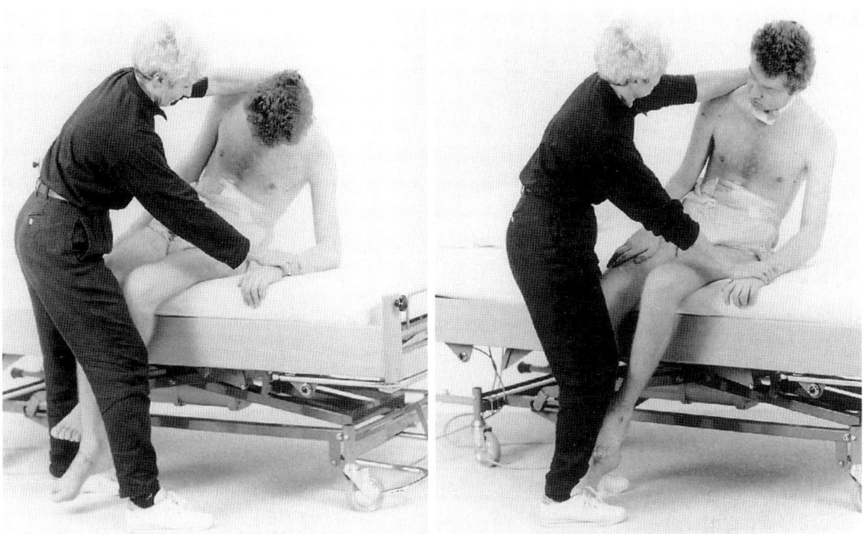

a b

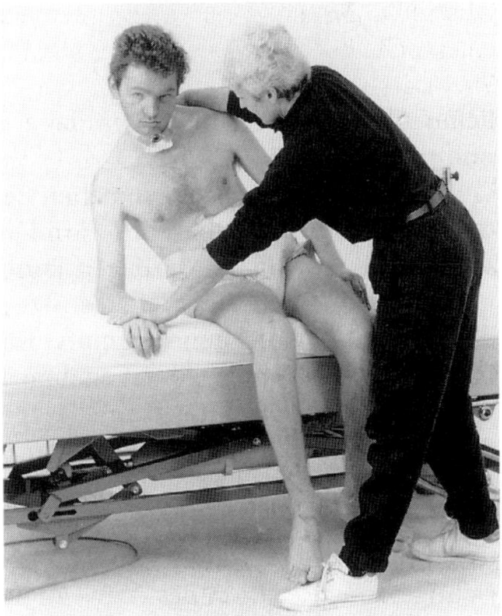

c

Abb. 7.11 a–c. In eine aufrechte Sitzposition zurückkehren. **a** Den Patienten beim seitlichen Rumpfbeugen stützen. **b** Facilitieren des Hochkommens in die aufrechte Haltung. **c** Stimulieren der Kopfstellreflexe

auch die Sicherheit beim Gehen und das Gangbild selbst verbessern. Die Therapeutin facilitiert die korrekten Bewegungen, während der Patient auf dem Bett oder auf einer hohen Behandlungsbank sitzt. Seine Füße dürfen weder den Boden noch einen Schemel berühren, solange die Gleichgewichtsreaktionen nicht spontan und in einem normalen Muster auftreten. Andernfalls stößt der Patient mit seinen Füßen gegen den Boden oder den Schemel, wodurch die Reaktionen entweder völlig blockiert werden oder abnormal sind. Erst zu einem späteren Zeitpunkt wird es notwendig sein, das Halten des Gleichgewichts auch beim Sitzen auf einem Stuhl oder während des Ausführens alltäg-

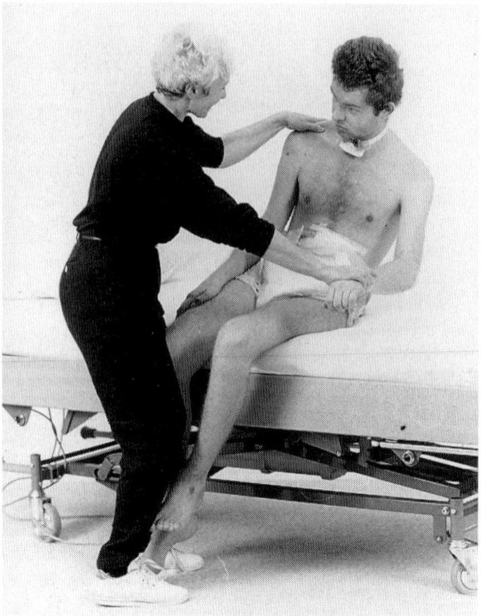

Abb. 7.12. Kopf und Rumpf richten sich aktiv aus, während der Patient mit weniger Unterstützung in die Vertikale zurückkommt

licher Aktivitäten zu üben, weil dabei die Füße für gewöhnlich auf dem Boden und nicht in der Luft sind.

Die Therapeutin setzt sich neben den Patienten und legt ihren Arm von hinten um ihn herum, so daß ihre Hand auf der weiter von ihr entfernten Seite auf seinen unteren Rippen zu liegen kommt. Die andere Hand legt sie in die ihr näher liegende Achselhöhle; so stützt sie seinen Schultergürtel und verhindert die laterale Flexion seines Rumpfs, während sie ihn in ihre Richtung hinüber bringt. Mit der Hand, die auf seinem Brustkorb liegt, bewegt sie seine Rippen nach unten und facilitiert so die Halteaktivität seiner Bauchmuskeln (Abb. 7.13a). Wenn der Patient seinen Arm in einer fixierten Position hält oder versucht, sich an der Behandlungsbank festzuhalten, löst die Therapeutin ihre Hand von seiner Achselhöhle, hält die Position seiner Schulter mit ihrer Schulter aufrecht und streckt ihre Hand nach dem Arm des Patienten aus, um ihm die richtige, freie Reaktion des Arms zu zeigen (Abb. 7.13b).

Sobald das Körpergewicht weit genug zu einer Seite hin verlagert worden ist, sollte das Bein der anderen Seite reaktiv in Abduktion abheben. Wenn diese Reaktion nicht automatisch erfolgt oder wenn der Patient sein Knie aktiv flektiert, um sich an der Behandlungsbank festzuhalten, löst die Therapeutin wiederum ihre Hand und führt damit sein Bein in die Luft, während sie immer noch seinen Rumpf mit ihrem Körper unterstützt (Abb. 7.14a). Die Aktivität wird so lange fortgesetzt, bis der Patient gelernt hat zuzulassen, daß sein Bein bei jeder Gewichtsverlagerung zur Seite hin extendiert angehoben wird. Wenn sich das Bein des Patienten nach oben bewegt, beugt sich oft das Knie auf der gewichttragenden Seite infolge einer kräftigen Kontraktion der Flexoren, die reflexartig zu sein scheint (Abb. 7.14b). Sollte diese Flexion auftreten, bringt die Therapeutin ihren Fuß unter die Ferse des Patienten und korrigiert die Position a 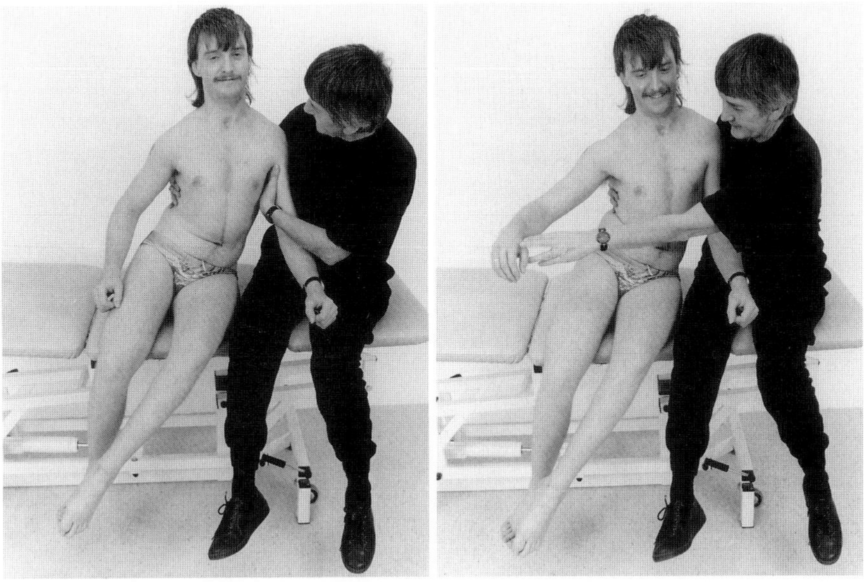 b

Abb. 7.13 a,b. Im Sitzen das Gleichgewicht halten; **a** den Patienten mit Lateralflexion des Rumpfes zur Seite bewegen; **b** ihn zu einer Armreaktion auffordern

seines Beins, indem sie sein Knie extendiert und einen leichten Druck gegen seine Ferse ausübt (Abb. 7.14c). In einigen Fällen wird das Bein nicht nur flektiert, sondern auch nach innen rotiert. Um die Stellung zu korrigieren, bewegt die Therapeutin mit ihrem Fuß die Ferse des Patienten nach medial, während sie sein Knie in die Extension führt. Wird der Patient mit korrigierter Beinposition mehrmals zu der Seite hinbewegt, werden dadurch die Knieflexion und auch die Innenrotation gehemmt, wodurch die Reaktionen zunehmend normaler werden können und die Therapeutin ihre Hilfestellung schrittweise verringern kann.

Wenn die Therapeutin die Position des Beins nicht mehr mit ihrem Fuß korrigieren muß, stellt sie sich vor den Patienten hin, hält seinen Arm ganz sanft und verlagert sein Gewicht auf eine Seite (Abb. 7.15). Sie braucht dabei nicht an seinem Arm zu ziehen, weil die Aktivität nur dann facilitiert werden darf, wenn er schon gelernt hat, der Bewegung, die sie angibt, zu folgen, und er in der Lage ist, angemessen zu reagieren. Bis der Patient dazu fähig ist, bewegt die Therapeutin ihn weiterhin von seinem Rumpf her.

Um das Gewicht des Patienten auf die andere Seite zu verlagern, kann sich die Therapeutin entweder auf seine andere Seite setzen und die Facilitation wie beschrieben durchführen, oder sie kann auch sitzenbleiben und den Patienten von sich weg bewegen. Dabei legt sie ihre Hand an den Brustkorb des Patienten auf der ihr zugewandten Seite und preßt damit seine Rippen nach unten, während sie sein Gewicht zur anderen Seite hin verlagert (Abb. 7.16). Die Aktivität der Lateralflexoren des Rumpfs und auch die Lateralflexion der Lendenwirbel-

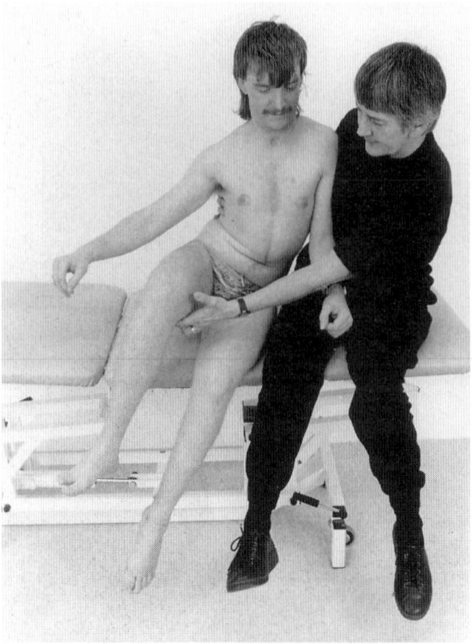
a
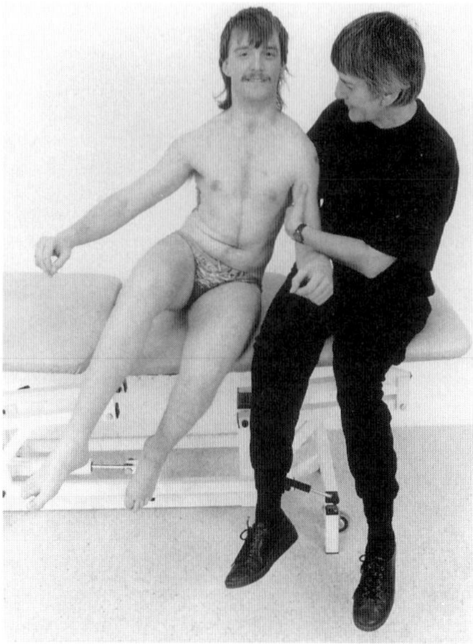
b
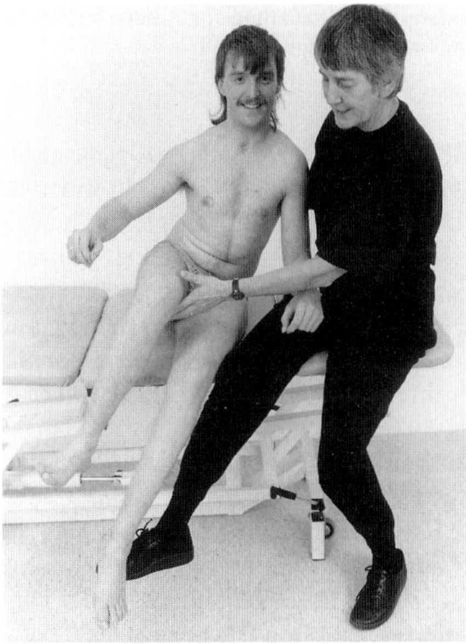
c

Abb. 7.14 a–c. Normale Reaktionen facilitieren. **a** Dem Bein des Patienten helfen, zu reagieren. **b** Das Knie des gewichttragenden Beins wird gebeugt. **c** Die Therapeutin korrigiert die Kniestellung mit ihrem Fuß unter seiner Ferse

säule wird dadurch facilitiert. Sollte sich das Bein des Patienten nicht automatisch in die Luft abheben oder die motorische Kontrolle noch ungenügend sein, kann die Therapeutin, wenn der Patient es nicht allein halten kann, sein Bein mit ihrem Bein in die richtige Stellung bewegen und etwas von dem Gewicht übernehmen.

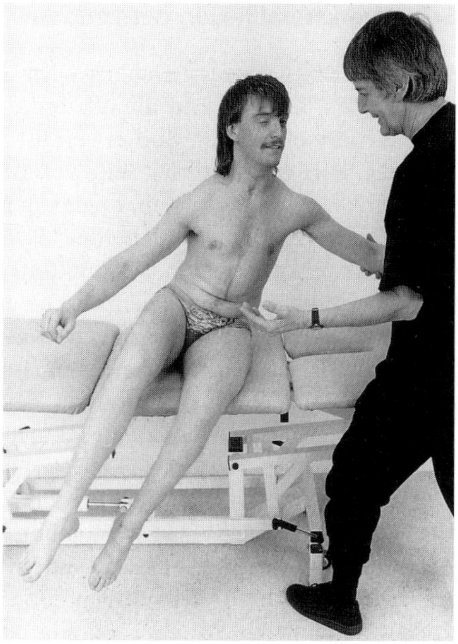

Abb. 7.15. Spontan reagieren bei einer schnellen Bewegung nach einer Seite

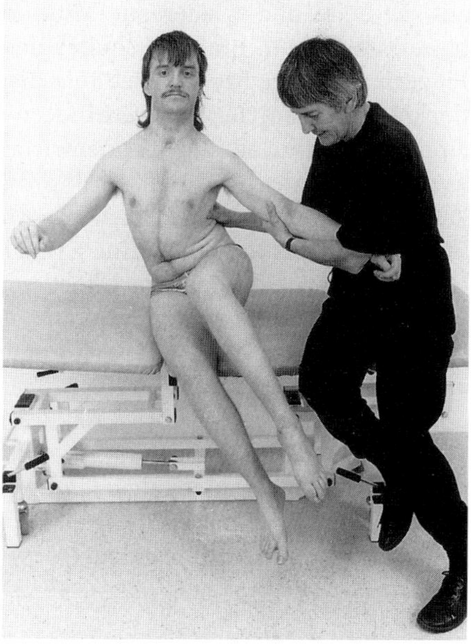

Abb. 7.16. Die Lateralflexion des Rumpfes facilitieren, während der Patient nach seiner weniger betroffenen Seite hinbewegt wird

Selektive Lateralflexion der Lendenwirbelsäule

Während des normalen Gehens wird der Brustkorb stabilisiert, um die Bewegungen des Beckens und die effiziente Aktivität der Bauchmuskeln zu ermöglich. Wenn ein Fuß den Boden verläßt, um einen Schritt nach vorn zu machen, muß das Becken auf dieser Seite von oben durch selektive Aktivität der Bauchmuskeln angehoben werden, da das Bein andernfalls zu lang wäre, um während der Schwungbeinphase nicht den Boden zu berühren (Davies 1990). Durch Üben der erforderlichen Rumpfkontrolle im Sitzen wird es dem Patienten ermöglicht, beim Gehen rhythmische aufeinanderfolgende Schritte zu machen, anstatt sein Becken hochzuziehen, um sein extendiertes Bein langsam und mit Anstrengung nach vorn zu bringen. Im Sitzen ist die Aktivität zunächst einfacher, wenn die Füße des Patienten den Boden nicht berühren, damit er nicht einen Fuß gegen den Boden drückt. Jede übertriebene Extension seines Beins wird die leichten, rhythmischen Bewegungen des Beckens und der Lendenwirbelsäule beeinträchtigen. Wenn der Patient seinen Rumpf korrekt bewegen kann, wird die gleiche Aktivität geübt, während der Patient auf einer niedrigen Behandlungsbank sitzt oder auf einem entsprechend hohen Stuhl, wobei einer seiner Füße flach auf dem Boden aufgestellt ist.

Der Patient sitzt mit übereinandergeschlagenen Beinen und die Therapeutin steht vor ihm und hält mit ihren Oberschenkeln die Position des oberen aufrecht. Sie legt eine Hand auf seinen Trochanter, um das Anheben seines Gesäßes auf der Seite des oben liegenden Beins zu unterstützen (Abb. 7.17a). Der Patient hebt seine Gesäßhälfte von der Behandlungsbank ab und bewegt sie wieder zurück. Er wiederholt diese Bewegung mehrmals gleichmäßig und rhythmisch. Die Bewegung sollte in der Lendenwirbelsäule stattfinden und wird durch die adaptive Rotation der gewichttragenden Hüfte ermöglicht, wenn das Gewicht auf die Seite und wieder zur Mitte zurück verlagert wird. Die Therapeutin bewegt ihre Hand um die Schulter des Patienten herum, so daß sie mit ihren Fingern an seiner Brustwirbelsäule die Extension facilitieren und jede Lateralflexion in diesem Bereich verhindern kann, die hier im Zusammenhang mit einer Lateralflexion der Lendenwirbelsäule sonst stattfinden könnte (Abb. 7.17b). Während der Durchführung dieser Aktivität sollten die Schultern des Patienten auf gleicher Höhe und sein Kopf vertikal bleiben ohne überaktive seitliche Flexion des Nackens. Seine Arme hängen seitlich locker herunter, da keine Gleichgewichtsreaktionen ausgelöst werden sollten.

Um die Aktivität zu der anderen Seite hin zu üben, wechselt der Patient die Position seiner Beine, so daß sein oben liegendes Bein jetzt auf der Seite der angehobenen Gesäßhälfte ist. Die Therapeutin fordert den Patienten auf, nur eine kleine Bewegung auszuführen und dabei ausschließlich nur die Muskeln im Bereich seiner Taille zu benutzen (Abb. 7.17c). Meistens wird es für ihn leichter sein, die Bewegung zu lokalisieren, wenn er die weniger betroffene Seite seines Rumpfs kontrahiert, aber die selektive Aktivität im Bereich der gewichttragenden Hüfte spielt natürlich auch eine bedeutende Rolle.

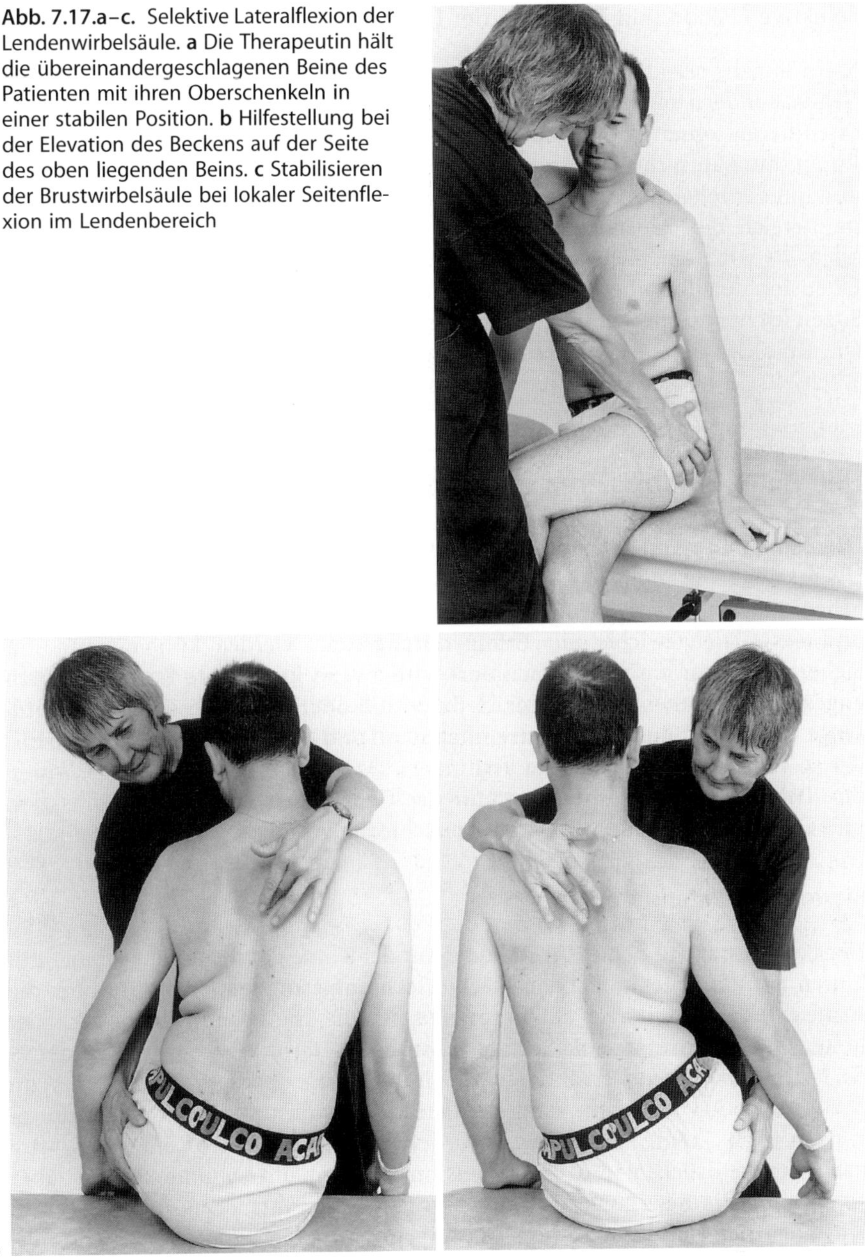

a b c

Abb. 7.17.a–c. Selektive Lateralflexion der Lendenwirbelsäule. **a** Die Therapeutin hält die übereinandergeschlagenen Beine des Patienten mit ihren Oberschenkeln in einer stabilen Position. **b** Hilfestellung bei der Elevation des Beckens auf der Seite des oben liegenden Beins. **c** Stabilisieren der Brustwirbelsäule bei lokaler Seitenflexion im Lendenbereich

Selektive Flexion und Extension der Lendenwirbelsäule

Nicht nur die selektive Kontrolle der lateralen Flexion ist entscheidend für das Gehen, sondern auch die Fähigkeit, die Lendenwirbelsäule zu flektieren und zu extendieren, ohne daß gleichzeitig die Brustwirbelsäule mitbewegt wird. Der Rumpf muß aufrecht bleiben, trotz der Aktivitäten der unteren Bauchmuskeln, und mit der lokalen Extension im Lendenbereich darf keine exzessive Extension im Bereich der Brust- und Halswirbelsäule einhergehen. In Kap. 3 (s. Abb. 3.34a, b) wird eine Bewegungssequenz zum Erlernen selektiver Flexion und Extension detailliert beschrieben. Sobald der Patient die selektive Bewegung im Sitzen leicht ausführen kann, facilitiert die Therapeutin die Aktivität im Stehen. Die Knie des Patienten bleiben leicht gebeugt, während er in rhythmischem Wechsel sein Becken nach hinten und nach vorn bewegt.

Den Rumpf mobilisieren und aktivieren

Der Rumpf des Patienten muß frei beweglich sein, und jede Spannung oder Überaktivität in den Muskeln, die seine Bewegungen kontrollieren, muß gehemmt sein, bevor die Aktivitäten zum Trainieren selektiver Bewegungen und des Gleichgewichts mit Erfolg durchgeführt werden können, und mit Sicherheit, bevor das Gehen facilitiert wird. Wenn inadäquate Kontrolle durch angespanntes Halten des Rumpfs in Extension oder Flexion kompensiert wird, steigt auch der Tonus in den Extremitäten an, und das freie Fließen des Gehens, das so charakteristisch ist, wird verhindert. Deshalb bezieht die Therapeutin in ihre Behandlung als Vorbereitung für das Gehen Aktivitäten zur Mobilisation und zur Aktivierung des Rumpfs in verschiedenen Ausgangsstellungen ein.

Flexion und Extension

Der Patient sitzt auf dem Bettrand oder auf der Kante der Behandlungsbank mit hinten auf der unterstützenden Fläche flach aufgestützten Händen, wobei die Arme extendiert und nach außen rotiert sind. Die Therapeutin steht oder kniet hinter ihm und bringt seine Schultern mit ihren Händen nach hinten und aufeinander zu, während er aktiv seine Wirbelsäule extendiert. Neigt sein Arm dazu, in Flexion zu gehen, kann sie die Extension mit ihrem Unterarm unterstützen (Abb. 7.18a). Am Anfang wird der Patient seinen Kopf möglicherweise nach hinten drücken, um die Extension des Rumpfs zu unterstützen, aber sobald ihm die Bewegung leichter gelingt, sollte er versuchen, den Nacken in einer neutralen Position zu belassen oder sogar aufgefordert werden, ihn frei ihn alle Richtungen zu bewegen. Sein Gewicht kann auch zu beiden Seiten hin verlagert werden, während sein Rumpf extendiert bleibt.

Aktive Extension des Rumpfs mit Adduktion der Schulterblätter und Flexion der Wirbelsäule mit Protraktion der Schulterblätter werden abwechselnd ausgeführt. Die Therapeutin bewegt die Schultern des Patienten so weit wie möglich nach vorn und fordert ihn auf, sich der Bewegung nicht zu widersetzen und sei-

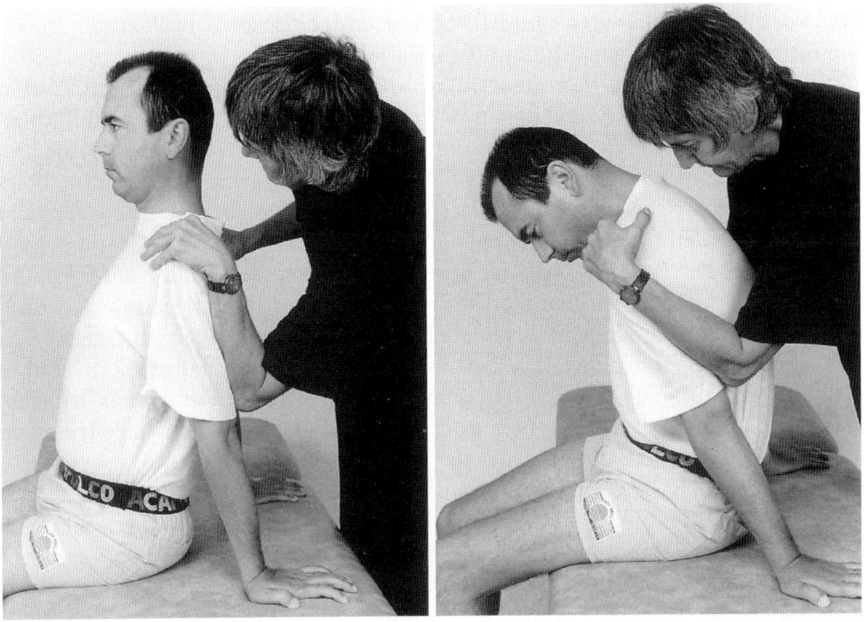

a b

Abb. 7.18 a,b. Den Rumpf im Sitzen mobilisieren. **a** Die Therapeutin hält die Position der Ellbogen während der Rumpfextension aufrecht. **b** Flexion des Rumpfs mit Protraktion des Schulterblatts

nen Kopf entspannt vorn zu lassen (Abb. 7.18b). Die Bewegung von der Flexion in die Extension wird so lange wiederholt, bis sie leicht und fließend erfolgt und bis keinerlei Widerstand mehr spürbar ist und die Arme so locker sind, daß sie alleine in der extendierten Stellung bleiben.

Flexion/Rotation des Rumpfs im Sitzen

Wird der Rumpf des Patienten zu rigide in Extension gehalten, dann wird dadurch die subtile Rotation der unteren Brustwirbelsäule, die für das normale Gehen erforderlich ist, verhindert. Die Flexion/Rotation der Brustwirbelsäule ist auch notwendig, damit der Patient seine Hände nach rechts und links über die Körpermitte hinausreichend bei Aufgaben gebrauchen kann, die nicht direkt vor ihm ausgebreitet sind. Die Therapeutin versucht zunächst, den Rumpf des Patienten passiv zu mobilisieren, bevor aktive Rotation möglich ist. Sie mobilisiert die Rotation zuerst zu der Seite hin, bei der weniger Widerstand spürbar ist. Die Spannung wird nachgeben, und die Bewegung zur anderen Seite hin wird deshalb erleichtert.

Der Patient sitzt mit leicht abduzierten Beinen auf der Kante der Behandlungsbank, und sein Gewicht ist gleichmäßig auf beide Gesäßhälften verteilt. Er dreht sich so, daß seine beiden Hände auf einer Seite flach auf die Behandlungsbank in schulterbreitem Abstand aufliegen. Die Therapeutin hilft ihm, die richtige Position einzunehmen und hält seine Hand, falls nötig, in Position, indem sie ihren Oberschenkel sanft darauf ruhen läßt.

Sie hält den stärker betroffenen Arm des Patienten von hinten direkt über dem Ellbogen, um die Extension zu unterstützen und auch um das Schulterblatt und die Rumpfseite in ihre Richtung zu ziehen. Gleichzeitig drückt sie mit ihrem Unterarm und ihrem plantarflektierten Handgelenk auf sein Brustbein, um seine Brustwirbelsäule zu flektieren und zu ermöglichen, daß sein Gewicht hinten auf beiden Gesäßhälften bleibt (Abb. 7.19a). Mit ihrer freien Hand bewegt sie den Kopf des Patienten von der einen zur anderen Seite und nach vorn, um etwaigen Hypertonus zu hemmen und um zu gewährleisten, daß er den Kopf nicht angespannt in einer fixierten Stellung hält. Sie kann auch sein weiter von ihr entferntes Bein mit ihrer Hand etwas mehr abduzieren, falls es weiterhin in Adduktion zieht oder fällt. Die Therapeutin fordert den Patienten auf, langsam auszuatmen und zu entspannen und seine Hände nur flach liegenzulassen anstatt aktiv auf die Bank zu drücken.

Wenn die Therapeutin den Rumpf des Patienten zur anderen Seite hin rotiert, kann sie hinter ihm stehen und mit einer Hand seinen Ellbogen gestreckt halten. Dabei extendiert sie nicht nur seinen Ellbogen, sondern gibt etwas Druck durch den Arm nach unten, damit die Hand auf der Unterstützungsfläche bleibt. Die Therapeutin legt ihre andere Hand auf die Schulter des Patienten und zieht sie zusammen mit der Rumpfseite nach hinten, um die Rotation zu facilitieren, während sie mit ihrem Unterarm sein Schulterblatt nach unten und nach medial bewegt (Abb. 7.19b). Da der Patient in der Regel über zu wenig Flexion und Rotation verfügt, verliert die Gesäßhälfte auf der den Händen gegenüberliegenden Seite leicht den Kontakt mit der Bank. Die Therapeutin setzt sich hinter den Patienten auf die Behandlungsbank, legt ihren Arm um seine unteren Rippen und drückt diese nach unten, um seinen Brustkorb nach hinten zu sich zu ziehen (Abb. 7.19c). Mit ihrer anderen Hand hält sie immer noch die Extension des Ellbogens aufrecht.

Rotation der Lendenwirbelsäule mit Aktivierung der Bauchmuskeln

Bereits von einem frühen Zeitpunkt an kann eine empfehlenswerte Aktivität geübt werden, die zu entspannter Rumpfrotation mit zunehmend gesteigerter Kontrolle der Bauchmuskeln führt. Diese Aktivität kann der Patient später allein oder mit Hilfe seiner Angehörigen ausführen. Die Aktivität hat den Vorteil, daß der Brustkorb durch das Bett stabilisiert wird und so die Rotation ausschließlich im Lendenbereich stattfinden kann.

Der Patient liegt mit gebeugt aufgestellten Beinen auf dem Rücken und seine Füße stehen flach auf dem Bett auf. Die Therapeutin hilft ihm, ein Knie über das andere zu bringen, wobei der Fuß des unteren Beins in der Mitte bleibt und die Ferse direkt unter dem Knie. Unter den Kopf des Patienten wird ein großes Kissen gelegt, und seine Hände liegen entspannt an der Seite. Die Therapeutin legt ihre Hand auf das Knie des Patienten und bewegt seine adduzierten Beine langsam und rhythmisch von einer Seite zur anderen. Sie fordert ihn auf zu versuchen, die Bewegung mit ihr zusammen auszuführen (Abb. 7.20). Ihre andere

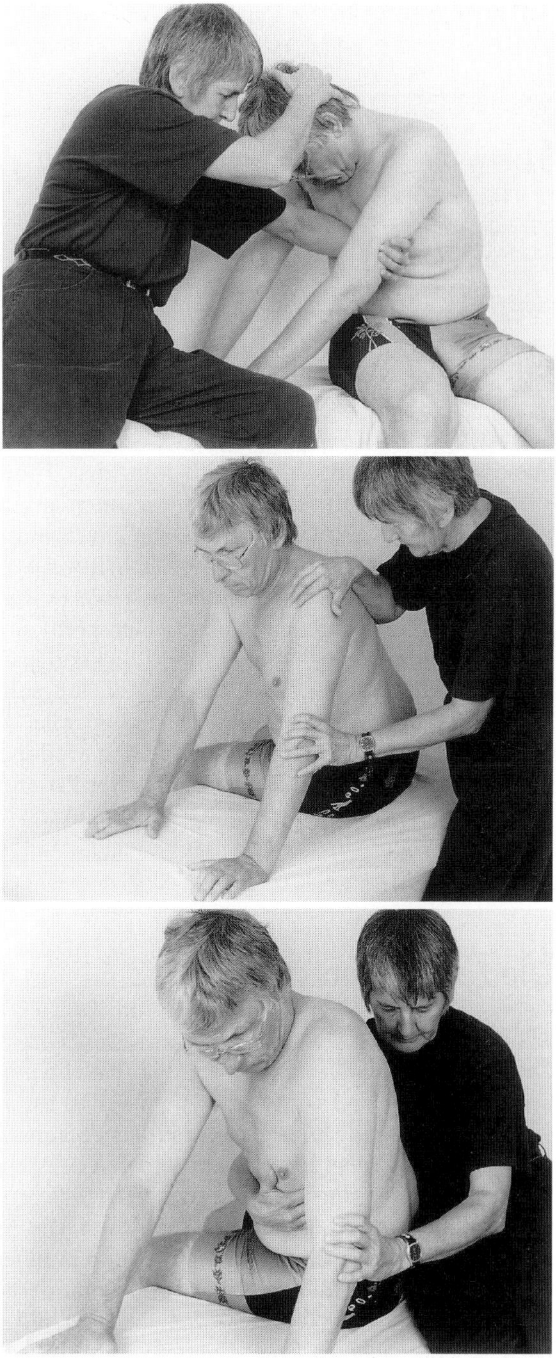

a b c

Abb. 7.19 a–c. Die Rumpfrotation im Sitzen mobilisieren, wobei beide Hände auf einer Seite abgestützt werden. **a** Den Hals des Patienten entspannen und seinen betroffenen Arm und seine betroffene Hand in ihrer Position halten. **b** Seine Schulter nach hinten bewegen bei gleichzeitiger Rotation zur stärker betroffenen Seite hin. **c** Die Rumpfflexion verstärken

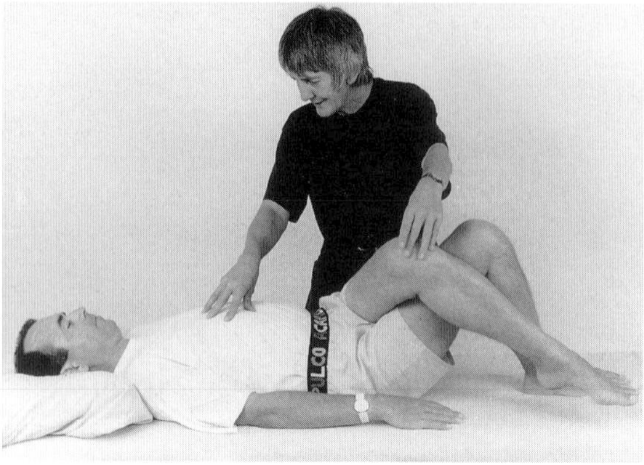

Abb. 7.20. Dem Patienten helfen, seine Beine rhythmisch von einer zur anderen Seite zu bewegen

Hand auf seinem Brustbein hilft ihm, den Thorax zu stabilisieren, und der Patient versucht, mit seinen Schultern unten auf dem Bett zu bleiben, während er die Bewegung aktiv übernimmt. Die Therapeutin läßt sich von der Harmonie der Bewegung leiten und reduziert schrittweise ihre Hilfestellung. Sobald sie aber eine etwaige Tonuserhöhung, assoziierte Reaktionen oder andere Anzeichen zu großer Anstrengung beobachtet, greift sie sofort wieder ein, damit die Aktivität von neuem rhythmisch und fließend erfolgen kann.

Zunächst bewegt der Patient seine Knie langsam, und sehr weit zu der jeweiligen Seite hin. Während sich seine Kontrolle verbessert, verkleinert er das Bewegungsausmaß und erhöht das Tempo, wodurch das Ausmaß der Muskelaktivität gesteigert wird. Das Ziel ist, daß der Patient schließlich seine Beine ohne übermäßige Anstrengung im gleichen Tempo wie bei normalem Gehen abwechselnd von einer Seite zur anderen bewegen kann, d.h. etwa 120mal pro min.

Die Facilitation des Gehens

Die Therapeutin sollte versuchen, dem Patienten beim Gehen so zu helfen, daß sein Gangbild dabei so normal wie möglich ist, so daß er von Anfang an die richtigen Bewegungen erfahren und lernen kann. Sie wird verschiedene Möglichkeiten der Unterstützung ausprobieren müssen, um zu entscheiden, welche für den Patienten die beste und welche am erfolgreichsten ist, wenn die Schwestern oder die Angehörigen mit ihm gehen. Die Art der Facilitation wird auch von Patient zu Patient verschieden sein und muß jeweils den individuellen Fortschritten entsprechend angepaßt und verändert werden. Es ist oft überraschend, zu welchen Unterschieden im Gangbild und in der Leichtigkeit des Gehens eine angemessene Unterstützung führen kann. Die im folgenden beschriebenen Arten der Facilitation haben sich für die Mehrzahl der Patienten, wenn sie mit dem Erlernen des Gehens beginnen, als sehr geeignet erwiesen.

Den Brustkorb stabilisieren und reaktive Schritte auslösen

Viele Patienten haben Schwierigkeiten, ihre Brustwirbelsäule zu stabilisieren, obwohl sich ihre unteren Extremitäten motorisch soweit erholt haben, daß das Gehen möglich wäre. Infolge unzureichender Gleichgewichtskontrolle und Unsicherheit können diese Patienten – dazu gehören auch Patienten mit einer Ataxie – nicht allein gehen, und sie bleiben oft an den Rollstuhl gebunden, wenn ihnen nicht geholfen wird, das Problem zu überwinden. Einige schaffen es vielleicht, mit Anstrengung zu gehen. Sie behalten dabei ihr Gewicht hinten, fixieren ihren Rumpf in Flexion, um das Gleichgewicht zu halten und ziehen ihre Schultern mit steifen Armen hoch, um den Verlust der Rumpfkontrolle zu kompensieren. Wenn sie ständig in diesem Muster gehen, wird dadurch die Rückkehr der korrekten Aktivität verhindert (Abb. 7.21a).

Eine äußerst wirksame Möglichkeit, dem Patienten das Erlernen des Gehens mit einem normaleren Gangbild zu ermöglichen, bietet sich an, wenn die Therapeutin seinen Brustkorb stabilisiert und ihn nach vorn bewegt. Für die Facilitation, die von Klein-Vogelbach (1988) entwickelt und beschrieben wurde, werden ursprünglich zwei Helferinnen benötigt, eine auf jeder Seite des Patienten, aber sie kann auch von einer Therapeutin allein erfolgreich eingesetzt werden. Die Therapeutin steht dabei neben dem Patienten und legt eine Hand, ungefähr in der Höhe des Brustbeinwinkels vorn auf seinen Brustkorb, und die andere unterhalb des inferioren Winkels der Schulterblätter auf seine Brustwirbelsäule (Abb. 7.21b). Sie zieht mit der Hand, die vorn liegt, die Rippen auf beiden Seiten nach unten und zur Mitte hin, während sie mit beiden Händen den ganzen Brustkorb anhebt, um etwas von dem Gewicht des Patienten, wenn er geht, abzunehmen. Sie leistet mit ihrer Hand auf der Brustwirbelsäule einen Gegendruck und hält zusätzlich die Extension der Brustwirbelsäule aufrecht.

Ohne den Druck durch ihre Hände zu verringern, transportiert die Therapeutin den Brustkorb des Patienten vorwärts um durch reaktive Schritte Gehen zu initiieren (Abb. 7.21c). Sie sollte den Patienten nicht verbal dazu auffordern, einen Schritt zu machen, weil er dann versuchen wird, aktiv einen Schritt zu machen, indem er sich nach hinten lehnt. Die Therapeutin kann bestimmen, welcher Fuß zuerst einen Schritt nach vorne macht, indem sie das Gewicht zu einer Seite hin und nach vorn verlagert.

Die Therapeutin geht mit normaler Geschwindigkeit und mit ihrer gewohnten Schrittlänge, während sie stets den Brustkorb des Patienten mit durch den Raum fortbewegt löst sie auf diese Weise automatische Schritte aus. Da seine Beine sich reaktiv ohne Anstrengung bewegen, verbessert sich das gesamte Gangbild des Patienten (Abb. 7.21d). Menschen, die langsam und mit großer Vorsicht gehen, benutzten ganz verschiedene Muskelaktivitäten und brauchen viel mehr Balance. Im eigentlichen Sinn des Wortes ist eine adäquate Geschwindigkeit daher ein wichtiger Bestandteil der Facilitation.

Patienten, insbesonders ataktische Patienten, die mit Krücken gehen, werden die Krücken, um mehr Sicherheit zu gewinnen, viel zu weit nach vorn und zu weit seitlich aufsetzen. Dadurch ist ihr Rumpf nach vorn gebeugt, und ihre Hüftgelenke sind flektiert (Abb. 7.22a). Ein solcher Patient erfährt nur eine

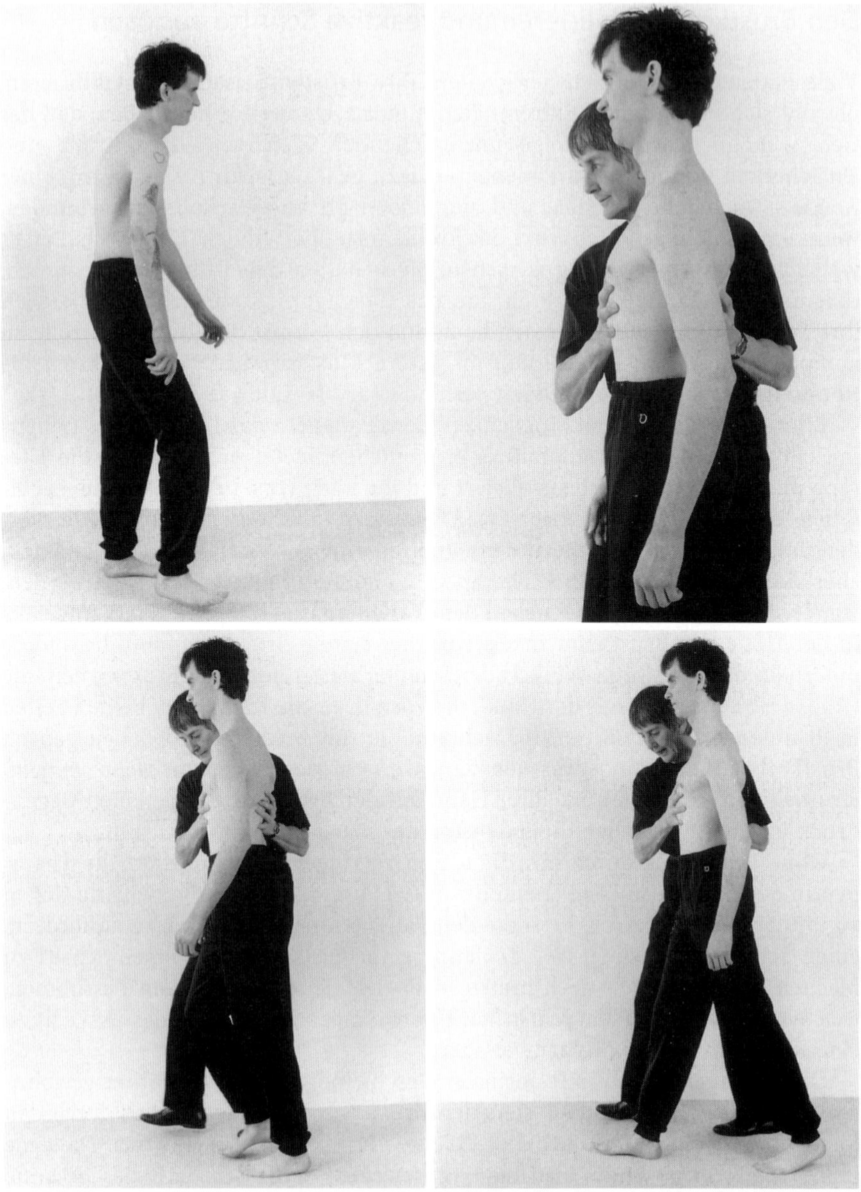

Abb. 7.21. **a** Der ataktische Patient versteift beim Gehen seinen Rumpf und seine Schultern, um sein Gleichgewicht zu erhalten. **b** Die Therapeutin stabilisiert seinen Rumpf. **c** Das Bewegen des Rumpfs nach vorn löst einen reaktiven Schritt aus. **d** Normales Gehen mit Facilitation

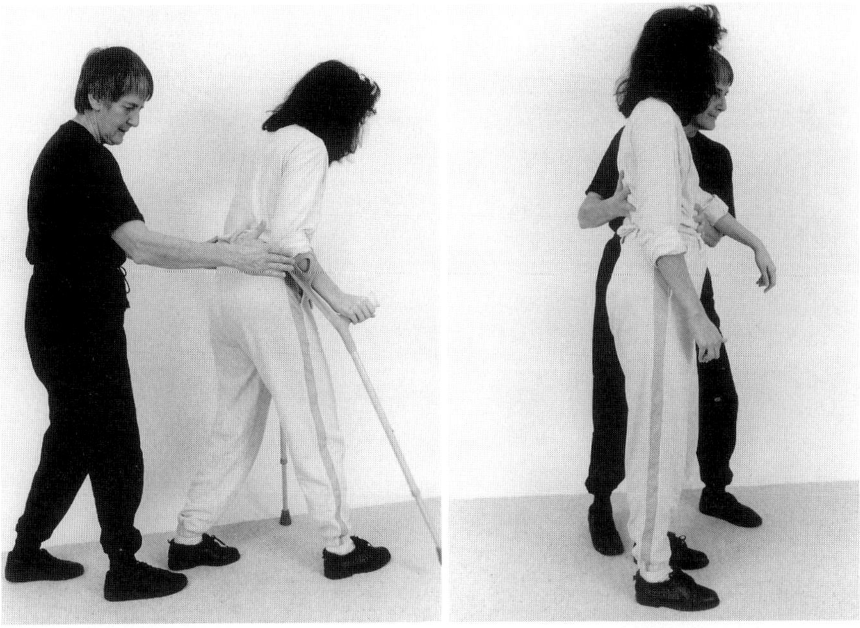

a b

Abb. 7.22. **a** Die ataktische Patientin flektiert ihren Rumpf und ihre Hüften, während sie an Krücken geht. **b** Die aufrechte Haltung mit stabilisiertem Rumpf erfahren

abnormale Haltung und ein abnormales Gangbild, die schnell zur Gewohnheit werden. Die Facilitation des Gehens vom Brustkorb her ist deshalb von Vorteil, weil sie es dem Patienten ermöglicht, ohne Krücken und mit aufrechtem Körper ein normaleres Gehen zu erfahren (Abb. 7.22b). Dieses Gefühl ist wesentlich für das Erlernen der korrekten Bewegungsabfolge.

Unterstützen der Hüftextension und Vermeiden eines hyperextendierten Knies

Beim Wiedererlernen des Gehens werden viele Patienten Schwierigkeiten haben, die Hyperextension ihres Knies zu verhindern. Diese abnormale Bewegung kann folgenschwere Auswirkungen haben, wenn sie nicht verhindert und dem Patienten ein normaleres Gehmuster ermöglicht wird. In dem Moment, in dem der Fuß am Ende der Schwungbeinphase vorn wieder den Boden berührt, hyperextendiert das Knie, weil während das Bein sich in einer totalen Extensionsynergie streckt Plantarflexion auftritt, die die Tibia nach hinten und somit das Knie in eine volle Extensionsstellung stößt (Abb. 7.23a). Durch die vorzeitige Aktivität der Plantarflexoren wird ein Widerstand erzeugt, durch den verhindert wird, daß der Patient sein Gewicht über seinen Fuß nach vorn bringen kann, um eine neue Standbeinphase einzuleiten. Mit jedem weiteren Schritt

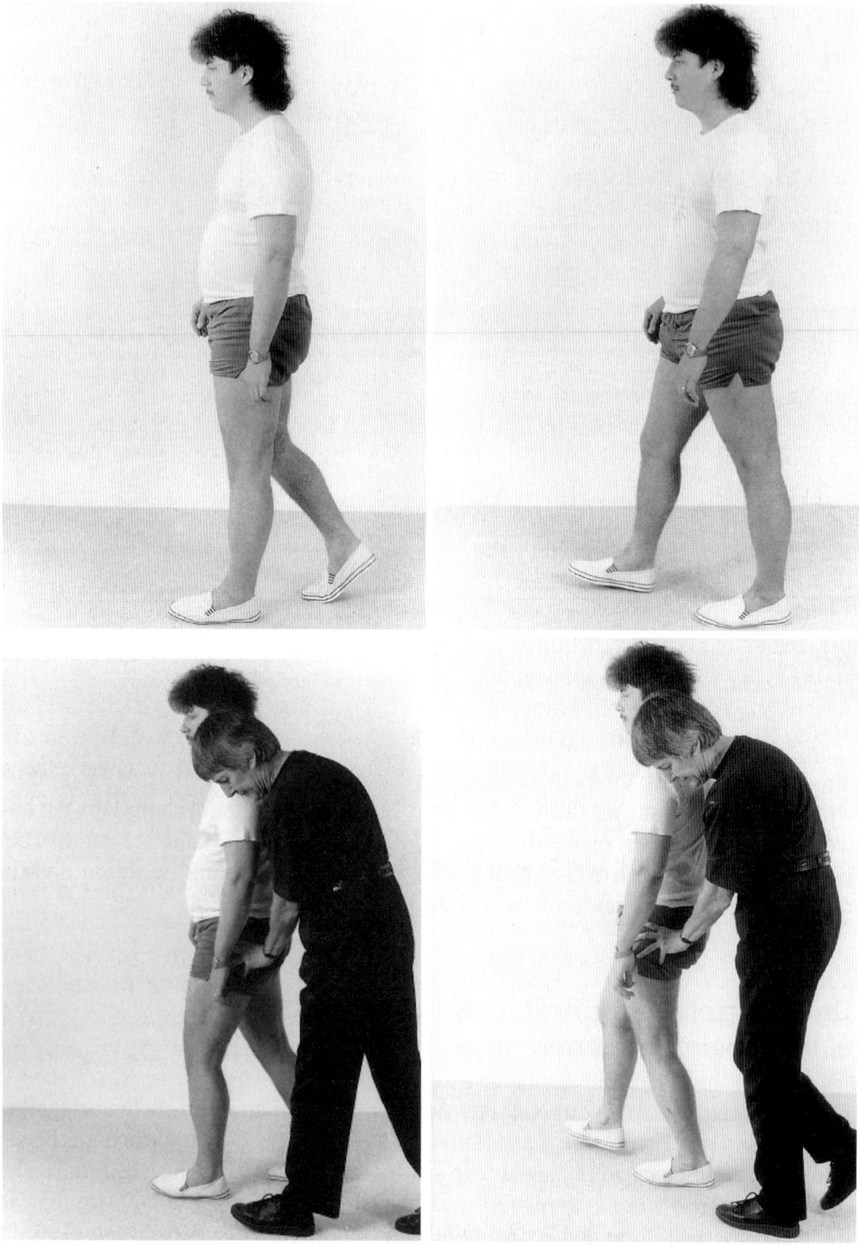

a b c d

Abb. 7.23 a–d. Facilitieren, um eine Hyperextension des Knies zu vermeiden. **a** Am Ende der Schwungbeinphase hyperextendiert das Knie. **b** Während der Standbeinphase bewegen sich Hüfte und Knie nach hinten. **c** Die Hüfte des Patienten nach vorn über seinen Fuß bewegen. **d** Unterstützen der Hüftextension während der Standphase erhöht sich, ausgelöst durch die Stimulation des Fußballens gegen den Boden, die Stärke der Plantarflexion.

Während der Standbeinphase bewirkt die Hyperextension des Knies, daß die Hüfte nach hinten gedrückt und nicht kontinuierlich nach vorn bewegt wird, wie es normalerweise geschieht. Durch die Hyperextension am Ende der Standbeinphase wird die Entspannung der Extensoren verhindert oder beeinträchtigt, so daß die 30 °-Knieflexion zum Einleiten der Schwungbeinphase nicht schnell genug stattfinden kann (Abb. 7.23b). Der Patient muß das extendierte Bein daher oft zirkumduzieren, um es langsam und mit Anstrengung nach vorn zu bringen oder eine andere kompensatorische Bewegung einsetzen. Ein sorgfältiges Wiedererlernen selektiver Hüft- und Knieextension als Vorbereitung auf das Gehen wird das Übernehmen des Körpergewichts ermöglichen, ohne daß das Knie in Extension blockiert, und wird auch helfen, das Problem zu überwinden, wenn der Patient bereits in einem abnormalen Muster geht. Angemessene Facilitation des Gehens, wobei die Hüfte nach vorne in Extension geführt wird, verhindert die Hyperextension des Knies, und der Patient kann von Anfang an die korrekte Bewegung lernen oder sie ermöglicht es ihm, ein abnormales Gangmuster wieder zu verändern.

Die Therapeutin geht neben dem Patienten und legt eine Hand auf den posterioren Bereich seines Beckengürtels auf der ihr zugewandten Seite. Den anderen Arm legt sie von hinten um den Patienten, so daß ihre Hand auf seinen unteren Rippen auf der ihr gegenüberliegenden Seite liegt. Wenn das Bein des Patienten nach vorn schwingt, bewegt die Therapeutin seine Hüfte ebenfalls nach vorn. Sobald sein Fuß den Boden berührt, bringt sie sein Becken und seinen Rumpf diagonal über den Fuß nach vorn und verhindert so, daß das Knie durch die vorzeitige Plantarflexion des Fußgelenks zurück in die Hyperextension geschoben wird (Abb. 7.23c).

Die Therapeutin bewegt die Hüfte des Patienten während der gesamten Standbeinphase immer weiter nach vorn, bis das kontralaterale Bein reaktiv nach vorn schwingt. Selbst am Ende der Standbeinphase darf das Knie nicht hyperextendieren um zum Einleiten der nachfolgenden Schwungbeinphase leicht flektiert werden zu können, nachdem das Gewicht genügend über den vorderen Fuß nach vorne verlagert worden ist (Abb. 7.23d). Für die erfolgreiche Facilitation ist die Position der Hände der Therapeutin und eine exakt ausgeführte Hilfestellung in Bezug auf den richtigen Augenblick und die Richtung der Bewegungen unbedingt notwendig.

Die Hand auf dem posterioren Bereich des Beckengürtels des Patienten

Position: Die Therapeutin legt die Hand, die weiter von dem Patienten entfernt ist, so an sein Becken an, daß ihr Daumen direkt hinter seinem Hüftgelenk liegt und gegen den Femurkopf preßt. Durch die Dorsalextension in ihrem Handgelenk können ihre Finger auf der lateralen Seite seines Beckens liegen (Abb. 7.24a).

Aktion: Um die Schwungbeinphase einzuleiten, wird Knieflexion durch Entspannen der Extensoren am Ende der Standbeinphase von der Therapeutin faci-

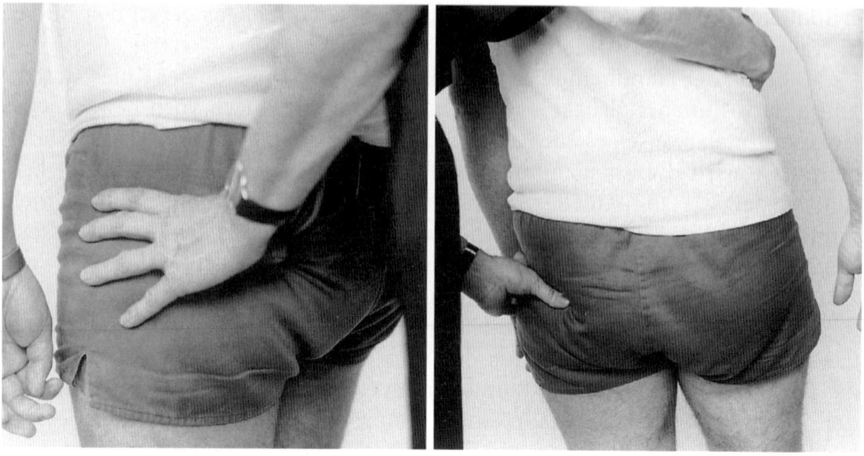

a b

Abb. 7.24 a,b. Position und Aktion der Hände. **a** Der Daumen drückt den Kopf des Femur nach vorn. **b** Mit der Hand, die die Taille des Patienten umfaßt, wird sein Gewicht über das gewichttragende Bein verlagert

litiert, indem sie auf dieser Seite das Becken nach unten und nach vorn führt. Wenn das Bein nach vorn schwingt, achtet sie darauf, daß sich auch die Hüfte nach vorn bewegt. Während der gesamten Standbeinphase, von dem Moment an, in dem das Gewicht des Patienten auf dieses Bein verlagert wird, unterstützt die Therapeutin mit ihrem Daumen die Hüftextension, indem sie den Kopf des Oberschenkelknochens nach vorn über sein Knie bewegt und dadurch eine kontinuierliche Vorwärtsbewegung der Hüfte gewährleistet. Ein gleichzeitiger geringer Druck nach unten hilft dem Patienten, die Hyperextension im Knie zu vermeiden. Der kontinuierliche Druck nach vorn hinter dem Femurkopf wird, sobald das Gewicht des Patienten weit genug nach vorn über den Schwerpunkt hinaus gebracht worden ist, die reaktive Schwungbeinphase des kontralateralen Beins facilitieren.

Die Hand auf der weiter entfernten Rumpfseite des Patienten

Position: Die Therapeutin legt ihre andere Hand auf die unteren Rippen des Patienten auf der von ihr weiter entfernten Seite, etwa in Höhe der Taille, wobei sie ihren gebeugten Arm in engem Kontakt mit dem Rumpf des Patienten um ihn herumlegt (Abb. 7.24b).

Aktion: Während der Standbeinphase verlagert die Therapeutin das Gewicht des Patienten mit ihrer Hand zu sich hin, damit das gegenüberliegende Bein frei wird. Gleichzeitig stützt sie mit ihrem Arm seinen Rumpf, übernimmt, falls erforderlich, etwas von seinem Gewicht und verhindert, daß sich der Patient nach hinten lehnt. Während der Schwungbeinphase hilft die Therapeutin dem Patienten mit ihrem Arm, sein Gewicht über die andere Seite diagonal so weit nach vorn zu verlagern, daß ein reaktiver Schritt ausgelöst werden kann, da

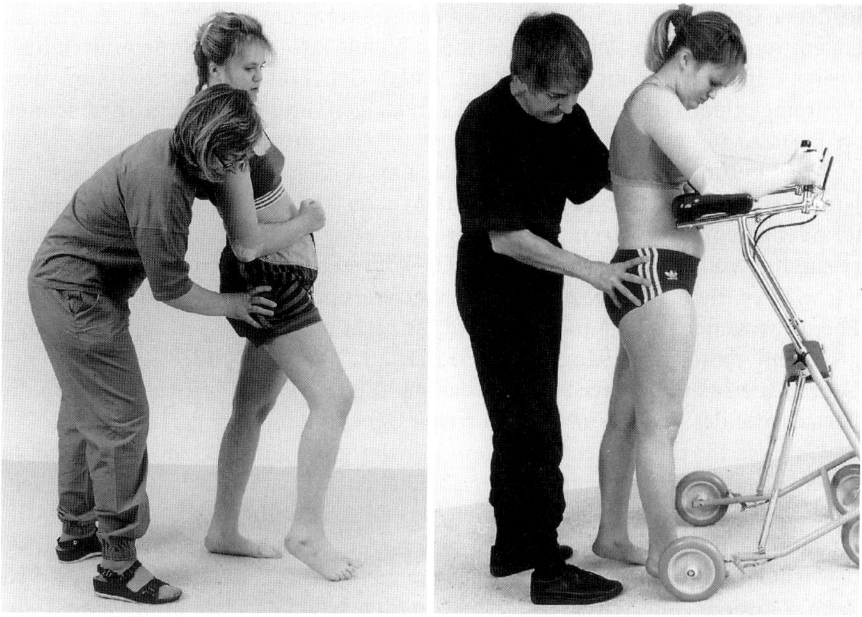

a b

Abb. 7.25. **a** Die Patientin, die unter verstärkter Spastizität leidet, neigt ihren Rumpf zu stark nach hinten, und ihre Arme ziehen in Flexion. **b** Beim Gehen mit einer Gehhilfe bessert sich die Rumpf- und Armhaltung, aber die Extension im Bein wird stärker

kein Gewicht mehr auf dem Fuß lastet. Diese Art der Facilitation ist vor allem für Patienten geeignet, deren Symptome überwiegend unilateral sind und die über eine gewisse Rumpfkontrolle verfügen. Ein Patient, der nur sehr wenig Rumpfkontrolle hat, wird sich zu sehr nach hinten lehnen, und seine Arme werden stark nach oben in das spastische Muster der Flexion ziehen (Abb. 7.25a). Die Therapeutin kann wenig tun, um die Position der Arme und des oberen Rumpfbereichs zu kontrollieren, weil sie keine Hand frei hat. Bis sich die Rumpfkontrolle verbessert, kann ein Gehgerät mit verstellbaren Armstützen eingesetzt werden, um die Position der oberen Extremitäten zu korrigieren und dem Patienten zu helfen, sein Gewicht vorn zu behalten (Abb. 7.25b). Dabei muß aber genau darauf geachtet werden, daß der Einsatz dieser mechanischen Unterstützung nicht den Extensortonus in den unteren Extremitäten stimuliert.

Eine Gehhilfe mit Rädern

Viele Therapeutinnen befürchten, daß der Einsatz einer Gehhilfe die Chancen des Patienten gefährdet, wieder ohne Hilfsmittel zu gehen, da er von dem Gerät „abhängig" werden und eine Abneigung dagegen entwickeln könnte, ohne diese Unterstützung zu gehen. Oft lehnen es auch die Angehörigen oder sogar die Patienten selbst aus genau den gleichen Gründen ab. Die Sorge aber entbehrt jeglicher Grundlage und könnte eher dazu führen, daß der Patient viel länger als notwendig an den Rollstuhl gebunden bleibt. Tatsächlich werden durch häufigeres Gehen, wenn auch vorerst mit einem Gehgerät, die Chancen zum Wiedererlangen der notwendigen Aktivitäten steigen, und der Patient wird schneller Fortschritte machen.

Jedes gesunde Kind lernt gehen, indem es sich zuerst an etwas oder an jemandem festhält, z.B. an seinem Bettchen, an Möbeln, an der Hand der Mutter oder an einem Spielzeug mit Rädern, das es herumschiebt. Sobald die motorische Kontrolle des Kindes nach diesen Vorbereitungen weit genug entwickelt ist, wird es die ersten freien Schritte machen und bald ohne Hilfe frei gehen. Ebenso wird der Patient auch die Gehhilfe nicht mehr benutzen, sobald er über genügend motorische Möglichkeiten verfügt, ohne sie zu gehen. Nicht der Gebrauch eines Gehgeräts, sondern das ständige Sitzen im Rollstuhl bedroht die Fortschritte des Patienten hin zum freien Gehen.

Wenn es für den Patienten extrem schwierig ist, aufrecht zu stehen und zu gehen oder einen Fuß vom Boden abzuheben und einen Schritt zu machen, wird er selten Gelegenheit bekommen, das Gehen zu üben (Abb. 7.26a, b). Alle, die ihm eigentlich gern beim Gehen helfen würden, tun es nur ungern, weil sie befürchten, daß sie ihn fallen lassen oder sich selbst verletzen könnten. Oft kann sofort ein Unterschied festgestellt werden, wenn der Patient mit einer Gehhilfe geht (Abb. 7.26c). Da das Gehgerät ihm Orientierungshilfen bietet, fühlt er sich weniger verunsichert, er kann sein Gewicht nach vorn bringen, und sein Körper bleibt dabei aufrecht und in der Mitte. Ein Gehgerät mit Rädern ist vorzuziehen, weil es nicht das kontinuierliche Vorwärtsbewegen beim Gehen unterbricht. Wenn der Patient beim Benutzen des Gehgeräts sehr viel weniger Unterstützung benötigt oder vielleicht nur jemanden, der „in Bereitschaft steht“, weil er sogar ein paar Schritte allein machen kann, werden die Schwestern oder seine Angehörigen bereit sein, sehr viel häufiger mit ihm zu gehen. Die Therapeutin braucht ihre Hände nicht mehr ausschließlich, um den Patienten aufrecht zu halten und kann stattdessen ein normaleres Gangbild facilitieren, indem sie z.B. die Hüftadduktion oder eine laterale Verlagerung des Beckens korrigiert (Abb. 7.26d).

Ein weiterer Vorteil des Gehgeräts besteht darin, daß es dem Patienten helfen kann, sich so auf einen Stuhl zu setzen und wieder aufzustehen, daß er die normale Bewegungsabfolge lernt. Er wird ermutigt, das Gehgerät nach vorn zu schieben, bevor er aufsteht, so daß sein Kopf weit über seine Knie und Füße nach vorn kommt und sein Rücken extendiert wird (Abb. 7.27a). Nachdem er richtig aufgestanden ist, werden auch die ersten Schritte normaler ausfallen (Abb. 7.27b). Um sich wieder auf normale Art und Weise hinzusetzen, dreht sich der Patient so, daß der Stuhl direkt hinter ihm steht. Er stellt seine Füße nebeneinander und bewegt sein Gesäß weit nach hinten auf den Stuhl hinunter, ohne dabei das Gehgerät näher zu sich heranzuziehen (Abb. 7.28). Die Therapeutin legt eine Hand auf seinen Rücken, hilft ihm, seine Rumpfextension aufrechtzuerhalten und kontrolliert die Geschwindigkeit der Abwärtsbewegung.

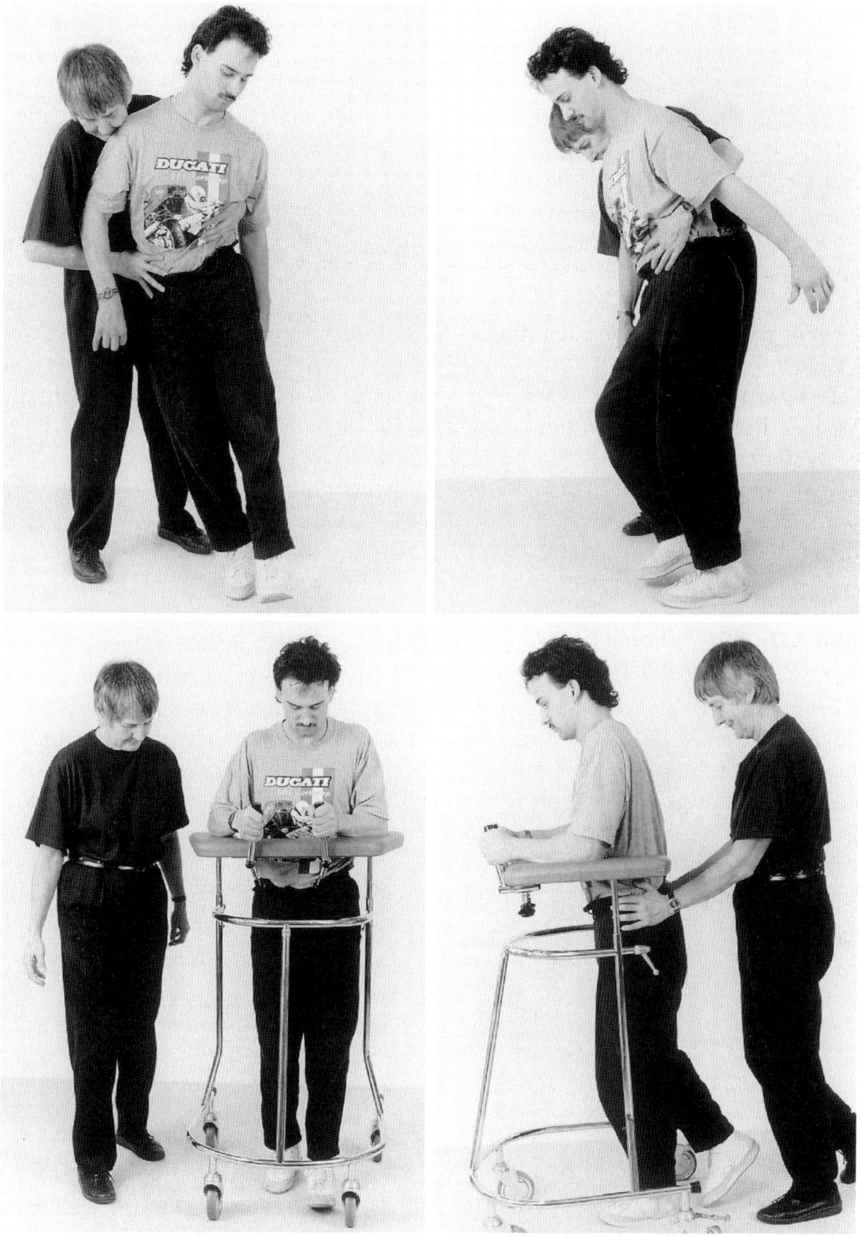

a b c d

Abb. 7.26 a–d. Ein Gehgerät wird verwendet, um die Schwierigkeiten beim Gehen zu überwinden. **a** Extreme Schwierigkeiten beim aufrechten Gehen. **b** Trotz Facilitation kann der Patient keinen Schritt machen. **c** Im Gehgerät aufrecht gehen. **d** Jetzt ist es einfach für ihn, Schritte zu machen

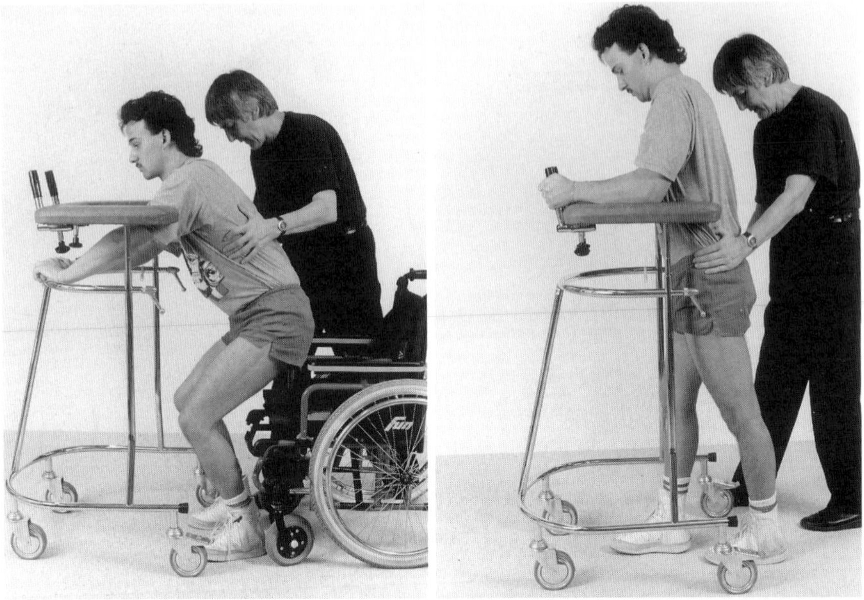

a b

Abb. 7.27. a Das Gehgerät beim Aufstehen nach vorn schieben. **b** Die ersten Schritte nach korrektem Aufstehen sind normaler

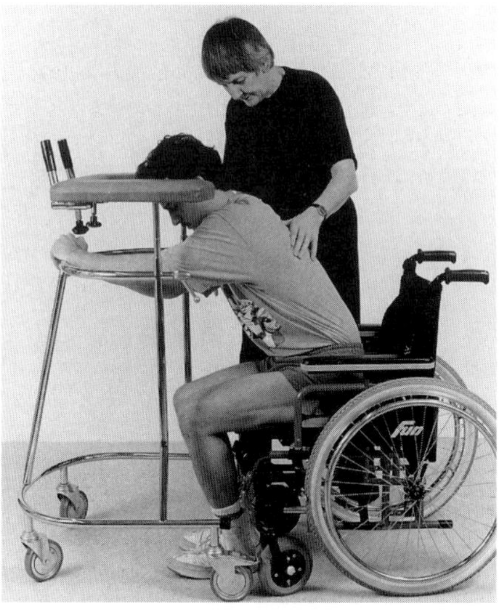

Abb. 7.28. Beim Hinsetzen facilitiert das Gehgerät ein normales Bewegungsmuster, denn es hält das Gewicht des Patienten vorn

Anpassen des Gehgeräts für funktionelle Aufgaben

Damit der Patient mit seiner Gehhilfe funktionelle Aufgaben ausführen kann, sollte, wenn dies nicht bereits zur Standardausrüstung gehört, ein Tablett und eine Art Behälter an dem Gerät angebracht werden. Dadurch kann der Patient

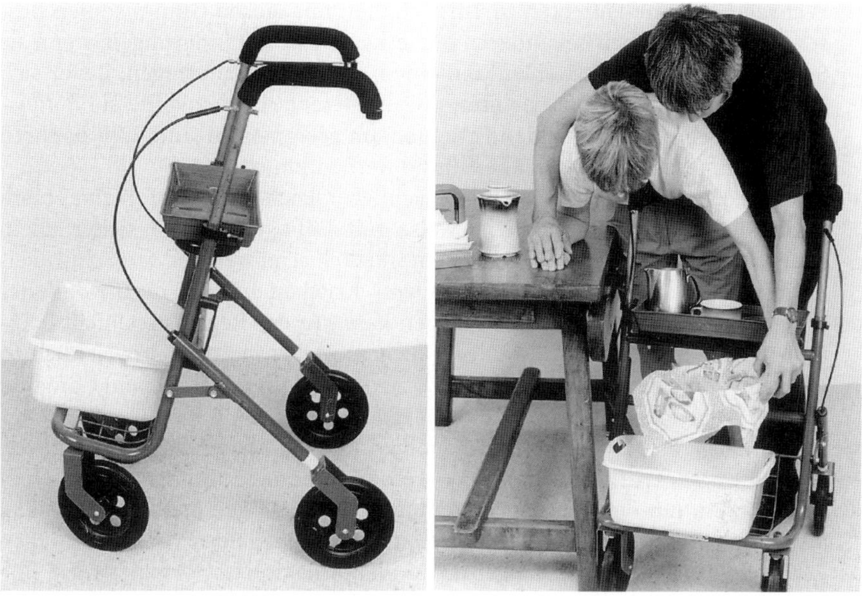

a b

Abb. 7.29. **a** An einem normalen Gehgerät können ein Tablett und ein Behälter befestigt werden. **b** Mit dieser Ausstattung kann die Therapeutin den Patienten bei alltäglichen Situationen spontan führen

Gegenstände von einem Ort zum anderen „tragen", was er bei vielen Aufgaben tun muß. Er muß die Kleidungsstücke aus seinem Schrank nehmen und zum Stuhl oder zum Bett bringen, damit er sich anziehen kann. Er kann das Getränk, das er aus dem Automaten geholt hat, zum Tisch tragen, um es dort zu trinken. Das gleiche gilt, wenn der Patient sein Bett neu beziehen möchte oder mit Seife, Waschlappen und Kleidern zur Dusche geht. An den meisten Gehgeräten können ein Tablett und ein Korb oder ein Plastikbecken sehr leicht befestigt werden (Abb. 7.29a).

Die Anpassung ermöglicht auch therapeutisches Führen bei Aktivitäten des täglichen Lebens. Die Therapeutin und die Schwestern werden viele Möglichkeiten haben, den Patienten spontan zu führen, während er Aufgaben im Stehen und Gehen ausführt (Abb. 7.29b).

Andere Gehhilfen benutzen

Es gibt viele verschiedene Arten von Gehhilfen, und die Therapeutin muß auf dem laufenden sein, um für jeden Patienten, der ein Gehgerät benötigt, die passende auswählen zu können.

- *Schuhe:* Es darf nicht vergessen werden, daß schon allein die Schuhe sehr viel zur Gehfähigkeit und zum Gangmuster des Patienten beitragen können.

Während manche Patienten in Turnschuhen mit dicken Gummisohlen besser gehen, zeigen sich bei anderen bemerkenswerte Veränderungen, wenn sie Schuhe mit festen Ledersohlen und einem leichten Absatz tragen. Bevor sich die Therapeutin für eine bestimmte Gehhilfe entscheidet, sollte sie herausfinden, welche Schuhe für den Patienten am geeignetsten sind, weil dadurch oft weitere Gehhilfen sogar überflüssig werden können.

- *Krücken:* Wenn der Patient hauptsächlich Gleichgewichtsprobleme beim Gehen hat, könnte er möglicherweise mit Ellbogenkrücken sicher allein gehen. Die Krücken könnten vor allem nützlich sein, wenn er den Schutz seines Zimmers verläßt. Der Nachteil von Krücken besteht darin, daß der Patient nichts in seinen Händen tragen kann. In der Regel ist es nicht empfehlenswert, nur eine Krücke zu gebrauchen, weil er meist unausweichlich zu einer asymmetrischen Haltung und zu einem asymmetrischen Gangbild führt. Das gleiche gilt beim Benutzen eines Stocks.
- *Fußschienen:* Wenn die Stehübungen, die in Kap. 4 beschrieben wurden, von Anfang an sorgfältig durchgeführt werden, ist eine Fußschiene nur selten erforderlich, um den Fuß des Patienten in der richtigen Stellung zu halten. Wenn sein Fuß jedoch stark supiniert, muß sein Fußgelenk vor Verletzungen geschützt werden und bei ausgeprägter Plantarflexion ist normalerweise eine Fußschiene erforderlich, um die Dorsalflexion zu unterstützen. Die verwendete Fußschiene sollte, ohne daß ihre Stützfunktion verlorengeht, so leicht und nachgiebig wie möglich sein. Da sich die Fähigkeiten des Patienten oft rapide verbessern, wenn er mit dem Gehen beginnt, kann das definitive Bestellen einer Fußschiene hinausgezögert werden, indem der Fuß des Patienten mit einer elastischen Bandage, die wie zur Vermeidung einer lateralen Verstauchung des Fußgelenkes über dem Schuh angelegt und fest in Position gehalten wird (Davies 1985).

Facilitieren von Aufstehen und Hinsetzen

Damit das Gehen für den Patienten wirklich funktionell ist, muß er sicher und ohne allzu große Anstrengung von einem Stuhl aufstehen und sich wieder hinsetzen können. Wenn er sein Körpergewicht nicht auf beide Beine übernimmt oder nach hinten in die Extension stößt, läuft er Gefahr, das Gleichgewicht zu verlieren und zu stürzen. Die Therapeutin wird sehr viel Zeit benötigen, um ihm normales Aufstehen und Hinsetzen beizubringen, doch der Aufwand lohnt sich, weil die Bewegungen gleichzeitig auch dem Erlernen selektiver Rumpfaktivitäten und selektiver Aktivitäten der unteren Extremitäten dienen. Die Facilitation bleibt immer die gleiche, ob ihm nun geholfen wird, vom Bett, vom Stuhl oder von der Toilette aufzustehen.

Die Person, die dem Patienten hilft, steht neben ihm. Sie legt jeweils eine Hand rechts und links an sein Becken und ermuntert ihn, sich weit nach vorn zu lehnen, bevor er sein Gesäß anhebt. Die Helferin setzt ihre Schultern ein, um zu verhindern, daß er seinen Rumpf während des Aufrichtens nach hinten drückt. Mit ihren Händen an seinem Becken unterstützt sie die Hüftextension, wenn er eine aufrechte Haltung eingenommen hat und stellt sicher, daß sein Gewicht über beiden Füßen ist. Sobald er steht, bewegt sie sich näher zu ihm hin und hilft ihm, das Gleichgewicht zu halten.

Die gleiche Methode kommt beim Hinsetzen in umgekehrter Reihenfolge zur Anwendung. Die Helferin bewegt mit ihren Schultern den Rumpf des Patienten nach vorn, unmittelbar bevor und während er sein Gesäß langsam nach unten auf den Stuhl, der unmittelbar hinter ihm steht, bewegt. Gleichzeitig facilitiert sie mit ihren Händen die Hüftflexion und verhindert jedes laterale Abweichen des Beckens, weil der Patient dadurch zu weit auf einer Seite des Stuhls zum Sitzen kommen würde.

Die Therapeutin oder wer auch immer dem Patienten beim Aufstehen hilft, sollte zur Hilfestellung nicht vor ihm stehen, weil es nur ein abnormales Bewegungsmuster fördert, das schnell zur Gewohnheit werden kann. Entweder neigt der Patient dazu, sich an der Helferin festzuhalten, um sich hochzuziehen oder er wird sich von ihren Händen, mit denen sie ihm eine stabile Stütze anbietet, weg in die Extension drücken, ganz gleich wo sie ihre Hände plaziert. In beiden Fällen werden sich seine Beine in einer totalen Synergie mit einer Rückwärtsbewegung seiner Knie und seines Rumpfs anstelle einer Vorwärtsbewegung extendieren.

Problemlösung

Es kann äußerst schwierig sein, einen Patienten zu unterstützen, der seine Körpermitte nicht finden kann, vor allem, wenn er während des Aufstehens aus dem Sitzen stark zu einer Seite hinstößt. Die Schwierigkeit wird noch vergrößert, wenn der Patient sehr groß ist. Wird ein Stuhl oder ein Hocker vor ihn hingestellt, kann ihm dies zu Informationen über die Position seiner Körpermitte verhelfen.

Während der Patient immer noch sitzt, stellt die Therapeutin einen stabilen Stuhl oder einen Hocker direkt vor ihn und genau so weit von ihm entfernt hin, daß sein Kopf über seinen Füßen ist, wenn er seine Handflächen mit extendierten Armen auf die Sitzfläche legt. Die Therapeutin steht wieder neben ihm und legt eine Hand auf die weiter von ihr entfernte Seite seines Beckens und die andere Hand auf das Knie, das näher bei ihr ist. Der Patient wird aufgefordert, sein Gesäß abzuheben, ohne seine Hände wegzubewegen, und die Therapeutin zieht sein Knie nach vorn über seinen Fuß und hält mit ihren Schultern von hinten seinen Rumpf richtig ausgerichtet vorn (Abb. 7.30a). Sie unterstützt mit ihrer Hüfte im posterioren Bereich seiner Hüfte die Extensoraktivität, die zum Erreichen der aufrechten Haltung erforderlich ist (Abb. 7.30b). Da ihr Körper in engem Kontakt mit seinem Körper ist, kann das Gleichgewicht leicht aufrechterhalten werden.

Auch beim Hinsetzen legt der Patient seine Hände auf den Hocker vor sich und bewegt sein Gesäß langsam zur Mitte des Stuhls zurück. Die Therapeutin preßt mit ihrer Schulter nach unten gegen seinen Rücken und faßt mit einer

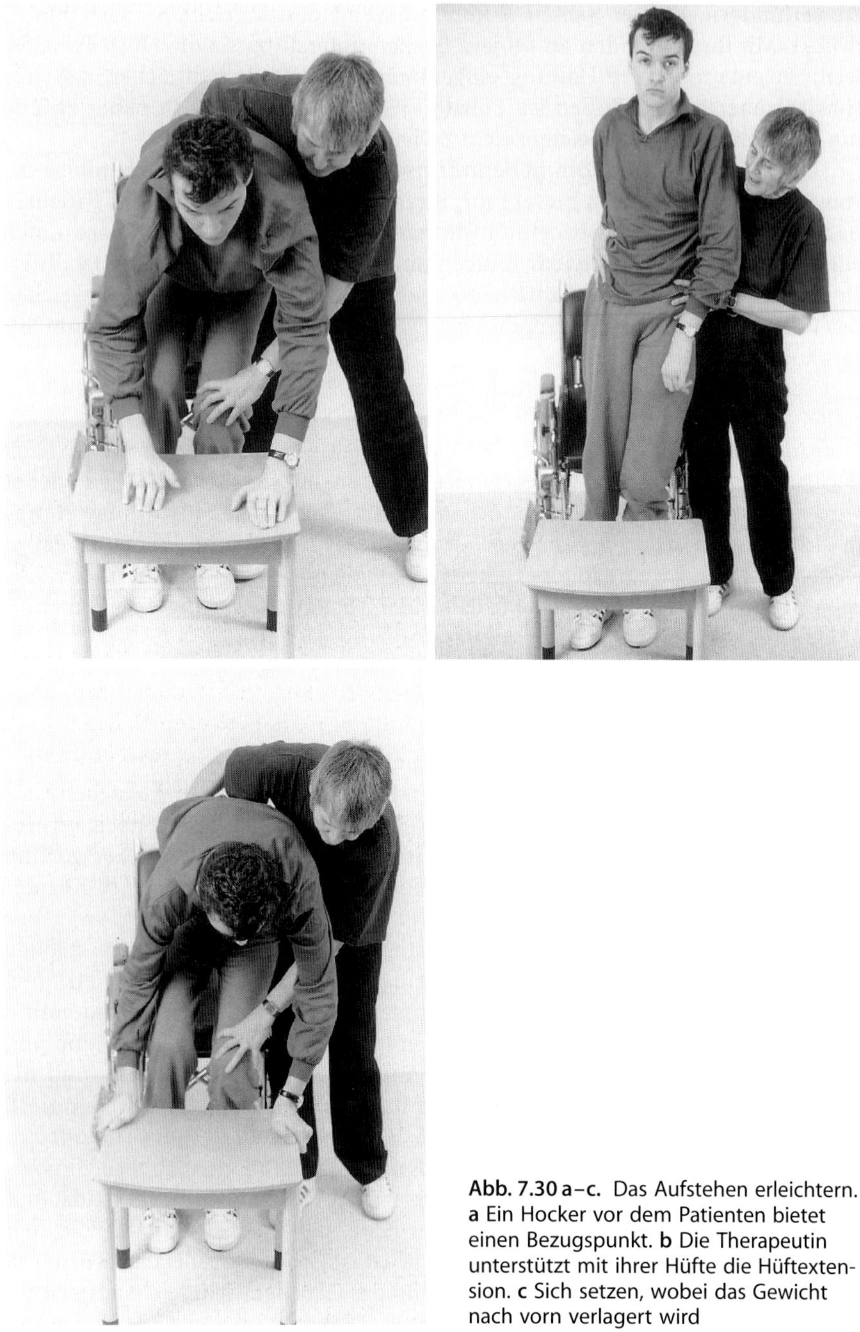

a b c

Abb. 7.30 a–c. Das Aufstehen erleichtern. **a** Ein Hocker vor dem Patienten bietet einen Bezugspunkt. **b** Die Therapeutin unterstützt mit ihrer Hüfte die Hüftextension. **c** Sich setzen, wobei das Gewicht nach vorn verlagert wird

Hand unter seinen Trochanter auf der ihr abgewandten Seite, um seinen Rumpf vorn zu halten und die Geschwindigkeit der Bewegung zu kontrollieren. Mit ihrer anderen Hand zieht sie sein Knie nach vorn und nach außen über seinen Fuß, um die Extension und Adduktion seines Beins zu verhindern, die andernfalls in der Massensynergie der Extension erfolgen würde (Abb. 7.30c).

Lösen weiterer Problemstellungen, die das Gehen verhindern können

Gerade weil das Gehen für die Rehabilitation des Patienten eine so wesentliche Rolle spielt, müssen große Anstrengungen unternommen werden, um alle Probleme, die dem Ziel, den Patienten „wieder auf die Füße zu bringen", entgegenstehen, zu überwinden. Bestehende Kontrakturen in den Füßen und Knien, die das Stehen verhindern, können, wie in Kap. 6 beschrieben, erfolgreich überwunden werden. Zusätzlich zu den Bedingungen, die in direktem Zusammenhang mit der Hirnläsion stehen, können auch Verletzungen, die sich der Patient beim Erstunfall oder auch bei späteren Stürzen zugezogen hat, das Stehen und Gehen verhindern, wenn sie nicht entsprechend behandelt werden. Ein häufiger Grund dafür, warum ein Patient nach einer solchen Verletzung nicht gehen kann, ist eine nicht zusammengewachsene Fraktur der unteren Extremitäten. Bei einem Patienten mit einer Hirnverletzung wird die Versorgung eines Oberschenkel- oder Unterschenkelbruchs in der Akutphase vielleicht nicht immer genauso ausgeführt wie bei einem Patienten ohne einen Hirnschaden. In manchen Fällen könnte eine Fraktur sogar übersehen werden und dadurch auch nicht verheilen. Unabhängig von der Hirnläsion des Patienten sollte eine interne Fixierung oder jede andere Maßnahme durchgeführt werden, die als die beste erachtet wird, auch wenn es zu diesem Zeitpunkt äußerst unwahrscheinlich erscheint, daß der Patient jemals wieder gehen lernen kann. Das gleiche gilt für den Patienten, der aus dem Bett oder aus dem Rollstuhl fällt und sich eine Oberschenkelhalsfraktur zuzieht. Auch er hat ein Anrecht auf eine optimale Behandlung, selbst auf eine eventuell erforderliche Endoprothese. Er darf nicht in der Hoffnung im Bett gelassen werden, daß die Fraktur von selbst heilen wird, einfach weil er sich nicht aktiv bewegen kann. Jeder Patient mit einer traumatischen Hirnverletzung, dessen Beim amputiert werden muß, verdient den bestmöglichen Prothesentyp, wenn er wieder gehen lernen soll.

Es sollte immer bedacht werden, daß selbst Aktivitäten wie Aufstehen und einige wenige Schritte gehen für das Leben des Patienten und für seine Angehörigen einen großen Unterschied bedeuten können, auch wenn der Patient trotz angemessener Hilfestellung und intensivem Training aus irgendwelchen Gründen das freie Gehen über längere Distanzen nicht mehr erreichen kann. Stehen und Gehen werden auch in vielen anderen Bereichen zu feststellbaren Fortschritten führen.

Ein Beispiel aus der Praxis

Zwei Jahre nach seiner schweren Hirnverletzung, die er bei einem Verkehrsunfall erlitten hatte, wurde N.N. endlich in eine für die Behandlung von Patientenhirnverletzten spezialisierte Rehabilitationsklinik eingewiesen. Die vielen zusätzlichen Probleme, die er und das Team zu bewältigen hatten, wurden in Kap. 6 beschrieben (s. „Ein Beispiel aus der Praxis").

Zwei Probleme machten es nach wie vor unmöglich, N.N. beim Wiedererlernen des Stehens und des Gehens zu helfen. Er hatte eine nicht zusammengeheilte Fraktur des Oberschenkelhalses und hatte noch keine Prothese für sein relativ weit oben amputiertes Bein erhalten. Ein operativer Eingriff brachte unglücklicherweise nicht den erhofften Erfolg, da die Hüftprothese infolge der ausgeprägten Adduktorenspastizität luxierte. Mit einer zweiten Operation, in deren Verlauf die Adduktoren durch einen Phenolblock gehemmt wurden, konnte das Problem gelöst werden. Danach konnte mit der Gewichtsübernahme auf das linke Bein begonnen werden, das mit einer Knieextensionsschiene gestützt wurde. Das erste künstliche Bein war eine große Enttäuschung und führte zu endlosen Frustrationen: Entweder drückte es schmerzhaft, oder der kleine Beinstumpf sprang aus der Fassung, sobald N.N. sich aktiv bewegte oder mit Unterstützung zum Stehen gebracht wurde. Endlich konnte mit der Hilfe mehrerer Personen ein orthopädischer Techniker gefunden werden, der mit Geduld und Entschlossenheit eine moderne, passende Prothese konstruierte, die alles veränderte. Nach drei Jahren, in denen er zum Sitzen gezwungen war, konnte N.N. zumindest wieder auf zwei Füßen stehen und zu diesem Ereignis beglückwünscht werden (Abb. 7.31a). Der Techniker hatte nicht nur ein künstliches Bein konstruiert, auf dem der Patient sicher stehen konnte und dessen Knie während der Schwungbeinphase flektiert werden konnte, sondern er hatte sich auch die Mühe gemacht, es dem anderen Bein so ähnlich wie möglich zu machen (Abb. 7.31b). Da die Prothese sehr gut sitzt, kann N.N. sowohl sein ganzes Gewicht sicher auf dieses Bein verlagern als auch einen kontrollierten Schritt nach vorn machen, und dies trotz des sehr kurzen Beinstumpfs (Abb. 7.31c). Zur Zeit lernt er, das Gleichgewicht ohne eine Krücke zu halten (Abb. 7.32a). Obwohl er immer noch eine Ellbogenkrücke und eine Person benötigt, die ihm hilft, kann er aufstehen und eine kleine Distanz zu Fuß gehen (Abb. 7.32b).

N.N. macht weiterhin zwar langsame, aber sichere Fortschritte, was für seine Ehefrau zunehmend weniger körperliche Anstrengung bedeutet. Er kann gehen und Treppensteigen, wenn auch nur mit beträchtlicher Unterstützung und nur über eine kurze Distanz. Dies aber bedeutet eine große Steigerung seiner Lebensqualität. Sein Traumhaus, in dem er über Jahre so glücklich lebte, ist auf drei Ebenen gebaut. Hätte er nicht Treppensteigen können, hätte er umziehen müssen. Während eines kürzlichen Ferienaufenthaltes mit seiner Frau konnte er ein Appartement seiner Wahl mieten, obwohl der Eingang für seinen Rollstuhl zu schmal war und davor eine hohe Stufe war (Abb. 7.33). NN. ist besonders froh darüber, daß er jede Woche zum Schwimmen gehen kann. Eine leichte, wasserfeste Prothese ermöglicht, daß er zum Swimmingpool zu Fuß gehen kann.

Abb. 7.31. **a** N.N. steht aufrecht, nachdem er 3 Jahre lang nur gesessen hat. **b** Das künstliche Bein wurde sorgfältig geformt, damit es wie sein anderes Bein aussieht. **c** Sicherer Sitz, trotz des kurzen Beinstumpfs

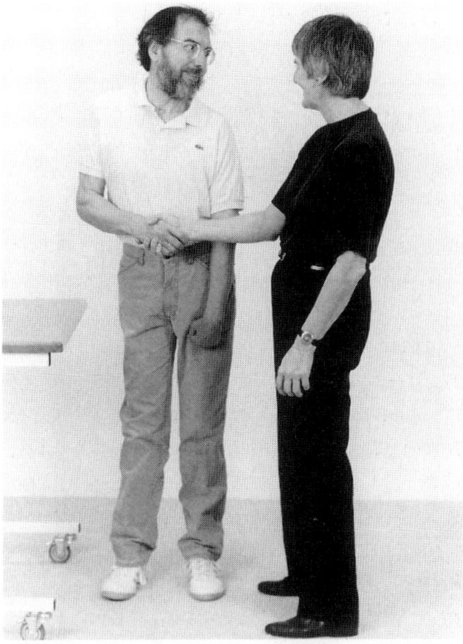

a

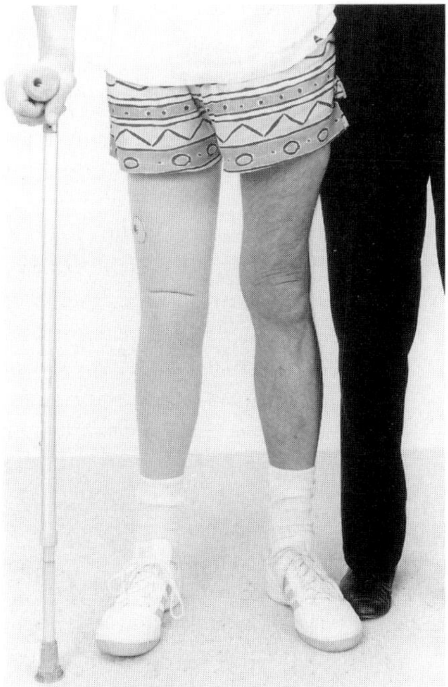

b

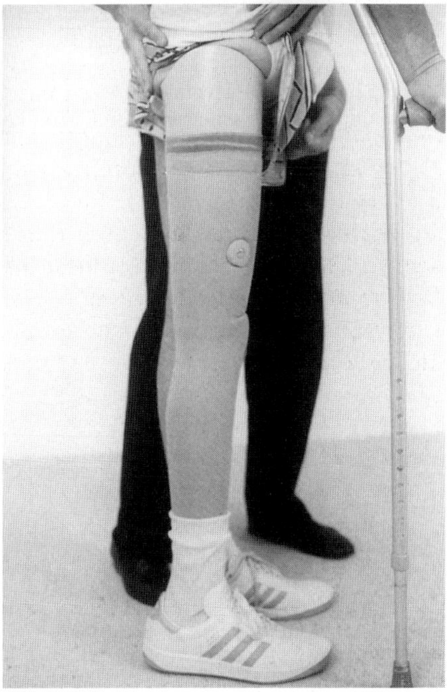

c

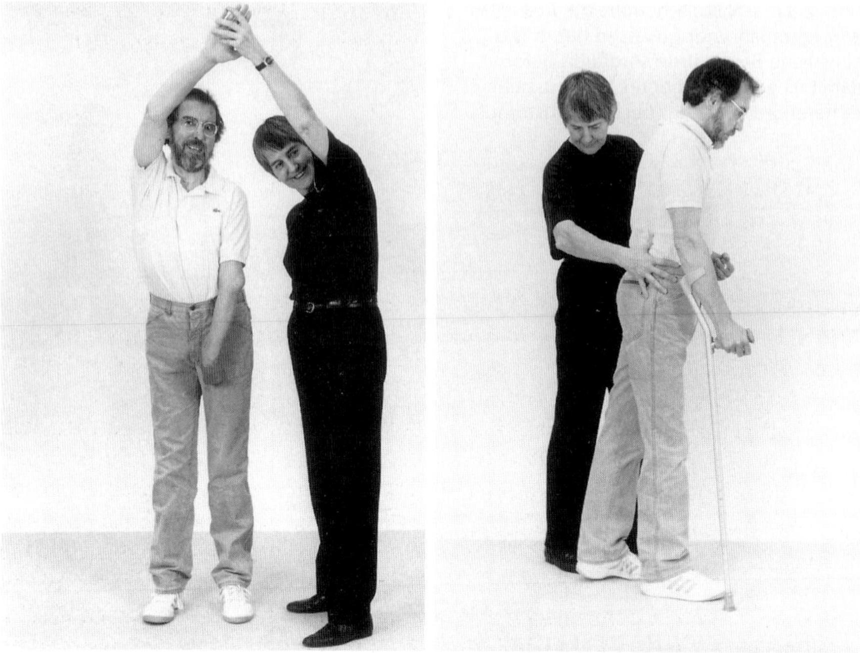

a b

Abb. 7.32. **a** N.N. lernt ohne Krücken das Gleichgewicht aufrechtzuerhalten. **b** An einer Krücke und mit Hilfe einer anderen Person kann er kurze Strecken gehen

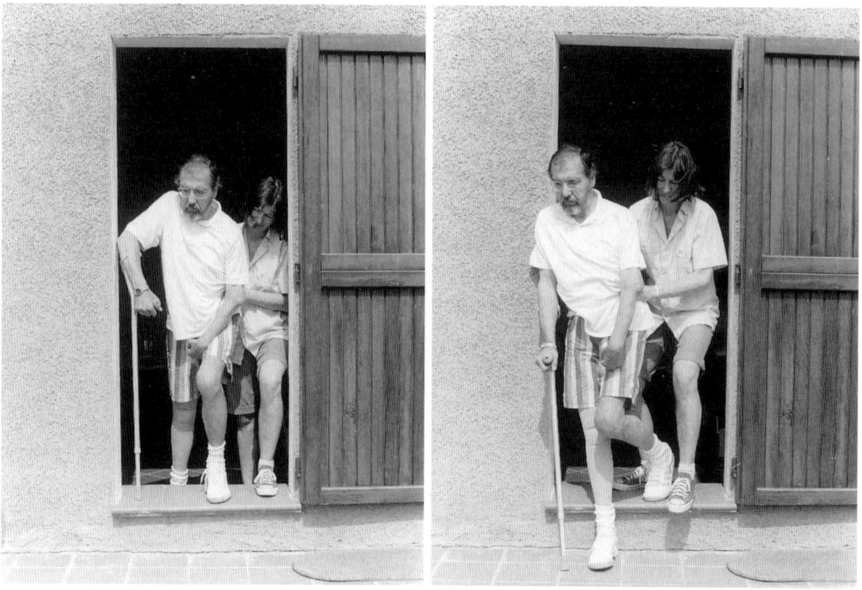

a b

Abb. 7.33 a,b. N.N. meistert einen schwierigen Eingang mit einer hohen Stufe

Diese Fertigkeiten und viele andere wurden für N.N. nur möglich, weil entschiedene Anstrengungen unternommen wurden, die bestehenden, scheinbar unüberwindlichen Problemen zu lösen.

Treppen hinauf- und heruntergehen lernen

Wenn das Gehen funktionell sein soll, wird der Patient oft Treppen bewältigen müssen, sobald er den Schutz der Klinik oder des Rehabilitationszentrums verlassen hat. Je früher die Aktivität in sein Rehabilitationsprogramm integriert wird, desto leichter und sicherer wird er wieder in einem normalen Muster Treppen steigen. Das Hinauf- und Heruntergehen auf Treppen dient nicht nur der Vorbereitung auf das zukünftige Treppensteigen, sondern es werden auch viele selektive Bewegungen der unteren Extremitäten eingeübt, die in dieser Aktivität enthalten sind. Weil diese Bewegungssequenz für den Patienten so viel Vertrautes hat, ist es leichter für ihn, sie auszuführen, als einzelne Komponenten davon isoliert auf seinem Bett oder auf der Behandlungsbank zu üben. Ritchie Russel (1975) stellt richtig fest, daß der Mechanismus, ein neues Gedächtnis zu schaffen, bedeutend schwieriger sein muß, als alte Erinnerungen abzurufen. Die Treppe selbst mit der angrenzenden Wand und dem Geländer vermittelt dem Patienten eine Fülle von Informationen, so daß er nicht nur von seinen eigenen Feedbackmechanismen abhängig ist, um sich zu versichern, ob er die Aufgabe korrekt gelöst hat oder nicht. Der Patient muß nicht erst gehen können, bevor mit dem Treppensteigen begonnen wird. Im Gegenteil, die motorische Kontrolle, die er beim Üben des Hinauf- und Herabgehens auf Treppen gewinnt, verbessert sein Gehen.

Eine Treppe hinaufgehen

Die Therapeutin steht am Anfang der Treppe neben dem Patienten. Sie facilitiert die notwendigen Bewegungen, indem sie z.B. einen seiner Füße auf die erste Stufe hebt, während sie ihm mit ihrem Arm um seinen Rumpf hilft, das Gleichgewicht zu halten. Vielleicht muß sie sein Knie unterstützen, während er seinen anderen Fuß auf die nächsthöhere Stufe bringt. Wenn der Patient Treppen hinauf- oder hinuntergeht, sollte ihm nicht genau gesagt werden, welche Bewegungen er ausführen muß. Er soll lediglich aufgefordert werden, die Treppe hinaufzugehen, und die Therapeutin sollte die sich wiederholenden Bewegungen mit ihren Händen facilitieren. Zu Beginn sollte sich der Patient am Geländer festhalten, und falls sein Fuß in Supinationsstellung zieht, kann er mit einer elastischen Binde, die über dem Schuh angelegt wird, sicher in der richtigen Stellung gehalten werden. Wenn die Therapeutin sich beim ersten Versuch nicht sicher ist, wie der Patient ihn meistern wird, kann sie eine Helferin bitten, hinter ihm zu stehen, um ihr zu helfen, falls irgend etwas Unerwartetes geschehen sollte und sie ihn vielleicht allein nicht halten kann.

Eine Treppe hinuntergehen

Für die Mehrzahl der Patienten ist es viel schwieriger, eine Treppe hinunterzugehen, so daß beim ersten Versuch die gleichen Vorsichtsmaßnahmen zu treffen sind. Wie auch beim Treppaufwärtsgehen wird, wie dies auch normalerweise der Fall ist, immer nur ein Fuß auf jede Stufe gesetzt. Die Therapeutin facilitiert mit ihren Händen jegliche Bewegungskomponente, die für den Patienten zu schwierig ist oder die er ohne ihre Hilfe gar nicht ausführen könnte. Es gibt dem Patienten einen enormen psychischen Auftrieb, wenn es ihm gelingt, das nächste Stockwerk über die Treppe zu erreichen, unabhängig davon, wieviel Hilfe er brauchte. Er kann diesen Erfolg wirklich verstehen und er ist sich oft gar nicht bewußt, daß ihn die Therapeutin dabei unterstützt hat.

Freizeitaktivitäten, die aktives Bewegen fördern

Ein Patient, der noch nicht selbständig gehen kann, hat nur wenig Möglichkeiten, sich allein zu bewegen und wird deshalb viele Stunden unbeweglich in seinem Rollstuhl verbringen. Daher ist es wichtig, daß für ihn Aktivitäten gefunden werden, die er nicht nur außerhalb seiner Therapiezeit mit Hilfe seiner Angehörigen genießen kann, sondern die auch das Zurückkehren aktiver Funktionen in möglichst normalen Bewegungsmustern stimulieren. Je nach den Fähigkeiten des Patienten und nach der vorhandenen Ausrüstung stehen die verschiedensten Möglichkeiten zur Auswahl, angefangen von Tischtennis über das Bogenschießen bis hin zum Ponyreiten für Behinderte. Manche davon sind teurer und zeitaufwendiger als andere und sind nur mit Anleitung durch einen Experten möglich. Schwimmen und Radfahren sind zwei Aktivitäten, die keine besonders hohen Zusatzkosten verursachen und sich bei vielen Patienten als nützlich und angenehm erwiesen haben. Beide Aktivitäten ermöglichen es dem Patienten, sich freier zu bewegen und angenehme Erfahrungen mit gesunden Angehörigen und Freunden zu teilen.

Schwimmen

Für den Schwimmunterricht wird die Halliwick-Methode empfohlen, weil sie die Notwendigkeit berücksichtigt, Tonuserhöhung und assoziierte Reaktionen zu vermeiden; sie facilitiert normale Bewegungsmuster und ist darauf ausgerichtet, daß der Patient ohne Schwimmhilfen schwimmen kann. Zum Erlernen der Methode werden viele Kurse angeboten. Die Therapeutin kann aber auch jemanden um Hilfe bitten, der diese Methode kennt und mit neurologisch beeinträchtigten Patienten Erfahrungen hat. Erst kürzlich wurde ein ausgezeichnetes Buch publiziert, das auch die Halliwick-Prinzipien beschreibt und viele weitere nützliche Hinweise und wertvolle Informationen enthält. Das Buch ist anschaulich illustriert mit zahlreichen Fotos von Patienten beim Schwimmen, und enthält präzise Beschreibungen therapeutischer Möglichkeiten im Wasser (Weber 1993). Schwimmen zu können bietet dem Patienten eine Möglichkeit, sich frei und ohne Angst vor einem Sturz bewegen zu können und nicht ständig gegen die Schwerkraft ankämpfen zu müssen, eine für die meisten sehr erfreuliche Erfahrung.

Radfahren

Ein Patient, der nur sehr langsam und unter großen Anstrengungen gehen kann oder draußen seinen Rollstuhl benutzt, könnte möglicherweise auf einem Zweirad oder Dreirad fahren, das seinen speziellen Bedürfnissen entspricht. Dadurch kann er seine Mitfahrer leichter begleiten, sieht weniger behindert aus und kann die aktive Bewegung genießen.

- *Dreiräder für Erwachsene:* Auf dem Markt gibt es eine Vielzahl moderner, sportlicher Dreiräder für Erwachsene in attraktiven Farben. Je nach den individuellen Bedürfnissen des Patienten können der Sattel, der Sitz und die Pedale mit speziellen Vorrichtungen angepaßt werden. Bei diesen Dreirädern ist das Halten des Gleichgewichts nicht erforderlich, unabhängig davon, ob die beiden Räder hinten sind oder vorn, wie es manchmal empfohlen wird und wie es z.B. bei dem „Trike" der Firma Freewiel Technik (DE Eersel, Holland) der Fall ist.
- *Das Doppelfahrrad:* Auf eine einfallsreiche Art können zwei Standardräder einfach und ohne große Kosten miteinander verbunden werden. Dadurch können „behinderte und gesunde Menschen nebeneinander fahren" (Nava 1986). Die Fahrräder werden oben und unten durch feste Querstreben, die vorn und hinten angebracht werden, miteinander verbunden. Diese Arbeit kann ohne weiteres von einem Freund oder einem Familienmitglied durchgeführt werden. Wenn nötig, kann auch ein adaptierter Sattel oder Sitz angebracht werden. Das Gleichgewicht halten ist kein Problem mehr, und die Begleitperson kann lenken, soweit es erforderlich ist, so daß Radfahren auch mit einem Patienten mit schwerer spastischer Tetraplegie möglich ist.
- *Das Tandem:* Für einen Patienten, der genügend willkürliche Kontrolle und Gleichgewichtskontrolle hat, eignet sich das Tandemfahren. Ein Freund oder ein Familienmitglied lenkt vom Vordersitz aus. Zwei Standardräder können zusammengebaut werden oder es wird ein spezielles Tandem gekauft.
- *Das handbetriebene Fahrrad:* Für Patienten mit einer ausgeprägten Beeinträchtigung der unteren Extremitäten ist ein einsitziges, armbetriebenes Rad, auch „Handrad" („Handbike") genannt, entwickelt worden (Schwandt et al. 1984). Sollte der Patient nicht ganz allein fahren können, kann das Handrad vorn an ein Standardrad angebaut und so zu einem Tandem umfunktioniert werden.

Die Fähigkeit, mit einer Art Rad fahren zu können, ermöglicht es dem Patienten, sich draußen freier zu bewegen, lange bevor er alleine sicher gehen kann.

Die darin eingeschlossenen Aktivitäten helfen ihm möglicherweise, das oberste Ziel, das freie Gehen, zu erreichen.

Überlegungen

In den meisten Kliniken und Rehabilitationszentren wird dem Gehen oder den Fortschritten, die der Patient hinsichtlich des freien Gehens macht, sehr viel Bedeutung beigemessen. So fragt der Arzt die Therapeutin immer wieder, welche Fortschritte der Patient beim Gehen macht. Die Frage ist verständlich, denn diese Aktivität kann gemessen werden und gibt somit dem Arzt mehr objektive Informationen als die Aussage der Therapeutin, daß das Gleichgewicht und der Muskeltonus diese Woche „etwas besser" seien. Auch die Angehörigen sehen jedem Gehversuch voll gespannter Erwartung entgegen, da sie dazu neigen, Gehen mit Unabhängigkeit zu verbinden, obwohl das eine nicht notwendigerweise mit dem anderen im Zusammenhang steht. Zumindest können die Angehörigen feststellen, daß der Patient Fortschritte macht, indem sie seine Schritte zählen und mit der Entfernung vergleichen, die er in der vorhergehenden Woche bewältigt hat. Der Patient selbst bittet die Therapeutin vielleicht immer wieder darum, gehen zu dürfen, anstatt die anderen Übungen zu machen, weil Gehen eine Aktivität ist, die er wirklich begreift und die ein Ziel darstellt, nach dem er sich sehnt.

Dieses ständige Betonen des Gehens kann sogar die Therapeutin sehr irritieren, wenn sie der Ansicht ist, daß es für die Durchführung dieser komplexen Aktivität noch viel zu früh ist, wenn der Zustand der Motorik des Patienten als Kriterium berücksichtigt wird. Dennoch ist sie gut beraten, wenn sie sich ohne Ungeduld der Situation anpaßt und am Ende jeder Behandlungseinheit genügend Zeit vorsieht, um mit dem Patienten zu gehen. Dabei übersteigen die damit verbundenen Vorteile die Nachteile bei weitem. Psychologisch gesehen kann das Gehen für den Patienten von großem Nutzen sein, weil es ihm das Gefühl gibt, daß er wirklich Fortschritte macht, und aus dem gleichen Grund wird auch seine Familie ermutigt. Da er den Sinn dieser Aktivität begreift, arbeitet er für gewöhnlich äußerst kooperativ mit und ist auch dazu bereit, sich bei der Durchführung anderer Aufgaben mehr anzustrengen. Beim Gehen wird jeder Muskel des Körpers aktiviert, was den verheerenden Auswirkungen der Langzeitimmobilität entgegenarbeitet. Wenn der Patient mit Unterstützung so gehen kann, daß keine besonderen negativen Auswirkungen wie Erhöhung des Tonus oder eine Verstärkung abnormaler motorischer Bewegungsmuster auftreten, wird er von der Aktivität profitieren. Wird mit dem Beginn des Gehens zu lange gewartet, kann das dazu führen, daß der Patient zunehmend Angst bekommt, sich aufrecht frei zu bewegen, und daß die willkürliche Kontrolle seiner Beine viel später wiedergewonnen wird, weil er sie nicht benutzt. So wie beim Erlernen einer Fremdsprache: Wenn der Lernende wartet, bis er sie perfekt beherrscht, bevor er sie zu benutzen beginnt, wird er sie nie benutzen. Es ist für den Patienten weitaus besser, wenn er mit Hilfe geht - auch wenn sein Gangbild noch gewisse abnormale Merkmale aufweist - als wenn er in gebeugter Haltung den ganzen Tag in seinem Rollstuhl sitzt und sein Gewicht nie auf seine Beine übernimmt.

Wann immer möglich, sollte dem Patienten beim Gehen in Zusammenhang mit Aktivitäten des täglichen Lebens, die er schon vorher in aufrechter Haltung ausgeführt hat, geholfen werden. Er kann zu Fuß ins Badezimmer gehen oder im Stehen seine Zähne putzen oder seine Haare kämmen; er kann jeden Morgen zum Schrank gehen, um seine Kleider zu holen; er kann im Speisesaal an seinen Platz gehen und den Rollstuhl draußen stehenlassen. Die Küche in der Ergotherapie-Abteilung bietet mit ihren Küchenzeilen und den vielen Ablageflächen während des Zubereitens von Mahlzeiten und dem anschließenden Abwaschen ausgezeichnete Möglichkeiten für das Stehen und Gehen. Damit dieses zielorientierte Gehen auch eingesetzt wird, müssen nicht nur die verschiedenen Therapeutinnen, sondern auch die Schwestern und die Angehörigen wissen, wie sie das Aufstehen des Patienten facilitieren und ihn beim Gehen richtig unterstützen können. Wenn das Gehen in richtige funktionelle Aktivitäten einbezogen wird, bieten sich im Lauf des Tages außerhalb der eher kurzen Übungszeiten während der Therapie viele weitere Möglichkeiten, mit dem Patienten zu gehen. Gehen wird so zu einem Teil seines täglichen Lebens und bleibt nicht länger auf das Üben in der physiotherapeutischen Abteilung beschränkt.

Für jeden Patienten wird dieses funktionelle Gehen sicherlich ein „Wieder Aufstehen“ bedeuten auf dem langen Weg bis er seine verlorene Unabhängigkeit wiedererlangt und wieder ein erfüllteres und normaleres Leben führen kann.

8 Literatur

Ackerman S (1992) Discovering the brain. National Academic Press, Washington

Affolter F (1981) Perceptual processes as prerequisites for complex human behaviour. Int Rehabil Med 3(1):3–9

Affolter F (1991) Perception, interaction and language. Springer, Berlin Heidelberg New York. Deutsche Ausgabe (1987) Wahrnehmung, Wirklichkeit und Sprache. Neckar, Villingen-Schwenningen

Affolter F, Bischofberger W (1993) Wenn die Organisation des zentralen Nervensytems zerfällt und es an gespürter Information mangelt. Neckar-Verlag, Villingen-Schwenningen

Affolter F, Stricker E (eds) (1980) Perceptual processes as prerequisites for complex human behaviour. A theoretical model and its application to therapy. Huber, Bern

Agnew D S Shetter AG, Segall HD, Flom RA (1983) Thalamic pain. In: Bonica JJ, Lindblom U, Iggo A (eds) Advances in pain research and therapy, vol 5. Raven, New York, pp 941–946

American Academy of Paediatrics (1983) The Doman-Delecato treatment of neurologically handicapped children. The Exceptional Parent (October)

American Academy of Physical Medicine and Rehabilitation (1968) Doman-Delecato treatment of neurologically handicapped children, 1967. Arch Phys Med Rehabil 49:4

An HS, Ebraheim N, Kim K, Jackson WT, Kane JT (1987) Heterotopic ossification and pseudoarthrosis in the shoulder following encephalitis: a case report and review of the literature. Clin Orthop 219:291

Arbib MA (1981) Perceptual structures and distributed motor control. In: Brooks VB (ed) Motor control, part 2. Williams and Wilkins, Baltimore, pp 1449–1480 (Handbook of physiology, sect 1; the nervous system, vol 2)

Armstrong KK, Saghal V, Block R, Armstrong KJ, Heinemann A (1990) Rehabilitation outcome in patients with posttraumatic epilepsy. Arch Phys Med Rehabil 71:156–160

Atkinson HW (1986) Principles of assessment (chapter 6). Principles of treatment (chapter 7). In: Downie PA (ed) Cash's textbook of neurology for physiotherapists. 4th edn. Faber and Faber, London

Bach-y-Rita P (1981) Central nervous system lesions: sprouting and unmasking in rehabilitation. Arch Phys Med Rehabil 62:413–417

Bach-y-Rita P, Balliet R (1987) Recovery from stroke. In: Duncan P, Badke M (eds) Stroke rehabilitation: the recovery of motor control. Year Book Medical, Chicago, pp 81–82

Baker LL, Parker K, Sanderson D (1983) Neuromuscular electrical stimulation for the head-injured patient. Phys Ther 63(12):1967–1974

Bannister D (1974) Personal construct theory and psychotherapy. In: Bannister D (ed) Issues and approaches in psychotherapy. Wiley, New York

Basmajian J (1979) Muscles alive. Their functions revealed by electromyography, 4th edn. Williams and Wilkins, Baltimore

Basmajian J (1980) Biofeedback in clinical practice. Unpublished lecture given during a course on EMG-Biofeedback, University Hospital Geneva

Basmajian J (1981) Biofeed-back in rehabilitation: a review of principles and practices. Arch Phys Med Rehabil 62:469–475

Bass NH (1988) Neurogenic dysphagia: Diagnostic assessment and rehabilitation of feeding disorders in the neurologically impaired. In: Eisenberg MG (ed) Advances in clinical rehabilitation, vol 2. Springer Publishing, New York, pp 186–228

Bass NH (1990) Clinical signs, symptoms and treatment of dysphagia in the neurologically disabled. J Neuro Rehab 4:227–235

Bass NH Morrell MM (1984) The neurology of swallowing. In: Groher ME (ed) Dysphagia – diagnosis and management, 2nd edn. Butterworth, Boston, pp 1–29

Benson AJ (1984) Motion sickness. In: Dix MR (ed) Vertigo. Wiley, Chichester, pp 391–426

Bentham J (1789) Introduction to principles of morals and legislation. London

Beukelmann DR, Traynor C, Poblete M, Warren G (1984) Microcomputer-based communication augmentation systems for two non-speaking, physically handicapped persons with severe visual impairment. Arch Phys Med Rehabil 65: 89–9l

Biquer B, Donaldson IML, Hein A, Jeannerod M (1986) La vibration des muscles de la nuque modifie la position apparente d'une cible visuelle. Acad Sci Paris, series 111, p 303

Biquer B, Donaldson IML, Hein A, Jeannerod M (1988) Neck muscle vibration modifies the representation of visual motion and detection in man. Brain 111:1405–1424

Bobath B (1968) Abnorme Haltungsreflexe bei Hirnschäden. Thieme, Stuttgart

Bobath B (1971) Abnormal postural reflex activity caused by brain lesions. Heinemann, London

Bobath B (1978) Adult hemiplegia: evaluation and treatment. 2nd edn. Heinemann, London

Bobath B (1990) Adult hemiplegia. Evaluation and treatment, 3rd edn. Heinemann, London

Bobath K (1966) Motor deficit in patients with cerebral palsy. Clinics in Developmental Medicine, No. 23. William Heinemann Medical Books, London

Bobath K (1988) Neurophysiology 11. Unpublished lecture given during a course on the treatment of adult hemiplegia. Post-graduate Study Centre Hermitage, Bad Ragaz

Boivie J, Leijon G (1991) Clinical findings in patients with central poststroke pain. In: KL Casey (ed) Pain and central nervous system disease: the central pain syndromes. Raven, New York

Booth BJ, Doyle M, Montgomery J (1983) Serial casting for the management of spasticity in the head-injured adult. Phys Ther 63(12):1960–1965

Bourgeois BFD, Prensky AL, Palkes HS, Talent BK (1983) Intelligence in epilepsy: a prospective study in children. Ann Neurol 14:438–444

Bower KD (1986)The patho-physiology and symptomology of the whiplash syndrome. In: GP Grieve (ed) Modern manual therapy of the vertebral column. Churchill Livingstone, Edinburgh

Bowsher D (1991) Neurogenic pain syndromes and their management. In: Wells JCD, Woolf CJ (eds) Pain mechanisms and management. Churchill Livingstone, Edinburgh (British Medical Bulletin Series, vol 47, no. 3)

Bowsher D, Lahuerta J, Brock L (1984) Twelve cases of central pain, only three with thalamic lesion. Pain Suppl 2: 83

Breig A (1978) Adverse mechanical tension in the central nervous system. Almqvist and Wiksell, Stockholm

Brodal A (1973) Self-observations and neuro-anatomical considerations after a stroke. Brain 96:675–694

Bromley I (1976) Tetraplegia and paraplegia. Churchill Livingstone, Edinburgh

Buchholz DW (1987) Neurologic evaluation of dysphagia. Dysphagia 1:187–192

Burghart W, Schepach W, Hofmann K, Weingartner P, Kleine B, Ptok M, Kasper H (1989) Perkutane endoskopische Gastrostomie: Erfahrungen mit 124 Patienten. Akt Ernähr 14:179–184

Butler D (1991a) The component concept. Lecture given during a course on abnormal neural tension. Postgraduate Study Centre Hermitage, Bad Ragaz

Butler DS (1991b) Mobilisation of the nervous system. Churchill Livingstone, Melbourne. *Deutsche Ausgabe:*

Butler DS (1995) Mobilisation des Nervensystems. Rehabilitation und Prävention 29. Springer, Berlin Heidelberg New York

Butler DS, Gifford L (1989) The concept of adverse mechanical tension in the nervous system. Physiotherapy 75(11):622–636

Charlton JE (1991) Management of sympathetic pain. In: Wells JCD, Woolf CJ (eds) Pain mechanisms and management. Churchill Livingstone, Edinburgh (British Medical Bulletin Series, vol 47, no. 3)
Conner JM (1983) Soft tissue ossification. Springer, Berlin Heidelberg New York
Coombes K (1995) Rehabilitation of the face and oral tract. Springer, Berlin Heidelberg New York, (to be published)
Cope DN, Hall K (1982) Head injury rehabilitation: benefit of early intervention. Arch Phys Med Rehabil 63:433–437
Creech R (1980) Do you like your larynx? Communication Outlook 2(4): 1, 10 ff
Damasio A (1992) Mapping the brain. Newsweek CXIX (16):April 20
Damasio A, Damasio H (1992) Brain and language. Sci Amer 267(3) September
Davies PM (1985a) Steps to follow. A guide to the treatment of adult hemiplegia. Springer, Berlin Heidelberg New York. *Deutsche Ausgabe:*
Davies PM (1985) Hemiplegie. Rehabilitation und Prävention 18. Springer, Berlin Heidelberg New York
Davies PM (1990) Right in the middle. Selective trunk activity in the treatment of adult hemiplegia. Springer, Berlin Heidelberg New York. *Deutsche Ausgabe:*
Davies PM (1991) Im Mittelpunkt. Selektive Rumpfaktivität bei der Behandlung erwachsener Hemiplegiker. Rehabilitation und Prävention 25. Springer, Berlin Heidelberg New York
Dennet D C (1991) Consciousness explained. Penguin, Allen Lane
Dikmen S, Reitan RM (1978) Neuro-psychological performance in posttraumatic epilepsy. Epilepsia 19:177–183
Donner MW (1986) The evaluation of dysphagia by radiography and other methods of imaging. Dysphagia 1:49–50
Donner MW, Bosma J, Robertson D (1985) Anatomy and physiology of the pharynx. Gastrointest Radiol 10:196–212
Downing AR (1985) Eye controlled and other fast communicators for speech and physically handicapped persons. Australas Phys Eng Sci Med 8(1):17–21
Espinola D (1986) Radionuclide evaluation of pulmonary aspiration: Four birds with one stone – esophageal transit, gastroesophageal reflux, gastric emptying and bronchoopulmonary aspiration. Dysphagia 1:101–104
Evans CD (1981) Rehabilitation after severe head injury. Churchill Livingstone, Edinburgh
Evans WJ, Meredith CN, Cannon JG, Dinareilo CA, Frontera WR, Hughes VA, Jones BH, Knuttgen HG (1985) Metabolic changes following eccentric exercise in trained and untrained men. J Appl Physiol 61:1864–1868
Fields H L (1987) Pain. McGraw-Hill, New York
Foutch PG, Haynes WC, Bellapravalu S, Sanowski RA (1986) Percutaneous endoscopic gastrostomy (PEG). A new procedure comes of age. J Clin Gastroenterol 8(1):10–15
Franz SI (1902) On the functions of the cerebrum: the frontal lobes in relation to the production and retention of simple sensory-motor habits. Am J Physiol 8:1–22
Friday N (1981) My mother my self. Dell, New York
Garcin R (1968) Thalamic syndrome and pain of central origin. In: Soulairac A, Cahn J, Charpentier J (eds) Pain. Academic, London, pp 521–541
Garland DE (1991) A clinical perspective on common forms of acquired heterotopic ossification. Clin Orthop Related Res 263:13–29
Garland DE, Blum CE, Waters RL (1980) Periarticular heterotopic ossification in head-injured adults: incidence and location. J Bone Joint Surg [Am] 62(7):1143–1146
Garland DE, Keenan MAE (1983) Orthopedic strategies in the management of the adult head-injured patient. Phys Ther 63(12):2004–2009
Garland DE, Hanscom DA, Keenan MA, Smith C, Moore T (1985) Resection of heterotopic ossification in the adult with head trauma. J Bone Joint Surg [Am] 67:1261–1269
Gibson JJ (1966) The senses considered as perceptual systems. Houghton, Boston
Giles GM, Clark-Wilson J (1993) Brain injury rehabilitation. A neurofunctional approach. Chapman and Hall, London
Gold L (1990) Improving communication in the medical team. Lecture during a course organised by the Post-graduate Study Centre Hermitage, Bad Ragaz

Goldman A, Lloyd-Thomas AR (1991) Pain management in children. In: Wells JCD, Woolf CJ (eds) Pain mechanisms and management. Churchill Livingstone, Edinburgh (British Medical Bulletin Series, vol 47, no. 3) pp 676–689

Goldsmith E, Golding RM, Garstang RA, Macrae AW (1992) A technique to measure windswept deformity. Physiotherapy 78(4):235–242

Grosswasser Z, Stern MJ(1989) Dynamic cognitive and behavioral changes during the rehabilitation process of traumatic brain injury. International Rehabilitation Medicine Association Monograph Series April

Grüninger W (1986) Die Rehabilitation bei Querschnittlähmung. In: Schirmer M (ed) Querschnittlähmungen. Springer, Berlin Heidelberg New York, pp 538–547

Guttmann L (1948) Bedsores. Br Surg Practice 2:65

Guttmann Sir L (1973) Spinal cord injuries: comprehensive management and research. Blackwell, London

Hagen C, Malkmus D, Durham P (1972) Levels of cognitive functioning. Rancho Los Amigos Hospital, Los Angeles

Hardy AG, Dixon JW (1963) Pathological ossification in traumatic paraplegia. J Bone Joint Surg [Br] 45:76–87

Heimlich HJ (1978) The Heimlich maneuver. Emergency Med 10:89–101

Heimlich HJ (1983) Rehabilitation of swallowing after stroke. Ann Otol Rhinol Laryngol 92:357–359

Hernandez AM, Forner JV, De La Fuente T, et al (1978) The para-articular ossifications in our paraplegics and tetraplegics: a study of 704 patients. Paraplegia 16:272–275

Hobson EPG (1956) Physiotherapy in paraplegia. Churchill, London

Horner J (1984) Communication for the speechless patient. N C Med J 45(8):505–509

Ideström C, Schalling D, Carlquist U, Sjöqvist F (1972) Acute effects of diphenylhydantoin in relation to plasma levels. Psychol Med 2:111–120

Ignazzi V, Ramsden VS (1984) Eye operated keyboard. Australas Phys Eng Sci Med 7(2):58–62

Jacobs HE (1988) Yes, behaviour analysis can help but do you know how to harness it? Brain Inj 2(4):339–346

Janda V (1980) Muscles as a pathogenic factor in back pain. Proceedings of the International Fedration of Orthopaedic Manipulative Therapists, 4th Conference. Christchurch, New Zealand, pp 1–23

Jeannerod (1990) The neural and behavioural organisation of goal-directed movements. Clarendon, Oxford, (Oxford Psychology Series No. 15)

Jennet B (1979) Post-traumatic epilepsy. Adv Neurol 22:137–147

Jennet B (1987) Epilepsy after head injury and intracranial surgery. In: Hopkins A (ed) Epilepsy. Chapman and Hall, London, pp 401–441

Jennet B, Teasdale G, Galbraith S, Braakman R, Avezaat C, Minderhoud J, Heiden J, Kurze T, Murray G, Parker L (1979) Prognosis in patients with severe head injury. Acta Neurochir Suppl 28:149–152

Jennet B, Snoek J, Bond MR, Brooks N (1981) Disability after severe head injury: observations on the use of the Glasgow Outcome Scale. J Neurol Neurosurg Psychiatr 44:285–293

Johnson JR, Higgins L (1987) Integration of family dynamics into the rehabilitation of the brain-injured adult. Rehab Nurs 12(6)

Jull GA (1986) Headaches associated with the cervical spine – a clinical review. In: Grieve GP (ed) Modern manual therapy of the vertebral column. Churchill Livingstone, Edinburgh

Karbowski K (1985) Epileptische Anfälle. Phänomenologie, Differentialdiagnose und Therapie. Springer, Berlin Heidelberg New York

Kesselring J (1992a) Wandel der Physiotherapie in der Neurorehabilitation – ein ABC der Neurorehabilitation. Unpublished lecture given at the farewell ceremony for Dr Busch, Gailingen, March 21

Kesselring J (1992b) Eine neurologie des Verhaltens als Grundlage der Neurorehabilitation. Schweiz Med Wochenschr 122(33):1197–205

Kesselring J (1993) Taktil-Kinästhetische Wahrnehmung und die Organisation des Zentralen Nervensystems. In: Affolter F, Bischofberger W (ed) Wenn die Organisation des zentralen

Nervensystems zerfällt und es an gespürter Information mangelt. Neckar-Verlag, Villingen-Schwenningen
Kirby DF, Craig RM, Tsang T-K, and Plotnick BH (1986) Percutaneous endoscopic gastrostomies: a prospective evaluation and review of the literature. J Parenter Enter Nutr 10(2):155–159
Klein-Vogelbach S (1987) Functional kinetics. Lecture for the 3rd meeting of IBITAH in the Postgraduate Study Centre, Hermitage, Bad Ragaz
Klein-Vogelbach (1990) Functional kinetics. Observing analysing and teaching human movement. Springer, Berlin Heidelberg New York
Knight G (1963) Post-traumatic occipital headache. Lancet l:6–8
Knott M (1970) Treatment of the face and mouth. Lecture during the PNF course held from July-December. Vallejo, California
Knott M, Voss DE (1968) Proprioceptive neuromuscular facilitation. Harper, New York
Kottke FJ (ed) (1982a) The neurophysiology of motor function. Saunders, Philadelphia, pp 218–252 (Krusen's handbook of physical medicine and rehabilitation)
Kottke FJ (ed) (1982b) Therapeutic exercise to develop neuromuscular coordination. Saunders, Philadelphia, pp 403–426 (Krusen's handbook of physical medicine and rehabilitation)
Kottke FJ, Halpern D, Easton JKM, Ozel AT, Burril CAV (1978) The training of coordination. Arch Phys Med Rehabil 59:567–572
Landau WM (1988) Clinical neuromythology 11. Parables of palsy pills and PT pedagogy: a spastic dialect. Neurology 38:1496–1499
Larson DE, Burton DD, Schroeder KW, DiMagno EP (1987) Percutaneous endoscopic gastrostomy. Indications, success, complications and mortality in 314 consecutive patients. Gastroenterology 93(1):48–52
Lazzarra G deL, Lazarus C, Logemann JA (1986) Impact of thermal stimulation on the triggering of the swallowing reflex. Dysphagia 1:73–77
Lewin W, Roberts AH (1979) Long.term prognosis after severe head injury. Acta Neurochir Suppl 28:128–133
Lewit K (1977) Pain arising in the posterior arch of the atlas. Eur Neurol 16:263–269
Lezac MD (1988) Brain damage is a family affair. J Clin Exp Neuropsychol 10(1):111–123
Lieber R (1992) Skeletal muscle structure and function. Implications for rehabilitation and sports medicine. Williams and Wilkins, Baltimore
Logemann JA (1988) The role of the speech language pathologist in the management of dysphagia. Otolaryngol Clin N Am 21(4):783–788
Logemann JA (1983) Evaluation and treatment of swallowing disorders. College Hill Press, San Diego
Logemann JA (1985) The relationship between speech and swallowing in head and neck surgical patients. Semin Speech Lang 6(4):351–359
Loiseau P Strube E Signoret J-L (1988) Memory and epilepsy. In: Trimble MR, Reynolds EH (eds) Epilepsy, behaviour and cognitive function. Wiley, Chichester
Long CG, Moore JR (1979) Parental expectations for their epileptic children. J Child Psychol Psychiatr 20:299–312
Louis R (1981) Vertebroradicular and vertebromedullar dynamics. Anat Clin 3:1–11
Luria AR (1978) The working brain. Penguin, Allen Lane
Lynch M, Grisogno V (1991) Strokes and head injuries. Murray, London
Lynch C, Pont A, Weingarden SI (1981) Hetroectopic ossification in hand of patient with spinal cord injury. Arch Phys Med Rehabil 62:291–293
McMahon SB (1991) Mechanisms of sympathetic pain. In: Wells JCD, Woolf CJ (eds) Pain mechanisms and management. Churchill Livingstone, Edinburgh (British Medical Bulletin Series, vol 47, no. 3), pp 584–600
MacPhee GJA, Goldie C, Roulston D et al (1986) Effects of carbamazepine on psychomotor performance in naive subjects. Eur J Clin Pharmacol 30:37–42
Magarey M (1986) Examinaton of the cervical spine. In: Grieve GP (ed) Modern manual therapy of the vertebral column. Churchill Livingstone, Edinburgh
Magnus R (1926) Some results of studies in the physiology of posture. Lancet, September 11, 1926: 531–536

Maier F (1988) A second chance at life. Newsweek CXII: September 12

Maisel AQ (1964) Hope for brain-injured children. Reader's Digest, (October), pp 134–140

Maitland GD (1986) Vertebral manipulation, 5th edn. Butterworths, London. *Deutsche Ausgabe:*

Maitland GD (1994) Manipulation der Wirbelsäule. Rehabilitation und Prävention 24. 2. Aufl. Springer, Berlin Heidelberg New York

Meinck HM, Benecke R, Meyer W, Hohne J, Conrad B (1984) Human ballistic finger flexion; uncoupling of the three-burst pattern. Exp Brain Res 55:127–133

Melzack R (1991) Central pain syndromes and theories of pain. In: Casey KL (ed) Pain and central nervous system disease: the central pain syndromes. Raven, New York

Michelsson J-E, Rausching W (1983) Pathogenesis of experimental heterotopic bone formation following temporary forcible exercising of immobilized limbs. Clin Orthop Rel Res 176:265–272

Mielants H, Vanhove E, De Neels J, Veys E (1975) Clinical survey of and pathogenic approach to para-articular ossifications in long-term coma. Acta Orthop Scand 46:190–198

Miller AJ (1986) Neurophysiological basis of swallowing. Dysphagia 1:91–100

Millesi H (1986) The nerve gap. Hand Clin 2:651–663

Mital MA, Garber JE, Stinson JT (1987) Ectopic bone formation in children and adolescents with head injuries: its management. J Pediatr Orthop 7:83–90

Molcho S (1983) Körper-Sprache. Mosaik, Munich

Moore J (1980) Neuroanatomical considerations relating to recovery of function following brain injury. In: Bach-y-Rita P (ed) Recovery of function: theoretical considerations for brain injury recovery. Huber, Bern

Moran BJ, Frost RA (1992) Percutaneous endoscopic gastrostomy in 41 patients: indications and outcome. J R Soc Med 85(June):320–321

Moran B, Taylor M, Johnson C (1990) Percutaneous endoscopic gastrostomy: a review. Br J Surg 77:858–862

Morris D (1987) Manwatching. A field guide to human behaviour. Grafton, London

Mouritzen Dam A (1980) Epilepsy and neuron loss in the hippocampus. Epilepsia 21:617–629

Nava LC (1986) Coupled bicycles for disabled and able-bodied to ride together. Prosthetics Orthotics Int 10:103–104

Nehen H-G (1988) Gute Erfahrung mit der PEG. Altenpflege 10:644–646

Okamato T (1973) Electromyographic study of the learning process of walking in 1-and 2 year-old infants. Med Sport 8:328–333

Ossetin J (1988) Methods and problems in the assessment of cognitive function in epileptic patients. In: Trimble MR, Reynolds EH (eds) Epilepsy, behaviour and cognitive function. Wiley, Chichester

Peschl L, Zeilinger M, Munda W, Prem H, Schragel D (1988) Perkutane endoskopische Gastrostomie – eine Möglichkeit der enteralen Ernährung von Patienten mit schweren zerebralen Funktionsstörungen. Wien Klin Wochenschr 10(Mai 13):314–318

Petrillo CL, Knoploch S (1988) Phenol block of the tibial nerve for spasticity: a long term follow-up study. Int Disability Studies 10(3):97–100

Pfaltz CR (1987) Pathophysiological aspects of vestibular disorders. Adv Otorhinolaryngol 39/4

Plaget J (1969) Das erwachen der Intelligenz beim Kinde. Klett, Stuttgart, pp 39–51

Ponsky JL, Gauderer MWL (1989) Percutaneous endoscopic gastrostomy: indications, limitations, techniques and results. World J Surg 13:165–170

Puzas JE, Miller MD, Rosier RN (1989) Pathalogic bone formation. Clin Orthop Related Res 245:269–281

Ragone DJ, Kellerman WC, Bonner FJ(1986) Heterotopic ossification masquerading as deep vein thrombosis in head-injured adult: complications of anticoagulation. Arch Phys Med Rehabil 67:339–341

Reason JT (1978) Motion sickness adaptation. A neural mismatch model. J R Soc Med 71:819–829

Riddoch G (1938) The clinical features of central pain. Lancet 234: 1093–1098, 1150–1156, 1205–1209

Ritchie Russell W (1975) Explaining the brain. Oxford University Press, London

Rodin EA, Schmaltz S, Tuitly G (1986) Intellectual functions of patients with childhood-onset epilepsy. Dev Med Child Neurol 28:25–33
Rolf G (1993) Neurale Gegenspannung in der Befundaufnahme und in der Behandlung von Patienten mit einer Läsion des zentralen Nervensystems. Lecture given at the congress of the Schweizerischer Verband für Manipulative Physiotherapie. Zurich, November 1993
Rosenzweig M (1980) Animal models for effects of brain lesions and for rehabilitation. In: Bach-y-Rita P (ed) Recovery of function: theoretical considerations for brain injury rehabilitation. University Park Press, Baltimore, pp 127–172
Rosenzweig M, Bennet EL, Diamond MC et al (1969) Influences of environmental complexity and visual stimulation on development of occipital cortex in rats. Brain Res 14:427–445
Rothmeier J, Schreiber H, Fröscher W (1990) Myositis ossificans circumscripta nach ungewöhnlichem "Hirntrauma". Fortschr Med 108(21):415/31–32/416
Ruch, Patton (1970) Physiology and biophysics, vol 2. Saunders, Philadelphia
Rush PJ (1989) The rheumatic manifestations of traumatic spinal cord injury. Semin Arthritis Rheuma 19(2) (October):77–89
Sazbon L, Najenson T, Tartovsky M, Becker E, Grosswaser Z (1981) Widespread periarticular new-bone formation in long-term comatose patients. J Bone Joint Surg [Br] 63(1):120–125
Scherzer BP (1988) Rehabilitation following severe head trauma: results of a three-year program. Arch Phys Med Rehabil 67:366–374
Schlaegel W (1993) Was geschiet mit den Patienten im Koma?. In: Affolter F, Bischofberger W (ed) Wenn die Organisation des zentralen Nervensystems zerfällt – und es an gespürter Information mangelt. Neckar-Verlag, Villingen-Schwenningen
Schlee P, Keymling M, Wörner W (1987) Die perkutane, endoskopisch kontrollierte Gastrostomie (PEG) bei neurologischen Krankheiten und in der Geriatrie. Medwelt 38:45–47
Schmidbauer W (1978) Die hilflosen Helfer. Über die seelische Problematik der helfenden Berufe. Rowohlt, Reinbek
Schultz EC, Semmes RE (1950) Head and neck pain of cervical disc origin. Laryngoscope 60: 338–343
Schwandt D, Leifer L, Axelson P, Gaines R, Wong F (1984) Arm-powered tandem for disabled and able-bodied to ride together. Rehabilitation Research and Development Centre, Veteran's Administration Medical Centre, Palo Alto, CA. pp 1–2
Schwartz S (1964) Effect on neonatal corical lesions and early environmental factors on adult rat behaviour. J Comp Physiol Psychol 57:72–77
Searle J (1984) Minds, brains and science. BBC Publications, London
Sherrington C (1947) The integrative action of the nervous system 2nd edn. Yale University Press, New Haven
Siebens AA, Linden P (1985) Dynamic imaging for swallowing reeducation. Gastrointest Radiol 10:251–253
Shorvon SD (1988) Late onset seizures and dementia: a review of epidemiology and aetiology. In: Trimble MR, Reynolds EH (eds) Epilepsy, behaviour and cognitive function. Wiley, Chichester
Shorvon S, Reynolds EH (1979) Reduction in polypharmacy for epilepsy. Br Med J 2:1023–1025
Smith CG (1956) Changes in length and posture of the segments of the spinal cord with changes in posture in the monkey. Radiology 66:259–265
Sonderegger H (1993) The treatment of perceptual disturbances. Lecture during a course on the treatment of traumatic brain injury in St José, California
Stover SL, Hataway CJ, Zieger HE (1975) Hetrotopic ossification in spinal cord-injured patients. Arch Phys Med Rehabil 56:159–204
Teasdale G, Jennet B (1974) Assessment of coma and impaired consciousness: a practical scale. Lancet 2:81–84
Teasdale G, Parker L, Muray G, Knill-Jines R, Jennet B (1979) Predicting the outcome of individual patients in the first week after severe head injury. Acta Neurochir Suppl 28:161–164
ten Kate JH, Verbeek DGF, Hogervorst R, Duyvis JD (1985) Discrete eye-position for alternative communication. Med Progr Technol 10:201–211
Thornedike A (1940) Myositis ossificans traumatica. J Bone Joint Surg 22:315

Travis AM, Woolsey CN (1956) Motor perfomance of monkeys after bilateral partial and total cerebral decortication. Am Phys Med 35:273–310

Trimble M R (1988) Anticonvulsant drugs: mood and cognitive function. In: Trimble MR, Reynolds EH (eds) Epilepsy, behaviour and cognitive function. Wiley, Chichester

Trott PH (1986) Tension headache. In: Grieve GP (ed) Modern manual therapy of the vertebral column. Churchill Livingstone, Edinburgh

Tuchmann-Duplessis H, Auroux M, Haegel P (1975) Nervous system and endocrine glands. Springer, Berlin Heidelberg New York (Illustrated human embryology, vol 3)

Venier LH, Ditunno JF (1971) Heterotopic ossification in the paraplegic patient. Arch Phys Med Rehabil 52:475

Vojta V, Peters A (1992) Das Vojta-Prinzip. Springer, Berlin Heidelberg New York

Von Randow G (1991) Die Erfindung der Hand. Geo 11/21.10 1991

Wall PD (1987) Foreword. In: Fields HL (ed) Pain. McGraw-Hill, New York

Wall PD (1991) Neurogenic pain and injured nerve: central mechanisms. In: Wells JCD, Woolf CJ (eds) Pain mechanisms and management. Churchill Livingstone, Edinburgh (British Medical Bulletin Series, vol 47, no. 3)

Weber H (1993) Erlebnis Wasser. Springer, Berlin Heidelberg New York

Winstein CJ (1983) Neurogenic dysphagia. Frequency, progression and outcome in adults following head injury. Phys Ther 63(12):1992–1996

Woodworth CN (1899) The accuracy of voluntary movements. Psychol Rev Monogr Suppl 3

Woolf CJ (1991) Generation of acute pain: central mechanisms. In: Wells JCD, Woolf CJ (eds) Pain mechanisms and management. Churchill Livingstone, Edinburgh (British Medical Bulletin Series, vol 47, no. 3) pp 523–533

Zablotny C, Andric MF, Gowland C (1987) Serial casting: clinical applications for the adult head-injured patient. J Head Trauma Rehabil 2(2):46–52

Zekir S (1992) The visual image in mind and brain. Sci Amer (September) 267(3)

9 Sachverzeichnis

Springer
und
Umwelt

Als internationaler wissenschaftlicher Verlag sind wir uns unserer besonderen Verpflichtung der Umwelt gegenüber bewußt und beziehen umweltorientierte Grundsätze in Unternehmensentscheidungen mit ein. Von unseren Geschäftspartnern (Druckereien, Papierfabriken, Verpackungsherstellern usw.) verlangen wir, daß sie sowohl beim Herstellungsprozess selbst als auch beim Einsatz der zur Verwendung kommenden Materialien ökologische Gesichtspunkte berücksichtigen.
Das für dieses Buch verwendete Papier ist aus chlorfrei bzw. chlorarm hergestelltem Zellstoff gefertigt und im pH-Wert neutral.

Springer